H. Förstl (Hrsg.)

Demenzen in Theorie und Praxis

Springer

*Berlin
Heidelberg
New York
Barcelona
Hongkong
London
Mailand
Paris
Singapur
Tokio*

H. Förstl (Hrsg.)

Demenzen in Theorie und Praxis

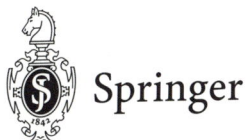
Springer

Professor Dr. Hans Förstl
Klinikum rechts der Isar der TU München
Klinik und Poliklinik für Psychiatrie
und Psychotherapie
Ismaningerstr. 22
81675 München
e-mail: hans.foerstl@lrz.tu-muenchen.de

ISBN 3-540-67250-8 Springer-Verlag Berlin Heidelberg New York

Die Deutsche Bibliothek – CIP-Einheitsaufnahme

Demenzen in Theorie und Praxis / Hans Förstl ... (Hrsg.). - Berlin; Heidelberg; New York; Barcelona; Hongkong; London; Mailand; Paris; Singapur; Tokio: Springer, 2001
ISBN 3-540-67250-8

Dieses Werk ist urheberrechtlich geschützt. Die dadurch begründeten Rechte, insbesondere die der Übersetzung, des Nachdrucks, des Vortrags, der Entnahme von Abbildungen und Tabellen, der Funksendung, der Mikroverfilmung oder der Vervielfältigung auf anderen Wegen und der Speicherung in Datenverarbeitungsanlagen bleiben, auch bei nur auszugsweiser Verwertung, vorbehalten. Eine Vervielfältigung dieses Werkes oder von Teilen dieses Werkes ist auch im Einzelfall nur in den Grenzen der gesetzlichen Bestimmungen des Urheberrechtsgesetzes der Bundesrepublik Deutschland vom 9. September 1965 in der jeweils geltenden Fassung zulässig. Sie ist grundsätzlich vergütungspflichtig. Zuwiderhandlungen unterliegen den Strafbestimmungen des Urheberrechtsgesetzes.

Springer-Verlag Berlin Heidelberg New York
ein Unternehmen der BertelsmannSpringer Science+Business Media GmbH
© Springer-Verlag Berlin Heidelberg 2001
Printed in Germany

Die Wiedergabe von Gebrauchsnamen, Handelsnamen, Warenbezeichnungen usw. in diesem Werk berechtigt auch ohne besondere Kennzeichnung nicht zu der Annahme, daß solche Namen im Sinne der Warenzeichen- und Markenschutz-Gesetzgebung als frei zu betrachten wären und daher von jedermann benutzt werden dürften.

Produkthaftung: Für Angaben über Dosierungsanweisungen und Applikationsformen kann vom Verlag keine Haftung übernommen werden. Derartige Angaben müssen vom jeweiligen Anwender im Einzelfall anhand anderer Literaturstellen auf ihre Richtigkeit überprüft werden.

Umschlag: de'blik, Berlin
Satz: Goldener Schnitt, Sinzheim
Gedruckt auf säurefreiem Papier   SPIN: 10747175   26/3130 – 5 4 3 2 1 0

Geleitwort

Die Zahl älterer Menschen und ihr Anteil an der Gesamtbevölkerung ist im Laufe des letzten Jahrhunderts erheblich angewachsen. Dies hat zu einer Zunahme von Demenzerkrankungen geführt, die schon bei jüngeren Personen auftreten können, im Alter jedoch deutlich ansteigen. Aus zahlreichen Feldstudien in verschiedenen Regionen der Welt ist bekannt, dass sich die Rate von Neuerkrankungen vom 60. Lebensjahr ab in jeder Lebensdekade verdreifacht. Bei der Mehrzahl der Demenzprozesse beträgt die mittlere Krankheitsdauer vom ersten Auftreten kognitiver Störungen an etwa 7–8 Jahre und von der sicheren Feststellung der Diagnose bis zum Tod ca. 4 Jahre. Die Gesamtrate schwerer und mittelgradig ausgeprägter Demenzerkrankungen liegt bei 65-Jährigen und Älteren in einer Größenordnung von 4 bis nahezu 8% und erreicht unter Einschluss leichterer Krankheitsformen einen Wert von 10% und mehr; bei 90-Jährigen und Älteren erhöht sich diese Rate bis auf 30% und darüber.

Unter Zugrundelegung solcher Zahlen muss davon ausgegangen werden, dass in der Bundesrepublik mindestens eine Million Menschen von einem Demenzsyndrom betroffen sind. Der größte Teil dieser Personen wird lange Zeit hindurch von Familienangehörigen betreut. Viele der zunächst in Privathaushalten lebenden Patienten müssen aber kürzere oder längere Zeit vor ihrem Lebensende in einer Pflegeeinrichtung untergebracht werden. Die Rate von Demenzkranken in Wohn-, Alters- oder Pflegeheimen liegt derzeit in Deutschland mit etwa 280.000 bei über 40%.

Diese Zahlen zeigen, dass die Verbreitung von Demenzkrankheiten in der Bevölkerung das Ausmaß einer Epidemie angenommen hat und einen ausserordentlich hohen Bedarf an ärztlichen

Untersuchungs-, Behandlungs- und Beratungsmaßnahmen nach sich zieht. Die hiermit verbundenen Aufgaben sind keine ausschließliche Angelegenheit von Psychiatern, Neurologen und Geriatern. Die von kognitiven Leistungseinbußen betroffenen Patienten und ihre Angehörigen wenden sich in erster Linie an ihre Hausärzte, an Internisten oder Ärzte anderer Fachrichtungen, ehe die Konsultation eines Facharztes erfolgt.

Das vorliegende Kompendium schließt eine bis heute bestehende Informationslücke und fasst das aktuelle Wissen über die Demenzerkrankungen in mehreren Beiträgen präzis und zugleich allgemein verständlich zusammen. Dabei wird nicht nur auf Ätiologie, Symptomatologie und Therapie der wichtigsten dementiellen Prozesse, sondern auch auf solche Syndrome – wie leichtere kognitive Störungen, Verwirrtheitszustände, Depression oder schizophrene Krankheitsverläufe – eingegangen, die differentialdiagnostisch in Betracht zu ziehen sind oder teilweise auch als Vorläufer oder Begleiterscheinungen von Demenzprozessen auftreten können.

Obwohl der Leser alle wissenswerten Tatsachen über die theoretischen Grundlagen der Demenz erfährt, liegt der Schwerpunkt der Darstellung zu Recht auf den praktischen Problemen, die mit der Betreuung der Patienten verbunden sind. Dabei geht es u. a. darum, welche speziellen Diagnoseverfahren bei dem Verdacht auf eine Demenzerkrankung notwendig und sinnvoll sind, welche Fragen von Patienten und Angehörigen im Rahmen von Beratungsgesprächen berücksichtigt werden müssen oder wie mit den zahlreichen sozialen und juristischen Schwierigkeiten umzugehen ist, die im Verlauf solcher Krankheiten auftauchen. Die Indikation der gegenwärtig verfügbaren Behandlungsmöglichkeiten, ihr rationeller Einsatz und die Therapie der demenzbedingten seelischen Störungen nichtkognitiver Art werden eingehend dargestellt. Der Anhang enthält zusätzliche Informationen, die für den Leser von großem Nutzen sind, wie z. B. eine Übersicht über einige in der Demenzdiagnostik häufig angewandte standardisierte Untersuchungsverfahren und eine Zusammenstellung der Adressen von Alzheimer Zentren und Selbsthilfegruppen.

Bei der Lektüre des Buches wird mir deutlich, wie sehr ein Kompendium dieser Art bisher gefehlt hat. Ich bin davon überzeugt, dass es sowohl den auf diesem Gebiet bereits erfahrenen Kollegen als wichtiges Nachschlagewerk dienen kann als auch allen in der ärztlichen Primärversorgung Tätigen eine große Hilfe sein wird. Darüber hinaus ist dieser Band aber auch für Psychologen, Sozialarbeiter, Alten- oder Krankenpflegerinnen und -pfleger oder interessierte Laien und nicht zuletzt für Angehörige von Demenzkranken geeignet.

Dieses Buch wird dazu beitragen, einem immer noch weit verbreiteten therapeutischen Nihilismus entgegen zu wirken und den vielen an einer Demenzkrankheit leidenden Patienten in ihrem Schicksal ärztlichen und menschlichen Beistand zu leisten.

Hans Lauter	München, März 2000

Vorwort

Hausärzte, also Allgemeinärzte, praktische Ärzte und Internisten tragen die Hauptlast der ärztlichen Versorgung und damit der Verantwortung für die Diagnose, Beratung und Behandlung bei Demenzerkrankungen. Hier, in der Primärversorgung liegt die Chance zu einer Verbesserung der Früherkennung, zu rechtzeitigen und richtigen Weichenstellungen hin zu weiteren diagnostischen und therapeutischen Schritten. Hier liegt die Verantwortung zur Einleitung und Überprüfung angemessener Behandlungspläne.

In diesem Band wird der aktuelle Wissensstand über bedeutende Demenzformen dargestellt soweit diese Erkenntnisse praxisrelevant sind. Diese Darstellung im Theorieteil orientiert sich an den gängigen Schlagwörtern "Alzheimer", "Binswanger", "Parkinson" und anderen gängigen Eponymen, die Eingang in die gängigen Klassifikationssysteme gefunden haben. Neben den neurodegenerativen und vaskulären Demenzformen wird auch eine Reihe von Störungen erwähnt, die mit einer Demenz verwechselt werden können. Hierzu zählen die amnestischen und deliranten Syndrome, die durch ihre Symptomatik bei genauer Betrachtung von dem Demenzsyndrom unterschieden werden können, hierzu zählen aber auch psychische Erkrankungen, die im höheren Lebensalter gelegentlich Merkmale aufweisen können, welche einer Demenz ähneln.

Im Praxisteil wird erstens das konkrete Vorgehen in der ärztlichen Praxis zur stationären Diagnostik, Beratung und Behandlung geschildert; zweitens die Überweisung zu besonderen diagnostischen und therapeutischen Maßnahmen (Labor, Bildgebung, gezielte neuropsychologische Testung, umfassende Untersuchung in Alzheimer Zentren, sozialpädagogische Unterstützung und psychotherapeutische Maßnahmen); drittens wird das Vorgehen bei der Einweisung in geriatrische und gerontopsychiatrische Stationen oder in rehabilitative Einrichtungen für Patienten und Angehörige erläutert. Am Ende des Bandes folgen Listen geriatrischer und gerontopsychiatrischer Fachabteilungen, rehabilitativer Modelleinrichtungen sowie der Deutschen und der lokalen Alzheimer Gesellschaften.

Die Kapitel des Bandes sind einzeln lesbar und verständlich. Stellenweise kommen etwas abweichende Haltungen und Erwartungen zum Ausdruck, die ich insoweit erhalten habe, als sie das Selbstverständnis bestimmter Berufsgruppen und Einrichtungen reflektieren und damit für den Umgang miteinander von Bedeutung sind.

Die folgenden Punkte wurden von mehreren Autoren immer wieder aufgegriffen:
- Dem Problem Demenz muss früher und mehr Aufmerksamkeit geschenkt werden.
- Beim Verdacht auf eine Demenzerkrankung muss eine konsequente Diagnostik und Behandlung eingeleitet werden.
- Die Behandlung ist meist nicht einfach, sondern erfordert große diagnostische Sorgfalt und eine therapeutische Nachhaltigkeit, sie sich im Allgemeinen nicht auf das Verschreiben eines Medikaments beschränken darf.

Der Erlös des Buches wird der Deutschen Alzheimer Gesellschaft zur Verfügung gestellt.

H. Förstl　　　　　　　　　　　　　　　München, Sommer 2000

Inhaltsverzeichnis

I Theorie

1 Was ist Demenz
H. Förstl, P. Calabrese 3

2 Gedächtnisfunktionen und Gedächtnisstrukturen
P. Calabrese, H. Förstl 7

3 „Leichte kognitive Beeinträchtigung" im Alter
M. Zaudig 23

4 Alzheimer-Demenz
H. Förstl, A. Kurz, P. Calabrese, T. Hartmann 43

5 Binswanger und andere vaskuläre Demenzen
R. L. Haberl, A. K. Schreiber 63

6 „Parkinson Plus" / Lewy-Körper-Demenz, Chorea Huntington und andere Demenzen bei Basalganglienerkrankungen
A. Weindl 83

7 Creutzfeldt-Jakob-Erkrankung und andere Prionkrankheiten
H. Kretzschmar, H. Förstl 109

8 Pick und andere fokale Hirnatrophien
A. Danek, G. Wekerle 117

9 Wernicke-Korsakow und andere amnestische Syndrome
P. Calabrese 135

10	Verwirrtheitszustände G. Staudinger, H. Bickel	151
11	Medikamenten-, Drogen- und Alkoholabhängigkeit R. Müller, T. Zilker	169
12	Depression und Dissoziation: Ganser und andere R. Zimmer, H. Förstl	191
13	Spätschizophrenie und chronische Schizophrenie im höheren Lebensalter S. Leucht, W. Kissling	197

II Praxis

14	Rationelle Diagnostik H. Förstl, P. Calabrese	219
15	Rationelle Beratung H. Gutzmann, L. Steenweg	228
16	Rationelle Therapie H. Gutzmann	239
17	Apparative Diagnostik M. Riemenschneider, L. Bertram	255
18	Neuropsychologische Untersuchung T. Theml, T. Jahn	273
19	Alzheimer-Zentren (Memory-Kliniken) N. Lautenschlager, A. Kurz	289
20	Sozialpädagogische Hilfen E. Gratzl-Pabst	305
21	Psychotherapie R. Hirsch	337
22	Geriatrische Stationen N.R. Siegel	353

23	Gerontopsychiatrische Stationen R. Kortus	369
24	Rehabilitationsprogramme und psychoedukative Ansätze für Demenzkranke und betreuende Angehörige B. Baier, B. Romero	383
25	Alten- und Pflegeheime J. Bruder	403

Anhang A: Erhebungsbogen und Screeninginstrumente zur Demenzdiagnostik

A1	Geriatrisches Screening	421
A2	Barthel Index	423
A3	Mini-Mental-State-Test	425
A4	Uhren-Test	426
A5	SIDAM für ICD-10	429

Anhang B: Adressen

B1	Memory Kliniken und Alzheimer Zentren in Deutschland	439
B2	Fachabteilungen Gerontopsychiatrie	441
B3	Alzheimer Gesellschaften in Deutschland, Österreich und der Schweiz	447
B4	Rehabilitationseinrichtungen	451
B5	Internet-Informationsadressen	451

Sachverzeichnis 453

Autorenverzeichnis

Baier, B.
Alzheimer Therapiezentrum, Neurologische Klinik,
Kolbermoorerstr. 72, 83043 Bad Aibling

Bertram, L., Dr.
Klinik für Psychiatrie und Psychotherapie,
Klinikum rechts der Isar, Technische Universität München,
Ismaninger Str. 22, 81675 München

Bickel, H., Dr. Dipl.-Psych.
Klinik für Psychiatrie und Psychotherapie,
Klinikum rechts der Isar, Technische Universität München,
Ismaninger Str. 22, 81675 München

Bruder, J., Dr.
pflegen & wohnen, Averhoffstr. 7, 22085 Hamburg

Calabrese, P., PhD, MS, Dipl.-Psych.
Neurologische Abteilung, Knappschaftskrankenhaus,
Langendreer Universitätsklinik,
In der Schornau 23–25, 44892 Bochum

Danek, A., Dr.
Neurologische Klinik, Klinikum Großhadern,
Marchioninistr. 15, 81377 München

Förstl, H., Prof. Dr.
Klinik für Psychiatrie und Psychotherapie,
Klinikum rechts der Isar, Technische Universität München,
Ismaninger Str. 22, 81675 München

Gratzl-Pabst, E., Dipl.-Soz. Päd.
Klinik für Psychiatrie und Psychotherapie,
Klinikum rechts der Isar, Technische Universität München,
Ismaninger Str. 22, 81675 München

Gutzmann, H., Priv.-Doz. Dr.
ÖB, WGK, Gerontopsychiatrische Abteilung,
Krankenhaus Hellersdorf, Myslowitzer Str. 45, 12621 Berlin

Haberl, R., Prof. Dr.
Abt. für Neurologie, Städtisches Krankenhaus
München-Harlaching, Sanatoriumsplatz 2, 81545 München

Hartmann, T., Dr.
Zentrum für Molekulare Biologie (ZMBH),
INF 282, 69120 Heidelberg

Hirsch, R.D., Prof. Dr. Dr.
Abt. für Gerontopsychiatrie, Rheinische Kliniken,
Kaiser-Karl-Ring 20, 53111 Bonn

Jahn, T., PD Dr.
Klinik für Psychiatrie und Psychotherapie,
Klinikum rechts der Isar, Technische Universität München,
Ismaninger Str. 22, 81675 München

Kissling, W., Dr.
Klinik für Psychiatrie und Psychotherapie,
Klinikum rechts der Isar, Technische Universität München,
Ismaninger Str. 22, 81675 München

Kretzschmar, H. Prof. Dr.
Institut für Neuropathologie der LMU, Klinikum Großhadern,
Marchioninistr. 15, 81377 München

Kortus, R.
Gerontopsychiatrische Klinik, Sonnenberg-Kliniken,
Sonnenbergstraße, 66119 Saarbrücken

Kurz, A., Prof. Dr.
Klinik für Psychiatrie und Psychotherapie,
Klinikum rechts der Isar, Technische Universität München,
Ismaninger Str. 22, 81675 München

Lautenschlager, N., Dr.
Klinik für Psychiatrie und Psychotherapie,
Klinikum rechts der Isar, Technische Universität München,
Ismaninger Str. 22, 81675 München

Leucht, S., Dr.
Klinik für Psychiatrie und Psychotherapie,
Klinikum rechts der Isar, Technische Universität München,
Ismaninger Str. 22, 81675 München

Müller, R., Dr.
Klinik für Psychiatrie und Psychotherapie,
Klinikum rechts der Isar, Technische Universität München,
Ismaninger Str. 22, 81675 München

Riemenschneider, M., Dr.
Klinik für Psychiatrie und Psychotherapie,
Klinikum rechts der Isar, Technische Universität München,
Ismaninger Str. 22, 81675 München

Romero, B., Dr.
Alzheimer Therapiezentrum, Neurologische Klinik,
Kolbermoorerstr. 72, 83043 Bad Aibling

Schreiber, A.K., Dr.
Abteilung für Neurologie, Städtisches Krankenhaus
München-Harlaching, Sanatoriumsplatz 2, 81545 München

Siegel, N.R., Dr.
Geriatrische Rehabilitationsklinik,
Bahnhofstr. B 107, 86633 Neuburg

Staudinger, G., Dr.
Klinik für Psychiatrie und Psychotherapie,
Klinikum rechts der Isar, Technische Universität München,
Ismaninger Str. 22, 81675 München

Steenweg, L., Dr.
Gerontopsychiatrische Abteilung, Krankenhaus Hellersdorf,
Myslowitzer Str. 45, 12621 Berlin

Theml, T., Dipl.-Psych.
Klinik für Psychiatrie und Psychotherapie,
Klinikum rechts der Isar, Technische Universität München,
Ismaninger Str. 22, 81675 München

Weindl, A., Prof. Dr.
Neurologische Klinik, Klinikum rechts der Isar,
Technische Universität München, Ismaninger Str. 22,
81675 München

Wekerle, G., Dr.
Neurologische Klinik, Klinikum Großhadern,
Marchioninistr. 15, 81377 München

Zaudig, M., PD Dr.
Psychosomatische Klinik, Windach GmbH & Co,
Schützenstr. 16, 86949 Windach

Zilker, Th., Prof. Dr.
Toxikologische Abteilung, II. Med. Klinik und Poliklinik,
Klinikum rechts der Isar, Ismaninger Str. 22, 81675 München

Zimmer, R., Dr.
Klinik für Psychiatrie und Psychotherapie,
Klinikum rechts der Isar, Technische Universität München,
Ismaninger Str. 22, 81675 München

Abkürzungsverzeichnis

AD	Alzheimer-Demenz
ADAS	Alzheimer Disease Assessment Scale
ADL	Activities-of-daily-living
ApoE	Apolipoprotein E
APP	Amyloid-Präkursorprotein
CADASIL	cerebrale autosomal dominante Arteriopathie mit subkortikalen Infarkten und Leukenzephalopathie
CAMDEX	Cambridge Mental Disorders of Elderly Examination
CDR	Clinical Dementia Rating
GDS	Global Deterioration Scale
CERAD	Consortium to Establish a Registry for Alzheimer's Disease
CJD	Creutzfeldt-Jakob-Demenz
CT	Computertomografie
DLK	diffuse Lewy-Körper-Krankheit
EEG	Elektroenzephalografie
EPMS	extrapyramidalmotorische Störung
FTD	frontotemporale Demenz
FTLD	frontotemporale Lobärdegeneneration
GSS	Gerstmann-Sträussler-Scheinker-Syndrom
HIV	humanes Immundefizienz Virus
IPS	idiopathisches Parkinsonsyndrom
LKB	leichte kognitive Beeinträchtigung
MDK	medizinischer Dienst der Krankenkassen
MDMA	3,4-Methylendioxymethanamphetamin (Ecstasy)
MMSE	Mini-Mental-State-Examination
MMST	Mini-Mental-State-Test
MSA	Multisystematrophie

MP	Morbus Parkinson
MRT	Magnetresonanztomografie
NDH	Normaldruckhydrozephalus
NFT	neurofibrillary tangles
NPH	normal pressure hydrocephalus
OPCA	olivopontozerebelläre Atrophie
PET	Positronenemissionstomografie
PHF	paired helical filaments
SDS	Shy-Drager-Syndrom
SIDAM	Strukturiertes Interview für die Diagnose der Demenz vom Alzheimer-Typ, der Multiinfarkt-Demenz und Demenzen anderer Ätiologie nach DSM-III-R und ICD-10
SISCO	SIDAM-Gesamt-Score
SSPE	subakut sklerosierende Panenzephalitis
SSRI	selective serotonin reuptake inhibitors
SPECT	single photon emission computer tomography
UAW	unerwünschte Arzneimittelwirkung
VD	vaskuläre Demenz
VZ	Verwirrtheitszustand

Theorie

1 Was ist Demenz

H. Förstl, P. Calabrese

> **Zum Thema**
>
> Nach der 10. Revision der Internationalen Klassifikation psychischer Störungen (ICD-10) handelt es sich um ein *Syndrom* mit den folgenden Merkmalen:
>
> **Kriterien zur Diagnose einer Demenz**
> 1a) Abnahme des Gedächtnisses und
> 1b) Abnahme anderer kognitiver Fähigkeiten (z. B. Urteilsfähigkeit, Denkvermögen),
> 2. kein Hinweis auf vorübergehenden Verwirrtheitszustand,
> 3. Störung von Affektkontrolle, Antrieb oder Sozialverhalten (mit emotionaler Labilität, Reizbarkeit, Apathie oder Vergröberung des Sozialverhaltens) sowie
> 4. Dauer der unter 1. genannten Störungen mindestens 6 Monate

Im Gegensatz zur Minderbegabung handelt es sich beim *Demenzsyndrom* also um eine sekundäre Verschlechterung einer vorher größeren geistigen Leistungsfähigkeit. Nach ICD-10 muss neben dem Gedächtnis mindestens eine weitere intellektuelle Funktion beeinträchtigt sein (z. B. Urteilsfähigkeit, Denkvermögen, Planen). Zur Abgrenzung gegen vorübergehende Leistungsstörungen wird eine Mindestdauer von einem halben Jahr gefordert. Die geistige Leistungsfähigkeit sollte nicht etwa durch einen passageren Verwirrtheitszustand herabgesetzt sein, der durch eine stärkere Beeinträchtigung des „Bewusstseins" charakterisiert ist, also durch besonders deutliche Störungen von Aufmerksamkeit und Konzentration mit auffallenden Leistungsschwankungen. Neben diesen *intellektuellen Defiziten* fallen Veränderungen der *Gemütslage*, des *Antriebs* und des *Sozialverhaltens* auf.

> [!] Die Symptome müssen so schwerwiegend sein, dass sie zu einer deutlichen Beeinträchtigung der Alltagsbewältigung führen. Erst dann darf man von einer zumindest leichten Demenz sprechen.

Tabelle 1.1. Schweregrad eines Demenzsyndroms in Anlehnung an das ICD-10

	Gedächtnis und andere geistige Leistungen	Alltagsaktivitäten
Leicht	Herabgesetztes Lernen neuen Materials; z. B. Verlegen von Gegenständen, Vergessen von Verabredungen und neuer Informationen	Unabhängiges Leben möglich; komplizierte tägliche Aufgaben oder Freizeitbeschäftigungen können nicht mehr ausgeführt werden
Mittelgradig	Nur gut gelerntes und vertrautes Material wird behalten; neue Informationen werden nur gelegentlich und sehr kurz erinnert; Patienten sind unfähig, grundlegende Informationen darüber, wie, wo sie leben, was sie bis vor kurzem getan haben, oder Namen vertrauter Personen zu erinnern	Ernste Behinderung unabhängigen Lebens, selbstständiges Einkaufen oder Umgang mit Geld nicht mehr möglich; nur noch einfache häusliche Tätigkeiten möglich
Schwer	Schwerer Gedächtnisverlust und Unfähigkeit, neue Informationen zu behalten; nur Fragmente von früher Gelerntem bleiben erhalten; selbst enge Verwandte werden nicht mehr erkannt	Fehlen nachvollziehbarer Gedankengänge

Die willkürliche Abgrenzung der Demenzstadien nach ICD-10 ist in Tabelle 1.1 zusammengefasst.

Die Schwelle zur Demenz ist überschritten, sobald ein Patient die Kriterien eines leichten Stadiums erfüllt. Die Grenze zwischen „eindeutig dement" und „noch altersnormal" ist jedoch keineswegs scharf zu ziehen, der Übergang von den fraglichen Vorstadien verläuft meist fließend.

Epidemiologie

In der westlichen Welt leiden etwa 6–8% der Bevölkerung über 65 Jahren unter mittelschweren und schweren Demenzformen (Bickel 1999). Es wird geschätzt, dass sich noch einmal 6–8% der Altenbevölkerung in fraglichen oder leichten Demenzstadien befinden. Derzeit sind in der Bundesrepublik etwa 1 Million Men-

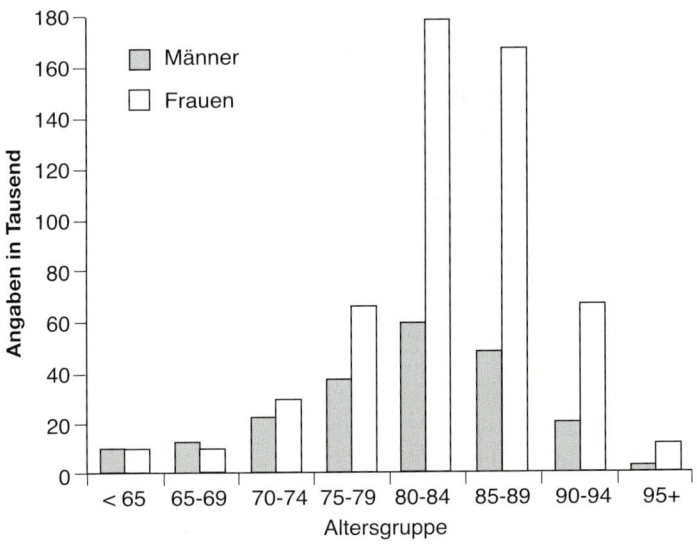

Abb. 1.1. Die Häufigkeit der Demenzen nimmt mit dem Alter exponentiell zu. Da die höchsten Altersgruppen jedoch nur schwach besetzt sind, ergibt sich für die tatsächliche Altersverteilung der Demenzerkrankungen in der Bevölkerung jedoch folgendes Bild. (Nach Bickel 1999)

schen an einer Demenz erkrankt. Mit steigender Lebenserwartung ist ein weiteres Ansteigen des Demenzproblems zu befürchten (s. Abb. 1.1).

Die *Alzheimer-Demenz (AD)* ist die häufigste Demenzform. Selbst Experten fällt es immer wieder schwer, gedanklich zwischen der AD und einem Demenzsyndrom zu unterscheiden. Zahlenmäßig *bedeutendster Risikofaktor* der AD ist das Alter; daraus resultiert der exponentielle altersabhängige Anstieg der Demenzen insgesamt. Frühestes und zentrales kognitives Defizit der AD und einiger anderer Demenzformen ist die *Störung des Gedächtnisses*. Die anatomischen Strukturen, welche dem Gedächtnis zugrunde liegen, werden bei der AD und einigen anderen Demenzformen besonders schwer geschädigt. In Kap. 2 werden das Gedächtnis und seine Grundlagen genauer erläutert, ehe die einzelnen Demenzerkrankungen, ihre Vorstadien und ihre Differentialdiagnose dargestellt werden.

Literatur

Bickel H (1999) Epidemiologie der Demenzen. In: Förstl H, Bickel H, Kurz A (Hrsg) Alzheimer Demenz – Grundlagen, Klinik und Therapie. Springer, Berlin Heidelberg, S 9–33

Internationale Klassifikation Psychischer Störungen [ICD-10, Kap. V (F) Forschungskriterien]. Huber, Bern

2 Gedächtnisfunktionen und Gedächtnisstrukturen

P. Calabrese, H. Förstl

Zum Thema

Während man früher „das Gedächtnis" als einheitliches Gebilde ansah, das entlang einer chronologischen Achse in Kurz- und Langzeitgedächtnis unterteilbar ist, so ist man aufgrund zahlreicher experimenteller und klinischer Studien sowohl an Normalpersonen als auch an hirngeschädigten Patienten dazu übergegangen, das Gedächtnis als Oberbegriff zu definieren, unter dem sich eine Vielzahl sowohl zeitlich als auch inhaltlich voneinander differenzierbarer Lern- und Abrufleistungen verbergen (Tulving 1995). Die Gedächtnisleistungen zählen zu den wichtigsten kognitiven Funktionen, weil diese Fähigkeit auf ontogenetischer Ebene eine kognitive Entwicklung gewährleistet, die mit dem Erwerb eines dauerhaften, flexiblen und modifizier- bzw. erweiterbaren Verhaltensrepertoires und Wissensbestandes verknüpft ist. Auf phylogenetischer Ebene ist die langfristige Speicherung und Weitergabe für den Artenbestand bzw. die Entwicklung einer Spezies von Vorteil. Erst durch das Gedächtnis und das Lernen (als gedächtnisabhängiger Erwerb und dauerhafte Verfügbarkeit über selbst- und umweltbezogene Reize und Reizzusammenhänge) ist es möglich, ein zeitlich geordnetes und inhaltlich kohärentes Bild von unserer Umwelt und von uns selbst zu erstellen. Gerade im Rahmen von direkt oder indirekt verursachten Hirnfunktionsstörungen zeigt sich, dass Gedächtnisstörungen die Basis für unvollständige, fehlerhafte oder fehlgeleitete Assoziationen darstellen. Letztere führen wiederum auf Verhaltensebene zu Zuständen, die von Merkfähigkeitsstörungen, Erinnerungslücken über agnostische Störungen bis hin zu Verkennungszuständen reichen und damit das ganze neuropsychiatrische Spektrum durchsetzen (Calabrese 1999). Dementsprechend soll diesem kognitiven Bereich eine eigene Darstellung gewidmet werden. Hierbei werden sowohl grundlegende Modell-, Struktur- und Funktionszusammenhänge als auch Aspekte von praktisch-diagnostischer Relevanz veranschaulicht.

2.1 Zeitliche Aufteilung des Gedächtnisses

Die wohl geläufigste Unterteilung des Gedächtnisses richtet sich nach der zeitlichen Abfolge der eingehenden und zu verarbeitenden Informationen. So sprechen wir von *Ultrakurzzeitgedächtnis* (UKZG), wenn wir eine im Bereich von Millisekunden liegende Informationsrepräsentation meinen. Diese Ebene beschreibt die früheste Stufe der Reizwahrnehmung über die Sensorik und den sich hieran anschließenden zentralen Hirnstrukturen. Hier finden sich Umschreibungen wie „ikonisches Gedächtnis", „echoisches Gedächtnis" oder „akustisches Gedächtnis", die sich zumeist an dem zugrunde liegenden sensorischen Verarbeitungsmodus orientieren.

Wenngleich die Zeitspanne in Abhängigkeit von der sensorischen Modalität variiert, ermöglicht dieser intermediäre Zustand eine Merkmalsextraktion und bereitet somit den Weg für die darauf folgende Enkodierung (d. h. die Einbettung in zeitliche und/oder räumliche und/oder semantische Relationen). Dieser Enkodierungsvorgang findet im *Kurzzeitgedächtnis* (KZG) statt. Hierbei kann diese im Sekundenbereich liegende Behaltensleistung durch den Vorgang der inneren Wiederholung („rehearsal") zeitlich ausgedehnt und durch sinnvolle Gruppierung von Einzelelementen in sog. „chunks" (oder Bedeutungseinheiten) auch inhaltlich erweitert werden.

Die Behaltenskapazität des Kurzzeitgedächtnisses liegt bei 7 ± 2 Bedeutungseinheiten. Die erfolgreiche Überführung und langfristige Verankerung der aufgenommenen Informationen hängt vom Verarbeitungsstil ab. Grundsätzlich gilt, dass eine Information umso besser behalten wird, je „tiefer" sie enkodiert wird (so lässt sich z. B. das Wort „Zahnarzt" nach dem Kriterium „Anzahl des Buchstaben Z im Wort" = oberflächliche Verarbeitung, oder nach dem Kriterium „Heilberuf" = tiefe Verarbeitung enkodieren). Diese „Tiefe" der Enkodierung wird über den Aufbau räumlicher, zeitlicher und semantischer Relationen zwischen dargebotenen und bereits verfestigten Inhalten gefördert. Dies ist eine „Arbeit", die über eine reine Behaltenskapazität hinausgeht und erfordert somit die Erstellung interner Beziehungen unter kombinatorisch-selektiven und assoziativen Gesichtspunkten. Diese Fähigkeit drückt sich im Konzept des *Arbeitsgedächtnisses* (engl. working memory) aus (Baddeley 1992). Hiermit ist die Fähigkeit gemeint, neue Informationen aufzunehmen und gleichzeitig objektgelöst und nötigenfalls unter Beachtung von bestimmten Sequenz- und

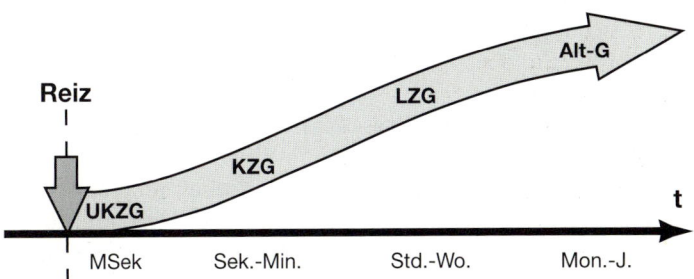

Abb. 2.1. Zeitliche Untergliederung der Gedächtnisstufen. Die Unterscheidung zwischen Langzeitgedächtnis und Altgedächtnis ist keine qualitative, sondern soll zum Ausdruck bringen, dass der letztgenannte Terminus für Ereignisse gebraucht wird, die auf der Zeitachse besonders lange (Monate bzw. Jahre) zurückliegen

Hierarchieregeln manipulieren zu können. Hierbei kann ggf. auch die Aktivierung bereits gespeicherter Informationen (z. B. Aktualisierung, Vergleichsprozesse, Zwischensummen bilden etc.) erforderlich sein. Sowohl die Fähigkeit zur Ableitung komplexer mathematischer Formeln als auch das Verstehen von komplexen Sätzen sowie die Problemlösefähigkeit und das intentionale Planen und Handeln hängen wesentlich von der Funktionsintegrität des Arbeitsgedächtnisses ab.

Vorausplanendes Denken und Memorieren kann sich auch auf Handlungen und Handlungspläne beziehen, die erst in nächster Zukunft relevant werden. In diesem Falle spricht man von *prospektivem Gedächtnis* („Erinnern sich zu erinnern"). Diese Fähigkeit scheint ebenfalls eng mit der Integrität des Arbeitsgedächtnisses verknüpft zu sein, da auch hierbei unter Berücksichtigung einer in die Zukunft reichenden chronologisch geordneten Abfolge bestimmte Verhaltenspläne zeitadäquat aktiviert werden müssen (Goldman-Rakic et al. 2000).

Schließlich steht an letzter Stelle in der Chronologie der Gedächtnisbildung das *Langzeitgedächtnis* (LZG). In diesen Rahmen fällt die langfristige und stabile Konsolidierung des Aufgenommenen (Einbettung der enkodierten Information in das bestehende Wissensgefüge). Bezieht man sich bei der fraglichen Information auf weit zurückliegende Ereignisse, spricht man von *Altgedächtnis*. Eine entlang einer Zeitachse dargestellte Gedächtnisaufteilung findet sich in Abbildung 2.1.

2.2 Inhaltliche Auffächerung des Gedächtnisses

Die Tatsache, dass verschiedene Informationen unterschiedlich behalten, wiedergegeben oder vergessen werden lässt intuitiv vermuten, dass es neben einer chronologischen Gedächtnisunterteilung auch eine nach Inhalten zu bestimmende Auffächerung der Gedächtnisleistungen geben muss (Markowitsch 1999).

Tatsächlich wird diese Annahme durch eine Vielzahl von Befunden gestützt, die sowohl an hirngesunden Probanden als auch

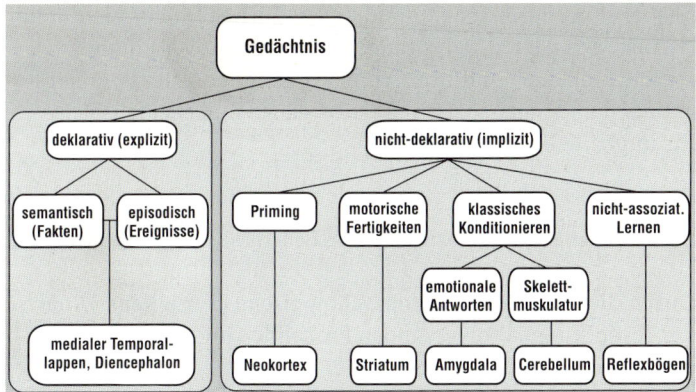

Abb. 2.2. Inhaltliche Auffächerung der Gedächtniskomponenten mit Angabe der hieran primär beteiligten neuronalen Substrata

an hirngeschädigten Patienten erhoben wurden. Nach dieser inhaltsorientierten Zuordnung lassen sich die Gedächtnisleistungen auch *domänen-spezifisch* unterteilen (Abb. 2.2).

Demnach unterscheidet man zwischen
- *deklarativen* (oder expliziten) und
- *nichtdeklarativen* (oder impliziten) Gedächtnisleistungen.

Während man unter deklarativen Gedächtnisleistungen den willentlichen, bewussten Abruf von entweder räumlich-zeitlich eingebundener Information *(episodisches Gedächtnis)* oder aber kontextunabhängiger Wissensinhalte *(semantisches Gedächtnis* oder „Wissenssystem") versteht, werden unter dem nichtdeklarativen Gedächtnis jene Gedächtnisleistungen gefasst, die sich in beobachtbaren und/oder messbaren Verhaltensänderungen äußern, ohne dass die Lernepisode als solche willentlich abgerufen oder erinnert werden kann.

Nichtdeklarative Gedächtnisleistungen können sich als erhöhte Wiedererkennenswahrscheinlichkeit von wiederholt präsentierten Merkmalen oder Merkmalseigenschaften (sog. „priming") manifestieren oder sich in Form einer erleichterten Wiedergabe motorischer Prozeduren (sog. „motorisches Lernen") oder nichtmotorischer Fertigkeiten, bei vorangehender, repetitiver Einübung darstellen. Einfache Konditionierungsvorgänge somatoviszeraler Reaktionen und nonassoziative Lernvorgänge sind ebenfalls Beispiele für implizite Lernleistungen.

2.3 Funktionelle Neuroanatomie des Gedächtnisses

Durch die detaillierte neuropsychologische (Verhaltens-)Analyse der Testleistungen von gesunden Probanden und hirngeschädigten Patienten sowie mit Hilfe moderner statistischer und dynamischer

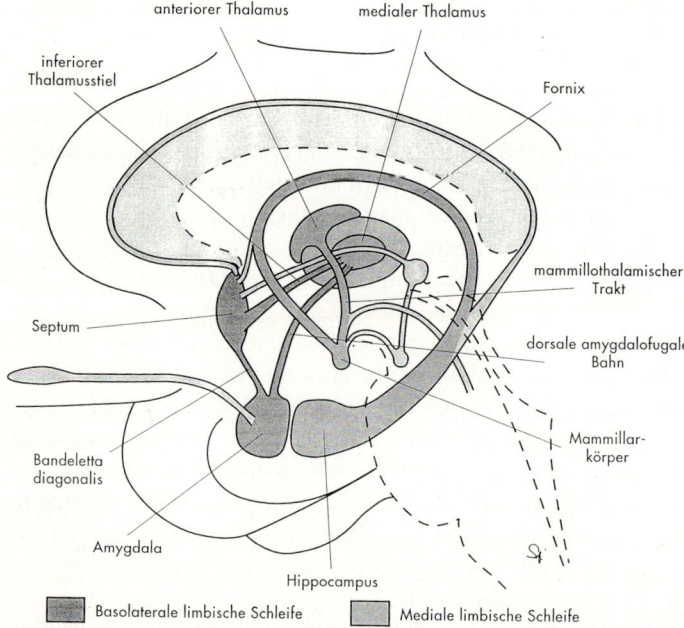

Abb. 2.3. Schematische Lateralansicht des Gehirns zur Darstellung der medialen (Hippokampus-Fornix-Mamillarkörper-mamillothalamischer Trakt-anteriorer Thalamus) und basolateralen (Amygdala-ventrale amygdalofugale Bahn-dorsomedialer Thalamus-Septumregion-bandaletta diagonalis) limbischen Schleife

bildgebender Verfahren lassen sich viel konkretere Aussagen hinsichtlich der für die verschiedenen Gedächtnisleistungen relevanten kortikalen und subkortikalen Strukturen ableiten. Nach heutigem Verständnis lassen sich auf anatomischer Ebene mehrere Subsysteme identifizieren, die direkt oder indirekt für die Einspeicher-, Konsolidierungs- und Abrufprozesse eine herausragende Rolle spielen (Abb. 2.3).

Wichtige Subsysteme für die Informationsverarbeitung und -speicherung

- Das mediale Temporallappensystem,
- das mediale dienzephale System,
- das basale Vorderhirnsystem und
- die präfrontale Kortexregion.

Der Chronologie der Gedächtnisverarbeitung folgend soll zunächst auf das morphologische Substrat des Arbeitsgedächtnisses eingegangen werden. Anschließend werden die wichtigsten Einspeicher- und Konsolidierungssysteme genannt. Schließlich wird am Beispiel des Abrufs aus dem Altgedächtnis die hochgradige Vernetzung dieser verschiedenen Systeme untereinander demonstriert.

2.3.1 Arbeitsgedächtnis, Informationsselektion und Emotionen – präfrontaler Kortex und basales Vorderhirn

Neben der assoziativen Speicherung von Informationen müssen diese auch optional in Verbindung mit dem bereits verfügbaren Wissensbestand in rascher und flexibler, d. h. situationsangepasster Form zur Problemlösung genutzt werden können. Dies erfordert einen ständigen Austausch und Abgleich von Gegenwartsstrom und bereits gespeicherter Information. Während im Kurzzeitgedächtnis eine in ihrem Umfang begrenzte Menge von Informationen über einen Zeitraum von nur wenigen Sekunden in statischer Form behalten werden kann, hebt sich das Konzept des Arbeitsgedächtnisses insbesondere durch die Betonung des manipulativen Aspektes hiervon ab, d. h. eine eintreffende Information kann hierdurch selektiert, zwischengelagert, chronologisch geordnet und intern unter Rückgriff auf bereits im Langzeitgedächtnis konsolidierte Informationen in Beziehung gesetzt, abgeglichen und integriert bzw. flexibel beantwortet werden. Somit ermöglicht das Arbeitsgedächtnis die Erstellung einer mentalen Repräsentation der Außenwelt (Goldman-Rakic et al. 2000).

Gleichzeitig ermöglicht die sorgfältige inhaltliche und chronologische Selektion und Kombination von Informationen auch die Generierung von Plänen, Strategien, Ideen, Absichten und Wünschen.

Klinisch zeigt sich, dass insbesondere Patienten mit distinkten Schädigungen oder auch degenerativen Veränderungen der präfrontalen Kortexregion bei Aufgabentypen mit hohen Anforderungen an das Arbeitsgedächtnis defizitär abschneiden. Solche Patienten haben Schwierigkeiten sich beim Denken von der aktuellen Situation zu lösen, verallgemeinernde Regeln aufzustellen, ihre Perspektive zu wechseln oder ihren Aufmerksamkeitsfokus situationsadäquat auf bestimmte Aspekte zu richten. Neuropsychologisch spricht man von einem *Dysexekutivsyndrom* und meint damit die Unfähigkeit, einem Gedankenstrom die für die Umsetzung eines Handlungsplans notwendige Konzentration, Geradlinigkeit und Stabilität zu verleihen. Psychopathologisch äußert sich diese Unfähigkeit in der Zerfahrenheit, Ungeordnetheit und Inkohärenz des Gedankenganges und findet sich beispielsweise im Konzept der schizophrenen Denkstörungen wieder. Tatsächlich finden sich auch bei diesen Patienten trotz nicht nachweisbarem Substanzdefekt metabolische Veränderungen in ähnlichen Hirnarealen.

Affektiv-emotionale Ebene
Eine zusätzliche Qualität, nach welcher die auf das Individuum einströmende Information bewertet wird, stellt die affektiv-emotionale Ebene dar.

> Im Allgemeinen gilt, dass affektiv getönte Informationen besser behalten werden als wertneutrale Inhalte. **!**

Als wesentliche Schaltstation, auf welcher die emotionale Bewertung der vorverarbeiteten Information stattfindet, kann das basale Vorderhirn mit seinen kortikalen und nukleären Anteilen genannt werden. Hierfür erscheint insbesondere der mediale Anteil des basalen Vorderhirns aufgrund seiner extensiven bidirektionalen Verbindungen zu Amygdala und Hippokampus besonders geeignet. Tatsächlich finden sich bei Patienten mit Schädigungen dieser Hirnregion Persönlichkeitsveränderungen, die insbesondere die affektiv-emotionale Verhaltenskontrolle betreffen. Eine schlüssige Erklärung für dieses Verhaltensdefizit, die zugleich auf die funktionell-neuroanatomische Verschränkung von emotions- und kognitionsrelevanten Netzwerken hinweist, bietet die Hypothese der *„somatischen Marker"* von Antonio Damasio (1995).

Zusammengefasst besagt diese Hypothese, dass die emotionalen Anteile einer Information nur langfristig verhaltensbestimmend werden können, wenn sie zum Zeitpunkt der Informationspräsentation mit den begleitenden, spezifischen somatoviszeralen Reizantworten gekoppelt und zu einem prospektiven, möglichen Szenario in Bezug gesetzt werden können. Ist dies der Fall, dann vermögen beispielsweise bereits stattgehabte Erfahrungen auf zukünftige Entscheidungen sowohl im negativen als auch im positiven Sinne Einfluss zu nehmen (also verhaltensbestimmend zu werden). Entscheidend ist, dass die begleitenden somatoviszeralen Muster auch in der Vorstellung generiert werden und somit dieselben Empfindungen evozieren können, eine Situation positiv oder negativ somatisch markieren (z. B. Erröten bei bestimmten Vorstellungsbildern). Der ventromediale Teil des Vorderhirns wird hierbei als Konvergenzzone angesehen, innerhalb welcher dispositionale Eigenschaften bestimmter Reizkonstellationen und deren assoziierte viszerosomatischen Reaktionsmuster zusammenlaufen. Im Zusammenspiel mit der Amygdala können die zu einer entsprechenden Reizsituation gespeicherten viszerosomatischen Antworten über die Vermittlung dieser Hirnregion reaktiviert werden. Wichtig ist, dass dieser Prozess sowohl bewusst als auch unbewusst ablaufen kann.

Wenn diese Reizkopplung aufgrund einer Hirnschädigung nicht realisiert werden kann, werden emotional gefärbte Informationen langfristig nicht mehr verhaltensmodifizierend wirken. Dementsprechend können sozial relevante Situationen mit entsprechendem Handlungsbedarf nicht mehr antizipiert werden. Auf Verhaltensebene wirkt sich diese Dysregulation in Form von Fehleinschätzungen emotionaler Reize, als emotionale Inadäquatheit, Affekt- und Antriebsverflachung oder -steigerung, bis hin zu einer allgemeinen Enthemmung aus (Damasio 1995).

2.4 Transfer, Konsolidierung und Ablagerung ins Langzeitgedächtnis – das mediale Temporallappensystem, das mediale dienzephale System und die besondere Rolle des Hippokampus

Neben der für die emotionsrelevante Informationsverarbeitung wichtigen Rolle des basalen Vorderhirns (Area subcallosa, Septumkerne, Amygdala) spielen für die langfristige Abspeicherung mnestischer Informationen insbesondere die Kern- und Faserkomplexe des medialen Temporallappens (besonders Hippokampus und entorhinaler Kortex) und des medialen Dienzephalons (besonders medialer Thalamus) eine wichtige Rolle. Diese weitgehend dem limbischen System zuzurechnenden Hirnstrukturen bestehen aus Kernkomplexen und Fasersystemen und sind durch letztere zu neuronalen Schaltkreisen miteinander verbunden. Als wesentliche Verarbeitungsschleifen sind hier die mediale und die basolaterale limbische Schleife zu nennen (Abb. 2.3). Eine beidhemisphärische Schädigung einer zu diesen Verarbeitungsschleifen gehörenden Kern- oder Faserstruktur führt zu einer Diskonnektion und hat in der Regel massive Gedächtnisstörungen zur Folge (Calabrese et al. 1995). Diese beziehen sich insbesondere auf die episodische Neugedächtnisbildung. Während es auf dienzephaler Ebene insbesondere die bilateralen thalamischen Infarkte im Versorgungsgebiet der paramedianen Arterie (mediodorsaler Nukleus) sind, welche durch

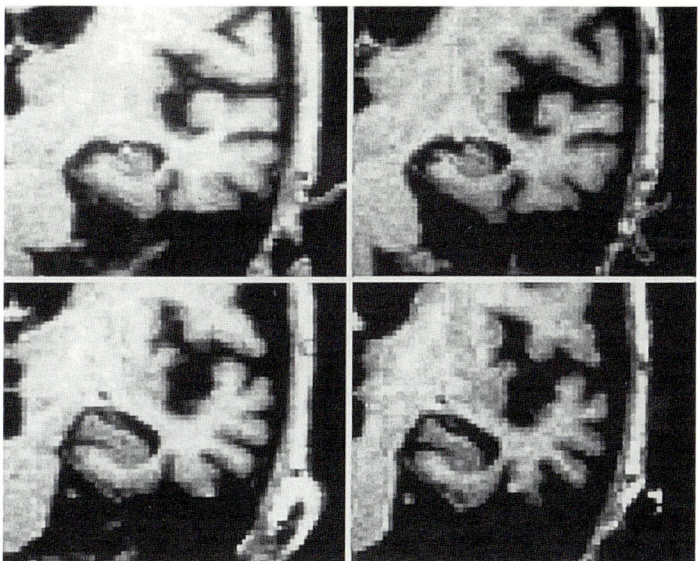

Abb. 2.4. Die fortschreitende mediotemporale Atrophie einer Patientin mit Alzheimer Demenz wird von zunehmenden mnestischen und anderen kognitiven Defiziten begleitet (linke Bilder MMSE = 12; nach 12 Monaten MMSE = 8, rechte Bilder; Aufnahmen aus J. Schröder, J. Pantel: Morphologische und funktionelle Bildgebung. In: Alzheimer Demenz (1999) Förstl H, Bickel H, Kurz A (Hrsg) Springer, Heidelberg, 129–152.

Diskonnektion dieser Verarbeitungsschleifen zu persistierenden vorwiegend anterograden Gedächtnisdefiziten führen (Calabrese et al. 1993, von Cramon et al. 1986), verhindern auf temporomedialer Ebene insbesondere die degenerativ bedingten Hirnschädigungen des hippokampalen Komplexes (Amygdala, ento- und perirhinaler Kortex und nichtentorhinaler, parahippokampaler Gyrus) eine langfristige Konsolidierung der aufgenommenen Information (Abb. 2.4).

2.4.1 Der Hippokampuskomplex

Durch den hohen Vernetzungsgrad des hippokampalen Komplexes mit verschiedenen Assoziationskortizes kommt dieser Hirnstruktur eine Schlüsselrolle als Konvergenzpunkt für vielerlei vorverarbeitete Informationen zu. Es wird angenommen, dass die Rolle des Hippokampus bei der Konsolidierung von Gedächtnisinhalten zeitlich limitiert ist und dass der Konsolidierungsprozess im Rahmen einer ständigen kortiko-hippokampalen Rückkoppelung stattfindet (Squire u. Alvarez 1995). Demnach wird eine aufgenommene, auf dieser Verarbeitungsstufe noch labile Information innerhalb der reziproken Verbindungen zwischen Hippokampus und Neokortex durch wiederholte synchrone Aktivierung allmählich verfestigt und langfristig implementiert.

Wesentlich hierbei ist, dass intrinsische hippokampale Verbindungen und deren Modifikationen sich zwar schnell aufbauen, aber labil sind. Dagegen können diese Verbindungen auf kortikaler Ebene zwar nur langsam etabliert werden, sie sind dafür dort aber wesentlich beständiger. Die verhältnismäßig schnell auf- und wiederabbaubaren hippokampalen Verbindungen stellen eine ideale Anpassung unseres Gehirns dar, die ständige Flut von neu einströmenden und zu verarbeitenden Informationen zu organisieren. Die Ökonomie besteht hierbei in der in der Generierung verschiedenster reizabhängiger Feuerungsmuster im selben neuronalen Netzwerk. Stabile Verbindungen würden auf dieser Ebene die Verknüpfungsvielfalt behindern. Dagegen werden auf kortikaler Ebene kurzlebige Verbindungen „konterevolutiv", weil ein solches System nur instabile Repräsentationen seiner Umwelt zur Verfügung stellen könnte.

2.5 Abruf aus dem Langzeitgedächtnis – frontotemporale Interaktion

Da Läsionen innerhalb der oben genannten Schleifensysteme im Regelfall nur zu geringfügigen Störungen von weiter zurückliegenden Gedächtnisinhalten (sog. Altgedächtnisstörungen) führen, ist anzunehmen, dass diese Verarbeitungsschleifen zwar für den langfristigen Transfer von Informationen wichtig sind, jedoch nicht die „Gedächtnisspeicher" selbst darstellen. Vielmehr scheint der Abruf solcher über die limbischen Verarbeitungsschleifen integrierten Informationen nach einer längeren Konsolidierungsphase (die wohl auf über ein Jahrzehnt angesetzt wird) nicht weiter von diesen „Flaschenhalsstrukturen" abhängig zu sein. Dass diese Unabhängigkeit erst allmählich erreicht wird, zeigt sich in sog. Zeitgradienten bei Patienten mit retrograden Amnesien. Ein Zeitgradient, der dem Ribotschen Gesetz (Ribot 1882) folgt, (d. h. was zuletzt gespeichert wurde wird zuerst vergessen) wird durch die Tatsache erklärt, dass die jüngst erworbenen Informationen auf neokortikaler Ebene noch nicht ausreichend verfestigt und damit noch hippokampusabhängig sind. Weiter zurückreichende Informationen können dagegen ohne eine hippokampale Indizierung abgerufen werden. Dies erklärt, warum jüngst erworbene Informationen von Patienten mit AD (bei denen Strukturen der hippokampalen Region besonders früh degenerieren) schlechter abgerufen werden als solche, die etwa Jahrzehnte zurückliegen.

2.5.1 Retrograde Amnesien

Reine Altgedächtnisstörungen (retrograde Amnesien) treten insbesondere im Zuge von kombinierten Schädigungen des anterolateralen temporalen Pols und des inferolateralen frontalen Kortex auf. Diese Regionen sind durch die Fasern des ventralen Astes des Fasciculus uncinatus miteinander verbunden. Parallel zum Enkodierungsprozess wird auch beim Abruf erneut die koordinierende Rolle des Frontalhirns in der Aktualisierung erworbener Informationen deutlich. Inhaltlich deuten sowohl klinische Studien an Hirngeschädigten als auch Untersuchungen an hirngesunden Probanden darauf hin, dass sich auch auf Altgedächtnis- bzw. Abrufebene eine Hemisphärenspezialisierung finden lässt.

Hierbei führen linkshemisphärische frontotemporale Schädigungen zu Defiziten im „Wissenssystem" bzw. im semantischen Altgedächtnis (Markowitsch et al. 1999), während rechtshemisphärische Schädigungen bevorzugt zu Defiziten im episodischen (oder autobiografischen) Altgedächtnis führen (Calabrese et al.

1996). Eine komplementäre Bestätigung der Wichtigkeit der frontotemporalen Interaktion für den Abruf von Altgedächtnisinhalten ergibt sich aus Untersuchungen mittels bildgebender Verfahren bei hirngesunden Probanden und Patienten mit psychogenen retrograden Amnesien ohne nachweisbarem Substanzdefekt. Hier konnten im Rahmen von Aktivierungsstudien die gleichen Regionen herausgestellt werden.

2.6 Nichtdeklarative Gedächtnisleistungen – Basalganglien und Kleinhirn

Da die nichtdeklarativen Gedächtnisleistungen von Hirnschädigungen innerhalb der vorbeschriebenen Funktionskreise nicht oder kaum beeinflusst werden, ist zu vermuten, dass deren Vermittlung an andere Hirnstrukturen gebunden ist. Tatsächlich sind für die Verarbeitung von impliziten Gedächtnisleistungen Strukturen wie die Basalganglien, das Zerebellum aber auch der Neokortex von Bedeutung. Die im Vergleich zu subkortikal hirngeschädigten Patienten gut erhaltenen motorischen Lernleistungen von kortikal geschädigten Individuen belegt einerseits die unterschiedliche funktionelle Implementierung dieser Lern- und Gedächtnissysteme und ist andererseits in der Praxis, beispielsweise in der Gegenüberstellung motorischer Lernleistungen von Patienten mit einem Verdacht auf AD und solchen mit vaskulär oder degenerativ bedingter, subkortikaler Schädigung von differentialdiagnostischem Nutzen (Heindel et al. 1989).

2.7 Bedeutung für die klinische Praxis

Da das Gedächtnis als verbindendes Element zwischen den kognitiven Partialleistungen eine wesentliche Rolle spielt und somit immer direkt oder indirekt an deren Ausführung beteiligt ist, sind Gedächtnisstörungen im Rahmen von vielen Krankheitsbildern zu erwarten. Bei bestimmten Erkrankungen gelten sie als Leitsymptom bzw. definitorisches Merkmal (z. B. Demenzen). Die Tatsache, dass Gedächtnisleistungen aus der Interaktion hochgradig vernetzter neuronaler Subsysteme zustande kommen, erklärt deren häufiges Auftreten im Rahmen diffuser aber auch distinkter Hirnschädigungen (sog. strategischer Läsionen).

Grundsätzlich lässt sich festhalten, dass unilaterale Hirnschädigungen zu materialspezifischen (verbale oder nonverbale), während bilaterale Hirnschädigungen zu globalen Gedächtnisstörungen führen (und hier insbesondere solche, bei denen einzelne Komponenten der genannten Schleifensysteme betroffen sind). Wichtig ist auch, dass die bei den meisten Amnestikern (einschließlich bei Patienten im Frühstadium einer Demenz) erhaltene Behaltensspanne von tatsächlich bestehenden Gedächtnis(verarbeitungs)störungen ablenken kann. Andererseits ist zu berücksichtigen, dass auch Patienten mit Gedächtnisstörungen in der Lage sind, auf bereits konsolidierte Wissensinhalte zurückzugreifen bzw. bestimmte Lernleistungen zu erbringen. Dieser Umstand kann im Einzelfall von rehabilitativem Nutzen sein. Eine orientierende Untersuchung der mnestischen Leistungen (einschließlich Arbeits- und Altgedächtnis) sollte daher immer Bestandteil der psychopathologischen Befunderhebung sein, die nötigenfalls durch eine eingehende neuropsychologische Untersuchung zu ergänzen ist.

Literatur

Baddeley AD (1992) Working memory. Science 255:556–559
Calabrese P (1999) Gedächtnis und Gedächtnisstörungen. Pabst Science, Lengerich
Calabrese P, Haupts M, Markowitsch HJ, Gehlen W (1993) The cognitive-mnestic performance profile of a patient with bilateral asymmetrical thalamic infarction. Intern J Neurosci 71:101–106
Calabrese P, Markowitsch HJ, Harders AG, Scholz M, Gehlen W (1995) Fornix damage and memory. Cortex 31:555–564

Calabrese P, Markowitsch HJ, Durwen HF, Widlitzek B, Haupts M, Holinka B, Gehlen W (1996) Right temporofrontal cortex as a critical locus for the ecphory of old episodic memory. J Neurol, Neurosurg Psychiatr 61:304–310

Damasio AR (1995) On some functions of the human prefrontal cortex. In: Grafman J, Holoyak KJ, Boller F (Hrsg.) Structure and function of the human prefrontal cortex. Annals of the New York Academy of Sciences, Vol. 769:241–263

Goldman-Rakic P, O Scalaidhe SP, Chafee M (2000) Domain specificity in cognitive systems. In: Gazzaniga MS (Hrsg.) The new cognitive sciences. MIT, Cambridge MA, pp 733–742

Heindel WC, Salmon DP et al. (1989) Neuropsychological evidence for multiple memory systems: a comparison of Alzheimers, Huntingtons and Parkinsons disease patients. J Neurosci 9:582–587

Markowitsch HJ (1999) Gedächtnisstörungen. Kohlhammer, Stuttgart

Markowitsch HJ, Calabrese P et al. (1999) Retrograde amnesia for world knowledge and preserved memory for autobiographical events. A case report. Cortex 35:243–252

Ribot T (1882) Diseases of memory. Kegan Paul, Trench, London

Squire LR, Alvarez P (1995) Retrograde amnesia and memory consolidation: A neurobiological perspektive. Current Opinion Neurobiol 5:169–177

Tulving E (1995) Organization of memory: Quo vadis? In: Gazzaniga MS (Hrsg.) The new cognitive sciences. MIT, Cambridge MA, pp 839–847

Von Cramon DY, Hebel N, Schuri U (1986) A contribution to the anatomical basis of thalamic amnesia. Brain 108:993–1008

3 „Leichte kognitive Beeinträchtigung" im Alter

M. Zaudig

Zum Thema

Da mehr als 80% der gefährdeten Älteren regelmäßig ihren Hausarzt konsultieren, nimmt dieser eine Schlüsselstellung in der Diagnostik und v.a. bei der Früherkennung dementieller Prozesse ein. Dies trifft in besonderem Maße auf die *leichte kognitive Beeinträchtigung* (LKB) zu, die ein besonders hohes Risiko für die Entwicklung einer Demenz darstellt.

Die LKB ist eine kognitive Störung mit besonderen Problemen im Bereich des Kurzzeitgedächtnisses, der Auffassung und Aufmerksamkeit. Die Patienten klagen darüber ohne dass sich dies in besonderer Weise in einer Beeinträchtigung der psychosozialen Kompetenz zeigt. Diese Störung im Alter muss unterschieden werden von anderen psychischen Störungen, wie z. B. der Depression oder anderen spezifischen organischen Ursachen.

Die LKB ist entweder als ein Vorläuferstadium einer sich später entwickelnden Demenz anzusehen oder als eine gutartige, sich nicht weiter verschlechternde Altersvergesslichkeit.

Die Prävalenz dieser Störung liegt zwischen 10–15% aller über 65-Jährigen. Patienten mit LKB haben ein Risiko von 30–50% spätestens nach 3–4 Jahren eine Demenz zu entwickeln.

Es gibt einfache, auch im Praxisalltag einsetzbare Diagnoseverfahren wie das Strukturierte Interview für die Diagnose der Demenz vom Alzheimer-Typ, der Multiinfarkt-Demenz und

> Demenzen anderer Ätiologie nach DSM-III-R und ICD-10 (SIDAM, s. auch Anhang A).
> Bisher gibt es überwiegend kasuistische Hinweise darauf, dass Antidementiva sehr effektiv in der Behandlung der LKB sein könnten. Gleiches gilt für Verhaltenstherapie.

3.1 Definition und Synonyma

Der „Übergangsbereich" der LKB wurde erst in jüngster Zeit als eine besonders wichtige diagnostische Gruppe erkannt, da das Risiko dieser Gruppe später eine Demenz zu entwickeln (bis zu 50% in 2–3 Jahren) sehr hoch ist (Bickel u. Cooper 1994).

Um diese Gruppe der LKB genauer definieren zu können, ist zum einen die Abgrenzung vom normalen kognitiven Altern notwendig, zum anderen aber auch die Abgrenzung zu den frühen Stadien einer Demenz. Die Früherkennung von Demenzprozessen ist eine unerlässliche Voraussetzung für die Erprobung und Evaluation von therapeutischen Interventionsmaßnahmen und kann dazu beitragen, zeitig die Weichen für eine angemessene Versorgung zu stellen (Zaudig 1999; Bickel u. Cooper 1994; Reischies 1997).

Versuche, die Grenze zwischen normaler kognitiver Alterung und Demenz bzw. diesen Zwischenbereich zu beschreiben, finden in der Literatur viele Bezeichnungen. Bereits 1913 beschrieb Kraepelin z. B. die Presbyophrenie als eine leichtergradige kognitive Beeinträchtigung, die einerseits auch gut abgrenzbar wäre von frühen Formen der Alzheimerschen Erkrankung und andererseits zum „Altersblödsinn". Für die LKB gibt es derzeit unterschiedliche Definitionen und Beschreibungen. Mehr als 25 Termini sind vorgeschlagen worden, darunter im deutschsprachigen Raum die *Leichte Kognitive Beeinträchtigung* (Zaudig 1995). Unter LKB werden kognitive Störungen im Alter verstanden, über die Patienten klagen, ohne dass sich dies in besonderer Weise in einer Beeinträchtigung der psychosozialen Kompetenz zeigt. Psychische Störungen als Ursache sind ausgeschlossen, z. B. Depression, ebenso spezifische organische Ursachen und die Kriterien für eine Demenz sind nicht erfüllt. Dieses beschriebene Störungsbild ist entweder als Vorläuferstadium einer sich später entwickelnden Demenz anzusehen oder als eine gutartige, sich nicht weiter entwickelnde Altersvergesslichkeit (Zaudig 1999).

In der Allgemeinarztpraxis entsteht nicht selten folgende Problemsituation:

> „Herr Doktor, ich komme heute nicht wegen der Hüftschmerzen. Ich habe Angst! Angst, ich könnte „Alzheimer" bekommen. Seit Monaten habe ich verstärkt Probleme mir Telefonnummern und Namen zu merken bzw. brauche ich oft länger um mich an diese zu erinnern. Ich verlege häufiger die Hausschlüssel – was früher nie der Fall war und ich bin auch irgendwie weniger konzentriert, weniger aufmerksam und muss mich mehr bemühen bei der Sache zu bleiben. Meine Frau bemängelt dies ebenfalls".
>
> Eine nicht ganz seltene Situation. Der Hausarzt kennt den Patienten gut und lange und weiß, dass der Patient sicherlich keine Demenz hat. Aber ist dies, was der Patient schildert normal oder üblich für sein Alter? Ohne Zweifel weist der Patient kognitive Beeinträchtigungen auf. Der Hausarzt testet ihn mit der inzwischen sehr gebräuchlichen und verbreiteten Mini-Mental-State-Examination (MMSE) und der Patient erreicht 28 von 30 möglichen Punkten, d. h. das Testergebnis ist unauffällig! Im SIDAM-Test, der auch für LKB sensitiv ist, hat er 46 von 55 möglichen Punkten und es wird die Diagnose einer LKB gestellt. Aufgrund des bekannten körperlichen Befundes sowie aktueller Laborwerte ergeben sich keine Hinweise auf eine organische Verursachung dieser LKB.

Was ist nun eine *Leichte Kognitive Beeinträchtigung*?
Einen Überblick über die derzeit gebräuchlichen Termini und Definitionen gibt folgende Übersicht.

**Unterschiedliche Konzepte und Synonyma
der Leichten Kognitiven Beeinträchtigung im Alter** (Zaudig 1999)

- Vorzeitiger Versagenszustand im Alter (Behringer u. Mallison 1949),
- Benign senescent forgetfulness/ gutartige Altersvergesslichkeit (Kral 1962),
- Limited dementia (Gurland et al. 1977, 1982),
- Questionable dementia (Hughes et al. 1982),
- Mild cognitive decline (Reisberg et al. 1982),
- Mild dementia (Henderson u. Huppert 1984),
- Minimal dementia (Roth et al. 1986),
- Age associated memory impairment (AAMI, Crook et al. 1986),
- Age consistent memory impairment (ACMI (Blackford u. LaRue 1989),
- Late life forgetfulness (LLF, Blackford u. LaRue 1989),
- Leichte Kognitive Beeinträchtigung (LKB) / mild cognitive impairment (MCI, Zaudig et al. 1991, Zaudig 1992, 1995, 1999),
- Leichte Vergesslichkeit / mild forgetfulness (Cooper et al. 1992),
- ageing-associated cognitive decline (AACD, Levy 1994),
- cognitively impaired not demented (CIND, Ebly et al. 1995),
- sub-clinical senescent cognitive disorder (Ritchie et al. 1996)
- mild cognitive impairment (MCI, Petersen et al. 1999).

Tabelle 3.1. Klinische Konzepte der Leichten Kognitiven Beeinträchtigung im Alter in den Klassifikationssystemen ICD-10 und DSM-IV

WHO, ICD-10, F 07.8b	Persönlichkeits- und Verhaltensstörung aufgrund einer Erkrankung, Schädigung oder Funktionsstörung des Gehirns
WHO, ICD-10, F 06.7	Leichte Kognitive Störung
DSM-IV, 780.9	Altersbedingter Kognitiver Abbau
DSM-IV, 294.9	Kognitive Störung, Nicht Näher Bezeichnet
DSM-IV, Experimental-Kriterien	Leichte Neurokognitive Störung

Auch die beiden derzeit gebräuchlichen Klassifikationssysteme ICD-10 (Internationale Klassifikation Psychischer Krankheiten, WHO 1992; Dilling et al. 1991, 1993) und DSM-IV (Diagnostisches und Statistisches Manual Psychischer Erkrankungen, APA 1994, Saß et al. 1996) tragen der Bedeutung dieser „Zwischengruppe" Rechnung, indem sie Experimentalkategorien anbieten (Tabelle 3.1).

3.2 Klinische Diagnosekriterien

Grundsätzlich gibt es mindestens drei mögliche Ätiologien für die Entstehung kognitiver Beeinträchtigung im Alter (Zaudig 1999).

Spezifische organische Ursachen

In ICD-10 Kap. F 06.7 wird die Kategorie der leichten kognitiven Störung beschrieben. Gefordert wird eine eindeutige organische Ätiologie sowie Reversibilität der Störung. Die Diagnose der leich-

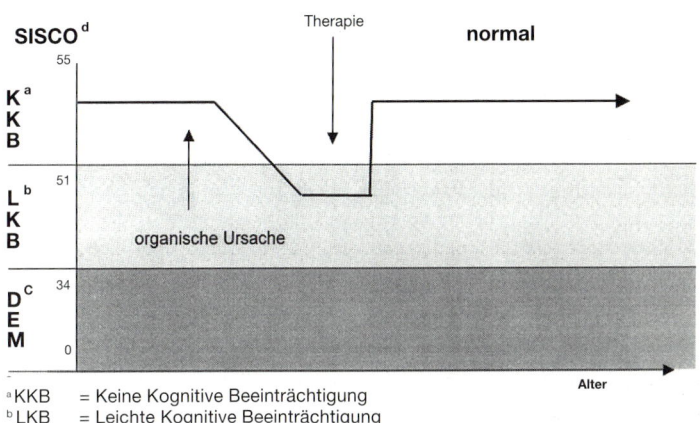

[a] KKB = Keine Kognitive Beeinträchtigung
[b] LKB = Leichte Kognitive Beeinträchtigung
[c] DEM = Demenz
[d] SISCO = SIDAM-SCORE 0 (Minimum bis 55 Maximum)

Abb. 3.1. Leichte (Reversible) Kognitive Störungen nach ICD-10 (F 06.7)

ten kognitiven Störung nach ICD-10 ist nicht auf das Alter beschränkt. Kognitive Störungen aufgrund einer schweren Virusinfektion, einer dekompensierten Herzinsuffizienz, im Rahmen einer Hypothyreose usw. fallen hierunter (Abb. 3.1).

Nach DSM-IV wird analog die Experimentalkategorie der Leichten Neurokognitiven Störung beschrieben. Es gibt eine Ähnlichkeit zur leichten kognitiven Störung nach ICD-10 (F 06.7): Die Leichte

---

DSM-IV-Forschungskriterien für die Leichte Neurokognitive Störung
(Saß et al. 1996)

A. Das Vorhandensein von zwei (oder mehr) der folgenden Beeinträchtigungen der kognitiven Funktionen, die die meiste Zeit innerhalb einer Periode von mindestens 2 Wochen andauern (wie durch den Betroffenen oder eine andere zuverlässige Person berichtet wird):
  1. Gedächtnisbeeinträchtigung gekennzeichnet durch eine reduzierte Fähigkeit beim Erlernen oder Wiedergeben von Informationen,
  2. Störungen von Exekutivfunktionen (z. B. Planen, Organisieren, Reihenfolgen bilden, Abstrahieren),
  3. Störung der Aufmerksamkeit und der Informationsverarbeitungsgeschwindigkeit,
  4. Beeinträchtigung der perzeptiven motorischen Fähigkeiten,
  5. Beeinträchtigung der Sprache (z. B. Verstehen, Wortfindung).
B. Aufgrund der körperlichen Untersuchung oder Laborbefunden (einschließlich bildgebender Verfahren) besteht der objektive Nachweis eines neurologischen oder medizinischen Krankheitsfaktors, der als ätiologisch für die kognitive Störung beurteilt wird.
C. Aufgrund neuropsychologischer Tests oder quantifizierender kognitiver Messverfahren besteht der Nachweis einer Abnormalität oder eines Abfalls der Leistung.
D. Die kognitiven Defizite führen zu deutlichem Leiden oder Beeinträchtigungen in sozialen, beruflichen oder anderen wichtigen Funktionsbereichen und stellen einen Abfall gegenüber dem bisherigen Leistungsniveau dar.
E. Die kognitive Störung erfüllt nicht die Kriterien für ein Delir (=einen Verwirrtheitszustand), eine Demenz oder eine amnestische Störung und kann nicht durch eine andere psychische Störung besser erklärt werden (z. B. eine Störung im Zusammenhang mit Psychotropen Substanzen, Major Depression).

Neurokognitive Störung nach DSM-IV wird jedoch nicht als reversibel definiert, allerdings wird gefordert, dass die Störung mindestens 2 Wochen andauert. Auch bei dieser Kategorie sollten eindeutige oder objektivierbare organische Ursachen vorliegen. Ist das nicht der Fall, wird darauf hingewiesen, dass die DSM-IV Diagnose des Altersbedingten Kognitiven Abbaus (780.9) erwogen werden sollte. Hierbei handelt es sich um eine Restkategorie, die nur dann berücksichtigt werden muss, falls es keine expliziten organischen Ursachen für einen leichten kognitiven Abbau gibt (s. Übersicht).

Frühsymptomatik einer Alzheimer-Demenz

Definitionen, die diese „Zwischengruppe" als ein Vorstadium einer künftigen Demenz ansehen, sind z. B. die von Roth et al. (1986) und O'Connor et al. (1991) mit der Bezeichnung „minimal dementia" und die Definition von Gurland (1992) mit dem Begriff „limited dementia". Eine sichere Prädiktion des Verlaufes in Richtung Demenz konnte mit den Kriterien der o. g. Autoren jedoch bisher noch nicht bestätigt werden (Abb. 3.2).

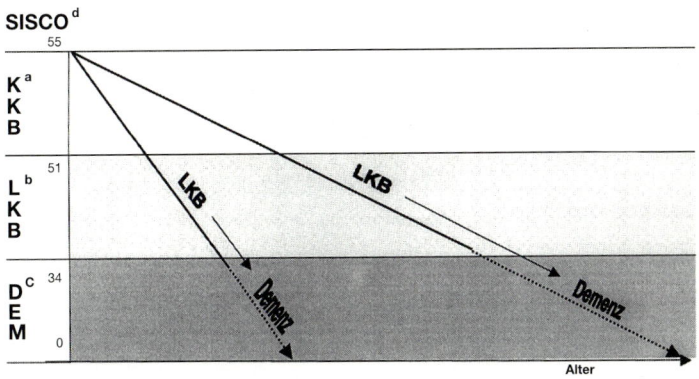

[a] KKB = Keine Kognitive Beeinträchtigung
[b] LKB = Leichte Kognitive Beeinträchtigung
[c] DEM = Demenz
[d] SISCO = SIDAM-SCORE (0: Minimum bis 55: Maximum)

Abb. 3.2. Die LKB als Frühsymptomatik einer Demenz

Nicht progrediente und auch nicht durch spezifische organische Ursachen bedingte gutartige Altersvergesslichkeit

Viktor Kral prägte 1962 den Terminus „benign senescent forgetfulness" (BSF, gutartige Altersvergesslichkeit). Kral sah diese Störung als eine nicht progrediente und damit gutartige kognitive Beeinträchtigung an, die sich im Alter entwickeln kann und die sich nicht zur Demenz weiter entwickelt. Patienten mit BSF sind schussliger und vergesslicher, haben Probleme unwichtige Daten und Erfahrungen aus neuerer Zeit abzurufen und zu speichern, sie sind sich ihrer Beeinträchtigungen bewusst und versuchen Gedächtnislücken zu umschreiben und haben keine Probleme sich diese auch einzugestehen (Kral 1962, Abb. 3.3).

In der Nachfolge von Krals Gedanken einer gutartigen kognitiven Störung im Alter entwickelten Crook et al. das Konzept der „Age Associated Memory Impairment" (AAMI) und später Levy die altersassoziierte kognitive Beeinträchtigung (Ageing Associated Cognitive Decline, AACD).

Aus den o. g. Überlegungen heraus liegt einer LKB mindestens eine der o. g. ätiologischen Hypothesen zugrunde. Auf syndro-

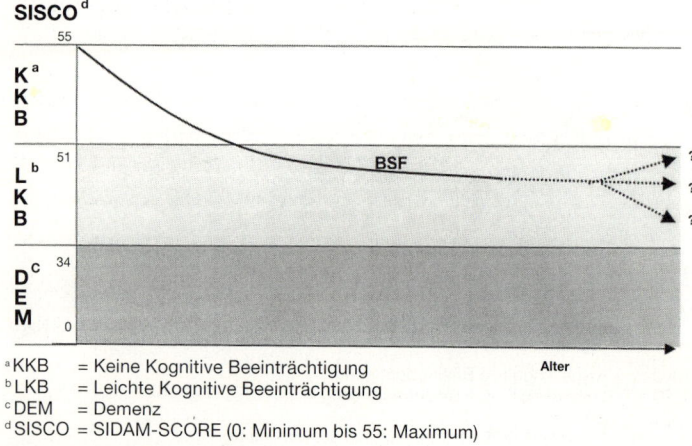

[a] KKB = Keine Kognitive Beeinträchtigung
[b] LKB = Leichte Kognitive Beeinträchtigung
[c] DEM = Demenz
[d] SISCO = SIDAM-SCORE (0: Minimum bis 55: Maximum)

Abb. 3.3. Die gutartige Altersvergesslichkeit (BSF)

maler Ebene ist allen Ätiologien die im Vordergrund stehende kognitive Beeinträchtigung, insbesondere die Vergesslichkeit und Schusseligkeit und geringe Schwierigkeiten beim Problemlösen oder mit dem Sprachverständnis gemeinsam.

Zusammenfassend gesehen gibt es mindestens drei unterschiedliche Konzepte, die den „Zwischenbereich" erfassen, die auf unterschiedlichen ätiologischen Vorwegannahmen beruhen sowie unterschiedliche Diagnosekriterien aufweisen. Die Validität aller drei Diagnosegruppen bezüglich des Verlaufes ist weiterhin mehr als umstritten.

Die Mehrzahl der Autoren, die sich mit dieser „Zwischengruppe" befasst haben, schlagen daher rein deskriptive, nicht ätiologie-

---

Diagnostische Kriterien der Leichten Kognitiven Beeinträchtigung im Alter
(Mod. nach Zaudig 1999)

A. Für die LKB wird gefordert, dass die Gedächtnisbeeinträchtigung und/oder das Nachlassen der intellektuellen Fähigkeiten objektivierbar sind.
B. Das Ausmaß der kognitiven Beeinträchtigung beeinflusst die Fähigkeit, den psychosozialen Alltag zu bewältigen nur in sehr leichter Weise, ist gut kompensierbar und erfüllt *nicht* die Kriterien einer ADL-Skala („activities of daily living", ADL), die für Demenzen entwickelt wurde.
C. Eine Verschlechterung der emotionalen Kontrolle, des Sozialverhaltens oder des Antriebs besteht *nicht* oder nur in sehr leichter Ausprägung.
D. Der SIDAM-Score (SISCO) sollte im Bereich von 34–51 liegen oder der SIDAM-MMSE zwischen 23 und 28 *und/oder* ein GDS-Wert von 3 oder CDR-Wert von 0.5 bestehen.
E. Eine Demenz nach ICD-10 oder DSM-IV muss ausgeschlossen werden.
F. Andere *psychische* Störungen wie z. B. depressive Störungen, Delir oder eine Bewusstseinsstörung müssen ausgeschlossen sein und es gibt keine objektiven Hinweise auf eine spezifische *organische* Ursache für die LKB.
G. Niedrige Intelligenz und mangelnde Bildung sind ausgeschlossen bzw. berücksichtigt.
H. Die Störung (Kriterien A, B, C) besteht mindestens für einen Zeitraum von 2 Wochen.

bezogene Diagnosekriterien vor. Hier sind folgende Definitionen von Wichtigkeit (Zaudig 1999):
- „mild dementia" (Henderson u. Huppert 1984),
- „questionable dementia" (Hughes et al. 1982),
- „mild cognitive impairment" (Weissman et al. 1985),
- Leichte Kognitive Beeinträchtigung (Zaudig 1995, 1999),
- „Leichte Vergesslichkeit" (Cooper et al. 1992).

Eine Zusammenfassung der o. g. Definition stellt die kriterienbezogene Diagnose einer LKB von Zaudig (1999) dar (s. Übersicht).

3.3 Symptomatik, Differentialdiagnostik und Verlauf

3.3.1 Symptomatik

Subjektiv erleben die Patienten häufig schleichend eine Veränderung bzw. Verschlechterung ihrer Gedächtnisleistung, unwichtige Ereignisse werden nicht wieder erinnert und häufig nicht gespeichert. Dies zeigt sich z. B. im Verlegen von Gegenständen, Vergessen von (meist unwichtigen) Daten, Telefonnummern, politischen Ereignissen. Nicht selten tritt eine Verlangsamung im kognitiven Bereich auf (Abnahme der Informationsverarbeitungsgeschwindigkeit). Angehörige und Freunde bemerken, dass der Betroffene weniger aufmerksam ist, irgendwie nicht mehr richtig zuhöre usw. Auch der Patient merkt dies, aber erst, wenn man ihn direkt darauf anspricht. Im Bereich der fluiden Intelligenz, d. h. im Bereich der Abstraktionsfähigkeit, Urteilsfähigkeit, besteht häufig ebenfalls eine leichte Verschlechterung. Die Patienten erleben sich als ungeduldiger, aufbrausender, unkontrollierter, stimmungslabiler, auch depressiver als in früheren Episoden ihres Lebens. Konzentrationsstörungen sind nicht selten. Die Symptomatik manifestiert sich insbesondere bei anspruchsvoller Tätigkeit und im gesellschaftlichen Rahmen (Zaudig 1995, 1999).

Diese Symptomatik wird häufig nicht ernst genommen und nach wie vor herrscht die verbreitete Annahme vor, kognitive

Leistungseinbußen der o. g. Art seien eine normale Folge des Alterns. Nach Ausschluss einer spezifischen organischen Ursache wird die Diagnose einer LKB gestellt.

> Die Diagnose einer LKB erlaubt jedoch noch keine Prognose darüber, ob sich die Symptomatik progredient in Richtung Demenz entwickeln wird oder stabil bleibt und damit eine Art gutartige Altersvergesslichkeit darstellt.

3.3.2 Differentialdiagnostik

Von größter Bedeutung für die Diagnose einer LKB ist der Nachweis einer deutlich unter der Altersnorm liegenden Gedächtnisleistung (Kurz 1999). Hierfür eignen sich besonders Gedächtnistests, die das Kurzzeitgedächtnis beinhalten, die die Wortflüssigkeit und Aufmerksamkeit prüfen. Große Bedeutung hat auch die Unterscheidung zu einer leichten Demenz. Auch hier eignen sich Testverfahren, wie z. B. das SIDAM (Zaudig u. Hiller 1996) oder das Cambridge Mental Disorders of Elderly Examination CAMDEX (Roth et al. 1986).

Wichtig ist auch eine Unterscheidung bzw. Abgrenzung gegenüber dem prämorbiden Intelligenzniveau. Eine LKB im o. g. Sinne ist stets neu erworben und nicht Ausdruck einer lebenslang bestehenden Intelligenzminderung. Am besten eignet sich die Einschätzung der prämorbiden Intelligenz aufgrund der Berufsausübung und Schulbildung. Als Hinweis auf eine später entstehende AD kommen mehrere biologische Krankheitsindikatoren in Betracht: Der Nachweis einer erhöhten Konzentration des neuronalen Tau-Proteins in Verbindung mit einer verminderten Konzentration von Beta-Amyloid im Liquor (Kurz 1999).

Die Abgrenzung zu den Frühformen einer vaskulären Demenz ist ebenfalls notwendig und insbesondere auch zu Depressionen im Alter. Die Differentialdiagnose zur Depression stellt sicherlich eine der schwersten klinischen Aufgaben dar. Meist lässt sich eine exakte Differenzierung erst durch den Verlauf der Erkrankung ermöglichen.

3.3.3 Verlauf

Für Demente aller Schweregrade gibt es eine Reihe von Verlaufsstudien, für Patienten mit LKB noch eher wenige (Zaudig 1999).

Im Überblick zeigt sich, dass die LKB inzwischen sehr gut definiert werden kann. Verschiedene Definitionen erweisen sich als reliabel und valide. Typischerweise verschlechtern sich Patienten mit bereits bestehender LKB in den Bereichen Orientierung, Kurz- und Langzeitgedächtnis, verbale/rechnerische Fähigkeiten, Konstruktionsfähigkeiten und Aphasie/Apraxie (Zaudig u. Hiller 1996). Hinweisend auf die Entwicklung einer Demenz erscheint eine leichte Störung der Aphasie/Apraxie, zusätzlich auch Veränderungen in der Orientiertheit. Patienten mit LKB haben nach den Ergebnissen auch von Bickel u. Cooper (1994) ein hohes Risiko, eine Demenz zu entwickeln, es wird von den Autoren empfohlen, nach 30 Monaten eine Wiederholungsuntersuchung durchzuführen, da dies der durchschnittliche Zeitverlauf ist, in dem Patienten mit LKB eine leichte Demenz entwickeln können. Es ist daher sowohl im ambulanten wie stationären Bereich dringend zu empfehlen, diagnostische Screening-Instrumente, die auch den kognitiven Status quantifizieren können, anzuwenden. Besonders geeignet dafür sind das SIDAM (Zaudig u. Hiller 1996) oder das CAMDEX (Roth et al. 1986).

Die meisten Verlaufsstudien der letzten Jahre zeigen, dass sich die Gruppe der LKB nach einigen Jahren doch in Richtung Demenz entwickelt. Rubin et al. fanden in einer 7-Jahres-Verlaufsstudie der Patienten, die einen mit der „Clinical Dementia Rating Scale" (CDR) erhobenen Demenzschweregrad von 0.5 (aufwiesen, die Entwicklung einer Demenz in 64%. O'Connor et al. (1991) fanden bereits nach 2 Jahren 50% ihrer Patienten mit „minimal dementia" in einem mindestens leichten Demenzstadium vor. Bowen et al. konnten in einem 4-Jahres-Follow-up bei Patienten mit isoliertem Gedächtnisverlust bzw. -beeinträchtigung in 49% die Entwicklung einer Demenz feststellen (s. Übersicht).

Verlaufsstudien bei Leichter Kognitiver Beeinträchtigung
(Nach Zaudig 1999)

- Rubin et al. 1989; Verlauf von 7 Jahren bei Patienten mit CDR 0.5: 64% entwickelten eine Demenz
- O'Connor et al. 1991; 2-Jahres-Verlauf von Patienten mit „minimal dementia": 50% Demenzen
- Devanand et al. 1997; 1-Jahres-Verlauf von Patienten mit CDR 0.5: 41,3% Demenzen
- Bowen et al. 1997; 4-Jahres-Verlauf von Patienten mit „isolated memory loss": 48% Demenzen
- Tierney et al. 1996; 2-Jahres-Verlauf von Patienten mit „cognitive impairment": 24% Demenzen
- Zaudig u. Hiller 1996; 1-Jahres-Verlauf von Patienten mit CDR 0.5: 10% Demenzen
- Zaudig u. Hiller 1996; 1-Jahres-Verlauf von Patienten mit GDS 3: 11% Demenzen

Aufgrund der Verlaufsdaten und vielfacher Hinweise aus der Literatur ist zu fordern, dass Patienten mit LKB mindestens alle 6–12 Monate sorgfältig untersucht und getestet werden sollten, um eine Entwicklung in Richtung Demenz frühzeitig festzustellen. Für die Testung in der Allgemeinarztpraxis erscheint das SIDAM besonders geeignet.

3.3.4 Diagnose- und Messverfahren sowie Wertebereiche

In den meisten internationalen Studien wird die MMSE herangezogen, um den Grad der kognitiven Beeinträchtigung quantitativ darzustellen, zusätzlich sehr häufig eine Reihe neuropsychologischer Tests. Beispielsweise benutzten Welsh et al. eine neurologische Testbatterie (Consortium to Establish a Registry for Alzheimer's Disease, CERAD), um die LKB besser erfassen zu können. Die Patienten mit sehr leichten kognitiven Beeinträchtigungen (in dieser Studie als „mild Alzheimer's disease" bezeichnet) wurden mit Hilfe der MMSE quantifiziert, Werte von 24 und mehr wurden für die LKB zugrunde gelegt. In dieser Studie wurde u. a. belegt, dass die Erfassung des *Kurzzeitgedächtnisses* entscheidend ist in der Differenzierung „Leichter Kognitiver Beeinträchtigungen" von normalen Kontrollfällen. Zaudig (1995) konnte u. a. zeigen, dass für die Gruppe „0.5" ein durchschnittlicher MMSE-Wert von 25.8 vorliegt, für die „GDS-Gruppe 3" (Schweregraderfassung der Demenz anhand der „Global Deterioration Scale, GDS) ein MMSE von 24.8. Für „GDS 2" wurde ein MMSE-Wert von 26.9 gefunden.

Die MMSE ist das am häufigsten benutzte quantitative Maß zur Einschätzung der kognitiven Beeinträchtigungen aber im Allgemeinen für die Gruppe der LKB wenig brauchbar (nur im Zusammenhang mit anderen Untersuchungsverfahren wie z. B. dem SIDAM oder CAMDEX). Die MMSE ist nur im Bereich der Demenz reliabel.

Nach Zaudig u. Hiller (1996) und Zaudig (1995) können – unter Anwendung des SIDAM (ICD-10) – folgende Wertebereiche für LKB mit MMSE und SISCO (SIDAM-Gesamt-Score) angegeben werden (Tabelle 3.2):
- MMSE: 23 – 28 Punkte und
- SISCO: 34 – 51 Punkte.

Für die Erfassung einer LKB hat sich im Praxisalltag das SIDAM bzw. der Leistungsteil des SIDAM, besonders bewährt. Für die Durchführung benötigt man durchschnittlich 15 Minuten (wobei

Tabelle 3.2. Wertebereiche für SIDAM-MMSE und SISCO (Zaudig 1995)

	MMSE[a]	SISCO[b]
Keine Kognitive Beeinträchtigung (KKB)	29–30	52–55
Leichte Kognitive Beeinträchtigung (LKB)	23–28	34–51
Demenz (DEM)	0–22	0–33

[a] Mini-Mental-State-Examination.
[b] SIDAM-Gesamtwert.

der Test auch an geschulte Sprechstundenhilfen oder Pflegekräfte delegiert werden kann).

3.4 Epidemiologie

Die Daten zur Prävalenz der LKB sind aufgrund unterschiedlicher Definitionen noch heterogen (Zaudig 1995, 1999). Im Rahmen der interdisziplinären Langzeitstudie für Erwachsene (ILSE) wurden die Prävalenzraten von 4 Konzepten der LKB verglichen (Kratz et al. 1998). Die Autoren fanden unterschiedliche Prävalenzraten für die AAMI („age associated memory impairment"), die ACMI („age-consistent memory impairment"), die LLF („late-life forgetfulness") und für den AACD („ageing associated cognitive decline").

Aufgrund unterschiedlicher Definitionen schwanken entsprechend die Prävalenzzahlen für LKB zwischen 2%–23% (Kratz et al. 1998, Abb. 3.4) und 2% zu 52% (Kaneko 1979). Nach Häfner (1991)

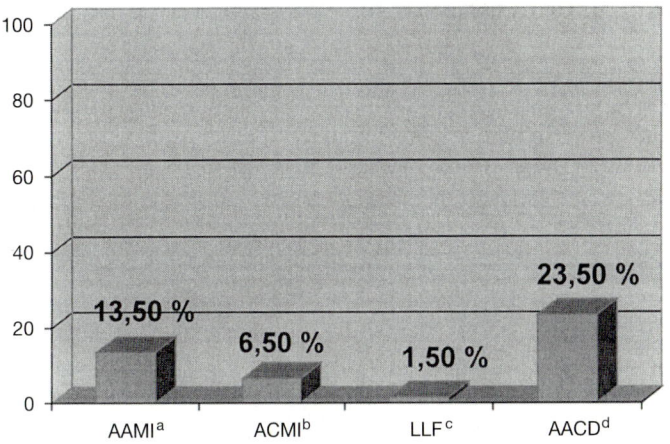

[a] AAMI = Age Associated Memory Impairment
[b] ACMI = Age-Consistent Memory Impairment
[c] LLF = Late-Life Forgetfulness
[d] AACD = Ageing Cognitive Decline

Abb. 3.4. Prävalenz (%) der LKB bei über 65-Jährigen (Kratz et al. 1998)

ist die Prävalenz für LKB bei 14% bei den über 65-Jährigen (5% bei mittleren und schweren Demenzen).

Die durchschnittliche Überlebenszeit bei Patienten nach Diagnose einer AD beträgt weniger als 10 Jahre. Die Überlebensrate von Patienten mit jeglichem Grad einer kognitiven Beeinträchtigung ist umgekehrt proportional zum Grad der Beeinträchtigung. Das heißt, je stärker die kognitive Beeinträchtigung, desto höher die Wahrscheinlichkeit einer niedrigeren Überlebensrate. Dieses Ergebnis wurde in den allermeisten epidemiologischen Studien übereinstimmend gefunden (Bickel u. Cooper 1994).

Wie aus dem oben Genannten bereits hervorgeht, handelt es sich bei Patienten mit LKB um eine ätiologisch heterogene Gruppe. Bis zu 50% (O'Connor et al. 1992) der Patienten entwickeln innerhalb weniger Jahre eine AD. Damit treten auch entsprechende neurobiologische Risikofaktoren und genetische Ursachen als Hinweise für die spätere Entwicklung einer Demenz auf (Kurz 1999).

3.5 Therapie

Die Pharmakotherapie der LKB im eigentlichen Sinne (d. h. wissenschaftlich gesichert) existiert noch nicht. Ohne eine eindeutige und auch auf die Ätiologie bezogene Diagnostik kann es keinen sinnvollen Einsatz von Medikamenten geben. Wie bereits oben ausgeführt, ergeben sich mehrere Möglichkeiten einer ätiologischen Zuordnung für die LKB:
- Eindeutig definierbare körperliche Erkrankungen, die dann auch entsprechend spezifisch behandelt werden können;
- psychische Erkrankungen, wie z. B. depressive Störungen. Auch diese können spezifisch behandelt werden.
- Leichte kognitive Beeinträchtigungen im Rahmen psychosozialer Probleme und niederer Intelligenz lassen sich entsprechend psycho- und soziotherapeutisch angehen.

Gehen wir jedoch davon aus, dass die LKB das Vorstadium einer neurodegenerativen Erkrankung, insbesondere der AD ist, ergeben sich entsprechend andere ätiologische und damit auch therapeutische Überlegungen. Wobei hier konkurrierend und erschwerend noch die Frage der gutartigen Altersvergesslichkeit, also eines altersspezifischen Phänomens oder gar einer eigenständigen gutartigen Erkrankung hinzukommt. In den beiden letztgenannten Fällen taucht nun die Frage auf, ob prophylaktisch eine beginnende Demenz behandelt wird oder ob es sich um altersspezifische Veränderungen der Hirnzellen handelt und damit eine Verzögerung des Alterns von Hirnnervenzellen erreicht werden soll (Zaudig 1995).

3.5.1 Pharmakotherapie

Bisher gibt es keine umfangreichen und Plazebo-kontrollierte Therapiestudien mit entsprechenden Follow-up-Untersuchungen von Patienten mit LKB. Erste Untersuchungen in diesem Bereich werden geplant oder sind gerade in der Umsetzung.

Bisher gibt es eine große Zahl von kasuistischen Berichten über gute Effekte verschiedener älterer, aber auch neuerer Antidementiva bei LKB, wobei hier immer zugrunde gelegt werden muss, dass sehr oft diffuse diagnostische Konzepte vorlagen. Meist wurde bei diesen Patienten eine leichte Hirnleistungsstörung festgestellt. Selbst wenn viele klinische Prüfungen der 60er und 70er Jahre mit den entsprechenden Nootropika aus heutiger Sicht methodisch unzureichend sind, fällt die Einheitlichkeit der positiven Ergebnisse ins Auge. Es liegt daher nahe, die Substanzgruppe der älteren Nootropika, Vitamin C und E, aber auch der neueren Antidementiva bei LKB zu erproben.

> Die wichtigsten z. Z. für die Indikation von Hirnleistungsstörungen im Alter bzw. für das leichte bis mittlere Demenzsyndrom zur Verfügung stehenden Antidementiva sind (Müller 1999):
> - Diydroergotoxin,
> - Ginkgo biloba-Extrakt,
> - Nicergolin,

- Piracetam,
- Pyritinol,
- Donepezil,
- Rivastigmin und
- Galantamin.

Grundsätzlich sollte bei Verdacht auf früh beginnende neurodegenerative Erkrankung eine pharmakologische Therapie eingeleitet werden.

3.5.2 Verhaltenstherapie

Neben der Pharmakotherapie der LKB gibt es eine Reihe verhaltenstherapeutischer (kognitiver) Interventionen und Trainingsprogramme. Im Prinzip ist das ganze Spektrum verhaltenstherapeutischer Methodik einsetzbar. Natürlich sollten die Akzente anders gesetzt sein als bei dementen Patienten, bei denen sich verhaltenstherapeutische Kernelemente wie Realitätsorientierung, Erinnerungstherapie und Remotivation etabliert haben. Kognitivverhaltenstherapeutische Therapieverfahren sollten sich bewusst und gezielt nicht nur auf den kognitiven Anteil beziehen, sondern auch auf Emotionalität und Förderung der Kreativität der Patienten mit LKB.

Leider gibt es auch in diesem Bereich wenig oder keine kontrollierten Untersuchungen, die sich speziell mit der Gruppe der LKB befasst hätte. Zusammenfassend kann hier gesagt werden, dass sich Interventionseffekte nicht nur auf gedächtnisbezogenes Training beziehen sollten, sondern das gesamte Umfeld des Patienten mit einbeziehen müssen im Sinne von Bewältigungsstrategien, Entspannungsverfahren, emotional aktivierende Verfahren. Dies scheint den besten prophylaktischen Effekt zu gewähren. Zu fordern bleiben genau so wie im pharmakologischen Bereich die Etablierung von Vergleichsstudien mit entsprechend langem Follow-up. Der Vergleich sollte sowohl eine Warte- und Plazebo-Gruppe als auch pharmakologisch behandelte Patienten mit einbeziehen (Zaudig 1999).

3.5.3 Soziotherapie

Neben medizinischen, psychiatrischen und psychologischen Interventionen können soziotherapeutische Maßnahmen wichtig sein. Ähnlich wie bei Demenzen können insbesondere bei sehr frühen Formen der AD Kunst-, Musik- und Tanztherapie und psychosoziales Training nützlich sein. Die Auswirkungen dieser Interventionen auf die Entwicklung der LKB sind mangels Studien nicht bekannt. Aufgaben des Allgemeinarztes im Rahmen eines soziotherapeutischen Settings sind insbesondere stützende Gespräche (die Sorgen und Nöte des Patienten ernst zu nehmen) und, soweit vom Patienten gewünscht, Einbeziehung von Angehörigen. Darüber hinaus könnten auch bei LKB Angehörigengruppen, Problemlösegruppen für Patienten und Verstärkung sozialer Aktivitäten von Nutzen sein.

Literatur (weitere Literatur s. Zaudig 1999)

Bickel H, Cooper B (1994) Incidence and relative risc of dementia in an urban elderly population: Findings of a prospective field-study. Psychol Med 24: 179–1992

Cooper B, Bickel H, Schäufele M (1992) Demenzerkrankungen und leichtere kognitive Beeinträchtigungen bei älteren Patienten in der ärztlichen Allgemeinpraxis. Ergebnisse einer Querschnittsuntersuchung. Nervenarzt 63:551–560

Dilling H, Mombour W, Schmidt MH (Hrsg) (1991) Internationale Klassifikation der Krankheiten in der 10. Revision (ICD-10): Psychische und Verhaltensstörungen (Kapitel F). Klinisch-diagnostische Leitlinien. Huber und Hogrefe, Bern Göttingen

Folstein MF, Folstein SE, McHugh PR (1975) Mini-Mental-State: A practical method for grading the cognitive state of patients for the clinician. Psychiat Res 12:189–198

Häfner H (1991) Seelische Erkrankungen des höheren Lebensalters: Häufigkeit, Ursachen, Vorbeugung und Behandlung. In: Häfner H (Hrsg) Psychiatrie: Ein Lesebuch für Fortgeschrittene. Fischer, Stuttgart Jena, 63–96

Kral VA (1962) Senescent forgetfulness: Benign and malignant. Canad Med Assoc 86:257–260

Kratz B, Schröder J, Pantel J, Weimer D, Minnemann E, Lehr O, Sauer H (1998) Leichte kognitive Beeinträchtigung im Alter. Ergebnisse einer gerontologischen Untersuchung. Nervenarzt 69: 975–982

Kurz A (1999) Andere organische psychische Störungen, die leichte kognitive Störung. In: Möller HJ, Laux G, Kapfhammer H-P (Hrsg) Psychiatrie und Psychotherapie. Springer, Berlin Heidelberg New York

Lauter H, Kurz A (1989) Demenzerkrankungen im mittleren und höheren Lebensalter. In: Kisker KP, Lauter H, Meyer JE, Müller C, Strömgren E (Hrsg) Psychiatrie der Gegenwart, Band 8. Alterspsychiatrie. Springer, Berlin, 135–200

Müller WE (1999) Antidementiva: Pharmakologische und therapeutische Bewertung. In: Müller WE (Hrsg) Dementielle Erkrankungen: Erkennen und behandeln. Lingua Med, Neu-Isenburg, 63–86

O'Connor DW, Pollitt PA, Jones BJ, Hyde JB, Fellowes JL, Miller ND (1991) Continued clinical validation of dementia diagnosed in the community using the Cambridge Mental Disorders of the Elderly Examination. Acta Psychiat Scand 83: 41–45

Reisberg B, Ferris SH, Leon MJ, de Crook T (1982) The Global Deterioration Scale (GDS): an instrument for the assessment of Primary Degenerative Dementia (PDD). Am Psychiat 139: 1135–1139

Reischies FM (1997) Normales Altern und leichte Demenz. Auswirkungen normalen Alterns auf kognitive Leistungen und die Differenzierung von der leichten Demenz. In: Förstl H (Hrsg) Lehrbuch der Gerontopsychiatrie. Enke, Stuttgart, 366–377

Roth M, Tym E, Mountjoy CQ, Huppert FA, Hendrie H, Verma S, Goddard R (1986) CAMDEX. A standardized instrument for the diagnosis of mental disorders in the elderly with special reference to the early detection of dementia. Brit Psychiat 149: 698–709

Saß H, Wittchen HU, Zaudig M (1996) Diagnostisches und statistisches Manual psychischer Störungen. DSM-IV. Deutsche Bearbeitung und Einführung. Hogrefe, Göttingen Bern Toronto Seattle

Zaudig M (1995) Demenz und leichte kognitive Beeinträchtigung im Alter. Diagnostik, Früherkennung und Therapie. Huber, Bern Göttingen Toronto Seattle

Zaudig M (1999) Die „Leichte Kognitive Beeinträchtigung" im Alter. In: Müller WE (Hrsg) Dementielle Erkrankungen: Erkennen und Behandeln. Lingua Med, Neu-Isenburg, 35–62

Zaudig M, Hiller W (1996) SIDAM-Handbuch. Strukturiertes Interview für die Diagnose einer Demenz vom Alzheimer Typ, der Multi-Infarkt- (oder vaskulären) Demenz und Demenzen anderer Ätiologien nach DSM-III-R, DSM-IV und ICD-10. Huber, Bern Göttingen Toronto Seattle

4 Alzheimer-Demenz

H. Förstl, A. Kurz, P. Calabrese, T. Hartmann

Zum Thema
Bei etwa zwei Dritteln aller dementen Patienten wird klinisch eine Alzheimer-Demenz (AD) diagnostiziert. Die neuropathologischen Korrelate der AD – Alzheimer-Plaques, Neurofibrillen und Neuronenverlust – werden in durchschnittlich geringerer Intensität auch bei anderen Demenzformen und bei nichtdementen alten Menschen nachgewiesen. Das Lebensalter ist der Hauptrisikofaktor für die Manifestation einer Alzheimer-Demenz. Die seltenen, vor dem 65. Lebensjahr auftretenden Alzheimer-Demenzen beruhen z. T. auf bereits bekannten autosomal-dominanten Mutationen. Medikamentös stehen derzeit nur symptomatisch wirksame Behandlungsmöglichkeiten durch Antidementiva zur Verfügung.

4.1 Terminologie

Folgende Termini sind gebräuchlich: Alzheimer-Demenz, Demenz vom Alzheimer-Typ, Alzheimer-Krankheit, primär degenerative Demenz, präsenile/senile Demenz.

Alois Alzheimer beschrieb 1906 und 1907 eine präsenile, vor dem 65. Lebensjahr auftretende degenerative Demenz mit Neurofibrillen, Alzheimer-Plaques und Nervenzellverlust. Die extrazellulären Plaques der damals bereits bekannten senilen Demenz waren schon 1898 von Redlich beschrieben worden, die intraneuronalen Neurofibrillen im Jahr 1906 von Fuller. Da keine überzeugende symptomatische und neurobiologische Grenze zwischen der präsenilen und der senilen degenerativen Demenz zu ziehen ist, erfuhr der Begriff Alzheimer-Demenz, der ursprünglich für die kleine Gruppe der präsenilen degenerativen Demenzen reserviert war, eine Erweiterung auf die Gesamtgruppe der degenerativen Demenzen mit Plaques und Neurofibrillen und wurde damit zur einheitlichen Bezeichnung für die insgesamt häufigste Demenzform. Ausdrücklich zu warnen ist vor der umgangssprachlich häufigen Vermischung von Demenz (Syndrom) und AD (Differentialdiagnose, Krankheitsform).

4.2 Diagnosekriterien

Nach ICD-10 wird die AD bei Vorliegen eines Demenzsyndroms durch den Ausschluß anderer Hirnerkrankungen, systemischer Erkrankungen und Alkohol- oder Drogenmißbrauch diagnostiziert (s. Übersicht).

Kriterien für die klinische Diagnose einer Alzheimer-Demenz
(gekürzt nach den ICD-10-Forschungskriterien)

1. Die allgemeinen Demenzkriterien müssen erfüllt sein und
2. die Anamnese und Untersuchung ergeben keine Hinweise auf andere potentielle Demenzursachen wie Hirnerkrankungen (z. B. vaskuläre Hirnerkrankungen, HIV-Infektion, Morbus Parkinson, Chorea Huntington, Normaldruckhydrozephalus), systemische Erkrankungen (z. B. Hypothyreose, Vitamin-B12- oder Folsäuremangel, Hyperkalzämie) oder Alkohol- und Drogenmissbrauch.

Die folgenden Fragen müssen also geklärt werden, um eine AD klinisch zu diagnostizieren und damit das Vorliegen einer Alzheimer-Krankheit mit neuropathologisch nachweisbaren Alzheimer-Plaques, Neurofibrillen und Neuronenverlust wahrscheinlich zu machen (Tabelle 4.1).

Erst wenn ein Demenzsyndrom nachgewiesen ist und alle anderen Fragen sowie CT bzw. MRT keinen ausreichenden Hinweis auf eine andere Demenzursache ergeben, liegen den Störungen

Tabelle 4.1. Praktisches Vorgehen zur Diagnose einer AD nach den ICD-10 Kriterien

Fragen	Befunde in Stichworten	Antworten
Liegt eine Demenz vor?	(Fremd-)Anamnese, Testung	Ja
Vaskuläre Hirnerkrankung?	Anamnese, neurologische Symptome und Zeichen *CT oder MRT?*	Nein
Morbus Parkinson?	Rigor, Hypokinese, Tremor, auffallende Bradyphrenie	Nein
Chorea Huntington?	Positive Familienanamnese, Chorea	Nein
Normaldruckhydrozephalus?	Fluktuierender Verlauf, Gangstörungen, Inkontinenz *CT oder MRT?*	Nein
Andere Hirnerkrankungen?	Infektion, Tumor, ... *CT oder MRT?*	Nein
Systemische Erkrankungen?	Klinische Hinweise? *Laborprogramm: T4, TSH, B12, Folsäure, Elektrolyte, Glukose, ...*	Nein
Alkohol-, Drogen- oder Medikamentenabhängigkeit?	Genaue Alkoholanamnese, Benzodiazepine, ...	Nein

wahrscheinlich vorwiegend Alzheimer-Hirnveränderungen mit ihrer typischen topographischen Verteilung zugrunde. Umgekehrt ist jedoch mit keiner Methode auszuschließen, dass bei einem Demenzsyndrom und Hinweisen auf vaskuläre oder andere Hirn- und systemische oder Abhängigkeitserkrankungen keine Alzheimer-Veränderungen zu den Störungen beitragen.

Durch verschiedene Studien war nachzuweisen, dass der einer AD zugrunde liegende neurodegenerative Prozess bereits Jahrzehnte vor der klinischen Manifestation einsetzt. Damit bestünde prinzipiell die Chance zur Frühintervention. Jedoch fehlen derzeit noch zuverlässige Methoden der Frühdiagnose des Krankheitsprozesses.

Besondere diagnostische Aufmerksamkeit erfordern Risikopersonen mit erkrankten Angehörigen ersten Grades und/oder mit leichten kognitiven Defiziten, die noch nicht zu einer beeinträchtigten Alltagsbewältigung geführt haben. !

4.3 Symptomatik, Verlauf und apparative Befunde

Vorstadium
Schon Jahre vor der eindeutigen Entwicklung einer intellektuell bedingten Beeinträchtigung der Alltagsbewältigung zeigen die Betroffenen subtile neuropsychologische Defizite, die jedoch nur bei eingehender Untersuchung erkennbar und prognostisch wenig reliabel sind: Schwierigkeiten beim Abspeichern neuer Informationen, beim planvollen Handeln oder dem Rückgriff auf semantische Gedächtnisinhalte. Die Differenzierung zwischen einer beginnenden AD und einer reversiblen Störung (z. B. Demenzsyndrom der Depression) bzw. einem benignen, nichtprogredienten Gedächtnisdefizit ist unzuverlässig. Patienten können in diesem Stadium Gedächtnisstützen und andere supportive Strategien zum Ausgleich ihrer Schwierigkeiten nutzen, so dass sich die leichten Defizite nur bei anspruchsvolleren Aufgaben bemerkbar machen. Retrospektiv wird oft deutlich, dass sich die Patienten schon Jahre vor der Ausprägung eindeutiger Defizite verstimmt zurückziehen, Herausforderungen meiden, Alltagsaufgaben nachlässiger bearbeiten und versuchen, Probleme zu kaschieren. Dies kann dazu verleiten, den Patienten eine typische „Alzheimer-Persönlichkeit" zu unterstellen.

Leichtes Demenzstadium
Schwierigkeiten mit dem Lernen und der Erinnerung prägen bei den meisten Patienten das klinische Bild im Stadium einer *leichten AD*. Im Vergleich zum Neugedächtnis sind das Ultrakurzzeit- (*Immediat-*)gedächtnis, das Kurzzeitgedächtnis („Behaltensspanne 7 Sekunden, 7 Bedeutungseinheiten") sowie sehr alte deklarative Gedächtnisinhalte und das implizite Gedächtnis weit weniger beeinträchtigt. Die kognitiven Defizite machen sich nun auch bei alltäglichen Aufgaben bemerkbar, die planvolles Handeln, organisatorisches Geschick und vernünftiges Urteil erfordern. Das Vokabular nimmt ab, die Sprache wird stockend und weniger präzis, selbst wenn die Patienten oberflächlich immer noch einen beredten Eindruck erwecken. In einfachen neuropsychologischen Untersuchungen können Wortfindungsstörungen und eine Abnahme in

der freien Wiedergabe von Wortlisten nachgewiesen werden. Konstruktive Schwierigkeiten können bei speziellen Zeichenaufgaben demonstriert werden. Die beeinträchtigte räumliche Orientierung stört das Fahrverhalten, weil die Patienten immer weniger imstande sind, Abstände und Geschwindigkeiten einzuschätzen. In diesem Stadium können die Patienten noch fähig sein, viele Stunden allein zurechtzukommen oder allein zu leben. Bei anspruchsvolleren organisatorischen Aufgaben (Behördengängen, Geldgeschäften) benötigen sie jedoch Unterstützung. Sogenannte „nichtkognitive Störungen", wie etwa depressive Symptome, können in diesem leichten Stadium große Bedeutung gewinnen. Im Allgemeinen sind diese Störungen wechselhaft und leicht. Ausgeprägt depressive Episoden können jedoch gelegentlich auftreten und sind teilweise als nachvollziehbare emotionale Reaktionen auf die eingeschränkte Leistungsfähigkeit zu verstehen.

Mittelschweres Demenzstadium

Ein mittelschweres Demenzstadium entwickelt sich durchschnittlich 3 Jahre nach Diagnosestellung. Das Neugedächtnis ist nunmehr schwerwiegend beeinträchtigt, auch Störungen des logischen Denkens, Planens und Handelns, Wortfindungsstörungen, Paraphasien, etc. nehmen deutlich zu. Jährlich ist in dieser Phase im Mittel eine Verschlechterung von 3–4 Punkten im sog. Mini-Mental-State-Test (MMST) bzw. 7–9 Punkten im sog. ADAS-cog.-Test („Alzheimer Disease Assessment Scale", kognitiver Testteil) zu erwarten. Bei 10–20% der Patienten kann zeitweise ein Stillstand oder sogar eine leichte spontane Verbesserung beobachtet werden. Die Patienten sind im Allgemeinen stärker ablenkbar und verlieren die Einsicht in ihre Störung. Komplexere Handlungsabläufe wie Aufgaben im Haushalt, die Fähigkeit sich anzuziehen oder zu essen gehen verloren. Die räumliche Desorientierung nimmt zu, optische und akustische Umgebungsreize werden häufig verkannt. Etwa 20% der Patienten entwickeln vorwiegend optische Halluzinationen. Die emotionale Kontrolle leidet, und Ausbrüche verbaler oder physischer Aggression können auftreten. Ziel- und ruheloses Umherwandern, Sammeln und Sortieren sind zu beobachten. In diesem Demenzstadium können die Patienten nicht mehr ohne enge Supervision alleine überleben. Nur durch ein enges System sozialer Hilfen kann die Aufnahme in ein Krankenhaus oder Pflegeheim vermieden oder verzögert werden. In dieser Erkrankungsphase ist der Druck, bedingt durch die Störungen des Verhaltens und die vielfältigen körperlichen Beschwerden des Patienten, auf die pflegenden Angehörigen oder andere Pflegekräfte am höchsten. Aggressivität, Ruhelosigkeit, Desorientierung und Inkontinenz sind die häufigsten Ursachen für ein Zusammenbrechen der häuslichen Pflege und damit Risikofaktoren für eine Heimaufnahme (Haupt u. Kurz 1993).

Schweres Demenzstadium
Im Mittel 6 Jahre nach Diagnosestellung befinden sich die Patienten mit AD in einem schweren Stadium mit ausgeprägter Beeinträchtigung aller kognitiver Funktionen. Es sind auch frühe Erinnerungen kaum mehr abrufbar, die Sprache ist reduziert auf simple Phrasen oder einfache Wörter. Die einfachsten Bedürfnisse können nicht mehr artikuliert werden. Emotionale Signale jedoch werden von den Patienten weiterhin wahrgenommen. Sie sind vollkommen abhängig von einer umfassenden Pflege. Aggressive Reaktionen treten möglicherweise auf, wenn die Patienten sich durch Pflegehandlungen bedroht fühlen. Ein Teil der Kranken behält stereotype motorische Abläufe bei (Schreien, Umherwandern). Neben einer tiefgreifenden Störung der zirkadianen Rhythmik, die sich bei den Patienten insbesondere durch eine vermehrte Unruhe in den frühen Abendstunden bemerkbar macht (sog. sundowning), können Rastlosigkeit und Aggressivität auch Ausdruck von Schmerz sein, den der Patient nicht mehr adäquat auszudrücken vermag. Die Patienten brauchen intensive Unterstützung bei einfachsten Handlungen, z. B. bei der Essensaufnahme. Harn- und Stuhlinkontinenz treten in zunehmendem Maß auf. Neurologische Störungen (Myoklonie, epileptische Anfälle, parkinsonoider Rigor) können auftreten (Förstl et al. 1992). Aufgrund der jetzt vielfach einsetzenden Bettlägerigkeit entwickeln die Patienten Kontrakturen und Dekubitalgeschwüre sowie sekundäre Muskelatrophien und eine negative Elektrolytbilanz. Das Thrombose- und Embolierisiko ist deut-

lich erhöht. Die häufigsten Todesursachen sind Pneumonie, gefolgt von Myokardinfarkt und Sepsis. Die Lebenserwartung der Patienten mit AD ist nach der klinischen Diagnosestellung um ein Drittel reduziert, dies entspricht einer mittleren Lebenserwartung von weiteren 5–8 Jahren (Kurz u. Greschniok 1994). Die Mortalität wird verständlicherweise durch eine längere Krankheitsdauer, spätes Krankheitsstadium, hohes Alter und physische Erkrankungen erhöht (Kurz u. Greschniok 1994; Schäufele et al. 1999).

Apparative Befunde

Ein „Normalbefund" oder die Feststellung einer „altersassoziierten Hirnatrophie" im kranialen Computertomogram (CT) oder Magnetresonanztomogram (MRT) ist mit der klinischen Diagnose einer AD vereinbar. Radiologen sind nicht immer ambitioniert genug, um spezifischere Hirnveränderungen, etwa im Bereich des Mediotemporallappens, herauszuarbeiten. Findet sich kein Hinweis auf andere spezifische und ausreichende Demenzursachen (Hirninfarkt, Subduralhämatom, Normaldruckhydrozephalus, Hirntrauma, Tumor, Lobäratrophie, z. B. Morbus Pick), kann aus radiologischer Sicht der klinische Verdacht auf eine AD nicht zurückgewiesen werden. Auch ausgeprägte Marklagerveränderungen (Leukoaraiose) sind mit einer AD vereinbar. Ein sorgfältiger neuroradiologischer Befund kann jedoch auch verraten, dass sich neben anderen z. B. vaskulären Veränderungen auch Hinweise auf eine AD-typische Hippokampusatrophie bzw. Temporalhornaufweitung zeigen.

In der funktionellen Bildgebung mit der „Single Photon Emission Computed Tomography" (SPECT) oder der Positronenemissionstomographie (PET) finden sich bei einer typischen AD asymmetrische temporoparietale Veränderungen von Perfusion oder Metabolismus, die im Verlauf der Erkrankung zunehmen.

Im EEG nimmt während des Krankheitsverlaufs die normale alpha-Aktivität ab und die langsamere theta- und delta-Aktivität zu. Schwere EEG-Veränderungen im frühen oder mittleren Stadium einer Demenz sprechen gegen eine AD bzw. für das zusätzliche Vorliegen einer anderen metabolischen oder Hirnerkrankung.

Welche neueren Entwicklungen Eingang in die Routinediagnostik der AD finden werden, muss sich zeigen: Dies wären z. B. Messungen von EEG-Kohärenz und -Synchronizität, der Corpuscallosum-Stärke, des Metabolismus im posterioren Gyrus cinguli, der Azetylcholinesterase-Aktivität im Kortex, der Azetylcholinrezeptordichte, der Cholin-Konzentration oder auch der intravitalen Plaque-Ausbreitung mit sog. „small molecule probes".

4.4 Epidemiologie, Risikofaktoren und Genetik

4.4.1 Epidemiologie

Derzeit gibt es in der Bundesrepublik etwa 1 Million manifest Demenzkranker. Bei 70–90% der Erkrankten wird angenommen, dass der Demenz Alzheimer-Veränderungen zugrunde liegen, die zum Teil durch andere pathologische Hirnveränderungen überlagert werden. Bei mehr als der Hälfte der Patienten mit AD werden weitere Demenzerkrankungen in der Familie gefunden. Ein eindeutig dominanter Erbgang kann allerdings eher selten nachgewiesen werden: Dies gelingt lediglich bei weniger als 5% der Patienten.

4.4.2 Risikofaktoren

Risikofaktor Nummer eins für die Mehrzahl der Patienten ist das *Lebensalter*, mit dem die altersbezogene Prävalenz der Demenzen exponentiell ansteigt. Die geschätzte Verteilung der jährlichen Anzahl von Neuerkrankungen an Demenz allgemein und AD im Besonderen zeigt Abbildung 4.1. Daneben wird eine Reihe anderer Faktoren diskutiert, wie etwa eine Vorschädigung des Gehirns durch z. B. Schädel-Hirntraumata sowie somatische Störungen, z. B. eine Hypothyreose, Östrogenmangel, Hypercholesterinämie oder psychische Erkrankungen, z. B. eine Depression. In den Überlegungen der Kliniker und in der bisherigen Forschung wird die Risikosteigerung durch andere, z. B. vaskuläre Hirnerkrankungen, die zu einem

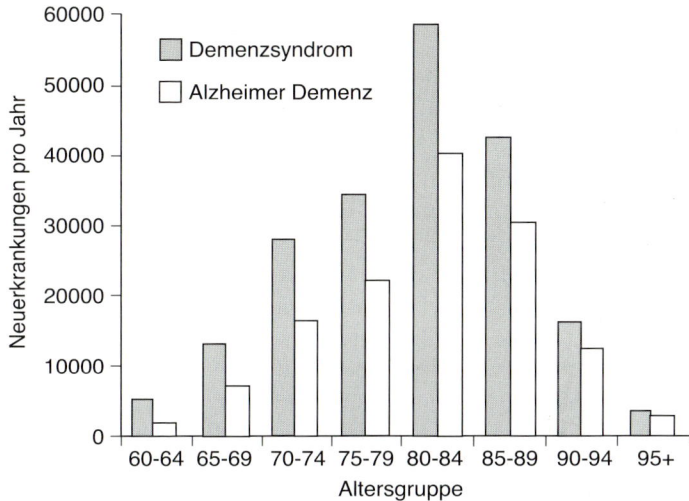

Abb. 4.1. Geschätzte Verteilung der jährlichen Anzahl von Neuerkrankungen (Inzidenz) an Demenz im Allgemeinen und Alzheimer-Demenz im Besonderen. (Nach Bickel 1999)

Diagnosewechsel führen und daher nicht als Risikofaktor für die frühere Manifestation einer AD verstanden werden, vernachlässigt. Ein frühzeitiger Aufbau kognitiver Reserven, etwa durch eine bessere Schulbildung und eine anspruchsvolle Berufstätigkeit mit vielen sozialen Kontakten, kann möglicherweise das Auftreten einer Demenz verzögern, jedoch können diese Eigenschaften auch mit einer bestimmten genetischen Ausstattung assoziiert sein.

4.4.3 Genetik

Eine belastete Familienanamnese mit weiteren neurodegenerativen Erkrankungen (Morbus Parkinson, AD) oder Mongolismus erhöht das statistische Erkrankungsrisiko.

Etwa 15% der Allgemeinbevölkerung sind Träger von Apolipoprotein-E4 (*ApoE4*) Allelen auf Chromosom 19. Dieser häufige

Polymorphismus führt bei Heterozygotie (1 ApoE4 Allel) zu einem etwa 3fachen, bei Homozygotie (2 ApoE4 Allele) zu einem etwa 10fachen Risiko, in einem bestimmten Alter an einer AD zu erkranken. Etwa 60% der Patienten mit klinisch diagnostizierter AD sind hetero- oder homozygote ApoE4 Träger. ApoE4 repräsentiert auch einen Risikofaktor für Gefäßkrankheiten und damit ebenfalls für vaskuläre Hirnveränderungen, für die es jedoch weder eine notwendige noch eine hinreichende Voraussetzung darstellt. Dies gilt in gleichem Maß für die degenerativen Hirnerkrankungen. Das alpha2-Makroglobulin repräsentiert einen weiteren genetischen Risikomodulator. Vermutlich werden in den nächsten Jahren noch weitere relevante Polymorphismen entdeckt.

Bei einem Teil der Patienten mit familiärer, meist präsenil auftretender AD konnten *autosomal-dominante Mutationen* mit hoher Manifestationsrate (Penetranz) identifiziert werden (Tabelle 4.2). Bisher waren international bei über 50 Familien insgesamt mehr

Tabelle 4.2. Missense-Mutationen als Ursachen und Polymorphismen als Risikofaktoren einer Alzheimer-Demenz

	Chromosom	Risiko	Relevanz
Autosomal-dominante (Missense) Mutationen			*Sehr selten!*
Amyloidvorläuferprotein	21	Nahe 100%	Familiäre, meist präsenile Erkrankungen
Präsenilin 1	14	Nahe 100%	
Präsenilin 2	1	Nahe 100%[a]	
Polymorphismen			*Sehr häufig*
ApoE Polymorphismus	19	Relative Risikosteigerung	Vor allem sporadische und senile Erkrankungen
alpha2- Makroglobulin	12	Relative Risikosteigerung	

[a]Diese Erkrankungen können sich auch im Senium manifestieren.

als 50 Mutationen im Bereich des Präsenilin-1-Gens auf Chromosom 14 nachzuweisen und bei 2 Familien Mutationen im Bereich des Präsenilin-2-Gens auf Chromosom 1. Mutationen im Gen für das Amyloidvorläuferprotein (*Amyloid-Präkursorprotein, APP*) auf Chromosom 21 fanden sich bei mehr als 20 Familien. Alle bisher bekannten Mutationen fördern die Bildung des toxischen β-Amyloid aus APP, dem aus 42 Aminosäuren bestehenden Grundbaustein der Alzheimer-Plaques.

4.5 Neurobiologie der Alzheimer-Demenz

Das Membranprotein APP wird zum überwiegenden Teil innerhalb der β-Amyloid-Sequenz gespalten. Im ungünstigen Fall entsteht entweder durch eine höhere Gendosis, wie bei der Trisomie 21 (Morbus Down), oder durch eine vermehrte Spaltung der APP an den Enden des 42 Aminosäuren-langen Amyloidbereichs zusätzliches β-Amyloid. Die ursprünglich nur vermuteten APP-spaltenden Sekretasen wurden inzwischen teilweise identifiziert (Abb. 4.2). β-Amyloid entfaltet seine toxische Wirkung vermutlich bereits innerhalb der Neuronen und ist extraneuronal weitgehend unschädlich.

4.5.1 Plaques

Plaques („senile Drusen") bestehen zum großen Teil aus extrazellulär aggregiertem β-Amyloid sowie Apolipoprotein E, Präsenilin, Ubiquitin und anderen Bausteinen. Sie sind als diffuse Ablagerungen bereits Jahrzehnte vor Eintreten einer Demenz in der Großhirnrinde nachzuweisen. Diffuse Plaques konnten auch akut nach Hirntraumata gezeigt werden. Im Verlauf des degenerativen Krankeitsprozesses finden sich in den Plaques vermehrt dystrophe Neuriten, also Ausläufer degenerativ veränderter Neuronen. Volumen und Dichte der Plaques nehmen zu. Der Randbereich neuritischer Plaques besteht aus aktivierter Mikroglia und Astrozyten

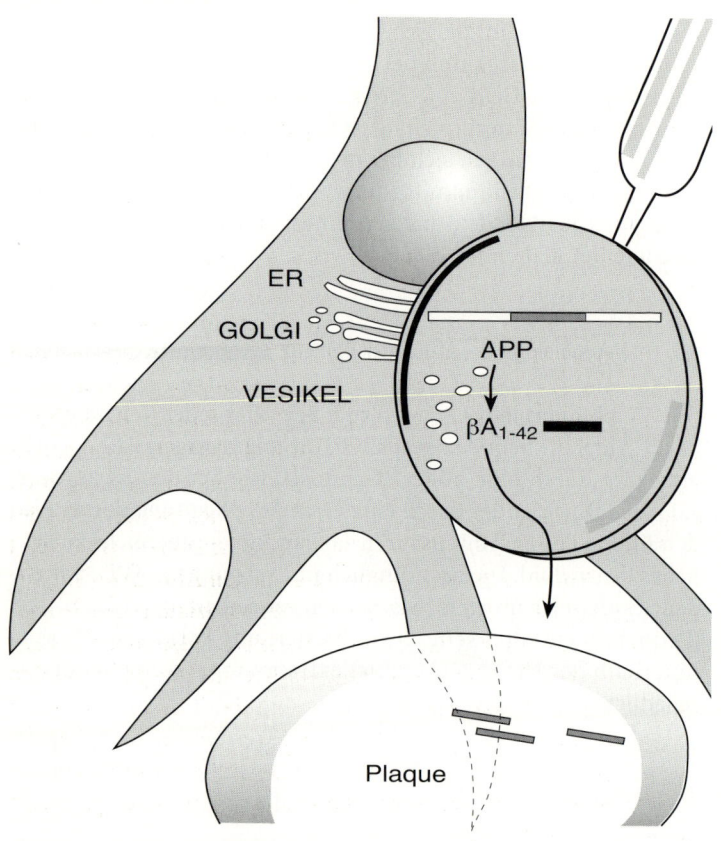

Abb. 4.2. Spaltung des Amyloidvorläuferproteins (APP) durch die α-, oder β- und γ-Sekretase im Golgi-Apparat. (Mod. nach Haass 1999, Hartmann 1999)

sowie molekularen Entzündungsindikatoren (Zytokine, C-reaktives Protein und andere). Amyloid lagert sich nicht ausschließlich in Form der Plaques ab, sondern bei fast allen Patienten mit AD auch perivaskulär. Diese Gefäßamyloidose (kongophile Angiopathie) kann zu neuroradiologisch darstellbaren Marklagerveränderungen (Leukoaraiose) beitragen.

4.5.2 Neurofibrillen

Neurofibrillen stellen sich elektronenmikroskopisch als paarige, helikale Strukturen dar (PHF, paired helical filaments) und bestehen v.a. aus dem hyperphosphorylierten Tau-Protein, einem pathologisch veränderten, mikrotubulären Transporteiweiß. Neurofibrillen treten sowohl bei der AD als auch bei zerebrovaskulären Erkrankungen, der Boxerdemenz und der subakut sklerosierenden Panenzephalitis (SSPE) auf. Die Ausbreitung der neurofibrillären Veränderungen folgt bei der AD meist einem typischen Muster, das von Braak u. Braak (1991) akribisch beschrieben wurde und von großer Bedeutung für das Verständnis der klinischen Symptomatik ist. In den präklinischen Stadien I und II sind die intraneuronalen Neurofibrillen auf die Regio transentorhinalis begrenzt; in den Stadien III und IV sind die Regio ento- und transentorhinalis noch stärker verändert, während der Prozess zusätzlich weitere Teile des limbischen Systems erfasst. Messbare klinische Defizite treten erst in den Stadien V und VI auf, sobald über den Allokortex hinaus eine Neurofibrillenablagerung auch in den Assoziationsarealen der Großhirnrinde erfolgt. Kognitive Defizite sind also meist erstens mit einer Neurofibrillenablagerung im Bereich der polymodalen neokortikalen Assoziationsareale verbunden und zweitens mit einem Nachweis weniger streng lokalisierter Amyloidplaques. Neurofibrillen sind nach dem Absterben und der Auflösung der Neuronen noch als schwer lösliche Filamente im Neuropil zu erkennen („ghost tangles").

4.5.3 Synapsen- und Neuronenfunktion

Synapsen- und Neuronenfunktion sind unmittelbar entscheidend für die intellektuelle Leistung. Dementsprechend eng sind die Korrelationen zwischen reduzierter Synapsendichte und abnehmender Testleistung bzw. zunehmendem Demenzstadium. Die Beziehungen zwischen Lokalisation der Hirnveränderungen und klinischer Symptomatik sind gut belegt. Die Kausalkette und die

Vernetzungen zwischen β-Amyloid, β-Amyloid-Plaques, hyperphosphoryliertem Tau, Neurofibrillen und neuronaler Funktion sind im Detail noch zu klären.

4.5.4 Neuropathologische Aspekte

Neuropathologisch ist die klinische Verdachtsdiagnose einer AD mit operationalisierten Kriterien post mortem angeblich bei mehr als 80% der Patienten zu bestätigen. In neueren neuropathologischen Diagnosekriterien wird klargestellt, dass es sich bei der neuropathologischen Validierung ebenfalls nur um eine Wahrscheinlichkeitsaussage und nicht um eine kategoriale richtig/falsch-Entscheidung handeln kann (Hyman u. Trojanowski 1997; Tabelle 4.3). In jüngster Zeit mehren sich die Hinweise darauf, dass bei dieser Betrachtung die Komorbidität mit anderen Hirnerkrankungen meist unterschätzt wurde; Plaques und Neurofibrillen waren zwar in ausreichender Zahl vorhanden, um die Verdachtsdiagnose einer AD weiter zu erhärten, jedoch wurden andere vaskuläre oder degenerative Veränderungen meist nicht dokumentiert.

Tabelle 4.3. Neuropathologische Kriterien zur Einschätzung der Wahrscheinlichkeit für das Vorliegen einer Alzheimer-Krankheit. (Nach Hyman u. Trojanowski 1997)

Wahrscheinlichkeit für das Vorliegen einer Alzheimer-Krankheit	Plaque-Dichte	Neurofibrillen-Dichte	Braak Stadium: Ausbreitung der Neurofibrillen
gering	+	+	I/II: (trans-) entorhinaler Kortex
mittel	++	++	III/IV: limbisches System
hoch	+++	+++	V/VI: Neokortex

4.5.5 Funktionelle Neuroanatomie

Funktionell führen diese ausgeprägten Hirnveränderungen
1. zu einer De-Afferenzierung und -Efferenzierung des limbischen Systems,
2. zu einer nachhaltigen Schädigung neokortikaler Feedforward- und Feedbacksysteme (Verschaltungen von niedrigeren zu höheren Assoziationsarealen und zurück) sowie
3. zu einer cholinergen Denervation des Neokortex (Arendt 1999).

Der cholinerge Nucleus basalis Meynert des basalen Vorderhirns ist verantwortlich für die cholinerge Versorgung des gesamten Neokortex, des Nucleus amygdalae und des Nucleus reticularis thalami. Die Nuclei des diagonalen Bandes (Broca) und des Septums liefern die cholinerge Versorgung des Hippocampus. Im Neokortex führt Azetylcholin zu einer Reduktion des Kaliumruhepotentials und damit zu einer höheren neuronalen Erregbarkeit. Gleichzeitig wird die Aktivität GABA-erger Interneurone gesteigert und damit die kortikale Exzitation stärker fokussiert. Überdies dämpft Azetylcholin die Aktivität thalamischer Schrittmacherneurone. Diese drei Effekte erleichtern eine geordnete neokortikale Verarbeitung sensorischer oder endogener Exzitation, und sie erhöhen die Aufmerksamkeit. Die cholinergen Kerngruppen des basalen Vorderhirns können damit als prominenter Teil des aufsteigenden retikulären aktivierenden Systems (ARAS) angesehen werden. Azetylcholin trägt wesentlich zu den Resonanzeigenschaften jener ausgedehnten hippocampo-neokortikalen Schwingkreise bei, die für Abspeichern und Abruf von Gedächtnisinhalten verantwortlich sind. Bei der Alzheimer-Krankheit und anderen degenerativen Hirnerkrankungen, etwa dem Morbus Parkinson, erleiden der Nucleus basalis Meynert und andere cholinerge Zellverbände des basalen Vorderhirns einen erheblichen Zelluntergang von bis zu 80%, der durch intensive, aber aberrante dendritische Sprossungsprozesse unzureichend kompensiert wird. Das hierdurch entstehende cholinerge Defizit wird am effektivsten durch die Gabe von *Azetylcholinesterasehemmern* reduziert.

4.6 Pharmakotherapie

Die „cholinerge Defizithypothese" der AD steht derzeit im Mittelpunkt pharmakologischer Überlegungen. Post mortem lässt sich eine Abnahme der Cholinazetyltransferase, also des Azetylcholin-produzierenden Enzyms, auf 10% der normalen Aktivität demonstrieren. Das cholinerge Defizit ist mit dem Demenzstadium und der Ausprägung der neurodegenerativen Veränderungen korreliert. Die pharmakologische Steigerung der cholinergen Neurotransmission ist die derzeit noch am besten dokumentierte symptomatische Behandlung der AD. In der Klinik werden derzeit *Cholinesterase-Inhibitoren* favorisiert, die durch die Hemmung der für die Hydrolyse verantwortlichen Azetyl- und Butylcholinesterase zu einer Steigerung der Azetylcholinkonzentration im Gehirn sorgen. Es ergaben sich sogar Hinweise darauf, dass Patienten, die über einen Zeitraum von 2 Jahren mit einem Azetylcholinesterasehemmer behandelt wurden, signifikant seltener in ein Pflegeheim oder Krankenhaus aufgenommen wurden und eine niedrigere Mortalität zeigten als unbehandelte Patienten. Wegen des äußerst variablen individuellen Krankheitsverlaufs der AD ist der Therapieeffekt im Einzelfall nur mit Vorbehalt abzuschätzen (Abb. 4.3).

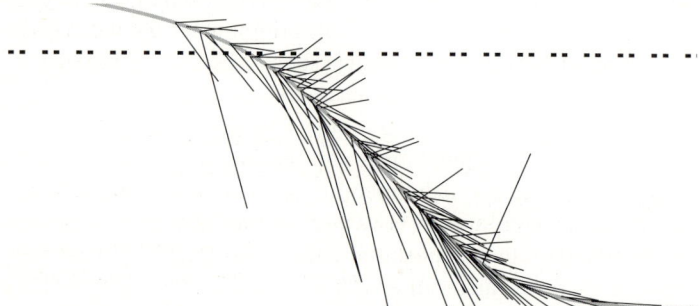

Abb. 4.3. Durchschnittliche (Kurve) und individuelle (Striche) kognitive Veränderungen bei Patienten mit klinisch diagnostizierter Alzheimer-Demenz. Die einzelnen Striche entsprechen den individuellen kognitiven Veränderungen in 12 Monaten. (Mod. nach Förstl 2000).

Eindeutige günstige Effekte sind selten zu beobachten; zeitweise Stabilisierung ist ein Erfolg; bei einer Verschlechterung ist keine Aussage möglich, was ohne antidementive Behandlung geschehen wäre. Die Nebenwirkungsrate neuerer zugelassener Azetylcholinesterase-Inhibitoren (Donepezil, Galantamin, Rivastigmin) ist vergleichbar und gering.

Pharmakologisch besteht bei Patienten mit einer AD nicht nur ein cholinerges Defizit, sondern auch eine Imbalanz anderer Neurotransmittersysteme. Die Behandlung mit Azetylcholinesterasehemmern ist also nicht „die Alzheimer-Therapie", sondern lediglich

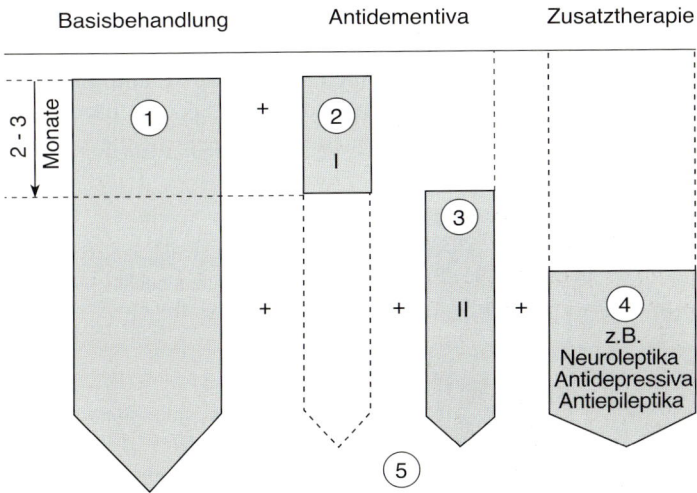

Abb. 4.4. Flussschema zur Medikamentenbehandlung bei Alzheimer-Demenz.
[1] Konsequente medizinische Basistherapie medizinischer Teilfaktoren.
[2] Mehrwöchige symptomatische Monotherapie des Demenzsyndroms mit Antidementiva, z. B. Azetylcholinesterasehemmer (Antidementiva Intervention I).
[3] Fortsetzung oder Umsetzung oder Kombination von Antidementiva nach zirka 10–12 Wochen in Abhängigkeit von Effektivität und Nebenwirkungen (Interventionsprogramm II).
[4] Kombination mit Neuroleptika, Antidepressiva, Antiepileptika bei fortbestehenden Verhaltensstörungen
[5] Fortsetzung oder Modifikation des Therapieschemas in Abhängigkeit von Wirkungen und Nebenwirkungen.

eine probate, symptomatische Kompensation des zunehmenden cholinergen Defizits. Zusätzlich laufen eine Reihe anderer potenziell beeinflussbarer, etwa entzündlicher Prozesse ab, die zur Neurodegeneration beitragen. Der Einsatz zusätzlicher Substanzen mit fokussiertem pharmakologischem Wirkprinzip (z. B. *Glutamatmodulatoren*) oder breiteren Effekten auf Entzündung und Perfusion (z. B. *Ginkgo biloba, Piracetam*) kann also von erheblichem Vorteil sein (Abb. 4.5).

Die Diagnose einer AD darf nicht dazu verleiten, die Suche nach anderen somatischen oder psychischen Störungen aufzugeben, die einer Behandlung zugänglich sein können. Diese medizinische Basistherapie wird gerade bei Patienten mit einer AD häufig vernachlässigt. Ein Flussschema zur Medikamentenbehandlung ist in Abbildung 4.4 dargestellt. Die medikamentöse Behandlung kann eine solide Beratung von Patienten und Angehörigen, psychotherapeutische Interventionen oder adäquate Pflege nicht ersetzen.

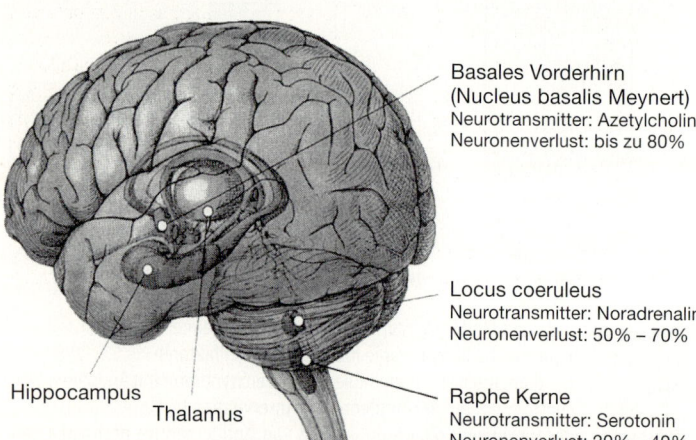

Abb. 4.5. Schematische Darstellung der subkortikalen cholinergen, noradrenergen und serotoninergen Kerngebiete, die mit ihren lang-axonigen Neuronen die Hirnrinde innervieren und bei der Alzheimer Krankheit von starken neurodegenerativen Veränderungen betroffen sind (aus Arendt T (1999): Pathologische Anatomie der Alzheimer Krankheit. In: Förstl H, Bickel H, Kurz A (Hrsg) Alzheimer-Demenz – Gundlagen, Klinik und Therapie. Springer, Heidelberg, 87–106).

Literatur

Arendt T (1999) Pathologische Anatomie der Alzheimer-Krankheit. In: Förstl H, Bickel H, Kurz A (Hrsg) Alzheimer-Demenz – Grundlagen, Klinik und Therapie. Springer, Heidelberg, 87–106

Bickel H (1999) Epidemiologie. In: Förstl H, Bickel H, Kurz A (Hrsg) Alzheimer-Demenz – Grundlagen, Klinik und Therapie. Springer, Heidelberg, 9–32

Braak H, Braak E (1991) Neuropathological staging of Alzheimer related changes. Acta Neuropathol 82: 239–259

Förstl H (2000) Clinical issues of current drug therapy for dementia. Alzheimer Dis Assoc Disord

Förstl H, Burns A, Levy R et al. (1992) Neurologic signs in Alzheimer's disease: Results of a prospective clinical and neuropathological study. Arch Neurol 49: 1038–1042

Haass C (1999) Molekulare Mechanismen der Alzheimer-Erkrankung. In: Förstl H, Bickel H, Kurz A (Hrsg) Alzheimer-Demenz – Grundlagen, Klinik und Therapie. Springer, Heidelberg, 55–66

Hartmann T (1999) Intracellular biology of Alzheimer´s disease amyloid beta peptide. Eur Arch Clin Neurosci 249: 291–298

Haupt M, Kurz A (1993) Predictors of nursing home placement in patients with Alzheimer's disease. Int J Geriatr Psychiatry 8: 741–46

Hyman BT, Trojanowski JQ (1997) Editorial on consensus recommendations for the postmortem diagnosis of Alzheimer disease from the National Institute of Aging and the Reagan Institute Working Group on diagnostic criteria for the neuropathological assessment of Alzheimer disease. J Neuropathol Exp Neurol 56: 1095–1097

Kurz A, Greschniok, P (1994) Überlebenswahrscheinlichkeit bei Alzheimer-Krankheit. Versicherungsmedizin 270: 59–62

Schäufele M, Bickel H, Weyerer S (1999) Predictors of mortality among demented elderly in primary care. Int J Geriat Psychiatr 14: 946–956

5 Binswanger und andere vaskuläre Demenzen

R. L. Haberl, A. K. Schreiber

> **Zum Thema**
> Nach der Alzheimer-Krankheit sind zerebrale Durchblutungsstörungen die zweithäufigste Demenzursache in Europa. Aufgrund der Heterogenität des Krankheitsbildes ist die Einordnung und Klassifikation uneinheitlich. Begriffe wie chronische zerebrovaskuläre Insuffizienz, Binswanger-Erkrankung oder Multi-Infarkt-Syndrom werden ohne klare Abgrenzung verwendet.

5.1 Definition

Unter dem zuletzt weitgehend anerkannten Oberbegriff „vaskuläre Demenz" (VD) werden unter Berücksichtigung klinischer, radiologischer, neuropathologischer und genetischer Kriterien im Folgenden alle dementiellen Syndrome, die auf Erkrankungen der Hirngefäße basieren, zusammengefasst.

Angelehnt an die NINDS-AIREN-Kriterien (Román et al. 1993) stützt sich die hier angewandte Definition „vaskuläre Demenz" auf drei Hauptpunkte:

Kriterien zur Diagnose einer vaskulären Demenz

1. Vorhandensein eines dementiellen Syndroms nach ICD-10-Kriterien,
2. anamnestischer, klinischer oder radiologischer Nachweis einer zerebrovaskulären Erkrankung sowie
3. zeitlicher Zusammenhang von 1. und 2.

Erläuterungen zu den Diagnosekriterien „vaskuläre Demenz"

Nach der ICD-10-Klassifikation erfordert die Diagnose Demenz das Vorliegen einer alltagsrelevanten Abnahme von Gedächtnisleistung und kognitiven Fähigkeiten, die durch Anamnese und/oder neuropsychologische Testung verifiziert werden kann. Bei dem Verdacht auf eine VD müssen delirante Syndrome, Bewusstseinsveränderungen jeglicher Ursache sowie Aphasien, die keine zuverlässige Beurteilung erlauben, ausgeschlossen werden.

Nach NINDS-AIREN-Kriterien müssen neben Störungen der mnestischen Funktionen mindestens zwei der folgenden kognitiven Bereiche betroffen sein: Orientierung, Aufmerksamkeit, Sprache und Ausdruck, visuospatiale Funktionen, Kalkulation, exekutive Funktionen, Motorik, Abstraktion und Urteilsvermögen.

Die Diagnose einer zerebrovaskulären Erkrankung wird zum einen klinisch durch das plötzliche Auftreten fokalneurologischer Zeichen wie Hemiparese oder zentrale Fazialisparese gestellt. Zum anderen weist eine positive Anamnese für Schlaganfälle sowie der Nachweis ischämischer oder hämorrhagischer Läsionen in der zerebralen Bildgebung auf das Vorliegen einer zerebrovaskulären Erkrankung hin.

Ein zeitlicher Zusammenhang (3 Monate) zwischen zerebrovaskulären Ereignissen und dementieller Entwicklung macht eine vaskuläre Genese wahrscheinlich. Zusätzlich sollte bei einer plötzlichen und/oder schubförmigen Verschlechterung kognitiver Fähigkeiten ohne klinisch manifesten Schlaganfall differentialdiagnostisch auch eine vaskuläre Erkrankung berücksichtigt werden und eine zerebrale Bildgebung veranlasst werden.

5.2 Epidemiologie

Aufgrund der Heterogenität des Krankheitsbildes sowie uneinheitlicher Diagnosekriterien sind epidemiologische Daten zu den VD nur eingeschränkt verfügbar und valide.

In Europa und Nordamerika stehen zerebrale Durchblutungsstörungen als Ursache einer dementiellen Entwicklung mit 10–30% an zweiter Stelle, in Asien mit mehr als 50% angeblich an der Spitze. Eine breit angelegte europäische Studie zeigte eine kontinuierliche Zunahme der Prävalenz vaskulärer dementieller Syndrome mit fortschreitendem Alter. Jenseits des 80. Lebensjahres liegt sie zwischen 3 und 16%. Die Inzidenz wird auf 1–7 Neuerkrankungen pro 1000 Personen pro Jahr geschätzt. Im Gegensatz zur AD sind Männer in fast allen Altersklassen häufiger betroffen als Frauen (Román et al. 1993).

Die Prognose ist individuell und je nach Grunderkrankung verschieden, insgesamt liegt die durchschnittliche Überlebensdauer bei den VD aber deutlich unter der von Patienten mit AD.

Der weit verbreitete angloamerikanische Terminus „mixed dementia" bzw. „gemischte Demenz" beschreibt ein dementielles Syndrom, das sich aus Komponenten einer neurodegenerativen (z. B. Morbus Alzheimer) und einer zerebrovaskulären Erkrankung zusammensetzt (Gorelick 1997).

5.3 Klinische Symptomatik

Trotz der verschiedenen Subtypen der VD mit unterschiedlicher Pathogenese gibt es gruppenübergreifende charakteristische klinische Merkmale (Caplan 1995, Román et al. 1993). Siehe Seite 66.

5.4 Unterformen vaskulärer Demenzen

Vaskuläre Demenzen entstehen durch Infarkte im Versorgungsgebiet großer hirnzuführender Arterien oder im Rahmen einer Mikroangiopathie. Die Ursachen dieser Infarkte, und damit die ursächlich bezogene Therapie, sind unterschiedlich (Tabelle 5.1).

5.4.1 Große hirnzuführende Arterien

Multiple kortikale Infarkte („Multi-Infarkt-Demenz")
Multiple kortikale Hirninfarkte können eine Demenz verursachen.

Charakteristische klinische Merkmale der vaskulären Demenz

1. *Plötzliches Auftreten* von kognitiven Störungen im zeitlichen Zusammenhang mit einer zerebrovaskulären Erkrankung und im Verlauf fluktuierender oder schubförmiger Ausprägung, weist auf eine vaskuläre Genese hin, ist jedoch keine notwendige Bedingung.
2. Schon im frühen Krankheitsstadium kommt es zu *Gangstörungen* mit kleinschrittigem, engbasigem, teilweise schlurfendem oder auch spastischem Gangbild mit gehäuften *Stürzen*.
3. *Miktionsstörungen* im Sinne einer Frequenzzunahme, vermehrter Urge-Symptomatik bis hin zur Dranginkontinenz sind Frühsymptome.
4. In der klinisch-neurologischen Untersuchung finden sich *fokalneurologische Zeichen*, die je nach Lokalisation der Ischämie bzw. vaskulärem Subtyp variieren können:
   - Typisch sind *pyramidale* Symptome wie Hemiparese und/oder zentrale Fazialisparese mit positivem Babinski-Zeichen sowie *extrapyramidale* Symptome mit Tonussteigerung und Akinese. Häufig kommt es zum Auftreten eines *pseudobulbären* Syndroms, das durch Sprech- und Schluckstörungen sowie affektiver Labilität mit pathologischem Weinen und Lachen gekennzeichnet ist.
5. In der neuropsychologischen Beurteilung sind v.a. Veränderungen des Antriebs und der Affektivität im Sinne eines *Frontalhirnsyndroms* auffällig. Die Patienten wirken zurückgezogen, teilnahmslos und gleichgültig. Es kommt vermehrt zu Stimmungsschwankungen mit depressiv gefärbter Grundstimmung.
   Inwieweit bestimmte kognitive Symptome im Vordergrund stehen, hängt von der Lokalisation, Größe, Anzahl und Ursache der vaskulären Läsionen ab.
   - *Kortikale vaskuläre Demenzen*, meist Folge von atherothrombotischen oder kardiogen-embolischen Schlaganfällen, sind durch plötzlich auftretende Lähmungen, sensible Störungen und aphasische Syndrome charakterisiert.
   - *Subkortikale vaskuläre Demenzen* dagegen bieten Pseudobulbärhirn-Symptome, isolierte Pyramidenbahnzeichen, Haltungs- und Tonusanomalien sowie Frontalhirnsyndrome mit Verlangsamung, Interessenverarmung, Perseverationen und Aufmerksamkeitsstörungen

Die Diagnose wird durch das kraniale Computertomogramm gestellt (multiple Territorialinfarkte mit kortikaler, keilförmiger Lokalisation). Typische Ursachen für multiple Hirngefäßverschlüsse sind eine persistierende kardiale Emboliequelle (z. B. unbehandeltes Vorhofflimmern, Herzwandaneurysma, rheumatische Klappenerkrankung, Mitralstenose, Vorhofmyxom, Endocarditis lenta) oder

Tabelle 5.1. Unterformen vaskulärer Demenzen

Läsionsort	Große Arterien		Kleine Arterien	
Infarkttyp	Multiple territoriale Infarkte	Strategische territoriale Infarkte	Strategische lakunäre Infarkte	Multiple lakunäre Infarkte
Pathogenese	Kardiale Embolie, Arterio-arterielle Embolien, Karotisstenose	Arterio-arterielle Embolie, Kardiale Embolie, In-situ Thrombose	Hyalinose Amyloidose Vaskulitis	M. Binswanger CADASIL
Therapieprinzip	Antikoagulation Operation	Thrombozytenfunktionshemmer Antikoagulation Operation	Antihypertensiva Antidiabetika Vit. B12/Folsäure Immunsuppressiva	Antihypertensiva Antidiabetika

eine arterio-arterielle Emboliequelle (hochgradige Karotisstenosen, v.a. wenn beidseits vorhanden). Multiple kortikale Infarkte kommen auch bei Gerinnungsstörungen (Protein-S- oder Protein-C-Mangel, Antithrombin-Mangel, aktivierte Protein-C-Resistenz bei Faktor-V-Leiden, Kardiolipin-IgG-Antikörpersyndrom) vor. Klinisch zeigen sich in Abhängigkeit von der Lokalisation kortikale Funktionsstörungen wie Aphasie, Apraxie oder verschiedene Neglect-Syndrome.

Strategische Einzelinfarkt-Demenz

An entsprechender Stelle lokalisiert können auch einzelne ischämische Infarkte ein dementielles Syndrom verursachen. Folgende Lokalisationen sind beschrieben:
- Gyrus-angularis-Infarkte (hinterer Mediateilinfarkt der dominanten Hemisphäre),
- A.-cerebri-posterior-Infarkte mit Beteiligung des medialen Temporallappens,
- mediale frontale Infarkte (A. cerebri anterior),

- Ischämie im Bereich des Nucleus caudatus, v.a. linksseitig,
- bilaterale oder linksseitige paramediane Thalamusinfarkte (Abb. 5.1).

Diese Thalamusanteile werden z. T. unpaarig, d. h. beidseits durch eine Arterie aus dem Gabelungsbereich der A. basilaris versorgt, so dass ein einzelner Gefäßverschluss (meist eine Basilariskopfthrombose) einen beidseitigen Infarkt und eine Demenz häufig mit amnestischem Syndrom („thalamische Demenz") verursachen kann.

Ursache dieser strategisch ungünstig gelegenen Infarkte können Arteriosklerose (in-situ Thrombose), arterio-arterielle Embolien oder kardiale Embolien sein.

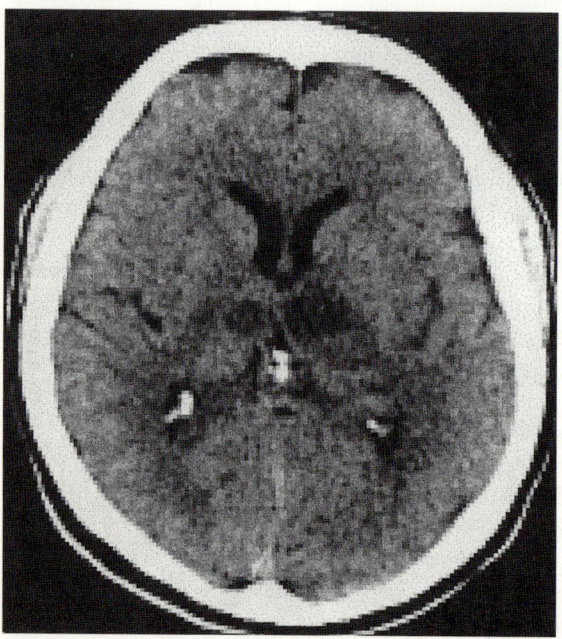

Abb. 5.1. Computertomogramm mit bilateralen paramedianen Thalamusinfarkten als Ursache für eine Demenz durch strategisch gelegene Hirninfarkte

Grenzzonenischämien

Infarkte im sog. Grenzzonengebiet zwischen zwei Hirnarterien können ein dementielles Syndrom verursachen, v.a. wenn sie *bilateral* und im *vorderen Grenzzonengebiet* (zwischen dem Versorgungsgebiet der vorderen und mittleren Hirnarterie) auftreten. Ursache sind hochgradige Stenosen oder Verschlüsse der A. carotis interna mit unzureichender Kollateralversorgung.

5.4.2 Kleine Arteriolen und Kapillaren

Häufiger werden vaskuläre Demenzen durch eine Erkrankung der kleinen und kleinsten Hirngefäße verursacht, v.a. der Endabschnitte langer penetrierender Marklagerarterien.

Multiple lakunäre Infarkte

Durch den Verschluss kleiner zerebraler Endarterien entstehen sog. Lakunen, d. h. kleine, runde oder ovaläre Infarkte bis zu 1,5 cm Durchmesser und einer bevorzugten Lokalisation in den Stammganglien (v.a. innere Kapsel), Thalamus, Brücke und periventrikulärem Marklager. Lakunen werden durch das CT und weitaus sensitiver durch das MRT diagnostiziert. Sie verlaufen z. T. asymptomatisch oder aber werden klinisch durch sog. lakunäre Syndrome erkennbar:
- Paresen ohne sensible Beteiligung („pure motor stroke"),
- Sensibilitätsstörungen eines Armes und/oder Beines ohne Lähmung („pure sensory stroke"),
- Hemiballismus,
- Artikulationsstörungen mit Feinmotorikstörungen („dysarthria clumsy hand"-Syndrom) oder halbseitige Zeigeataxien mit nur geringer Armparese („atactic hemiparesis").

Eine dementielle Entwicklung beginnt häufig erst dann, wenn Lakunen konfluieren („Status lacunaris") und sich in der zerebralen Bildgebung als periventrikuläre, fleckige Dichteminderungen darstellen (in der T2-gewichteten Sequenz sind dies hyperintense, d. h.

helle Marklagerläsionen, die auch als „*Leukaraiose*" bezeichnet werden). Patienten mit Lakunen haben meist mehrere vaskuläre Risikofaktoren, v.a. arterielle Hypertonie >140/90 mmHg, Diabetes mellitus, und – wohl häufiger als bislang angenommen – einen Homocysteinspiegel >15 mmol/l im Blut, welcher nicht nur zu einer arteriosklerotischen Makroangiopathie, sondern auch zu einer Verschlusskrankheit der kleinen zerebralen Gefäße führen kann (Faßbender et al. 1999).

Morbus Binswanger
(Synonym: Subkortikale arteriosklerotische Enzephalopathie, SAE)
Dieses 1894 erstmals beschriebene Syndrom stellt eine Sonderform einer mikroangiopathischen vaskulären Demenz dar, deren Eigenständigkeit und Abgrenzbarkeit zu multiplen lakunären Infarkten nicht allgemein anerkannt ist. Die Patienten haben eine schleichend beginnende, chronisch progrediente Symptomatik mit kognitiver Beeinträchtigung, Frontalhirnzeichen wie Antriebsverlust und Verlangsamung, Gangstörungen, Blaseninkontinenz und Zeichen der Pseudobulbärparalyse (Caplan 1995). In der Bildgebung – am sensitivsten ist die Kernspintomographie – zeigen sich periventrikuläre Dichteminderungen („Leukaraiose") sowie eine Erweiterung der Ventrikel. Die klinische Abgrenzung zum Status lacunaris, manchmal auch zum Normaldruckhydrozephalus (Trias Demenz, Gangstörung, Blaseninkontinenz) ist unscharf.

[!] Die kernspintomographisch darstellbaren Marklagerveränderungen sind unspezifisch, und können in ähnlicher Weise altersbedingt ohne neurologische Symptome, bei lakunären Infarkten mit oder ohne Demenz, bei CADASIL (s. unten), bei zerebralen Vaskulitiden oder bei Entmarkungskrankheiten (z. B. multiple Sklerose, Leukodystrophien oder Neuroborreliose im Stadium III) auftreten.

Pathologisch zeigen sich ischämische Läsionen im periventrikulären Grenzzonenbereich, mit Erweiterung der perivaskulären

Räume, Elongation der medullären Arteriolen, Arteriolosklerose und sekundären Demyelinisierungsherden.

Patienten mit der Binswangererkrankung haben meist vaskuläre Risikofaktoren. Besonders ungünstig waren langfristig erhöhte Blutdruckwerte, hypertensive Krisen und das Fehlen des zirkadianen nächtlichen Blutdruckabfalls. Bei manchen Binswangerpatienten wurden erhöhte Fibrinogenwerte im Blut, Hyperviskosität, Thrombozytenaggregation oder eine Aktivierung der Gerinnungskaskade während der Krankheitsprogression festgestellt – eine der theoretischen Grundlagen für Behandlungsversuche mit Substanzen wie Pentoxifyllin oder Propentofyllin.

CADASIL („Cerebrale autosomal-dominante Arteriopathie mit subkortikalen Infarkten und Leukenzephalopathie")

Eine Demenz bei jüngeren Menschen (ab 30–40 Jahren) ohne vaskuläre Risikofaktoren mit kernspintomographischen Charakteristika der Binswangererkrankung sollte an CADASIL denken lassen (Mellies et al. 1999). Seit der erstmaligen Beschreibung als genetisch bedingte Krankheitsentität 1993 sind in Deutschland etwa 100 CADASIL-Fälle bekannt geworden, die Prävalenz liegt vermutlich jedoch viel höher. Es handelt sich um eine autosomaldominant vererbte (Chromosom 19p13.1, Mutation im Notch-3 Gen), nichtarteriosklerotische Erkrankung der leptomeningealen und penetrierenden Mikrogefäße im Gehirn ohne Amyloidablagerungen. Möglicherweise liegt eine Schädigung der elastischen Fasern der Gefäßwände zugrunde. Die jungen Patienten fallen klinisch durch episodisch auftretende affektive Störungen (30%) z. T. mit Wahn und Halluzinationen, Migräneattacken mit Aura (40%), epileptische Anfälle (10%) und im Verlauf progredienter Demenz auf. Kernspintomographisch zeigen sich in der T2-gewichteten Sequenz bei allen symptomatischen Genträgern konfluierende Dichteminderungen periventrikulär, im Marklager und später im gesamten Hirn unter Aussparung des Kortex und des Kleinhirns (Abb. 5.2). Die Krankheit schreitet langsam fort und ist bislang nicht behandelbar. Zur Diagnosesicherung eignet sich neben der direkten DNS-Analyse eine Hautbiopsie, da elektronen-

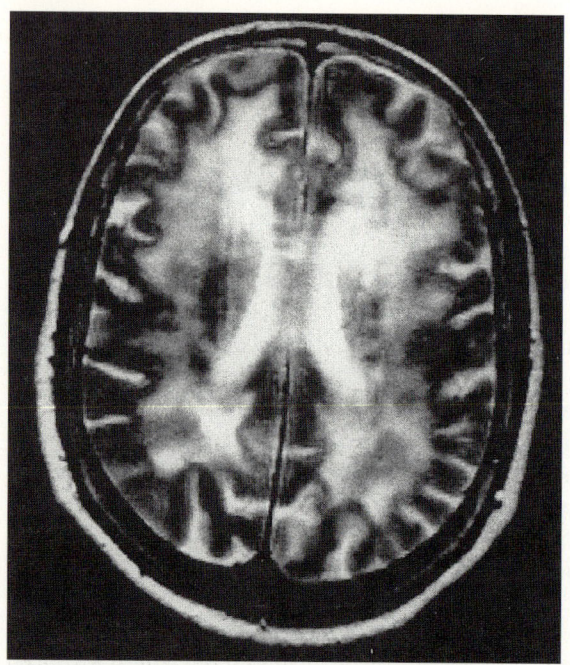

Abb. 5.2. Kernspintomogramm eines Patienten mit zerebraler autosomal-dominanter Arteriopathie mit subkortikalen Infarkten und Leukenzephalopathie (CADASIL). Ähnlich wie bei M. Binswanger zeigen sich in der T2-gewichteten Sequenz multiple periventrikuläre Dichteminderungen

mikroskopisch in der Basalmembran der Haut charakteristische osmophile Granula nachgewiesen werden können.

Amyloidangiopathie

Demenzen bei älteren, nicht hypertensiven Patienten können auch auf einer Amyloidangiopathie beruhen. Amyloidablagerungen in zerebralen Gefäßen führen einerseits zu intrazerebralen Blutungen wie Mikro- und Lobärhämatomen, andererseits auch zu ischämischen Mikroinfarkten mit konsekutiver dementieller Entwicklung. Betroffen sind (im Gegensatz zu M. Binswanger und CADASIL) die Arteriolen und Kapillaren von Leptomeningen und zerebralem

Kortex – nur in geringem Maße auch von Marklagerarterien. Durch fibrinoide Nekrosen und Gefäßverschlüsse führt dies zu kleinen, kortikal gelegenen Ischämien. Ätiologisch unterscheidet man sporadische von autosomal-dominant vererbten Formen (isländischer oder holländischer Typ).

Zerebrale Vaskulitiden

Multiple Hirninfarkte im Rahmen von Vaskulitiden mit zerebraler Beteiligung können ebenfalls ein dementielles Syndrom bedingen: beispielsweise im Rahmen von Kollagenosen (v.a. Lupus erythematodes, seltener Panarteriitis nodosa, Wegenersche Granulomatose), der Arteriitis cranialis Bing Horton, einiger infektiöser Gefäßentzündungen (z. B. Lues cerebrospinalis, Heubnersche Endarteriitis bei Tuberkulose, Herpes zoster, Lyme Borreliose) oder als paraneoplastisches Syndrom. Die entsprechenden serologischen Tests gehören zum erweiterten diagnostischen Repertoire vaskulärer Demenzen (antinukleäre Antikörper, anti-DNS-Antikörper, antizytoplasmatische Antikörper, Komplementkomponenten C_3 und C_4, Blutsenkung, TPHA, Lyme- und Zoster-Antikörper in Serum und Liquor, Liquorpunktion). Größere diagnostische Schwierigkeiten bereitet die *„isolierte Angiitis des zentralen Nervensystems"*. Diese immer wieder sporadisch auftretende Vaskulitis ausschließlich der kleinen leptomeningealen und kortikalen parenchymatösen Hirngefäße verursacht eine rasch progrediente Demenz, typischerweise ohne alle o. g. Laborauffälligkeiten. Die angiographische Gefäßdarstellung ist meist normal, Computertomogramm und Kernspintomogramm zeigen unspezifische, subkortikal gelegene Infarkte. Zur Diagnosesicherung wird eine leptomeningeale und kortikale Hirnbiopsie benötigt, die in Anbetracht der therapeutischen Konsequenz – mit Remissionen unter Kortikosteroiden und Cyclophosphamid – auch immer dann durchgeführt werden sollte, wenn eine anderweitig ungeklärte, rasch progrediente Demenz mit zusätzlichen, plötzlichen fokalneurologischen Zeichen auftritt.

Mitochondriale Enzephalopathien (MELAS)

„Mitochondrial enzephalopathy with lactic acidosis and stroke-like episodes" (MELAS) ist eine z. T. maternal vererbte, z. T. sporadisch auftretende enzymatische Funktionsstörung der Mitochondrien und stellt eine seltene Ursache für in der Kindheit oder bei jungen Erwachsenen beginnende Demenzen dar. Die Erkrankung verursacht Sehstörungen (Hemianopsie, kortikale Blindheit) durch okzipitale Infarkte, epileptische Anfälle und eine progrediente Demenz – seltener Ataxien, Ophthalmoplegie und Retinitis pigmentosa. Der Verdacht entsteht durch eine positive Familienanamnese, die Symptomenkonstellation Sehstörungen, Epilepsie und Demenz sowie erhöhte Laktatspiegel in Ruhe und schließlich dem mikroskopischen Nachweis von „ragged red fibers" in der Muskelbiopsie. Der Verdacht kann durch Nachweis einer Punktmutation im mitochondrialen Genom mittlerweile aus Blutproben molekulargenetisch bestätigt werden.

Gemischte Demenz („mixed dementia")

Seit langem ist bekannt, dass viele Patienten vor Ausbruch einer AD entweder klinisch stumme oder auch symptomatische Schlaganfälle hatten. Bis zu 60% der Patienten mit AD haben kernspintomographisch oder autoptisch periventrikuläre Marklagerläsionen wie bei M. Binswanger. Nach einem Schlaganfall in jungen Jahren verdoppelt sich das Risiko, innerhalb der nächsten 25 Jahre eine AD zu bekommen (Pasquier u. Leys 1997). Diese tritt dann meist früher auf als ohne vorangegangene vaskuläre Ereignisse, was zu der Hypothese geführt hat, dass die Prävention von Schlaganfällen auch einen Schutz vor der AD darstellt.

Es stellt sich die Frage, warum nur ein Teil von Patienten mit multiplen kortikalen oder subkortikalen Hirninfarkten eine Demenz entwickelt und viele andere mit dem gleichen Bildbefund asymptomatisch bleiben. Als Demenz-begünstigender Faktor wird neben dem Lebensalter immer wieder ein niedriges Ausbildungsniveau diskutiert. Biologische und v.a. genetische Faktoren werden vermutet, sind jedoch noch nicht identifiziert. Obwohl das *Apolipoprotein E* (APOE) sowohl mit Arteriosklerose als auch mit AD assoziiert ist, konnte bislang kein Zusammenhang zwischen Trägern der Isoform APOE und der Ausbildung einer VD hergestellt werden. Ebenso ungesichert ist, ob bestimmte Diätformen einen schützenden Effekt haben. Sicher scheint nur zu sein, dass das Risiko für eine VD mit der Zahl der Schlaganfälle, dem Volumen des infarzierten Hirngewebes und der daraus resultierenden zerebralen Atrophie steigt (Gorelick 1997, Ott et al. 1998, Ross et al. 1999).

5.5 Diagnostik

Die Abbildung 5.3 beinhaltet einen diagnostischen Algorithmus, der die meisten der in Tabelle 5.1 aufgeführten vaskulären Demenzformen erfasst.

5.5.1 Kognitive Screening-Tests

Der weit verbreitete *Mini-Mental-Status-Test* (MMST) ist bei ausreichender Spezifität und Sensitivität zur Schweregradeinschätzung und Verlaufsbeurteilung wertvoll. Leichtere Demenzformen werden jedoch übersehen oder schwerere Aphasien fehlklassifiziert. Daher ist er für eine erste Screening-Untersuchung nicht zu empfehlen. Das *strukturierte Interview zur Diagnose der Alzheimer und Multiinfarktdemenz (SIDAM)* stellt hingegen einen guten Screening-Test dar. Mit der *Dementia Rating Scale (DRS)* nach Mattis können vaskuläre und nicht vaskuläre Demenzformen recht zuverlässig unterschieden werden. Der ursprünglich zur Abgrenzung vaskulärer von degenerativen Demenzformen entwickelte *Hachinski-Ischämie-Score* (HIS) sollte zur Gewährleistung einer ausreichenden Trennschärfe nur noch in einer modifizierten Form (z. B. nach Loeb u. Gandolfo 1983) angewandt werden.

Zur genaueren Klassifizierung neuropsychologischer Defizite sind spezielle Testsysteme, beispielsweise der *Aachener-Aphasie-Test*

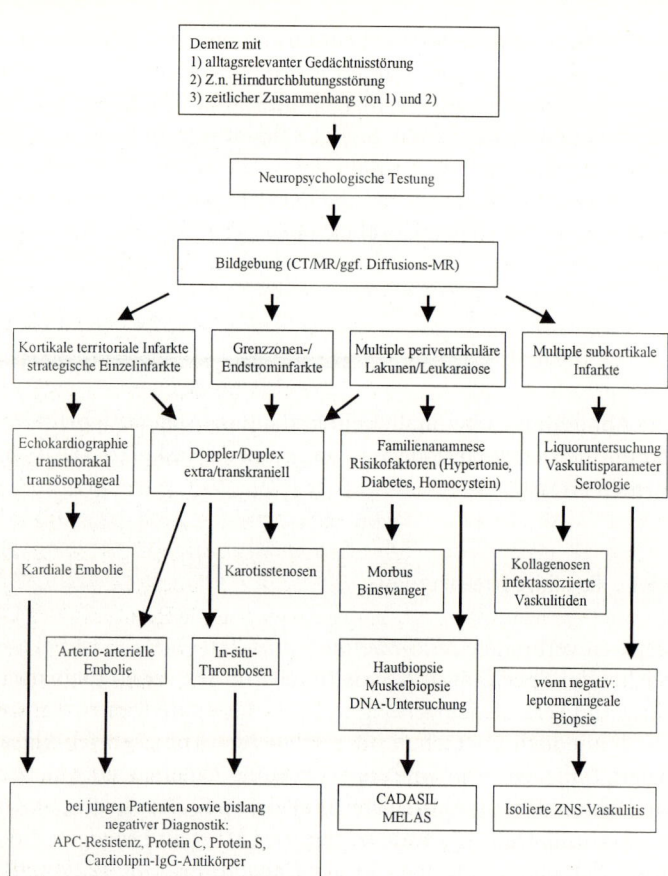

Abb. 5.3. Diagnostische Prinzipien bei vaskulärer Demenz

(AAT), erforderlich. Wesentlich ist, dass gerade ein Einzeltest einem dementiellen Syndrom nicht in allen Aspekten gerecht werden kann, insbesondere bei dem komplexen Bild der VD (s. auch Kap. 18).

5.5.2 Zerebrale Bildgebung

Die verschiedenen Unterformen VD erfordern zur diagnostischen Einordnung grundsätzlich eine zerebrale Bildgebung, besonders dringlich dann, wenn:
- herdneurologische Symptome akut oder früher aufgetreten sind,
- die Demenz akut einsetzt, schubförmig, fluktuierend oder rasch progredient verläuft,
- eine positive Familienanamnese vorliegt.

Aufgrund der höheren Sensitivität bei mikroangiopathischen und demyelinisierenden Prozessen ist das MRT dem CT überlegen – wenn auch für keine der genannten Erkrankungen spezifisch. Durch diffusionsgewichtete Aufnahmen ist es zudem in der Lage, zwischen neu aufgetretenen (1–2 Wochen alten) und älteren Läsionen zu unterscheiden.

Zusätzlich dient die zerebrale Bildgebung dem Ausschluss anderer Hirnerkrankungen, die sich klinisch mit dem Bild einer VD manifestieren können (z. B. langsam wachsende Hirntumoren wie Meningeome oder niedermaligne Astrozytome, chronisch subdurale Hämatome oder ein Normaldruckhydrozephalus). Eine funktionelle Bildgebung durch *PET* (*P*ositron *E*missions *T*omographie) und/oder *SPECT* (*S*ingle *P*hoton *E*missions *T*omographie), über die Aussagen zum regionalen zerebralen Blutfluss und Glukoseverbrauch gemacht werden können, sind nicht Bestandteil der Basisdiagnostik und sollten nur unter gleichzeitiger Berücksichtigung der strukturellen Bildgebung speziellen Zentren vorbehalten bleiben.

5.6 Differentialdiagnosen

5.6.1 Alzheimer-Demenz

Bei den degenerativen Demenzformen muss v.a. die AD differentialdiagnostisch abgegrenzt werden. Diese zeichnet sich klinisch durch einen meist schleichenden Beginn ohne manifeste fokalneurologische Defizite aus. Es kommt schon im Frühstadium zu Gedächtnisstörungen bei meist fehlender Krankheitseinsicht. Patienten mit einem vaskulären dementiellen Syndrom zeigen dagegen ein recht gut erhaltenes Langzeitgedächtnis mit im Vordergrund stehender Störung exekutiver Funktionen. CT und MRT bei AD zeigen neben periventrikulären Marklagerläsionen im Verlauf auch eine Hirnatrophie mit Zunahme der inneren und äußeren Liquorräume. Wie bereits beschrieben, gibt es jedoch auch Mischformen einer vaskulären Demenz mit einer AD (sog. „mixed-dementia") mit sich überlagernder Symptomatik (Looi et al. 1999).

5.6.2 Hypertensive Enzephalopathie

Bei der *hypertensiven Enzephalopathie* kommt es im Rahmen von Blutdruckspitzen zum Versagen der zerebrovaskulären Autoregulation mit perivaskulärem Flüssigkeits- und Eiweißaustritt, die sich in der Bildgebung als diffuse oder fokale Marklagerveränderungen demarkieren. Klinisch kann es neben Kopfschmerzen, Übelkeit und Erbrechen auch zu kognitiven mit einem dementiellen Syndrom zu vereinbarenden Störungen kommen. Im Gegensatz zur VD kommt es im Rahmen einer Blutdrucknormalisierung eher rasch zu einer Rückbildung der klinischen und radiologischen Veränderungen.

5.6.3 Normaldruckhydrozephalus

Differentialdiagnostisch ebenfalls berücksichtigt werden muss der *Normaldruckhydrozephalus*. Die klassische klinische Trias ist gekennzeichnet durch Gangstörungen, Inkontinenz und ein dementielles Syndrom. In der Bildgebung zeigt sich eine überproportionale Erweiterung der inneren Liquorräume bei nur geringer äußerer Atrophie. Etwa 50% der Patienten – in der Mehrheit sind Männer betroffen – profitieren von einer Shunt-Anlage. Ein positiver Liquorablassversuch, d. h. Besserung des Gangbildes oder der kognitiven Leistung einige Stunden nach Ablassen von 30–50 ml Liquor, unterstützt die Indikation zur operativen Shunt-Anlage.

5.7 Therapeutische Prinzipien

Aufgrund der Heterogenität der VD (s. Tabelle 5.1) mit verschiedensten Subtypen lässt sich kein allgemeingültiges Behandlungsschema ableiten. Prinzipiell kann man jedoch zwischen einer Primärprophylaxe, die gruppenübergreifend ist und in erster Linie die Verhinderung kardiovaskulärer Risikofaktoren bedeutet, und sekundärprophylaktischen Maßnahmen, die z. T. von dem zugrunde liegenden vaskulären Subtyp abhängig sind, unterscheiden.

5.7.1 Adjuvante und symptomatische Therapie

Eine Vielzahl anderer Substanzen wurde im Hinblick auf eine Besserung kognitiver Defizite bei VD untersucht. In einer kürzlich veröffentlichten Untersuchung zeigte der Thrombin-Inhibitor/Argatroban einen positiven Effekt, bei allerdings zu kleiner Fallzahl. Ähnliches gilt für das Ergotaminderivat Nicergolin, dessen postulierte Wirksamkeit noch bestätigt werden muss. Zur therapeutischen Effizienz von Ginkgo biloba gibt es widersprüchliche Daten, sein klinischer Stellenwert in der Therapie vaskulärer Demenzen muss noch besser belegt werden. Gleiches gilt für Memantine, Lecithin, L-Carnitin, Pentoxyfyllin, Piracetam, Hydergin und den Kalziumantagonisten Nimodipin.

Mischformen vaskulärer und degenerativer Demenzformen sind häufig, so dass auch ein Therapieversuch mit Azetylcholinesterasehemmern sinnvoll ist.

Primärprophylaxe bei vaskulären Demenzen

- Optimierung der Blutdruckeinstellung mit Zielwerten <140 mmHg systolisch und <90 mmHg diastolisch. Gestützt wird diese Annahme durch neue Studien, in denen medikamentöse Blutdrucksenkung nicht nur zu einer 40%igen Reduktion der Schlaganfälle führte, sondern das Neuauftreten einer AD um 50% (von 7,7 auf 3,8 Fälle/1000 Patienten über 5 Jahre Behandlungszeit) verringerte (Forette et al. 1998).
- Diätetische und medikamentöse Senkung erhöhter Blutfette mit LDL-Cholesterinwerten zwischen 100 und 150 mg/dl.
- Nikotinabstinenz.
- Optimierung der Diabeteseinstellung anhand von HbA1c-Verlaufskontrollen (<7%).
- Senkung erhöhter Homocysteinspiegel (>15 mmol/l) durch eine tägliche Gabe von 5 mg Folsäure. Wie eine kürzlich veröffentlichte Studie zeigte, ist eine Hyperhomocysteinämie mit mikroangiopathischen Gefäßveränderungen assoziiert. Durch Substitution von Folsäure als Coenzym erhofft man sich diesen Veränderungen entgegenwirken zu können, was bislang in klinischen Studien jedoch noch nicht untersucht wurde (Faßbender et al. 1999).
- Vitaminsubstitution: Ausgleich erniedrigter Vitamin B6-, B12- und Folsäurespiegel. Eine große asiatische Studie hat gezeigt, dass die tägliche Einnahme von Vitamin E und Vitamin C die Ausbildung einer VD reduzieren kann. Bestätigende Studien stehen allerdings bislang noch aus (Ross et al. 1999).

Sekundärprophylaxe bei vaskulären Demenzen

Je nach zugrunde liegendem Infarkttyp werden unterschiedliche Behandlungsstrategien angewandt:
- Kardiogene Embolien: Bei fortbestehendem Risiko für Embolien, z. B. Vorhofflimmern oder Klappenfehlern sollte mit Marcumar antikoaguliert werden (Ziel des „international normalized ratio" = INR 2,0–3,0).
- Arteriosklerotische Makroangiopathie: Nur innerhalb der letzten 6 Monate symptomatische und hochgradige (>70% Einengung) extrakranielle Karotisstenosen sollten operiert werden. Ansonsten sind Thrombozytenaggregationshemmer wie Azetylsalizylsäure (100–300 mg/Tag) oder Clopidogrel (75 mg/Tag), bei Hypercholesterinämie (LDL-Cholesterin >150 mg/dl) zusätzlich Cholesterin-Synthesehemmer bei allen

Patienten mit duplexsonographisch nachgewiesener Arteriosklerose sekundärprophylaktische Mittel der Wahl.
- Zerebrale Mikroangiopathie einschließlich Morbus Binswanger: Priorität hat die Normalisierung der Risikofaktoren (Hypertonie, Diabetes, Hyperhomocysteinämie). Zusätzlich werden meist Thrombozytenaggregationshemmer angewandt. Studien mit dem Ziel, die beim Morbus Binswanger erhöhte Plasmaviskosität zu senken (beispielsweise mit der Protease Ancrod) zeigten keine Wirksamkeit.
- Amyloidangiopathie: Auf Thrombozytenaggregationshemmer sollte wegen der Hirnblutungsgefahr verzichtet werden. Nootropika und Kalziumantagonisten sind eine Option ohne gesicherten Effizienznachweis.
- Hereditäre Mikroangiopathien: Eine kausale Therapie für CADASIL oder MELAS existiert nicht. Im Vordergrund steht die symptomatische Behandlung von Komplikationen.
- Zerebrale Vaskulitiden: Eine Vaskulitis im Rahmen einer Kollagenose erfordert eine spezifische Therapie. Bei unbekannter Zuordnung oder isolierter ZNS-Vaskulitis wird eine Remission durch Steroide (z. B. 100 mg Methylprednisolon über 5 Tage mit anschließender schrittweiser Dosisreduktion) – ggf. ergänzt durch Cyclophosphamid Pulstherapie – angestrebt.

Depressive Störungen sollten vorsichtig einschleichend an Verhaltensauffälligkeiten orientiert mit Antidepressiva behandelt werden. Funktionelle Verfahren wie Krankengymnastik, Ergo- und Logotherapie spielen neben psychosozialer Patienten- und Angehörigenbegleitung eine wesentliche Rolle.

Literatur

Caplan LR (1995) Binswanger´s disease – revisited. Neurology 45:626–633
Faßbender K et al. (1999) Homocysteine in cerebral macroangiopathy and microangiopathy. Lancet 353:1586–1587
Forette F et al. (1998) Prevention of dementia in randomised double-blind placebo-controlled Systolic Hypertension in Europe (Syst-Eur) trial. Lancet 352:1347–1351
Gorelick PB (1997) Status of risk factors for dementia associated with stroke. Stroke 28:459–463

Loeb C, Gandolfo C (1983) Diagnostic evaluation of degenerative and vascular dementia. Stroke 14:399–401

Looi JCL et al. (1999) Differentiation of vascular dementia from AD on neuropsychological tests. Neurology 53:670–678

Mellies JK et al. (1999) CADASIL. Fortschr Neurol Psychiat 67:426–433, Thieme, Stuttgart New York

Ott A et al. (1998) Smoking and risk of dementia and Alzheimer's disease in a population-based cohort study: the Rotterdam study. Lancet 351:1840–1843

Pasquier F, Leys D (1997) Why are stroke patients prone to develop dementia? J Neurol 244:135–142

Román GC et al. (1993) Vascular dementia: Diagnostic criteria for research studies, Report of the NINDS-AIREN International Workshop. Neurology 43:250–260

Ross GW et al. (1999) Characterization of risk factors for vascular dementia, The Honolulu-Asia Aging Study. Neurology 53:337–343

6 „Parkinson Plus" / Lewy-Körper-Demenz, Chorea Huntington und andere Demenzen bei Basalganglienerkrankungen

A. Weindl

> **Zum Thema**
> Bei Basalganglienerkrankungen stehen Bewegungsstörungen im Vordergrund der Symptomatik. Obwohl initial meist weniger ausgeprägt, treten im Verlauf zunehmend psychische Veränderungen auf. Diese umfassen neben kognitiven (exekutive Funktionen, Gedächtnis, Sprache, räumlich-visuelle Funktion, Praxie) auch andere psychische Störungen (Depression, Manie, Persönlichkeitsveränderungen, Zwangsstörungen, Angst, Schlaf- und Sexualstörungen), deren klinische Bedeutung in den letzten Jahren immer besser erkannt wurde.

6.1 Das Syndrom der subkortikalen Demenz

Demenz bei Basalganglienerkankungen wird im Gegensatz zur kortikalen Demenz bei der AD als *subkortikal* bezeichnet. Trotz Kontroversen hinsichtlich kortikaler und subkortikaler Demenz hat sich diese Unterteilung zur Unterscheidung klinischer Phänomene als nützlich erwiesen. Unter Berücksichtigung der Beeinträchtigung der 3 nicht motorischen kortiko-striato-thalamo-kortikalen Schaltkreise (Abb. 6.1) bei Basalganglienerkrankungen wurde auch der Begriff fronto-subkortikale Demenz vorgeschlagen.

Neuronale Substrate der subkortikalen Demenz
Neuronale Aktivitätsänderungen subkortiko-kortikaler Projektionen kortiko-striato-pallido-subthalamo-thalamo-kortikaler Schaltkreise

werden als Substrat der bei Basalganglienerkrankungen auftretenden Bewegungsstörungen und subkortikalen Demenz angesehen. Das Striatum erhält exzitatorische glutamaterge Projektionen von nahezu allen Kortexarealen. Von Caudatum und Putamen projizieren inhibitorische GABA/Substanz P-Neurone zu Globus pallidus internus/Substantia nigra pars reticulata (direkter Pfad) und inhibitorische GABA/Enkephalin-Neurone zum Globus pallidus externus. Von dort projizieren inhibitorische GABA-Neurone zum Ncl. subthalamicus. Dessen exzitatorische glutamaterge Neurone projizieren zu inhibitorischen GABA-Neuronen in Globus pallidus internus/ S. nigra pars reticulata (indirekter Pfad). Diese hemmen exzitatorische glutamaterge Projektionsneurone im Thalamus (Ncl. ventrolateralis und ventralis anterior, VA, Centrum medianum), die zu supplementär motorischer Area, prämotorischem und motorischem Kortex ziehen und je nach Grad der exzitatorischen Aktivität Hyper- bzw. Hypokinesen über unterschiedliche Aktivierung der Pyramidenbahnneurone bewirken. Zum Neostriatum projizierende dopaminerge Substantia nigra-Neurone hemmen über Dopamin-2-Rezeptoren striatale Enkephalin/GABA-Neurone des indirekten Pfades und aktivieren über Dopamin-1-Rezeptoren von GABA/Substanz-P-Neuronen des direkten Pfades. Weitere dopaminerge Neurone der ventralen tegmentalen Area von Tsai projizieren zu zahlreichen Arealen von Neokortex und limbischem System. Ihre Degeneration bei Morbus Parkinson (MP) führt zu kognitiven und anderen psychischen Veränderungen. Putamenläsionen werden wegen Verbindungen überwiegend zu motorischen Rindenarealen mit Bewegungsstörungen, Caudatumläsionen hingegen wegen Verbindungen zum Frontalhirn mit neuropsychiatrischen, kognitiven und dementiellen Veränderungen korreliert.

Fronto-subkortikale Schaltkreise

Neuroanatomisch und funktionell lassen sich 5 kortiko-striato-thalamo-kortikale Schaltkreise unterscheiden. Neben dem beschriebenen motorischen und einem okulomotorischen wurden 3 fronto-subkortikale Schaltkreise beschrieben, deren Beeinträchtigung bei Basalganglienerkrankungen für kognitive und andere

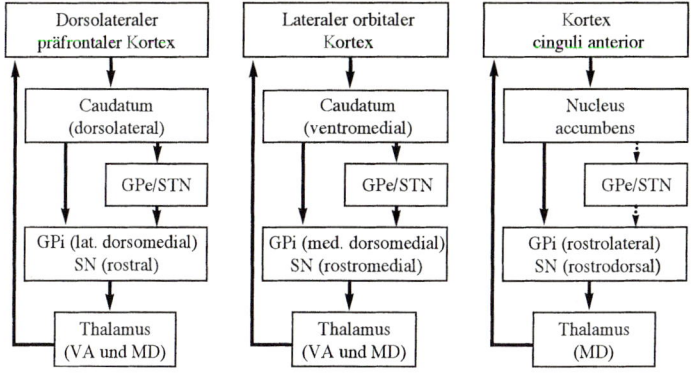

Abb. 6.1. Schema der drei nicht-motorischen, verhaltensrelevanten fronto-subkortikalen Schaltkreise. Indirekter Pfad von Globus pallidus externus *(Gpe)*/Ncl. subthalamicus *(STN)* zu Globus pallidus internus *(GPi)*/Substantia nigra *(SN)*. *MD* Ncl. mediodorsalis, *VA* Ncl. ventralis anterior des Thalamus. (Nach Alexander u. Crutcher 1990)

psychische Veränderungen als verantwortlich angesehen wird: dorsolateraler präfrontaler, lateraler orbito-präfrontaler und anteriorer cingulärer fronto-subkortikaler Schaltkreis (Abb. 6.1). Diese Schaltkreise erhalten noch weitere Afferenzen von anderen Kortex-Arealen.

- Dorsolateraler präfrontaler Schaltkreis
  Er zieht von der Konvexität des Frontallappens zum dorsolateralen Caudatumkopf, von dort zu lateralen Anteilen von dorsomedialem Globus pallidus und rostraler Substantia nigra; deren Neurone projizieren zu Thalamus-Neuronen (VA, Ncl. mediodorsalis, MD) und diese zurück zum präfrontalen Kortex. Eine Beeinträchtigung dieses Schaltkreises führt zum Syndrom des dorsolateralen präfrontalen Kortex mit Störung exekutiver Funktionen und motorischer Programme. Solche Patienten zeigen Schwierigkeiten im Beibehalten und Wechsel von Reaktionsbereitschaft, Entwickeln von Strategien, Wiedererkennen, reduziertem Wortfluss. Zur Testung geeignet ist der Wisconsin-Card-Sorting-Test (WCST). Dieses Syndrom wird bei Chorea

Huntington mit primärer Beteiligung des Ncl. caudatus und bei MP, besonders bei Beeinträchtigung medialer Projektionen von Substantia nigra zum Ncl. caudatus beobachtet.

- Lateraler orbitofrontaler Schaltkreis
  Er führt vom inferolateralen präfrontalen Kortex zum ventromedialen Ncl. caudatus, über dorsomedialen Globus pallidus und rostromediale Substantia nigra und über den Thalamus (VA, MD) zurück zum orbitofrontalen Kortex. In Striatum und Pallidum liegen diese Strukturen medial zu denen des dorsolateralen präfrontalen Schaltkreises. Der Schaltkreis ist wichtig für die Aufrechterhaltung von Antwortunterdrückung und Selbstkontrolle. Läsionen führen zu ausgeprägten Persönlichkeitsveränderungen mit im Vordergrund stehender Enthemmung und Reizbarkeit, z. B. in Frühstadien von Chorea Huntington (mediale Caudatumatrophie). Bei Patienten mit ventralen Caudatumläsionen wurde Enthemmung, Euphorie und unangemessenes Verhalten beobachtet. Ähnliche Veränderungen zeigten sich bei Caudatumläsionen in Folge idiopathischer Basalganglienverkalkungen oder Neuroakanthocytose.
- Anteriorer cingulärer Schaltkreis
  Projektionen von limbischen Strukturen inkl. Hippokampus, Amygdala ziehen zum ventralen (limbischen) Striatum (Ncl. accumbens). Im Ncl. accumbens werden vermehrt D4-Rezeptoren gefunden mit gutem Ansprechen auf atypische Neuroleptika, z. B. Clozapin. Vom ventralen Striatum ziehen Fasern zum ventralen und rostrolateralem Pallidum und rostrodorsaler Substantia nigra. Deren Neurone projizieren zu paramedianen Bereichen des Ncl. mediodorsalis thalami; von dort projizieren Neurone zum Gyrus cinguli anterior. Läsionen führen zum Syndrom des medialen Frontalhirns und anterioren Cingulum mit Apathie und Antriebsminderung Bei bilateralen Gyrus-cinguli-anterior-Läsionen treten akinetischer Mutismus mit schwerer Apathie auf. Störung des anterioren Cingulum und orbitofrontalen Schaltkreises wird in Zusammenhang gebracht mit Zwangsverhalten und Apathie bei einer Reihe von Bewegungsstörungen.

Symptomatik

Literaturangaben über die Häufigkeit von Demenz bei Basalganglienerkrankungen variieren sehr stark, da motorische Störungen häufig die intellektuellen Defizite maskieren und der Demenzaspekt häufig einer einseitigen neurologischen Betrachtung zum Opfer fällt.

Entscheidende Aspekte der subkortikalen Demenz sind psychomotorische Verlangsamung, reduziertes Wiedererinnern, reduzierte Informationsverarbeitung, Veränderungen von Stimmung, Persönlichkeit und Sprechen. Aphasie, Apraxie, Agnosie und Amnesie fehlen in der Regel. Patienten können einzelne Aspekte einer Aufgabe korrekt lösen, scheitern aber bei der Integration aller erforderlichen Schritte und Komponenten. Affekt- und Persönlichkeitsstörungen betreffen am häufigsten Depression und Mangel an Motivation oder Initiative. Kognitive Einschränkungen bzw. Demenzen treten bei klassischen Basalganglienerkrankungen auf (z. B. MP, Parkinson-plus-Syndrome, Chorea Huntington) und zeigen die Merkmale einer subkortikalen Demenz. Zusätzlich zur subkortikalen Demenz kann auch eine gemischte kortikale-subkortikale Demenz bei Bewegungsstörungen beobachtet werden. Beispielsweise ist MP assoziiert mit verschiedenen Demenztypen:
- Typische subkortikale Demenz,
- kortikale Demenz, klinisch und neurologisch nicht abgrenzbar von AD,
- einer Störung, die variabel als diffuse Lewy-Körper-Krankheit DLK), kortikale Lewy-Körper-Demenz, oder senile Demenz vom Lewy-Körper-Typ bezeichnet wird sowie
- fronto-temporale Demenz, Demenz bei M. Pick und Demenz ohne spezifische histologische Veränderungen ("dementia lacking distinct histology", DLDH; Abb. 6.2).

6.2 Überwiegend hypokinetische Störungen und Demenz

Einen Überblick über Bewegungsstörungen und Demenz geben die Tabellen 6.1 und 6.2 (Seite 102).

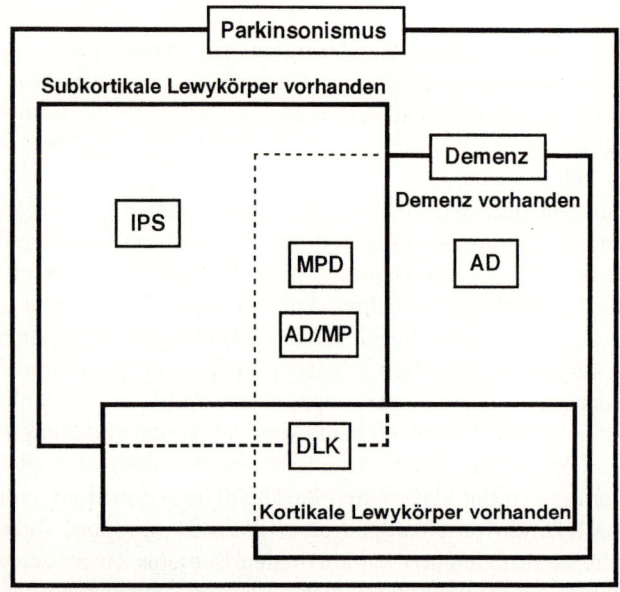

Abb. 6.2. Demenz mit Parkinsonismus. Nicht durch Alzheimer-Demenz (*AD*) verursachter Parkinsonismus tritt auf bei Idiopathischem Parkinson Syndrom (*IPS*), Diffuser-Lewy-Körper-Krankheit (*DLK*), Progressiver supranukleärer Parese (*PSP*) und Kortikobasalganglionärer Degeneration (*CBGD*). Bei IPS, PSP und Huntington Krankheit zeigt die Demenz ein frontales Muster. Bei anderen Formen ist der Kortex beteiligt (Amnesie und Apraxie stehen im Vordergrund). Die meisten Demenzen mit Parkinsonismus sind verursacht durch IPS, AD, DLK oder eine Kombination dieser Erkrankungen. 30–50% der Alzheimerpatienten haben leicht ausgeprägte extrapyramidale Zeichen. Neuropathologisch haben 20–25% der Alzheimerpatienten subkortikale Veränderungen charakteristisch für IPS, und bis zu 20% zusätzlich kortikale Lewy Körper. Bei Alzheimerpatienten ohne diese Veränderungen sind die extrapyramidalen Zeichen durch die AD bedingt. 20–40% von IPS-Patienten entwickeln Demenz ohne Überlagerung durch Alzheimer Pathologie oder kortikale Lewy-Körper. Eine geringe Zahl kortikaler Lewy-Körper tritt bei vielen IPS-Fällen auf. DLK ist gekennzeichnet durch Lewy-Körper in kortikalen Neuronen. DLK ist gewöhnlich assoziiert mit subkortikalen Lewy-Körper und mäßigem Parkinsonismus mit Ansprechen auf L-DOPA. Lewy-Körper können parallel zu NFT und senilen Plaques auftreten, ohne dass deren Anzahl für die Diagnosestellung AD ausreicht. Diese Überlappung pathologischer Veränderungen von DLK mit AD hat zu Begriffsverwirrungen wie senile Demenz vom Lewy-Körper-Typ oder Lewy-Körper-Variante der AD geführt; die derzeit bevorzugte Bezeichnung ist Demenz mit Lewy-Körpern. (Nach Grabowski et al. 1998)

Tabelle 6.1. Die wichtigsten mit Demenz verbundenen Bewegungsstörungen

I. Hypokinetische Bewegungsstörungen mit Demenz

M. Parkinson mit Demenz	Zunehmende Gedächtnisstörungen und Frontallappensymptome mit oder ohne visuospatiale Störungen bei längerbestehender Erkrankung. IBZM- SPECT, Racloprid-PET: postsynaptische Dopaminrezeptorbindung im Striatum erhöht. Therapie L-DOPA, Dopaminagonisten (MP-Patienten ohne Demenz können frontale kognitive Störungen (z. B. verminderter Wortfluss, Umstellungsschwierigkeiten) zeigen.
Demenz mit Lewy-Körpern	Früh Halluzinationen, therapieunabhängig; kortikale und frontale Demenz, Neuroleptikaüberempfindlichkeit; Fluktuationen in Vigilanz und Kognition; Parkinsonismus. Therapie: Azetylcholinesterasehemmer; Vermeidung von Neuroleptika
Progressive supranukleäre Parese (PSP)	Progrediente schwere frontale kognitive Störungen (z. B. verminderter Wortfluss, erschwerte Umstellungsfähigkeit, Planung, Durchführung sequenzieller Aufgaben) oder Verhaltensstörungen (z. B. Apathie, Enthemmung), Bradyphrenie mit oder ohne leichte Gedächtnis- oder visuospatiale Störung, frühes Auftreten; posturale Instabilität mit Stürzen, axialer Parkinsonismus, Pseudobulbärparalyse, supranukleäre Blickparese. CT, MRT: Mittelhirnatrophie.
Kortikobasalganglionäre Degeneration (CBGD)	Progrediente lateralisierte kognitive Störungen (z. B. ideomotorische Apraxie, Fremde-Hand-Syndrom (alien hand), Aphasie, sensorischer oder visueller Neglect bei progredienter motorischer Dysfunktion (z. B. Dystonie, Parkinsonismus, Myoklonus). CT, MRT: frontale und asymmetrische parietale Atrophie.
Vaskuläre Demenz	Schrittweises Auftreten kognitiver und motorischer Defizite; fokale motorische und kognitive Defizite; Schlaganfälle in der Vorgeschichte. CT, MRT: multiple Infarkte und/oder Lakunen. Subkortikale arteriosklerotische Enzephalopathie (SAE): Gangstörung, Pseudoparkinsonismus der Beine ("lower body parkinsonism") mit erhaltenem Armschwingen, Dysarthrie, Pyramiden- und Kleinhirnzeichen, Demenz. Bluthochdruck. CT, MRT: vaskuläre Läsionen. Differentialdiagnose: Normaldruckhydrozephalus (NPH). Therapie der vaskulären Risikofaktoren.

Tabelle 6.1. (Fortsetzung)

M. Pick	Progrediente schwere frontale Verhaltensbeeinträchtigung (Enthemmung, Impulsivität, soziales Fehlverhalten und Fehleinschätzung, Hyperphagie) und kognitive Störungen (Schwierigkeiten in Planung und Umstellung; Echolalie; Aphasie). Parkinsonismus tritt meist später auf. CT, MRT: frontale oder temporale Atrophie.
M. Creutzfeldt-Jakob	Subakute spongiforme Enzephalopathie in Folge Prionenerkrankung (Mutation auf Codon 178 des PRNP-Gens bei familiärer Form (15%). Demenz mit raschem Beginn und Verlauf über Monate, selten über Jahre. Durchschnittliche Dauer 4,5 Monate bei sporadischer, 20,5 Monate bei familiärer Form. Parkinsonismus nicht häufig, jedoch Myoklonien, Gang-, Kleinhirn- und Sehstörungen. EEG: scharfe und triphasische Potentiale. CT, MRT: unspezifische Veränderungen. Liquor: 14–3-3 Protein Nachweis.
M. Alzheimer	Progrediente anterograde Gedächtnis-, Sprach-, Sehstörungen, Apraxie nach Ausschluss anderer relevanter Erkrankungen einschließlich Delir; Parkinsonismus kann in späten Stadien auftreten: CT, MRT: Atrophie von Kortex und Hippokampus.
Normaldruck-hydrozephalus	Trias: subakute leichte Demenz, Inkontinenz, apraktische Gangstörung ("magnetische Ataxie"). CT, MRT: Ventrikel-erweiterung, temporal betont, verengte Sulci im Vertexbereich. Therapie: Ventriculo-atrialer Shunt.

II. (Überwiegend) hyperkinetische Störungen mit Demenz

M. Huntington	choreatische Hyperkinesen, subkortikale Demenz mit früh auftretenden Persönlichkeits- und Stimmungsänderungen, Depression, Angst, sozialen Rückzugstendenzen, zunehmend kognitive Störungen (Wiedererinnern, exekutive Funktionen), verlangsamte Kognition. Später kortikale Demenzzeichen. CT, MRT: zunehmende Atrophie von Caudatum und vorwiegend frontalem Kortex, Bicaudatum Index <1,8. FDG-PET: kaudataler und frontaler Hypometabolismus. Gentest: CAG-Triplet-Expansion >36 auf Chromosom 4p16.3 bei autosomal-dominantem Erbgang. Therapie: Sulpirid, Alprazolam.

Tabelle 6.1. (Fortsetzung)

Dentato-rubro-pallido-Luysiane Atrophie	bei juvenilem Beginn Myoklonus-Epilepsie, Ataxie, Chorea, Demenz; bei adultem Beginn Ataxie, Chorea, ferner Wahn und Halluzinationen, Sakkadenverminderung, Dyskinesien, Rigor, Bradyphrenie, Hyperreflexie. Gentest: CAG Repeatverlängerung auf Chromosom 12p bei autosomal-dominantem Erbgang
Neuroakan-thocytose	abnorme Erythrozyten. Chorea, oromandibuläre Dyskinesien, Anfälle, Polyneuropathie, später Parkinsonismus. Persönlichkeitsstörungen mit impulsivem und ablenkbarem Verhalten, verminderter Einsicht, Depression, Angst, paranoide Wahnvorstellungen, Zwangsverhalten
M. Wilson (hepatolenti-kuläre Degeneration)	Hyperkinesen (Flügelschlagtremor, Dystonie, Chorea), Parkinsonismus. Kognitive Störungen. Intellektuelle Beeinträchtigung mild, Persönlichkeitsveränderungen treten früh auf. Bei juvenilem Beginn Schulschwierigkeiten, Erinnerungsvermögen vermindert, Konzentrationsstörungen, Besserung unter Kupfer elimination. Autosomal-rezessive Vererbung mit Gendefekt auf Chromosom 13q14.3. Defekt der kupfer-transportierenden ATPase. Kayser-Fleischer Cornealring, pathologische Leberveränderungen. MRT: T2-Hyperintensität im Ncl. lentiformis. Differentialdiagnose: hepatische Enzephalopathie bei Leberzirrhose. Therapie: D-Penicillamin, Triethylentetramin-hydrochlorid

6.2.1 Morbus Parkinson (MP)

Bei Morbus Parkinson (synonym: Parkinson-Krankheit, idiopathisches Parkinsonsyndrom) degenerieren pigmentierte melaninhaltige Dopaminneurone der Substantia nigra, die zu Putamen und Ncl. caudatus projizieren, sowie pigmentierte noradrenerge Neurone von Locus coeruleus und dorsalem Vaguskern. Ferner degenerieren dopaminerge Neurone der ventralen tegmentalen Area von Tsai, die zu zahlreichen kortikalen Regionen projizieren. Der so verursachte Dopaminmangel in Striatum und zahlreichen kortikalen Arealen wirkt sich in kognitiven und affektiven Störungen aus.

Demenz bei MP wird in der Literatur bei durchschnittlich 40% der Patienten beschrieben. Die Entwicklung einer Demenz bei Patienten mit MP innerhalb von 3–5 Jahren ist etwa 4-mal häufiger als bei altersgleichen Kontrollen. Dominierender Rigor und später Krankheitsbeginn sind Risikofaktoren für die Entwicklung einer Demenz bei MP.

Klinische Subtypen

Klinische Subtypen von MP mit Demenz korrelieren mit unterschiedlichen neuropathologischen Veränderungen. Leichte kognitive Veränderungen sind nahezu immer vorhanden bei MP. Demenz bei MP ist meistens leicht bis mäßig ausgeprägt mit Bradyphrenie, beeinträchtigtem Wiedererinnern, Beeinträchtigung von Wechsel und Aufrechterhaltung eines Musters, Problemlösen, verminderter räumlich-visueller Funktion, verringerter Leistung bei Wortlistenaufgaben und betonten Stimmungsveränderungen. Stärker ausgeprägte Demenz bei MP kann auftreten bei Fehlen von AD-typischen Veränderungen in Ncl. basalis oder Cortex cerebri. Eine Kombination von MP und AD-Pathologie tritt je nach neuropathologischen Untersuchungen in 10–60% auf und zeigt die Merkmale subkortikaler und kortikaler Demenz.

Demenz bei MP korreliert mit dem Grad des Neuronenverlustes der medialen Substantia nigra. Eine Kombination dopaminerger und cholinerger Defizite ist wahrscheinlich von Relevanz; weitere Neurotransmitter scheinen jedoch eine Rolle zu spielen.

Ein weiterer Typ von Demenz bei MP ist die Demenz mit kortikalen Lewy-Körpern. Durch die Anwendung von Anti-Ubiquitin-Färbungen zum Lewy-Körper-Nachweis im Kortex sind die "Lewy-Körper-Demenzen" die zweithäufigsten nach AD (7–30%). Mit dieser Technik ließen sich Lewy-Körper bei 100% der Patienten mit MP nachweisen. Als weitere Kriterien werden REM-Schlafveränderungen, Depression und alpha-Synuklein-Nachweis in Lewy-Körpern vorgeschlagen (McKeith et al.1999). Auch wenn ein Konsensus zwischen neuropathologischen und klinischen Befunden für die Lewy-Körper-Demenzen aussteht, legt die klinische Charakterisierung zwei Typen nahe:

- „reine" Lewy-Körper-Demenz ohne Alzheimer-Pathologie, die klinisch ausgeprägten Rigor und erst in späteren Phasen Demenz zeigt und
- „gewöhnliche" Lewy-Körper-Demenz mit Alzheimer-Pathologie, kognitiven und neuropsychiatrischen Veränderungen sowie milderen, jedoch eindeutigen Bewegungsstörungen. Klinische Kriterien zur Unterscheidung von Lewy-Körper-Demenz und AD sind fluktuierendes kognitives Defizit, psychotische Symptome mit komplexen optischen Halluzinationen und paranoiden Wahnvorstellungen, spontane extrapyramidalmotorische Zeichen (EPMS), ausgeprägte Neuroleptika-Überempfindlichkeit und Stürze ungeklärter Genese. Diese Veränderungen treten jedoch nicht bei allen Lewy-Körper-Demenzen auf. Die näheren Beziehungen zu AD und MP und die Rolle der Lewy-Körper zu kognitiven Störungen bedürfen weiterer Untersuchungen.

6.2.2 „Parkinson-Plus"-Syndrome mit Demenz

Neurodegenerative Formen
Alzheimer-Demenz und Diffuse-Lewy-Körper-Krankheit
Neuropathologisch zeigt AD abnormes Tau-Protein und Amyloidablagerungen. Klinisch kann AD nicht nur kognitive, sondern auch EPMS-Symptome in späteren Phasen hervorrufen. Schwierigkeiten bestehen, AD von Diffuser-Lewy-Körper-Krankheit zu unterscheiden, da beide nebeneinander auftreten können und Diffuse-Lewy-Körper-Krankheit auch ohne Parkinsonismus auftritt.

Morbus Pick (s. Kap. 8)

Progrediente supranukleäre Parese (PSP),
Steele-Richardson-Olszewski-Syndrom
Die progrediente supranukleäre Parese ist ein Beispiel für eine Erkrankung mit rein subkortikalen neuropathologischen Veränderungen, die zu einer Demenz führen. PSP führt früh zu posturaler Instabilität und Stürzen, breitbasigem, langsamen und unsicherem

Gang, symmetrischer Bradykinese, axial betontem Rigor (L-DOPA-resistent), Pseudobulbärparalyse (Dysarthrie und Dysphagie), supranukleärer vertikaler, später auch horizontaler Blickparese und Frontallappensymptomen. Neuropathologisch finden sich neurofibrilläre Knäuel ("neurofibrillary tangles", NFT) und Fäden im Neuropil von Basalganglien und Hirnstamm. Die meisten Patienten entwickeln ausgeprägte kognitive Defizite und Persönlichkeitsveränderungen. Alle 3 fronto-subkortikalen Schaltkreise sind betroffen. Kognitive Defekte bei PSP zeigen verlangsamte Informationsverarbeitung, verminderten Wortfluss, vermindertes konkretes Denken, vermindertes Urteilsvermögen, mangelnde Einsicht, Schwierigkeiten des Wiedererinnerns oder der Aufmerksamkeitsaufrechterhaltung, gestörte Ausführung von Sequenzaufgaben und Umstellungsschwierigkeiten. Das Verhalten ist mehr von der Umgebung als vom eigenen mentalen Zustand abhängig. Bei etwa 60% der Patienten werden 3 Jahre nach Krankheitsbeginn die Kriterien einer Demenz erfüllt. Exekutive Funktionsstörungen und verlangsamte Informationsverarbeitung treten früh auf und sind relativ schwer; sie sind hilfreich bei der Differentialdiagnose. Aufmerksamkeit und Gedächtnis sind geringer betroffen. Diese kognitiven Defizite werden auf frontale Deafferenzierung in Folge subkortikaler Läsionen zurückgeführt. Es wurden jedoch auch präfrontale, frontale und hippokampale Läsionen beschrieben. PSP-Patienten zeigen ferner Apathie, ein Drittel mäßige bis schwere Enthemmung. Depression ist nur gering ausgeprägt. Glukose-Hypometabolismus des dorsalen Frontallappens im FDG-PET ist ein Hinweis auf Demenz infolge Beeinträchtigung fronto-subkortikaler Schaltkreise.

Multi-Systematrophien (MSA)

Diese umfassen striato-nigrale Degeneration (SND, MRT: paradoxe Eisenablagerung in Striatum und Pallidum mit Hypointensität im Putamen, hyperintenser Saum zwischen Putamen und Claustrum), olivopontozerebelläre Atrophie (OPCA) und Dysautonomie (Shy-Drager-Syndrom, SDS). OPCA tritt sporadisch im Rahmen einer MSA (sOPCA) und familiär (fOPCA) bei autosomal-dominanten Ataxien (ADCA) auf, denen unterschiedliche molekulargenetische

Veränderungen (SCA 1–12) zugrunde liegen. Demenz wurde bei einigen Untergruppen von OPCA, z. B. M. Machado-Joseph (SCA-3 mit CAG-Expansion auf Chromosom 14q32) neben Parkinson-Demenz, Ataxie, Dystonie, Spastik und Polyneuropathie beschrieben, bei fOPCA tritt sie erst in späten Stadien auf. Meist zeigt die Demenz ein subkortikales Muster mit langsam fortschreitender kognitiver Beeinträchtigung (verlangsamte Informationsverarbeitung, Apathie, frontale und exekutive Funktionsstörung und verminderte visuokonstruktive Leistungen). Meist fehlen Aphasie, Apraxie und Agnosie. Kognitive Beeinträchtigung bei SND und SDS ist im Allgemeinen leicht mit Beeinträchtigung exekutiver Funktionen. Sie sind leichter als bei PSP und ähnlich denen bei MP in frühen Stadien und erfüllen die Kriterien einer Demenz meist nicht.

6.2.3 Parkinsonismus-Demenz und Motoneuron-Erkrankungen

Parkinson-Demenz-ALS-Komplex von Guam, M. Lytico-Bodig

Diese endemische neurodegenerative Erkrankung der eingeborenen Chamorros auf Guam manifestiert sich im Allgemeinen in der 5.–7. Dekade. Klinisch können Parkinsonismus-Demenz (M. Bodig) oder ALS (M. Lytico) im Vordergrund stehen. Die Bodig-Variante manifestiert sich mit Bradykinesie, Rigor, Tremor, kleinschrittigem Gang mit Festination, Pyramidenbahnzeichen, supranuklärer Blickparese. Retinale Pigmentepitheliopathie tritt in 56% auf. Detaillierte Untersuchungen über die Demenz liegen nicht vor. Neuropathologisch finden sich sehr viele NFT ähnlich wie bei AD, jedoch keine Amyloidplaques. Die NFT-Verteilung gleicht der bei PSP. Auch wenn N-methylamino-L-alanine aus *Cycas circinalis* als Neurotoxin postuliert wurde, ist die exakte Ursache noch ungeklärt.

Multisystem hereditäre Tauopathien (MHT), Disinhibition-Demenz-Parkinsonismus-Amyotrophie-Komplex (DDPAC)

Die unterschiedlichen MHT sind charakterisiert durch ein "Parkinson-Demenz-plus"-Syndrom. Die meisten sind durch Veränderungen auf Chromosom 17q21–22, eine Form mit pallidopontonigraler Degeneration auf Chromosom 3 verursacht.

Wilhelmsen-Lynch-Krankheit
Die Wilhelmsen-Lynch-Krankheit ist eine hereditäre Tauopathie mit den klinischen Merkmalen Frontallappendemenz, Parkinsonismus und Amyotrophie. Durchschnittlicher Krankheitsbeginn ist mit 45 Jahren, die Dauer 13 Jahre. Das volle klinische Bild entwickelt sich innerhalb von 5–10 Jahren. Enthemmung, Rückzugstendenzen, Hyperphagie sind Frühsymptome und treten später bei den meisten Patienten auf. Neuropsychologische Tests zeigen Gedächtnisminderung, Anomie, konstruktive Apraxie mit anfangs erhaltener Orientiertheit, Sprache und Rechenvermögen. Alle Patienten entwickeln Parkinsonismus (Rigor, Bradykinese), gewöhnlich L-DOPA-resistent, und posturale Instabilität, in späteren Stadien Amyotrophie. Neuropathologisch zeigen sich schwere frontotemporale Atrophie, spongiforme Veränderungen, Neuronenverlust und Gliose in Substantia nigra und Amygdala, jedoch keine NFT, Lewy-Körper oder Amyloidplaques. Diese Erkrankung unterscheidet sich von familiärem Parkinsonismus-Demenz mit NFT, familiärer Multisystem-Tauopathie mit präseniler Demenz und abundanten neuronalen und glialen Tau-filamenten, fakultativ mit supranukleärer Blickparese, und von anderen frontalen Demenzen.

Familiäre Parkinsonismus-Demenz mit NFT
Familiäre Parkinsonismus-Demenz mit NFT ist gekennzeichnet durch frühen Beginn (3. Dekade), Augenmuskelparesen, L-DOPA-resistenten Parkinsonismus (Bradykinese, Rigor, feinen posturalen Tremor), posturale Instabilität, Frontallappen-Demenz (Schweigsamkeit, Bradyphrenie), Pseudobulbärparalyse (Dysarthrie und -phagie), vertikale supranukleäre Blickparese, stimulusinduzierten Blepharospasmus, okulogyre Krisen, Pyramidenbahnzeichen. Neuropathologisch zeigen sich NFT in Hippokampus, Pallidum, Substantia nigra, periaquäduktalem Grau, Augenmuskelkernen, Ncl. ruber, Locus coeruleus, dorsalem Vaguskern und medialem retikulärem Grau. Neuronenverlust und Gliose nur in Substantia nigra, periaquäduktalem Grau, und Colliculi superiores. Putamen, Caudatum und Ncl. subthalamicus sind unverändert. Neuritische Plaques und Lewy-Körper fehlen.

Pallidopontonigrale Degeneration
Pallidopontonigrale Degeneration ist eine autosomal-dominante rasch fortschreitende Erkrankung, gekennzeichnet durch Parkinson-Demenz, Dystonie, Pyramidenbahnzeichen und okuläre Störungen. Der ddurchschnittliche Krankheitsbeginn liegt im 43. Lebensjahr, die durchschnittliche Dauer beträgt 8,6 Jahre. Die Patienten zeigen zuerst entweder Parkinsonismus (asymmetrische Extremitätenbradykinese und -rigor) oder frontale Demenz, später posturale Instabilität, axialen Rigor, gelegentlich leichten Tremor, ferner Dysarthrie und -phagie, Augenbewegungsstörungen (vertikale supranukleäre Blickparese), Lidapraxie und im Spätstadium Dystonie. Neuropathologisch zeigen sich Neuronenverlust und Gliose in Substantia nigra, Pallidum, Pons, Mesenzephalon, keine NFT, Plaques oder Lewy-Körper. Differentialdiagnostisch unterscheidet sich das Krankheitsbild von PSP durch das familiäre Auftreten, frühen Beginn, axialen und Extremitätenparkinsonismus.

Kortikobasalganglionäre Degeneration (CBGD), kortikobasale Degeneration
Wenn auch zu Beginn CBGD-Patienten ausgeprägte kognitive Störungen zeigen, ist Demenz nicht häufig. Die multiplen fokalen kognitiven Störungen umfassen ideomotorische und ideatorische Apraxie, Syndrom der fremden Hand oder Gliedmaße, Aphasie, ausgeprägte kortikale Sensibilitätsstörung und hemispatiale Defizite. Im weiteren Verlauf können Gedächtnisstörungen auftreten und zu ausgeprägter Demenz mit kortikalen Zeichen sowie zu frontalen Defiziten führen, jedoch weniger ausgeprägt als bei PSP. Im CT und MRT findet sich eine asymmetrische Parietallappenatrophie.

Idiopathische Kalzifikation der Basalganglien (ICBG)
Diese Erkrankung tritt familiär auf ohne begleitende Kalzium- und Phosphat-Serumveränderungen, manifestiert sich mit choreatischen oder Parkinson-Symptomen, bei früher Manifestation mit Psychose, bei späterer Manifestation (etwa 50. Lebensjahr) mit Bewegungsstörungen und subkortikaler Demenz (Wiedererinnerungsdefizite und Konzentrationsstörungen). Basalganglien-,

Thalamus-, zerebelläre (Ncl. dentatus) und subkortikale Marklagerverkalkungen (M. Fahr) wurden bei Deletion eines Basenpaars in Position 3271 der mitochondrialen DNA gefunden. Im CT zeigen sich Kalkablagerungen in den Basalganglien.

6.2.4 Sekundärer Parkinsonismus

Infektiöse und postinfektiöse Ursachen
Sekundärer Parkinsonismus nach HIV-Infektion
Demenz sekundär nach HIV-Infektion zeigt frontale kognitive (Vergesslichkeit, Verlangsamung, Konzentrationsstörungen, erschwertes Problemlösen) und Verhaltensstörungen (Apathie, sozialer Rückzug). Zusätzlich kann Parkinsonismus auftreten (Tremor, Bradykinese, Rigor) und posturale Imbalanz, Ataxie, Hypertonie, Hyperreflexie, positives frontales Releasephänomen, Sakkaden und Augenfolgestörungen. Im Liquor findet sich leicht erhöhtes Protein und leichte Lymphozytose mit HIV-Nachweis. Opportunistische Infektionen (z. B. Toxoplasmose, Zytomegalievirus, Cryptokokkose, Tuberkulose, Syphilis) oder Tumoren (z. B. primäres ZNS-Lymphom) können mit Parkinson-Demenz-Syndrom bei HIV auftreten und müssen ausgeschlossen werden. Neuropathologisch zeigen sich diffuse multifokale Läsionen der weißen Substanz und subkortikale Läsionen.

Morbus Whipple
Dies ist eine seltene Multisystemerkrankung, die durch den gramnegativen Bazillus *Trophermyma whipelii* hervorgerufen wird, der häufig wandernde Polyarthralgien, gastrointestinale Störungen (Diarrhö), Lymphadenopathie und unklares Fieber erzeugt. ZNS-Beteiligung tritt in Frühphasen (5%) auf, insgesamt in 43% der Fälle mit kognitiven und Bewegungsstörungen (Myoklonus, Ataxie, okulomastikatorische Myorrhythmien), selten Parkinsonismus, ferner supranukleäre Blicklähmung, Bewusstseinsstörung, obere Motoneuronzeichen, hypothalamische Störungen, Hirnnervenanomalien, Anfälle, Sensibilitätsstörungen. Die Diagnosesicherung

geschieht mittels Darmbiopsie und PCR, Liquor. Die Therapie umfasst Tetrazykline, Trimethoprim-Sulfmethoxazol, Chloramphenicol, Ceftriaxon.

Postenzephalitischer Parkinsonismus
Der postenzephalitische Parkinsonismus kann sich als Parkinsonismus und Frontallappensyndrom manifestieren; eine Demenz wurde nicht berichtet. Die akute Phase (Encephalitis lethargica) dauert gewöhnlich mehrere Wochen und kann starke Somnolenz, Fieber, Müdigkeit, Kopfschmerzen, Augenmuskellähmungen und Verwirrtheit verursachen. Weniger häufig treten Brady-, Dyskinesie oder Myoklonien auf. Das Influenza-A-Virus wird als Erreger diskutiert. Monate oder Jahre später treten Parkinson-Syndrom, Frontallappenstörungen, psychiatrische Störungen, okulogyre Krisen, Augenlähmungen, Bulbärparalyse, Standataxie und Stürze auf. Neuropathologisch finden sich NFT, Neuropilfäden in Basalganglien und Hirnstamm ähnlich wie bei PSP. Optomotorischer Komplex und Brückenfuß enthalten weniger, Kortex und Hippokampus mehr NFT als bei PSP.

Prionenerkrankung (Creutzfeldt-Jakob-Krankheit, Gerstmann-Sträussler-Scheinker-Syndrom, s. Kap. 7)

Vaskuläre Ursachen
Subkortikale arteriosklerotische Enzephalopathie (SAE, s. a. Kap. 5)
Patienten mit vaskulärer Demenz können einen vorwiegend auf die Beine beschränkten Pseudoparkinsonismus zeigen. Zusätzlich zu Gangstörungen (kleinschrittig, „freezing" jedoch mit erhaltenem Armschwingen) können Pseudobulbärparalyse, Dysarthrie, Demenz, Pyramidenbahn- und Kleinhirnzeichen auftreten. In einer „lower body parkinsonism"-Untersuchung waren ältere Frauen mehr betroffen mit kürzerer Dauer der Symptomatik, höherer Pflegebedürftigkeit, L-DOPA-Resistenz, höherem Blutdruck als bei MP, jedoch ohne progrediente Demenz. Patienten mit lakunären Infarkten können eine progrediente Demenz zeigen, fokale Zeichen vom frontalen Typ mit oder ohne vorangegangenem Schlaganfall. Patienten mit

multiplen Infarkten haben eine schrittweise Progredienz motorischer und kognitiver Symptome. Morbus Binswanger (Marklagerläsionen) kann Demenz und Parkinsonismus der unteren Extremitäten verursachen, auch wenn bilaterale Pyramidenbahnzeichen häufig sind. Wegen der Häufigkeit vaskulärer ZNS-Läsionen können zusätzlich AD und MP gefunden werden.

Toxische Ursachen

Manganintoxikation führte bei Berg- und Fabrikarbeitern zu Parkinsonismus, Dystonie, posturaler Instabilität, leichter Demenz. Früh traten Reizbarkeit, Zwangshandlungen, affektive Instabilität, Halluzinationen und Illusionen auf.

Chronische oder akute Cyanidvergiftung führt u. a. zu einem Parkinson-Demenz-Syndrom.

Medikamentöse Ursachen

Pharmakologisch induzierte Parkinson-Demenz-Syndrome werden meist durch Medikamente zur Behandlung des Parkinsonismus ausgelöst.

- *Anticholinergica* induzieren oder verstärken Verwirrtheit und Gedächtnisstörungen bei MP, verschlechtern Gang und Gedächtnis bei PSP; sie sollten daher vermieden werden.
- *Neuroleptika, Antiemetika* können bei AD Parkinsonismus hervorrufen.
- *Lithium, Maprotilin* können ein Creutzfeld-Jakob-Krankheit-artiges Bild mit kognitiven Störungen, Myoklonus und Parkinsonismus hervorrufen.

Metabolische Ursachen

Parkinsonismus und Demenz treten nach Hypoxie, hepatozerebraler Degeneration und Parathormonstörungen auf.

Tumoren

Sowohl primäre (Lymphom, Meningeom, Gliom) als auch sekundäre Tumoren (Metastasen) sowie Abszesse und chronische Subduralhämatome können ein Parkinson-Demenz-Syndrom verursachen.

Hydrozephalus

Normaldruckhydrozephalus („normal pressure hydrocephalus", NPH) kann sich in einer Trias von Gangstörung, subakuter leichter Demenz und Inkontinenz manifestieren. Es besteht kein typischer Parkinsonismus. Die Gangstörung wird als apraktisch oder als magnetische Ataxie beschrieben. Klinisch lassen sich Gangstörungen verschiedener Ursache einschließlich NPH, AD mit parkinsonartigen Aspekten nicht immer eindeutig abgrenzen. Im CT und MRT finden sich Ventrikelerweiterung (insbesondere Temporalhörner) und verengte Sulci im Vertexbereich. Eine Besserung nach Liquorablassversuch und 24-Stunden-Liquordruckmessung sind Voraussetzung für eine Shunt-Implantation.

Lyme-Borreliose kann ein NPH-artiges Bild mit Gangstörung, Harninkontinenz, Demenz vortäuschen (Danek et al. 1996). Lymphozytose im Liquor und intrathekale Borrelia-burgdorferi-Antikörper sind nachweisbar. Die Therapie umfasst Antibiose (Ceftriaxon).

Ein *obstruktiver Hydrozephalus* kann ausgeprägten Parkinsonismus mit oder ohne kognitiven Störungen verursachen.

Trauma

Eine Demenz nach Kopftrauma ist gewöhnlich nicht progredient und nicht mit Parkinsonismus assoziiert. Falls nach Schädeltrauma zunehmende kognitive Störungen auftreten, ist ein weiterer Prozess, z. B. ein Hydrozephalus, auszuschließen. Wiederholte Schädeltraumata z. B. beim Boxen können zu einer progredienten Demenz (Dementia pugilistica) mit Parkinsonismus, Kleinhirn- und Pyramidenbahnzeichen führen. Neuropathologisch finden ich Fenestration des Cavum septi pellucidi, Atrophie von Fornix und Mamillarkörpern, narbige Kleinhirntonsillen, Gliose der Substantia nigra, NFT in Hippokampus und medialem Temporallappen. NFT sind bei Dementia pugilistica in oberflächlichen, bei AD in tiefen Kortexschichten lokalisiert (Tabelle 6.2).

Tabelle 6.2. Zusammenfassung hypokinetischer Bewegungsstörungen (kursiv mit Demenz)

- *Parkinson Krankheit, idiopathisches Parkinson-Syndrom, idiopathischer (Lewy-Körper) Parkinsonismus*
- „Parkinson-plus"-Syndrome
  - neurodegenerativ: *Parkinsonismus bei Demenzen (M. Alzheimer, kortikale (diffuse) Lewy-Körper-Krankheit, M. Pick, fronto-temporale Demenz, DLDH ("dementia lacking distinct histology")*
  - *progressive supranukleäre Parese (PSP), Steele-Richardson-Olszewki-Syndrom (SRO)*
  - Multiple Systematrophie (MSA) mit den Varianten *striato-nigrale Degeneration,*
  - sporadische olivopontozerebelläre Atrophie (sOPCA),
  - Shy-Drager Syndrom (SDS)
- *Parkinsonismus-Demenz und Motoneuron-Erkrankung*
  - *Parkinson-Demenz-ALS Komplex auf Guam, M. Lytico-Botig*
  - *Multisystem-hereditäre Tauopathien (MHT), Disinhibition-Demenz-Parkinsonismus-Amyotrophie-Komplex (DDPAC)*
  - *Wilhelmsen-Lynch Krankheit*
  - *familiäre Parkinsonismus-Demenz mit NFT*
  - *familiäre Multisystem-Tauopathie mit präseniler Demenz und abundanten neuronalen und glialen Taufilamenten*
  - *pallidopontonigrale Degeneration*
  - *kortiko-basalganglionäre Degeneration (CBGD)*
  - *idiopathische Basalganglienverkalkung*
  - heredodegenerativ (z. T. mit Hyperkinesien)
  - *M. Wilson*
  - *M. Hallervorden-Spatz*
  - *M. Huntington (Westphal-Variante)*
  - *Dentato-rubro-pallido-Luysische Atrophie (DRPLA)*
  - Lubag (Filipino X-linked dystonia-Parkinsonismus)
  - *M. Machado-Joseph (SCA3)*
  - aromatische Aminosäuredecarboxylase-Mangel
  - *autosomal-rezessiver juveniler Parkinsonismus*
  - *dominant-hereditäre Apathie, Hypoventilation und Parkinsonismus*
  - *dominant-hereditärer früh beginnender Parkinsonismus*
  - *familiäres L-DOPA-responsives Parkinson-Pyramidales-Syndrom, Kufor-Rakeb-Syndrom*
  - *familiäre progressive subkortikale Gliose*
  - hereditäre sensorimotorische Neuropathie mit Parkinsonismus
  - rasch einsetzender Dystonie-Parkinsonismus
  - *x-linked-rezessiver Parkinsonismus und mentale Retardierung*
  - *Thalamus-Demenz-Syndrom*

- Sekundärer Parkinsonismus
  - *infektiös: AIDS (HIV, PML, Toxoplasmose), Cryptokokken-Meningoenzephalitis, Cysticerkose, Herpes-simplex-Enzephalitis, Japanische-B-Enzephalitis, Malaria, Mykoplasmen, St. Louis-Enzephalitis, subakute sklerosierende Panenzephalitis (SSPE), Pilze, Syphilis, Tuberkulose, postvakzinaler Parkinsonismus, M. Whipple;*
  - *postenzephalitisch:* Enzephalitis lethargica, andere Enzephalitiden Prionen-Erkrankungen: M. Creutzfeldt-Jakob, M. Gerstmann-Sträussler-Scheinker
  - *vaskulär: subkortikale arteriosklerotische Enzephalopathie (SAE) bei Bluthochdruck (lower body parkinsonism), multiple Infarkte*
  - *toxisch: MPTP (1-methyl-4-phenyl-1,2,3,6-tetrahydropyridine), Kohlenmonoxyd, Mangan, Cyanid, Methanol, Kohlenstoffdioxyd, -disulfid, Disulfiram, Paraquat, Diquat, n-Hexane, Quecksilber, Organophosphate*
  - *medikamenteninduziert: Dopaminrezeptorenblocker (Neuroleptika, Antiemetika), Malignes Neuroleptika-(Parkinsonismus-Hyperpyrexie-) Syndrom, dopaminfreisetzende Substanzen (Reserpin, Tetrabenazin), Lithium, Flunarizin, Cinnarizin, Diltiazem, u. a.*
  - *metabolisch: hypokalzämischer Parkinsonismus (Basalganglienverkalkung), chronische hepatozerebrale Degeneration, M. Wilson, Hypoxie, Ceroid-lipofuscinose, Cerebrotendinöse Xanthomatose, Folatmangel, GM1 Gangliosidose, hereditäre Hämochromatose, Hypothyreose, M. Niemann-Pick, M. Gaucher, Hitzschlag*
  - mitochondriale Enzephalomyopathien
  - Hemiatrophie-Hemiparkinsonismus
  - Syringomesenzephalie
  - *intranukleäre Hyalinkörper-Krankheit*
  - *Hydrozephalus (Normaldruckhydrozephalus NPH, nichtkommunizierender Hydrozephalus)*
  - *Tumoren*
  - *paraneoplastischer Parkinsonismus*
  - *traumatisch (Boxer-Enzephalopathie, Encephalopathia pugilistica)*
  - psychogen

6.3 (Überwiegend) hyperkinetische Bewegungsstörungen mit Demenz

6.3.1 Chorea Huntington, Morbus Huntington

Hierbei handelt es sich um eine autosomal-dominante Erkrankung (CAG repeat Expansion >36 auf Chromosom 4p16.3) mit durchschnittlicher Manifestation um das 35. Lebensjahr, gekennzeichnet durch choreatische Hyperkinesen, kognitive und affektive Störungen. Im Vordergrund der Degeneration stehen striatale GABAerge Projektionsneurone zu Pallidum externum und Ncl. subthalamicus; dadurch entsteht ein Ungleichgewicht mit relativem Überwiegen von Dopamin, das zu choreatischen Hyperkinesen führt. Charakteristisch ist eine früh auftretende und rasch fortschreitende Atrophie von Caudatumkopf (Bicaudatum-Index <1,8) und Frontalhirn. Neben affektiven Störungen und choreatischen Hyperkinesen ist Demenz ein Kardinalsymptom; sie ist vom subkortikalen Typ mit früh auftretenden Persönlichkeits- und Stimmungsänderungen, mit oder ohne psychotische Veränderungen; später treten kognitive Störungen wie insbesondere Wiedererinnerungsdefizite, Störung exekutiver Funktionen und verlangsamte Kognition hinzu. Defizite höherer kortikaler Funktionen (Aphasie, Agnosie und Apraxie) fehlen. Die zunehmende intellektuelle Beeinträchtigung wird begleitet von Caudatumkopfatrophie in CT und MRT, sowie caudatalem und frontalem Glukose-Hypometabolismus im FDG-PET. Die Defizite bei M. Huntington gleichen denen bei Patienten mit Frontalhirnläsionen. Die Therapie umfasst Sulpirid, Alprazolam.

Bei der Westphal-Variante mit juvenilem Beginn (paternale Transmission) stehen Parkinsonismus und Demenz im Vordergrund. Als Therapie wird L-DOPA eingesetzt.

6.3.2 Dentato-rubro-pallido-Luysiane-Atrophie (DRPLA)

Dies ist eine vorwiegend in Japan auftretende autosomal-dominante Erkrankung in Folge CAG-Repeatverlängerung auf Chromosom 12p. Sie manifestiert sich bei juvenilem Beginn mit Myoklonus-Epilepsie, Demenz, Ataxie, Chorea, bei adultem Beginn mit Ataxie, Chorea, Demenz, ferner Wahn und Halluzinationen, Sakkadenverlangsamung, Dyskinesien, Rigor, Bradyphrenie, Hyperreflexie. Im CT und MRT finden sich degenerative Veränderungen in Ncl. dentatus, Ncl. ruber, Ncl. subthalamicus und Pallidum sowie im Marklager.

6.3.3 Neuroakanthocytose (Choreoakanthocytose)

Die Erkrankung mit abormen, stechapfelförmigen Erythrozyten manifestiert sich mit Chorea, oromandibulären Dyskinesien, Anfällen, Polyneuropathie, später Parkinsonismus. Ferner treten Persönlichkeitsstörungen mit impulsivem und ablenkbarem Verhalten, verminderter Einsicht, zusätzlich Depression, Angst, paranoide Wahnvorstellungen und Zwangsverhalten auf.

6.3.4 Rett-Syndrom

Das Rett-Syndrom tritt bei Mädchen auf und manifestiert sich mit Schlafstörungen, Parkinsonismus, Dystonie, geistiger Behinderung und expressiver Aphasie.

6.3.5 Morbus Wilson, hepato-lentikuläre Degeneration

Dies ist eine autosomal-rezessive Erkrankung (Chromosom 13p14.3) mit defizienter kupfertransportierender ATPase. Dadurch kommt es zu abnormen Kupferablagerungen in Leber, Kornea (Kayser-Fleischer-Ring) und Gehirn (Ncl. lentiformis). Hyperkinesen (Flügelschlagtremor, Dystonie, Chorea), Parkinsonismus und kognitive Störungen sind die wesentlichen neurologischen Symptome. Die intellektuelle Beeinträchtigung ist bei M. Wilson mild im Vergleich zu MP und M. Huntington. Persönlichkeitsveränderungen treten früh auf, oft vor kognitiven und neurologischen Störungen. Schulschwierigkeiten zeigen sich bei juvenilem Beginn. Neuropsychologische Befunde betreffen das Erinnerungsvermögen beim Wechsler-Memory-Test, IQ-Minderung und Konzentrationsstörungen. Die kognitiven Störungen können sich mit der Kupferelimination bessern. Systematische Untersuchungen über kognitive, neuropathologische und -radiologische Untersuchungen liegen in der Literatur nicht vor. Im MRT finden sich gliosebedingte Signalveränderung im Ncl. lentiformis (T2-Hyperintensität), später auch in Thalamus, Striatum, Substantia nigra, Zerebellum, Hirnstamm, Kortex. Die Therapie umfasst D-Penicillamin, Triethylentetraminhydrochlorid.

6.3.6 Hallervorden-Spatz-Krankheit

Dies ist eine autosomal-rezessive Erkrankung mit eisenhaltigen Pigmentablagerungen in Pallidum und Substantia nigra. Im MRT findet sich das "Tigeraugezeichen". Die Demenz zeigt psychomotorische Verlangsamung, Gedächtnis-, Aufmerksamkeits- und Konzentrationsdefizite sowie Intelligenzminderung, die Bewegungsstörungen sind heterogen (Rigor, Dystonie, Chorea).

6.3.7 Thalamusdegenerationen

Diese sind heterogen und selten. Sie zeigen neuropsychiatrische und kognitive Störungen (Amnesie, Verwirrtheit, Affektlabilität) in Kombination mit Bewegungsstörungen (unwillkürliche Bewegungen, Chorea, Ataxie, Myoklonus). Akinetischer Mutismus kann auftreten. Die Amnesie zeigt nicht das subkortikale Muster, sondern Merkmale des hippokampal-thalamischen Gedächtnissystems (Tabelle 6.3).

Tabelle 6.3. Zusammenfassung überwiegend hyperkinetischer Bewegungsstörungen (kursiv mit Demenz)

- Chorea *(M. Huntington, DRLPA, Neuroakanthozytose)*
- Ballismus
- Dystonien, Athetosen, DOPA-responsive Dystonie
- tardive Dyskinesien
- Tics, Tourette-Syndrom
- Tremor *(M. Wilson, Neuroakanthozytose, M. Hallervorden-Spatz, M. Gerstmann-Sträussler-Scheinker, Ceroid- Lipofuszinose)*
- Akathisie
- Myoklonien
- Restless-legs-Syndrom
- Hyperekplexie (Startle disease)
- Ataxien *(M. Machado-Joseph, SCA-3)*

Literatur

Alexander GE, Crutcher MD (1990) Basal ganglia – thalamocortical circuits. Parallel substrates for motor, oculomotor, "prefrontal" and "limbic" functions. Prog Brain Res 85:119–146

Danek A, Uttner I, Yoursry T, Pfister HW (1996) Lyme neuroborreliosis disguised as normal pressure hydrocephalus. Neurology 46:1743–1745

Dubois B, Pillon B (1998) Cognitive and behavioral aspects. In: Jankovic J, Tolosa E (Hrsg.) Parkinson's disease and movement disorders, 3rd ed. Williams & Wilkins, Baltimore, pp. 837–858

Grabowski TJ, Damasio AR (1998) Dementias. In: Rosenberg RN, Butterworth-Heinemann (Hrsg.) Atlas of clinical neurology. Boston, pp 6.1–6.28

Joseph AB, Young RR (1998) Movement disorders in neurology and neuropsychiatry, 2nd ed. Blackwell Science, Malden MA

Litvan I (1998) Parkinsonism-dementia syndrome. In: In: Jankovic J, Tolosa E (Hrsg.) Parkinson's disease and movement disorders, 3rd ed. Williams & Wilkins, Baltimore, pp 819–836

McKeith IG, Perry EK, Perry PH, for the Consortium on Dementia with Lewy Bodies (1999) Report of the second dementia with Lewy international workshop: Diagnosis and treatment. Neurology 53:902–905

Watts RL, Koller WC (1997) Movement disorders. Neurologic principles and practice. McGraw-Hill, New York

Weindl A, Conrad B (1996) Chorea und choreatische Bewegungsstörungen. In: Conrad B, Ceballos-Baumann AO (Hrsg) Bewegungsstörungen in der Neurologie. Thieme, Stuttgart, S 155–180

7 Creutzfeldt-Jakob-Erkrankung und andere Prionkrankheiten

H. Kretzschmar, H. Förstl

> **Zum Thema**
>
> Die Creutzfeldt-Jakob-Demenz (CJD) wird vermutlich durch Prionen (*proteinaceous infectious agents,* wörtlich: *infektiöse Eiweißpartikel*) verursacht. Zu den Prionkrankheiten zählen klinisch unterschiedliche Erkrankungen von der rasch progredienten CJD bis zur tödlichen familiären Insomnie. Neuropathologisch finden sich spongiforme (vakuoläre) Hirnveränderungen mit Neuronenverlust und Gliose. Kuru, eine auf Papua-Neuginea durch rituellen Kannibalismus verbreitete Prionkrankheit tritt heute nicht mehr auf. Das Gerstmann-Sträussler-Scheinker-Syndrom mit Ataxie, Dysarthrie, Dysphagie und zerebralen Amyloidplaques ist eine seltene familiäre Prionkrankheit. Die „neue Variante" der CJD wurde in den letzten Jahren in Großbritannien bekannt; alle Indizien sprechen dafür, dass sie durch die bovine spongiforme Enzephalopathie (BSE) verursacht wird.

7.1 Klinische Diagnosekriterien

1921 schrieb Alfons Jakob „Über eigenartige Erkrankungen des Zentralnervensystems mit bemerkenswertem anatomischen Befunde (*spastische Pseudosklerose-Encephalo-Myelopathie mit disseminierten Degenerationsherden*)". Bei zwei seiner Patienten würde auch heute die Diagnose einer CJD gestellt. Bei einer rasch über Monate fortschreitenden Demenz muss prinzipiell an eine CJD gedacht werden. Die Diagnose wird insbesondere durch die Symptome rasche Progredienz, Erkrankungen des pyramidalen oder extrapyramidalen Systems mit Myoklonus, zerebelläre oder visuelle Symptome und charakteristische EEG-Veränderungen mit periodischen Sharp-wave-Komplexen nahegelegt. Aktuelle operationalisierte Diagnosekriterien und die Häufigkeit der Merkmale sind in Tabelle 7.1 angegeben.

Im Verlauf der Erkrankung treten vielfältige neurologische Störungen auf, in manchen Verlaufstypen sogar vor Beginn der kognitiven Defizite. Häufig entwickelt sich eine fortschreitende spastische Lähmung der Extremitäten, begleitet von extrapyramidalmotorischen Zeichen wie Tremor und Rigor. Andere Varianten können mit Ataxie oder Visus-Störungen einhergehen. Nach dem

Tabelle 7.1. Diagnosekriterien für die sporadische Creutzfeldt-Jakob-Erkrankung

	Klinisches Merkmal	*Häufigkeit*
Wahrscheinliche CJD	rasch progrediente Demenz von weniger als 2 Jahren Dauer	95%
	Typische EEG Veränderungen (periodische Sharp-wave-Komplexe) oder positiver 14–3–3 Liquorbefund	75%
	Myoklonus	90%
	Sehstörungen oder zerebelläre Symptome pyramidale/extrapyramidale Störungen	70%
	akinetischer Mutismus	55%
Mögliche CJD	progressive Demenz von weniger als 2 Jahren und 2 von den oben genannten 4 klinischen Erscheinungen, jedoch fehlendes oder untypisches EEG, kein 14–3–3 Nachweis	

Tabelle 7.2. Einteilung der Prion-Krankheiten

Idiopathisch (sporadisch)	CJD, tödliche sporadische Insomnie	etwa 90% der Patienten sehr selten
Erworben	Kuru	beseitigt
	neue Variante der CJD	bisher kein Patient in der BRD
	iatrogene CJD	sehr selten (weltweit mehr als 150 Patienten)
Hereditär	familiäre CJD	10–15% der Fälle
	Gerstmann-Sträussler-Scheinker-Syndrom (GSS)	selten
	tödliche familiäre Insomnie (FFI)	sehr selten

Entstehungs- bzw. Vererbungsmodus sind unterschiedliche Formen der Prionkrankheiten zu differenzieren (Tabelle 7.2).

Verbindliche klinische Diagnosekriterien für die neue Variante der CJD existieren derzeit nicht. Die betroffenen Patienten sind bislang jünger als bei anderen Formen der CJD, zeigen einen längeren klinischen Verlauf mit ausgeprägten psychischen Störungen in frühen Stadien und der späteren Entwicklung von Ataxie, Myoklonie und Demenz. Die Histologie des Gehirns zeigt ein pathognostisches Bild, ebenso der Western-blot des Hirngewebes.

Bei den akzidentiell (*iatrogen*) übertragenen Formen der CJD handelt es sich vorwiegend um progressive zerebelläre Störungen nach Behandlungen mit Hypophysenhormonen oder um Patienten, die Merkmale einer sporadischen CJD erfüllen und einem anerkannten Risikofaktor ausgesetzt waren (z. B. Dura-mater-Transplantation).

7.2 Differentialdiagnose

Die Frühsymptome der CJD sind unspezifisch:
– Ermüdbarkeit,

- Wesensänderung,
- Gewichtsveränderungen bei abnormem Essverhalten,
- Depressivität und
- Schlafstörungen mit nachfolgenden visuellen oder zerebellären Symptomen.

Bei einer rasch progredienten Demenz muss grundsätzlich auch an eine Reihe anderer, z. T. behandelbarer Demenzformen gedacht werden (s. Kap. 14). Myokloni (plötzlich einschießende unwillkürliche Kontraktionen) sind abzugrenzen gegen eine gesteigerte Schreckreaktion (Auslöser!), Tremor, Dyskinesien (Medikamentenexposition?), Chorea (fahrige, unregelmäßige meist distale Bewegungsmuster), Tics (unwillkürliche Bewegungsabläufe einschließende Stereotypien) und Faszikulationen (Muskelzuckungen ohne Bewegungseffekt). Beim Vorliegen eines Myoklonus ist prinzipiell immer an metabolische Ursachen zu denken, Leberversagen, Urämie, Hypomagnesiämie, hypoxische Hirnschäden und Intoxikationen mit Psychopharmaka (v.a. Neuroleptika und Antidepressiva). Myokloni können physiologisch beim Einschlafen und Aufwachen auftreten, sie sind in 10% der Patienten mit einer Alzheimer Demenz festzustellen und sie sind wichtiges Merkmal einer Reihe von selteneren Erkrankungen (progressive Myoklonusepilepsie, zerebrale Lipofuszinose Kufs, Sialinose, subakut sklerosierende Panenzephalitis, ...).

Jeder Patient mit einem neu aufgetretenen Myoklonus bzw. mit einem Verdacht auf CJD muss einem Facharzt der Neurologie und Psychiatrie vorgestellt werden.

Das Bild einer CJD kann auch durch andere Demenzformen (AD, AIDS-Enzephalopathie, Parkinson-Demenz, Chorea Huntington, subakut sklerosierende Panenzephalitis, frontotemporale Hirndegeneration, usw.), andere neurologische Erkrankungen (amyotrophe Lateralsklerose, Enzephalitiden, Multiple Sklerose) und Schizophrenien mit Residualsyndrom, Dyskinesien und Myoklonus vorgetäuscht werden.

7.3 Epidemiologie

Die Neuerkrankungsrate an CJD entspricht etwa 1:1 Mio. /Jahr. Das mittlere Erkrankungsalter liegt bei etwa 65 Jahren. Frauen sind häufiger betroffen als Männer (2:1). Die Lebenserwartung nach Diagnosestellung beträgt etwa 3–12 Monate. Sie ist bei den genetisch verankerten Formen und der neuen Variante der CJD etwas länger. Etwa 50% der Patienten entwickeln im Krankheitsverlauf einen akinetischen Mutismus mit fließendem Übergang zur Enthirnungsstarre (apallisches Syndrom).

7.4 Neurobiologie

Das infektiöse Agens der Prionkrankheiten wird als „Prion" bezeichnet. Prionen bestehen überwiegend, wenn nicht ausschließlich aus einem Protein, der Scrapie-Isoform des Prionproteins (PrP^{Sc}). PrP^{Sc} entsteht in einem wenig verstandenen Prozess aus einem kupferbindenden, normalen zelluären Protein, der zellulären Isoform des Prionproteins (PrP^C), das von dem Prionprotein-Gen (PRNP) auf dem Chromosom 20 kodiert wird. Die Reaktion PrP^C zu PrP^{Sc}, die in einer Konformationsänderung besteht, kann durch Prionen herbeigeführt werden („erworbene Prionkrankheiten"), durch Mutationen des PRNP begünstigt werden („hereditäre Prionkrankheiten") und vermutlich spontan entstehen

---

Häufige pathogene Mutationen im Bereich des Prion-Protein-Gens auf Chromosom 20

- P102L als häufigste Ursache für das Gerstmann-Sträussler-Scheinker-Syndrom,
- D178 N als Ursache der familiären CJD als auch der familiären tödlichen Insomnie (FFI) in Abhängigkeit von Polymorphismus am Codon 129,
- E200 K als häufigste Ursache der familiären CJD,
- Insertionsmutationen mit äußerst variabler klinischer Manifestation.

(„idiopathische, sporadische Prionkrankheiten"). Ein genetischer Polymorphismus beeinflusst die Suszeptibilität und Manifestationsform der Prionkrankheiten (Parchi et al. 1999).

Die genetische Untersuchung ist von Bedeutung, da nur 50% der Mutationsträger angeben, von einer familiären Erkrankung zu wissen. Die Durchführung und Bewertung dieser genetischen Studien muss in jedem Fall spezialisierten Zentren vorbehalten bleiben.

Die klinische Verdachtsdiagnose einer CJD kann histologisch am Hirngewebe oder durch den Nachweis der Proteaseresistenz des PrP^{Sc} aus Hirngewebe (Western-blot) bewiesen werden. Ein Immunoblot-Schnelltest zum Nachweis des proteaseresistenten PrP^{Sc} steht inzwischen auch für die Untersuchung möglicherweise infizierter Tiere zur Verfügung. Auch hier wird Hirngewebe für die Untersuchung benötigt. Geeignete Surrogatmarker sind v.a. 14-3-3 Protein, möglicherweise auch sehr hohe Tau-Werte, eine erhöhte neuronenspezifische Enolase sowie ein erhöhtes astrozytäres S100-Protein im Liquor.

7.5 Therapie

Eine effektive Behandlung der CJD gibt es derzeit nicht (Otto et al. 1998). Symptomatische Therapiemöglichkeiten stehen für die Myoklonien zur Verfügung, die initial gut auf Clonazepam oder andere Benzodiazepine ansprechen. Amphotericin B, Amantadin, Interferon und Anthrazyklin haben sich bisher als nicht wirksam erwiesen. In Tierversuchen ergaben sich Hinweise auf eine mögliche Verlängerung der Inkubationszeit durch immunsuppressiv wirksame Substanzen (Kortison) oder Stoffgruppen, die das retikulo-endotheliale System (RES) blockieren (Dextransulfat), da B-Lymphozyten oder andere Zellen des RES zum Transport der Prion-Proteine in das ZNS beitragen. Die Gabe von Glukokortikoiden wird nach Hautkontakten mit infiziertem Gewebe empfohlen.

Durch das Fehlen effektiver Therapiemöglichkeiten hat die genetische Beratung bei familiären Formen und die Prävention durch Vermeiden von Infektionsquellen besondere Bedeutung. So ist derzeit nicht vertretbar, den Verzehr von Rind- und Schaffleisch unbekannter Herkunft für unbedenklich zu erklären.

Literatur

Collinge J, Palmer MS (1997) Prion diseases. Oxford University, Oxford
Jakob A (1921) Über eigenartige Erkrankungen des Zentralnervensystems mit bemerkenswertem anatomischen Befunde (spastische Pseudosklerose-Encephalo-Myelopathie mit disseminierten Degenerationsherden). Dtsch Z Nervenkeilkd 70: 132–146
Kretzschmar H, Poser S (2001) Übertragbare spongiforme Enzephalopathien (Prion-Krankheiten). In: Beyreuther K, Einhäupl K, Förstl H, Kurz A (Hrsg) Demenzen. Thieme, Stuttgart
Otto M, Ratzka P, Wiltfang J et al. (1998) Therapeutische Ansätze bei der Creutzfeldt-Jakob-Krankheit. Deutsch Ärztebl 51/52: C-2319–2321
Otto M, Zerr I, Wiltfang J, Weber T, Kretzschmar HA, Poser S, Felgenhauer K (1999) Laborchemische Verfahren in der Differentialdiagnose der Creutzfeldt-Jakob-Krankheit. Deutsch Ärztebl 96: C-2248–2253
Parchi P, Giese A, Capellari S et al. (1999) Classification of sporadic Creutzfeldt-Jakob disease based on molecular and phenotypic analysis of 300 subjects. Ann Neurol 46: 224–233
Ridley RM, Baker HF (1998) Fatal protein. The story of CJD, BSE and other prion diseases. Oxford University, Oxford

Kontaktadresse zur Bestimmung genetischer Marker der Prionkrankheiten (Blut), der Liquormarker und zur Diagnosestellung aus Hirngewebe

Prof. Dr. Hans A. Kretzschmar, Institut für Neuropathologie, Universitätsklinikum Großhadern, Marchioninistr. 17, 81377 München, Tel.: 089-7095-4900, Fax: 089-7095-4905

8 Pick und andere fokale Hirnatrophien

A. Danek, G. Wekerle

Zum Thema

Die als „Pick-Komplex" – synonym „frontotemporale Lobärdegeneration" (FTLD) – zusammengefasste Krankheitsgruppe ohne Alzheimer-Pathologie wird für bis zu 20% aller Demenzen verantwortlich gemacht. Eine verbindliche Klassifikation unter Berücksichtigung von Klinik, Pathologie und Genetik ist zwar noch nicht erreicht, die zugehörigen klinischen Bilder kann man dennoch gut erfassen.

„Frontotemporale Demenz", progrediente „unflüssige" Aphasie und „semantische Demenz" lassen sich durch genaue Beachtung des neurologischen, psychiatrischen und neuropsychologischen Befundes diagnostizieren. Auch seltenere Manifestationen des Pick-Komplexes zeigen fokale, langsam fortschreitende Hirnleistungsstörungen, für die parietale Symptome untypisch sind.

Bildgebende Verfahren zeigen eine frontale, temporale oder asymmetrische Atrophie in CT oder MRT und analog zur Atrophie verteilte hypometabole Regionen in SPECT oder FDG-PET.

Gelegentlich kann die Abgrenzung von einer AD schwierig sein, zumal eindeutige biologische oder apparative Marker fehlen. Ausgenommen sind familiäre Fälle (etwa die Hälfte der Patienten), bei denen seit 1998 teilweise Mutationen im Gen für das Mikrotubulus-assoziierte Protein Tau gefunden wurden. Diese Beobachtungen bestätigen die Vermutung eines engen Zusammenhangs mit weiteren klinischen Manifestationen des Pick-Komplexes als Parkinson-Syndrom, Motoneuron-Erkrankung, progressive Blickparese oder kortikobasale Degeneration.

Außer bei Tau-Mutationen ist eine präsymptomatische Diagnostik nicht möglich. Andere Risikofaktoren sind nicht bekannt. Zur Früherkennung ist man weitgehend auf die klinische Befunderhebung angewiesen, verbesserte psychometrische „Frontalhirn-Verfahren" befinden sich erst in Entwicklung.

Die Prognose der häufig im Alter von 40–60 Jahren schleichend beginnenden Erkrankung ist infaust. Der ungefähr 10-jährige Verlauf bedeutet bei fehlender Krankheitseinsicht eine erhebliche Belastung für das soziale Umfeld aufgrund der oft schweren Störungen im Verhalten. Sie treten oft als erste Symptome auf und können zur Diagnose einer endogenen Psychose führen.

Das Erkennen dieser Krankheitsgruppe hat große prognostische und differentialtherapeutische Bedeutung. Serotonerge Medikamente scheinen symptomatisch wirksamer als zentrale Cholinesterasehemmer zu sein.

8.1 Begriffsbestimmung „Pick-Komplex"

Arnold Pick berichtete um 1900 über Patienten mit Aphasie und Demenz, bei denen postmortal Atrophien umschriebener Regionen der Hirnrinde auffielen. Alzheimer führte bei solchen Patienten histologische Untersuchungen durch und beschrieb erstmals die mit Silberfärbungen dargestellten Nervenzell-Einschlüsse, die später als „Pick-Körper" bekannt wurden. Der Begriff „Picksche Krankheit" kam in den 20er Jahren auf und bezeichnete – bei Ausschluss anderer Demenzen – den neuropathologischen Befund der Atrophie von Stirn- und Schläfenlappen mit Nervenzellausfall in den Rindenschichten I bis III. Später wurde die Diagnose meist an den Nachweis der „Pick-Körper" gebunden. Dieser Befund wird jedoch in weniger als 5% aller Demenzen angetroffen (Förstl u. Baldwin 1994). Die „European Concerted Action on Pick's Disease" (ECAPD) folgt diesem eingeengten Konzept (Rossor in Gustafson u. Brun 1999). Erst in den letzten Jahren wurde erkannt, dass sowohl Picks klinische Berichte als auch die anfängliche pathologische Definition gut mit den Befunden bei „frontotemporaler Lobärdegeneration" übereinstimmen. Sie ist für etwa 20% aller Demenzen verantwortlich und gehört damit zu den vier wichtigsten Demenz-Ursachen.

Mesulam beschrieb 1982 „primäre progrediente Aphasie" als vermeintlich neue klinische Entität und stieß damit die Diskussion über fokale kortikale Atrophien wieder an. Im Gefolge kam eine verwirrende Vielzahl von Termini auf. Die Gemeinsamkeiten innerhalb der gesamten Gruppe von Syndromen lassen sich mit „Pick-Komplex" als Begriff gut fassen (Kertesz u. Munoz 1998).

Mindestens die Hälfte der Fälle zeigt eine positive Familienanamnese. Innerhalb einer Familie mit identischer Mutation kann sich die Erkrankung aber unter so unterschiedlichen neurologischen Bildern wie Parkinson-Syndrom, Motoneuron-Erkrankung, progressive Blickparese, Epilepsie neben der Vielzahl von neuropsychologischen und psychiatrischen Symptomen äußern. Solange die Beziehungen zwischen Klinik, Neuropathologie und Genetik wissenschaftlich noch im Fluss sind, verhilft das Konzept „Pick-Komplex" dazu, die Zusammenhänge nicht aus den Augen zu verlieren.

In der Praxis, wo eine neuropathologische Zuordnung nicht möglich ist, erleichtert die Diagnose „Pick-Komplex" die gerade zu Beginn des Krankheitsverlaufs erforderliche Abgrenzung von anderen Demenzen. Dies hat Konsequenzen für Prognose und Therapie. Beim Pick-Komplex besteht kein kortikales cholinerges Defizit (Procter et al. in Gustafson u. Brun 1999) und eine entsprechende Medikation wie zur symptomatischen Therapie der AD ist daher vermutlich unwirksam. Besonders mit ihr kann es aber bei oberflächlicher Betrachtung Verwechslungen geben.

Dieses Kapitel will das Spektrum der klinischen Erscheinungen aufzeigen, bei denen man an eine Erkrankung aus dem Pick-Komplex denken muss, auch wenn die Entwicklung und Überprüfung von diagnostischen Kriterien noch nicht abgeschlossen ist. Wichtigste Orientierungshilfe ist der Konsens, mit dem die „Lund-Manchester-Kriterien" von 1994 fort enwickelt wurden (Neary et al. 1998).

Als „Pick-Komplex" wird eine häufige Gruppe von dementiellen Erkrankungen mit fokalen neuropsychiatrischen Symptomen zusammengefasst, bei denen Hinweise auf Alzheimer-, Lewy-Körper-, vaskuläre oder Prion-Pathologie fehlen. Nicht obligat sind „Pick-Körper". Der Begriff „frontotemporale Lobärdegeneration" (auch „Lobäratrophie") wird weitgehend synonym verwendet.

8.2 Klinische Syndrome im Pick-Komplex

Allgemeines

Anatomische Grundlagen

Anatomische Grundlage der drei als prototypisch herausgestellten Syndrome ist die topographisch unterschiedliche Ausprägung des degenerativen Prozesses:
- Die frontotemporale Demenz (FTD) ist Ausdruck einer Atrophie des medialen, dorsolateralen und orbitalen Frontallappens und/oder des vorderen Temporallappens,
- die progrediente „unflüssige" Aphasie (PA) ist Ausdruck einer asymmetrischen, links-frontolateral betonten Atrophie und
- die semantische Demenz (SD) Ausdruck einer links-temporalen Atrophie.

Je nach individuellem Befall treten weitere neuropsychiatrische Befundmuster auf, die auf einer selektiven Vulnerabilität der betroffenen Hirnrindenregionen beruhen müssen, wobei die exakte molekulare Grundlage unbekannt ist.

Da Basalganglien und Motoneurone ebenfalls betroffen sein können, sollte man bei ungewöhnlich verlaufenden Parkinson-

Allgemeine diagnostische Kriterien für den Pick-Komplex (Neary et al. 1998)

- Unterscheidung von drei prototypischen klinischen Syndromen:
  - FTD: Frontotemporale Demenz,
  - PA: Progrediente „unflüssige" Aphasie,
  - SD: Semantische Demenz.
  - Gemeinsames Kernsymptom:
  - Schleichender Beginn und langsame Progredienz.
- Unterstützend:
  - Beginn <65 Jahre, positive Familienanamnese, Bulbärparalyse, atrophische Paresen, Faszikulationen.
- Ausschlusskriterien:
  - Beginn schlagartig oder mit Schädel-Hirn-Trauma oder mit schwerer Gedächtnisstörung, räumliche Orientierungsstörung, Logoklonie mit Gedankenabreißen, Myokloni, zentrale Paresen, zerebelläre Ataxie, Choreoathetose.
  - Bildgebung mit multifokalen oder vornehmlich postzentral lokalisierten Veränderungen, Hinweise auf metabolische oder entzündliche Erkrankungen des Gehirns (wie MS, Lues, AIDS, Herpes-Enzephalitis).
  - Relativ: Anamnese von chronischem Alkoholismus, chronischer Hypertonie oder Vaskulopathie.

Syndromen und bei amyotropher Lateralsklerose an den Pick-Komplex denken. Auch die Zugehörigkeit der beiden „Parkinson-plus-Syndrome" kortikobasale Degeneration und progrediente supranukleäre Blickparese (vgl. Kap. 6) im Sinne einer subkortikalen Form des Pick-Komplexes wird diskutiert (Kertesz u. Munoz 1998). Für die „posteriore kortikale Atrophie", bei der parietale Symptome wie optische Ataxie, okulomotorische Apraxie und Simultanagnosie (als Trias: „Balint-Syndrom") oder Neglect, Lese- und Sehstörungen vorherrschen, wird sie bestritten. Hier findet man histologisch meist Alzheimer-Veränderungen (Pantel u. Schröder 1996).

Verlauf

Die Inhomogenität der bisherigen Untersuchungen erschwert allgemeine Aussagen über den Verlauf beim Pick-Komplex (s. Kertesz u. Munoz 1998). Ein Erkrankungsbeginn im Alter um 40–60 Jahre wird häufig gefunden, bei einer Spanne von unter 30 bis über 80 (Zachhuber et al. 1999). Männer und Frauen scheinen gleichermaßen betroffen. Üblich ist eine langsame Progression aus einem der prototypischen Syndrome zur schweren generalisierten Erkrankung. Die mittlere Krankheitsdauer liegt um 8 Jahre, wobei Verläufe bis zu 15 Jahren berichtet wurden. Sehr kurze Verläufe findet man bei frühzeitiger Motoneuronbeteiligung.

Außer der familiären Häufung (großteils durch Tau-Gen-Mutationen), sind keine Risikofaktoren bekannt. Der ApoE-Genotyp spielt keine Rolle.

Bei allen Erkrankungen des Nervensystems ist die Symptomatik durch die Topographie des Prozesses bestimmt. Das klinische Syndrom erlaubt lediglich Vermutungen über die zugrunde liegende Pathologie.

Wie gut berechtigt die pragmatische Zuordnung klinischer Syndrome zum Pick-Komplex ist, werden weitere neuropathologische Untersuchungen zeigen.

8.2.1 Frontotemporale Demenz (FTD)

Im Vordergrund stehen Persönlichkeitsveränderung und Störung der Sozialbeziehungen.

Bei FTD kommt es zu beruflicher und sozialer Unzuverlässigkeit, zur Missachtung von Normen, zu Taktlosigkeit, verändertem Sexualleben und auch kriminellen Delikten. Die Patienten, denen das Krankheitsbewusstsein fehlt, werden meist von Angehörigen nach einer familiären Krise vorgestellt. Dabei kann es zur Verwechslung mit einer endogenen Psychose kommen.

Apathie und sozialer Rückzug, aber auch Unruhe, Hyperaktivität und Wandertrieb sind Ausdruck der gestörten Fähigkeit, Verhalten zu steuern. Ein apathischer, „pseudoneurasthenischer" Typ

Klinische Kriterien für frontotemporale Demenz (Neary et al. 1998)

- Kernsymptome (sämtlich frühzeitig auftretend):
  - Verfall des Sozialverhaltens (taktloses, enthemmtes bis kriminelles Verhalten),
  - beeinträchtigte Steuerung des eigenen Verhaltens (Apathie bis Rastlosigkeit und Wandertrieb),
  - verflachter Affekt (Gefühlskälte und Verlust von Sympathie),
  - fehlende Krankheitseinsicht.

- Stützend:
  - Verhaltensstörungen: beeinträchtigte Körperpflege, geistige Unbeweglichkeit, vermehrte Ablenkbarkeit/fehlende Ausdauer, hyperorales Verhalten/veränderte Ernährungs- und Trinkgewohnheiten/Fresssucht, Perseverationen/Stereotypie, „utilization behavior", d. h. unaufgeforderte Objektnutzung.
  - Sprech- und Sprachstörungen: veränderte Sprachproduktion mit fehlender Spontaneität und Wortkargheit oder mit Sprechdrang, Stereotypie, Echolalie, Perseveration/Palilalie, Mutismus.
  - Neurologische Befunde: Primitivreflexe, Inkontinenz, Akinese/Rigor/Tremor, labile Hypotonie.

---

wird mit Atrophie des dorsolateralen Frontallappens in Zusammenhang gesehen, ein disinhibierter, „pseudopsychopathischer" Typ mit frontoorbitaler Atrophie. Neuerdings wird auch versucht, Unterschiede zwischen einer frontalen und einer temporalen Variante bei FTD herauszuarbeiten. Ferner gibt es Überschneidungen mit dem Klüver-Bucy-Syndrom (s. Abschn. 8.2.4).

Im neurologischen Befund sind Primitivreflexe wie Greif-, Glabella-, Schnauz- und Palmomentalreflex („frontale Enthemmungszeichen") zu beobachten, ferner auch Parkinson-Symptome.

Im Verlauf werden Rituale komplexer Art (wie vorwiegende Beschäftigung mit Kreuzworträtseln) von einfachen Ritualen (wie rhythmisches Klatschen) abgelöst. Wenig beeinträchtigt bleiben Sinnesfunktionen, räumlich-konstruktive („parietale") Leistungen, Praxis und Gedächtnis.

Synonym ist der Begriff „Frontallappendemenz".

Klinische Kriterien für progrediente „unflüssige" Aphasie (Neary et al. 1998)

- Kernsymptom:
  - Unflüssige Spontansprache mit Agrammatismus (Telegrammstil), phonematischen Paraphasien (Lautfehler) oder Wortfindungs- und Benennstörungen.
- Unterstützend:
  - Weitere Sprech- und Sprachsymptome (Stottern oder Sprechapraxie, gestörtes Nachsprechen, der Spontansprache analoge Lese- und Schreibfehler; initial ungestörtes Wortsinnverständnis, Mutismus erst spät).

8.2.2 Progrediente „unflüssige" Aphasie

Eine Störung der Sprachproduktion herrscht hier im gesamten Verlauf vor.

Andere kognitive Bereiche als die Sprachexpression sind kaum betroffen. Verhaltensstörungen und neurologische Befunde wie bei FTD treten nicht regelhaft und wenn, dann mit eindeutiger Latenz zur Sprachstörung auf.

Synonym ist „primäre progrediente Aphasie".

8.2.3 Semantische Demenz

> **!** Im Vordergrund dieses Syndroms steht die Störung des Bedeutungsgehalts (Semantik). Dies äußert sich als gestörtes Verständnis des Sinns von Wörtern (semantische Aphasie) und/oder als gestörtes Wissen um Objekte (assoziative Agnosie).

Im Gegensatz zur PA treten im Sprachgebrauch keine Lautfehler, sondern Bedeutungsfehler auf (also semantische statt phonematische Paraphasien). Das Wortsinnverständnis muss nicht nur mit Benenn- und Zeige-Aufgaben („Wie heißt das?", „Zeigen Sie mir den Tisch!"), sondern auch mit Definitionen („Was ist ein.... ?") überprüft werden. Bemerkenswert ist, dass Teilbereiche verschieden stark gestört sein können, etwa Namen von Tieren und Pflanzen im Vergleich zu Werkzeugnamen.

Das die Diagnose unterstützende Symptom der Oberflächendyslexie/dysgrafie ist dadurch gekennzeichnet, dass nicht auf das „tiefe" Wissen um ein Wort zurückgegriffen wird (synonym: lexikalische Dyslexie/Dysgrafie). Die Sprachverarbeitung bleibt an der Oberfläche der Wörter, der simplen Korrespondenz von Lauten und Buchstaben. Im Deutschen mit seinen wenigen Ausnahmen zwischen Schreibung und Aussprache äußert sich die Störung v.a. in Rechtschreibfehlern (im Englischen v.a. als Aussprachefehler beim Vorlesen). Wie Erstklässler schreiben die Patienten nach dem Gehör und ohne Wissen um die Worte („Schtern, Anzuk, Kohr, liba, fon, vüa" statt „Stern, Anzug, Chor, lieber, von, für").

Man muss als Untersucher ferner darauf achten, ob Fehler beim Objektgebrauch auftreten und ob das Wissen um die Funktion von Objekten gestört ist (z. B. „Was machen Sie mit einem Hammer?").

Andere kognitive Bereiche sind bei semantischer Demenz kaum beeinträchtigt.

Klinische Kriterien für semantische Demenz (Neary et al. 1998)

- Kernsymptome:
    - Sprachstörung oder/und Störung des Erkennens (flüssige, dabei inhaltsleere Spontansprache, Benennstörung mit Verlust des Wortsinnverständnisses, semantische Paraphasien bzw. Störung des Erkennens ehemals vertrauter Gesichter/Prosopagnosie und/oder visuelle oder taktile Objektagnosie),
    - intaktes Zuordnen von Bildern und ungestörtes Abzeichnen
    - ungestörtes Nachsprechen einzelner Wörter,
    - ungestörtes Vorlesen und Schreiben von Wörtern, die nicht von Rechtschreibregeln abweichen.
- Unterstützend:
    - Weitere Sprech- und Sprachsymptome (Sprechdrang, eigenartiger Wortgebrauch, Oberflächendyslexie/dysgrafie; beim Fehlen von phonematischen Paraphasien und ungestörtem Rechnen),
    - Verhaltensstörungen (Verlust von Empathie und Sympathie, Interessenseinengung, übertriebene Sparsamkeit/Geiz),
    - neurologische Befunde (Primitivreflexe erst spät, wenn überhaupt; Akinese/Rigor/Tremor).

8.2.4 Klüver-Bucy-Syndrom

! Die drei Leitsymptome des Klüver-Bucy-Syndroms sind Hyperoralität, Hypersexualität und „Hypermetamorphosis" (gesteigerte Ablenkbarkeit durch enthemmte motorische Beschäftigung mit Objekten).

Von den Amerikanern Heinrich Klüver und Paul Bucy bei Affen mit beidseitigen Temporalpol-Läsionen 1939 erstmals beschrieben, tritt das Syndrom auch beim Menschen nach Läsionen in dieser Region auf, wie z. B. beim Pick-Komplex mit bitemporaler Atrophie.

Charakteristisch ist eine Beobachtung von Poeck an einem Patienten mit progredienter Aphasie. Später in seinem 14-jährigem Krankheitsverlauf versuchte er Ungenießbares wie Seife oder die eigenen Kleider zu verzehren. Fälle von Bolustod aufgrund der enthemmten „Fresssucht" sind beschrieben. Häufig kommt es beim Pick-Komplex zu massiver Gewichtszunahme durch unkontrollierten Verzehr v.a. von Süßigkeiten: Das Sättigungsgefühl scheint zu fehlen. Alternativ zur bitemporalen Schädigung wird hierfür eine hypothalamische Störung diskutiert.

8.2.5 Aprosodie, Amusie, Apraxie und andere fokale neuropsychologische Symptome

In zahlreichen Kasuistiken wurden neuropsychologische Symptome mit weitgehend isoliertem Auftreten und nur langsamer Progression herausgearbeitet. Dazu gehören Aprosodie und Amusie als Störungen der Sprachmelodie bzw. der Musikalität (z. B. gestörtes Noten lesen/-schreiben, Musizieren, Rhythmusgefühl). Eine progrediente Apraxie kann ebenfalls relativ isoliert auftreten, ist aber auch bei der kortikobasalen Degeneration zu beobachten. Plakativ herausgestellt wird bei dem Syndrom der Befund „alien hand" oder „alien limb", der freilich nicht verbindlich definiert ist. Meist geht es um ein vom Patienten angegebenes Fremdheitsgefühl oder eine Ungeschicklichkeit eines „ungehorsamen" Arms. Neben der Seitenbetonung von neurologischen Befunden werden bei der kortikobasalen Degeneration auch zentrale Störungen der Sensibilität herausgestellt (vgl. Kap. 6).

Pragmatisch wird man Patienten mit Symptomen, die als temporaler oder frontaler Lokalbefund zu interpretieren sind, dem Pick-Komplex zuordnen. Parietale und okzipitale Symptome wie beim Syndrom „posteriore kortikale Atrophie" sind eher Alzheimer-verdächtig. Beim Pick-Komplex sind Aufgaben mit räumlichem Charakter (wie freies Zeichnen, Kopieren, Konstruktion mit Blöcken) erst in sehr späten Phasen gestört.

8.3 Diagnostik

8.3.1 Klinik

Zur Diagnostik stehen beim Pick-Komplex die klinische Untersuchung höherer Hirnleistungen und der psychopathologische Befund ganz im Vordergrund. Damit wesentliche Hinweise nicht übersehen werden, ist eine ausführliche Anamnese Dritter unumgänglich.

Die individuelle Ausprägung der Symptome (vgl. Abschn. 8.2) entscheidet darüber, ob bei einem Patienten anfänglich eher eine psychische oder eine neurologische Krankheit vermutet wird. Als Untersucher sollte man sich auch derjenigen Symptome annehmen, die von der Ausbildung her ferner liegen.

Zur Untersuchung der höheren Hirnleistungen gehören in jedem Fall einige Sprachprüfungen (Spontansprache, Sprachverständnis, Benennen, Nachsprechen, Lesen, Schreiben) sowie einige räumlich-konstruktive Aufgaben (freies Zeichnen, Kopieren, Holzklötze) und Neglect-Tests wie doppelt-simultane taktile und visuelle Stimulation zum Ausschluss parietaler Symptome.

In der Differentialdiagnose zu einer Depression, Manie oder Schizophrenie ist eine sorgfältige Dokumentation des psychopathologischen Befundes und der psychiatrischen Anamnese entscheidend. Störungen des Affekts, z. B. mit depressiver Verstimmung bis hin zur Suizidalität kommen auch beim Pick-Komplex vor. Halluzinationen scheinen eher selten. Die Verhaltensauffälligkeiten bei einer progredienten degenerativen Erkrankung entwickeln sich meist schleichend, während sie bei manchen psychischen Erkrankungen zeitlich leichter einzugrenzen sind. Bei wiederholten Remissionen liegt eine Psychose mit zyklischem Verlauf nahe. Da bei vermuteter Schizophrenie oder Manie anfänglich oft eine neuroleptische Therapie erfolgt, können die später auftretenden neurologischen Symptome leicht als Nebenwirkungen verkannt werden.

Im neurologischen Status muss man neben Primitivreflexen und Parkinson-Symptomen besonders auf Zeichen einer Motoneuron-Erkrankung achten (Fibrillationen der Zunge, Faszikulationen an den Extremitäten, Muskelatrophie). Auch das Auftreten von epileptischen Anfällen oder Myokloni (Reflexmyokloni und Stimulus-sensitive Myokloni, z. B. durch Klatschen oder überraschendes Berühren), Zeichen einer zentralen Parese (Hyperreflexie, Babinski), einer zentralen Sensibilitätsstörung (Lagesinn, Hyperpathie) oder Störungen der Okulomotorik (Blickparesen mit en-bloc-Bewegungen des Kopfes beim Blickwechsel, kompensatorisch hochgezogene Stirnmuskulatur, Sakkadenverlangsamung) sind zu berücksichtigen, um überlappende neurologische Syndrome (vgl. Abschn. 8.2, 8.2.5) zu identifizieren.

> [!] In der Familienanamnese sollte man allgemein nach Hirnabbau fragen. Zusammenhänge können unabhängig von genannten Diagnosen (wie Parkinson und Alzheimer) bestehen.

8.3.2 Psychometrie

Herkömmliche Frontallappen-Tests wie „Wisconsin card sorting" und „Tower of London" können oft unauffällig sein. Derzeit wird versucht, gerade für die Frühphase empfindlichere Methoden zu entwickeln, z. B. PC-gesteuerte Prüfverfahren für Strategie- und

Risikoverhalten. Da die anfänglichen Auffälligkeiten im Verhalten psychometrisch meist kaum fassbar sind, hat die klinische Verhaltensbeobachtung neben dem sorgfältigen psychopathologischen Befund weiterhin große Bedeutung.

8.3.3 Bildgebung

Strukturelle bildgebende Verfahren sind unverzichtbar. Um eine behandelbare Ursache einer kognitiven Störung nicht zu übersehen, ist eine nativ durchgeführte Computertomographie des Schädels der Minimalstandard. Ausgeschlossen werden müssen u. a. das chronische subdurale Hämatom, eine frontale Raumforderung wie z. B. durch ein langsam wachsendes Meningeom sowie ein Normaldruckhydrozephalus.

Dem CT vorzuziehen ist die Kernspintomographie, mit dem in koronarer Schnittführung die frontale und temporale Lobäratrophie beim Pick-Komplex und ihre Asymmetrie am besten erkennbar ist (Abb. 8.1).

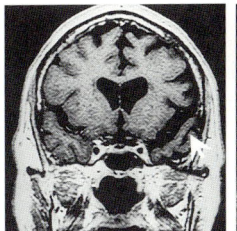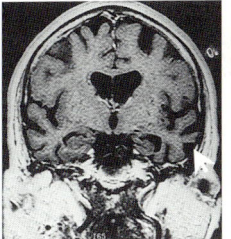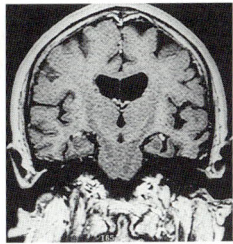

Abb. 8.1. Kernspintomogramm des Schädels bei einer Patientin mit Pick-Komplex (koronare Schnittführung, T1-Gewichtung). Zu Beginn der Erkrankung hatte die damals 60-jährige Frau eine depressive Verstimmung mit Suizidalität gezeigt, ferner diskrete Wortfindungsstörungen. Im bisher 5-jährigen Verlauf hat sich der sprachliche Ausdruck auf Echolalien reduziert und es finden sich jetzt Züge des Klüver-Bucy-Syndroms. Bereits dieses bei Erstvorstellung vorgelegte Bild zeigte die typische frontotemporale Atrophie. Durch die koronare Schnittführung ist ihre Asymmetrie und Betonung am linken Temporallappen gut erkennbar. Sie wird oft mit einem Messerrücken verglichen („knife- edge-appearance")

Zur weiteren Differentialdiagnostik sind funktionell-bildgebende Verfahren wie SPECT (mit Technetium-markiertem Ethylcysteinat-Dimer, ECD) besonders gut geeignet. Optimal ist die Positronenemissionstomographie mit radioaktiver Glukose (FDG-PET mit 18-Fluor-Deoxy-Glukose). Neuere Spürsubstanzen, z. B. des Dopamin-Stoffwechsels, werden weitere Differenzierungen ermöglichen.

> [!] Im Gegensatz zum biparietalen Hypometabolismus bei Alzheimer-Krankheit zeigen SPECT/ PET beim Pick-Komplex meist asymmetrische Veränderungen des frontalen und temporalen Kortex.

8.3.4 Blut- und Liquoruntersuchungen

Als selbstverständlich wird hier vorausgesetzt, dass eine Basisdiagnostik zum Ausschluss spezifischer Ursachen einer Demenz durch internistisch und entzündlich bedingte Funktionsstörungen des ZNS (Hypothyreose, Lues, HIV, Lyme usw.) stattfindet.

Die Proteine Tau und S100bb im Liquor können beim Pick-Komplex erhöht sein, sind aber nur unspezifische Marker für Nervenzelluntergang.

> [!] Asservierung von DNS (EDTA-Blut) ist sinnvoll, v.a. bei positiver Familienanamnese. Sie hat derzeit jedoch nur in Einzelfällen (Mutationen im Tau-Gen) praktische Bedeutung.

8.3.5 Elektrophysiologie

> [!] Das EEG dient zur Differentialdiagnostik gegenüber der Creutzfeldt-Jakob-Krankheit und der AD.

Quantitative EEG-Analysen zeigen im Gruppenvergleich Unterschiede zur AD, nicht aber im Vergleich mit gesunden Kontrollpersonen (Förstl et al. 1996). Das EEG der Patienten mit frontal beginnender Hirndegeneration bleibt lange Zeit normal. Frontotemporale Verlangsamungsherde können im späteren Krankheitsverlauf vorkommen.

8.4 Neuropathologische Befunde

8.4.1 Makropathologie

Am fixierten Gehirn zeigt sich eine symmetrische oder asymmetrische Atrophie der Frontallappen und der vorderen Anteile der Temporallappen und der Inselregion, auch der Parietallappen.

8.4.2 Histopathologie

Histopathologisch werden beim Pick-Komplex drei charakteristische Befundmuster angetroffen. Sie unterscheiden sich klar von den Veränderungen der Alzheimer-Krankheit (Snowden et al. 1996).

Gliose
Für dieses „klassische" histopathologische Befundmuster ist Nervenzelluntergang in den Schichten II und III charakteristisch. Er wird von einer ausgeprägten Vermehrung astrozytärer Glia in allen Rindenschichten begleitet. Verbliebene Nervenzellen können balloniert und in Silberfärbungen „argyrophil" sein (Pick-Zellen) oder sie enthalten argyrophile Einschlüsse (Pick-Körper). Diese beiden für die „Picksche Krankheit" konstitutiven Veränderungen können aber auch fehlen.

Status spongiosus (Mikrovakuolen-Bildung)
Dieser histopathologische Typ beim Pick-Komplex ist häufiger. Man findet eine schwammartige, „spongiforme" Degeneration der Hirnrinde durch die Bildung kleiner Vakuolen anstelle untergegangener Zellen in den Rindenschichten II und III.

Status spongiosus mit Ubiquitin-positiven Einschlüssen
Ubiquitin-Nervenzelleinschlüsse (v.a. in Rindenschicht II) gelten als typisch bei Pick-Komplex mit Motoneuronbeteiligung und kommen auch im Vorderhorn des Rückenmarks vor.

8.4.3 Der Pick-Komplex als Tauopathie?

Das Protein Tau (6 Isoformen) ist mit den Mikrotubuli assoziiert. Mikrotubuli sind wesentlich für den axonalen Transport, d. h. für den Austausch von Molekülen zwischen dem Zellkern und den Synapsen in der Peripherie. Tau-Mutationen konnten in einigen Familien mit Pick-Komplex nachgewiesen werden. Liquortests zur Erkennung gestörter Tau-Isoformen befinden sich derzeit noch in Entwicklung.

8.5 Pharmakotherapie

Einzelbeobachtungen berichten bei Beeinflussung der Serotonin-Transmission, z. B. mit selektiven Serotonin-Wiederaufnahme-Hemmern wie Sertralin über günstige Wirkung v.a. auf die Antriebsstörungen. Bei sexueller Enthemmung war kasuistisch der hypothalamische Antagonist Leuprorelin (ein Analogon des Gonadotropin-Releasing-Hormons wirksam.

> [!] Systematische Studien von Pharmaka beim Pick-Komplex, insbesondere ihrer möglichen kognitiven Effekte, stehen bis jetzt aus.

Literatur

Förstl H, Baldwin B (1994) Pick und die fokalen Hirnatrophien. Fortschr Neurol Psychiatr 62:345–355

Förstl H, Besthorn Ch, Hentschel F et al. (1996) Frontal lobe degeneration and Alzheimer´s disease: a controlled study on clinical findings, volumetric brain changes and quantitative electroencephalographic data. Dementia 7: 27–34

Gustafson L, Brun A (1999) Frontal dementias. Etiological, clinical, therapeutical and pathological aspects. Dementia Geriatric Cogn Disorders 10 (Supplement 1):1–102

Kertesz A, Munoz DG (1998) Pick's Disease and Pick Complex. Wiley-Liss, New York

Neary D, Snowden JS, Gustafson L et al. (1998) Frontotemporal lobar degeneration. A consensus on clinical diagnostic criteria. Neurology 51:1546–1554

Pantel J, Schröder J (1996) „Posterior cortical atrophy" – ein neues Demenzsyndrom oder Sonderform des Morbus Alzheimer? Fortschr Neurol Psychiatr 64:492–508

Snowden JS, Neary D, Mann DMA (1996) Fronto-temporal lobar degeneration: fronto-temporal dementia, progressive aphasia, semantic dementia. Churchill Livingstone, New York

Zachhuber C, Leblhuber F, Bancher C et al. (1999) Frontallappen-Demenzen. Klinisch-pathologische Fallberichte. Fortschr Neurol Psychiatr 67:68–74

9 Wernicke-Korsakow und andere amnestische Syndrome

P. Calabrese

> **Zum Thema**
> Gedächtnisstörungen gehören zu den häufigsten kognitiven Beeinträchtigungen im Rahmen von akuten oder chronisch-progredienten Erkrankungen (siehe Übersicht).
> Anders als bei den Demenzen können Gedächtnisstörungen auch als singuläres neuropsychologisches Merkmal in Erscheinung treten. In diesem Falle spricht man vom *amnestischen Syndrom*. Das amnestische Syndrom ist durch die folgenden Merkmale charakterisiert:
> 1. Erhebliche anterograde Amnesie,
> 2. retrograde Amnesie variablen Ausmaßes,

Mit Gedächtnisstörungen einhergehende Erkrankungen

- Zustand nach Schädel-Hirn-Trauma,
- TIA / Schlaganfall,
- Hirntumoren,
- Enzephalitis,
- Mangelkrankheiten,
- akute oder chronische Intoxikationen,
- Epilepsie,
- degenerative Erkrankungen des ZNS,
- Zustand nach Anoxie oder Hypoxie,
- Zustand nach Aneurysmaruptur,
- multiple Sklerose,
- (DD) Depressionen,
- (DD) psychogene Amnesien.

3. intaktes nichtdeklaratives Gedächtnis,
4. intakte Intelligenzfunktionen,
5. erhaltenes Kurzzeit- und Arbeitsgedächtnis.

Hierbei bezieht sich die anterograde Amnesie auf das episodische Gedächtnis, d. h. auf Ereignisse, die in einem räumlich-zeitlichen Kontext eingebettet sind. Dagegen sind nichtdeklarative Gedächtnisanteile (wie z. B. „priming", motorisches Lernen) sowie alle anderen bereits im Langzeitgedächtnis verankerten und zum Wissenssystem sedimentierten Gedächtnisinhalte (semantisches Gedächtnis) weitestgehend erhalten. Da die kurzfristige Behaltensspanne (Kurzzeitgedächtnis) sowie das Arbeitsgedächtnis ebenfalls erhalten sind, bleibt die intellektuelle Leistungsfähigkeit beim amnestischen Syndrom weitgehend unbeeinträchtigt, d. h. die Patienten können einen Satz verstehen und eine Unterhaltung führen und dabei auf ihren intellektuellen Hintergrund zurückgreifen.

9.1 Charakterisierung des amnestischen Syndroms

Gedächtnisstörungen können sowohl anhand des Zeitraumes, den sie umspannen, anhand ihrer Dauer des Bestehens als auch anhand ihrer inhaltlichen Merkmale bestimmt werden. Die Ursache kann entweder organisch oder auch psychogen begründet sein. Im Folgenden sollen anhand der genannten Kriterien ausgewählte Erkrankungen beispielhaft dargestellt werden. Bei der Fülle der verschiedenen, amnesieverursachenden Erkrankungen wurde hierbei eine Auswahl getroffen, die sich an der klinischen Häufigkeit orientiert.

Die in Abbildung 9.1 dargestellte Taxonomie soll hierbei als diagnostisch-klassifikatorische Entscheidungshilfe dienen.

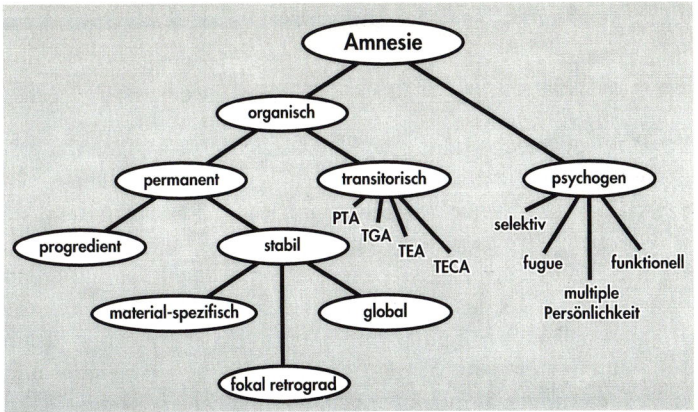

Abb. 9.1. Taxonomie der Amnesien

9.2 Organische Amnesien

Hierunter fallen alle Formen der Gedächtnisstörungen, bei denen mittels klinischer und/oder apparativer Verfahren traumatische, neoplastische, entzündliche, toxische, metabolische oder degenerative Ursachen nachzuweisen sind. Während bei permanenten Amnesien das organische Korrelat in der Regel identifizierbar ist, kann die Ursache bei den zeitlich limitierten Amnesien *(transitorische Amnesien)* oftmals nur indirekt aus den vorangehenden und/oder begleitenden Symptomen und Umständen sowie aus der Rückbildungsdynamik erschlossen werden. Nicht zuletzt wegen dieser Unschärfe rücken diese Formen der Gedächtnisstörung in die Nähe der psychogenen Amnesien und sind von diesen differentialdiagnostisch abzugrenzen.

9.3 Transitorische Amnesien

9.3.1 Posttraumatische Amnesien

Zu den häufigsten vorübergehenden Gedächtnisstörungen mit evidenten organischem Hintergrund gehören die *posttraumatischen Amnesien* (PTA), wie sie beispielsweise nach Schädel-Hirn-Traumata vorkommen. Wenngleich im klinischen Sprachgebrauch mit diesem Terminus die Schwierigkeiten in der Neugedächtnisbildung gemeint sind (fehlendes „Tag-zu-Tag-Gedächtnis"), beinhalten die posttraumatisch bedingten Amnesien in den allermeisten Fällen auch eine retrograde Erinnerungslücke. Diese ist variabel und kann von wenigen Stunden vor einem stattgehabten Trauma bis zu Jahren vor dem Unfall zurückreichen. Die Restitution der Neugedächtnisbildung erfolgt allmählich über Tage bis Wochen (Abb. 9.2). Die retrograde Gedächtnislücke schrumpft ebenfalls bis auf die Periode unmittelbar vor dem Trauma, wobei der Zeitgradient dem Ribotschen Gesetz folgt (d. h. weiter zurückliegende Ereignisse werden besser erinnert).

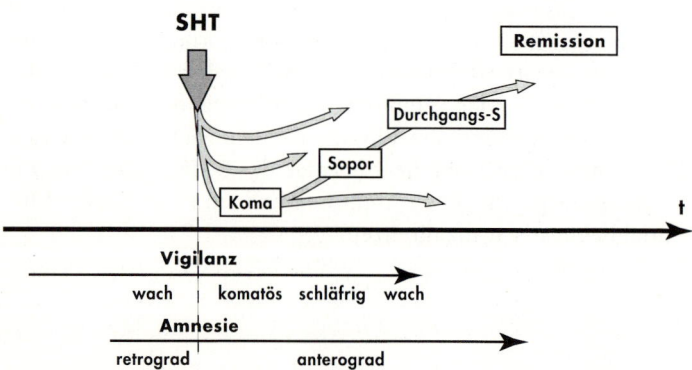

Abb. 9.2. Zusammenschau von Amnesie und Vigilanzstatus im zeitlichen Verlauf nach akuter organischer Hirnschädigung

Von gutachterlicher Seite ist hervorzuheben, dass die Dauer der PTA ein guter Indikator für die Schwere des Schädel-Hirn-Traumas ist (wobei die kritische Zeitgrenze hier bei 24 Stunden veranschlagt wird) und zugleich prognostische Relevanz hat (hierbei gilt eine über 3 Wochen andauernde PTA als ungünstiger prognostischer Faktor für die kognitive Restitution).

9.3.2 Transitorische globale Amnesien

Amnestische Episoden von kurzer Dauer, jedoch ohne manifesten organischen Substanzdefekt finden sich im Rahmen von *transitorischen globalen Amnesien* (TGA). Diese apoplektiform auftretende Gedächtnisstörung ist durch eine plötzlich einsetzende Merkfähigkeitsstörung gekennzeichnet. Die retrograde Amnesie umfasst Monate bis Jahre vor dem akuten Ereignis, wobei Daten zur eigenen Identität erinnert werden, während Ereignisse mit geringerem autobiografischem Bezug entweder überhaupt nicht oder nur unvollständig und in einer chronologisch nicht stringenten Reihenfolge abgerufen werden können. Die Vollsymptomatik dauert in der Regel wenige Stunden, die Episode löst sich innerhalb von 24 Stunden auf. In ca. 1/5 der Fälle kommt es zu Rezidiven.

Diagnostische Leitlinien für eine transitorische globale Amnesie

- Fremdanamnese,
- eine auf die Amnesie beschränkte kognitive Dysfunktion ohne Bewusstseinstrübung,
- Ausschlusskriterien sind
    - fokal neurologische (einschließlich epileptogene) Begleitsymptome (womit zugleich eine passagere Amnesie im Rahmen einer transitorischen ischämischen Attacke [TIA] differentialdiagnostisch unterschieden wird),
    - ein mit der TGA im zeitlichen Zusammenhang stehendes Schädel-Hirn-Trauma sowie
    - eine über bis zu 24 Stunden persistierende Amnesie.

Betroffen sind Patienten mittleren und hohen Lebensalters. Während außer einer Migräneanfälligkeit eine Assoziation mit vaskulären Risikofaktoren nicht gesichert ist, konnten verschiedene physische und psychische auslösende Faktoren, wie abrupte Temperatur und/oder Blutdruckänderungen, Schreckreaktionen und schwere akute und chronische psychische Belastungen, identifiziert werden. Seltener liegt auch eine iatrogene Verursachung vor (z. B. durch intravenöse Injektion vasoaktiver Substanzen im Rahmen zerebraler Angiographien etc.).

9.3.3 Transitorische epileptische Amnesien

Eine weitere, gegen die TGA abzugrenzende temporäre Gedächtnisstörung ist die *transitorische epileptische Amnesie* (TEA). Diese synonym auch als iktale oder epileptische Amnesie bezeichnete Störung ist durch kurze (meist unter einer Stunde liegende) und in ihrer Frequenz häufigere retro- und anterograde Amnesie gekennzeichnet. Hierbei kann die Gedächtnisstörung in Einzelfällen ausschließlich auf die retrograde Amnesie beschränkt sein. Im EEG finden sich anfallstypische Graphoelemente. Aufgrund epileptischer Genese finden sich entsprechend auch jüngere Patienten. Soweit eine TEA die einzige Phänomenologie eines komplex-fokalen Anfallsgeschehens darstellt, ist sie durch antiepileptische Medikation kontrollierbar (Zeman et al. 1998).

9.3.4 Transitorische Elektrokonvulsions-Amnesie

Schließlich sei die im Zusammenhang mit der Elektrokrampftherapie (EKT) stehende *transitorische Elektrokonvulsions-Amnesie* (TECA) genannt. Wenngleich unter der verfeinerten, unilateralen Applikationstechnik die kognitiven Begleiterscheinungen reduziert werden konnten, diese sich mit dem Abklingen der endogenen Depression sogar besserten, ist bei einer langfristigen

EKT-Anwendung mit einem Absinken der Langzeitgedächtnisleistung zu rechnen (Hasse-Sander et al. 1998).

9.4 Permanente Amnesien

Während die o. g. Amnesieformen nur vorübergehender Natur sind, handelt es sich bei den im Folgenden zu besprechenden Gedächtnisstörungen um nichtreversible Formen der Amnesie. Diese sind grundsätzlich organischen Ursprungs und können hinsichtlich ihrer Schwere und Dynamik entweder fortschreitend oder stabil sein. Innerhalb der nichtreversiblen Amnesiesyndrome lässt sich zwischen solchen mit und ohne Progredienz unterscheiden.

9.4.1 Progrediente Amnesien

Gedächtnisstörungen bei dementiellen Syndromen

Die wohl häufigsten Formen der progredienten Gedächtniseinbußen entwickeln sich im Zuge vaskulär oder degenerativ begründeter, zumeist alterskorrelierter Erkrankungen des ZNS. Sind hierbei Kritik- und Urteilsfähigkeit soweit gemindert, dass eine selbständige Lebensführung nicht mehr möglich ist, spricht man von einer Demenz. Die Gedächtnisverarbeitung ist auf verschiedenen Ebenen gestört. Während das kurzfristige, passive Behalten und die unmittelbare Wiedergabe knapper Informationen auch in fortgeschritteneren Stadien einer Demenz erhalten bleibt (erhaltene Behaltensspanne), sind bei der AD mittel- und längerfristige Behaltensleistungen bereits in der Frühphase defizitär. Das Arbeitsgedächtnis, d. h. die Fähigkeit zur mentalen Verarbeitung neu einströmender Informationen bei simultaner Verarbeitung bereits aufgenommener Umweltreize und ggf. Vergegenwärtigung schon inkorporierter Gedächtnisinhalte, ist ebenfalls bereits in der Frühphase gestört. Die Diskrepanz zwischen erhaltener Behaltensspanne und reduzierter Arbeitsgedächtnis-Kapazität lässt sich klinisch auch durch einfach durchzuführende Verfahren kontrastieren (z. B. eine Zahlenfolge nachsprechen lassen vs. eine Zahlenfolge in umgekehrter Reihenfolge nachsprechen lassen) und ist von differentialdiagnostischem Nutzen bei der Gegenüberstellung von normalen und pathologischen Alterungsvorgängen des Gedächtnisses (Calabrese u. Förstl 2000). Altgedächtnisleistungen, insbesondere bezüglich der persönlichen Biografie, bleiben bei einer AD lange erhalten. Auch hier folgt der Gedächtnisabbau dem Ribotschen Gesetz, d. h. das zuletzt Erlernte bzw. Eingespeicherte wird zuallererst wieder vergessen.

> [!] Als Ursache für die Gedächtnisdefizite bei der AD sind sowohl die durch das defizitäre Arbeitsgedächtnis bedingte Kapazitätsreduktion hinsichtlich der Neuaufnahme von Informationen als auch deren ineffiziente interne Elaborations- und Abrufstrategie sowie die durch den progredienten Nervenzellverlust bedingte Desintegration langfristiger temporolimbischer Gedächtnisspeicher anzunehmen.

Die bei Patienten mit AD verhältnismäßig gut erhaltenen nichtdeklarativen motorischen Gedächtnisleistungen (z. B. lexikalisches Priming, motorisches Lernen) können in der Beantwortung der Frage zwischen kortikal gegenüber subkortikal-degenerativ bedingten Demenzen von differentialdiagnostischem Nutzen sein. Tatsächlich sind die Motorik- und Prozedur gebundenen Gedächtnisstörungen bei dementen Patienten mit überwiegend subkortikaler Hirnaffektion deutlicher ausgeprägt und erscheinen bereits früh in der Krankheitsevolution beeinträchtigt. Dagegen scheinen diese Patienten eher von abruferleichternden Hinweisreizen (Vorgabe von einer Kategoriezugehörigkeit oder von der Anfangssilbe beim Erinnern) zu profitieren, während Abrufhilfen bei Patienten mit primär kortikalen Demenzen keine Leistungsverbesserungen erbringen.

Progrediente Gedächtnisstörungen bei multipler Sklerose (MS) und Aids
Progrediente Gedächtnisstörungen finden sich auch im Rahmen chronisch-progredienter Autoimmunerkrankungen bzw. erworbe-

ner Immundefekte. So beträgt die Häufigkeit von Gedächtnisstörungen bei Patienten mit MS zwischen 40 und 50%. Ähnlich wie bei den Demenzen ist auch bei diesen Patienten das Kurzzeitgedächtnis nicht wesentlich beeinträchtigt, während sowohl die Arbeitsgedächtnisleistung als auch das Langzeitgedächtnis defizitär sind.

Im fortgeschrittenen HIV-Stadium kommt es mit zunehmendem Immundefekt zur Aids-Enzephalopathie, die ebenfalls mit schweren Gedächtnisstörungen vergesellschaftet ist. Die Gedächtnisstörung ist mit anderen kognitiven Störungen assoziiert und mündet innerhalb einer Latenzzeit von 9–11 Jahren in das Stadium der Aids-Demenz. Das klinische Bild ist hier von zunehmenden Konzentrations- und Gedächtnisstörungen geprägt, denen im weiteren Verlauf eine allgemeine kognitive Verlangsamung folgt. Psychopathologisch imponieren eine Affektnivellierung, eine Antriebsminderung sowie eine Vergröberung der Persönlichkeitszüge. Neurologisch finden sich extrapyramidal-motorische, vegetative und ataktische Symptome (Calabrese 2000).

9.4.2 Stabile (oder nonprogrediente) Amnesien

Während die Gedächtnisstörung bei den o. g. Krankheitsbildern progredient ist, stellt sie sich bei einer Reihe von anderen Hirnschädigungen als stabil dar, d. h. der Beginn der Gedächtnisstörung kann genauer datiert werden (und fällt in der Regel mit dem stattgehabten hirntraumatischen Ereignis zusammen). Der Amnesiegrad pendelt sich nach der Akutphase auf ein bestimmtes Niveau ein. Schwere, nichtprogrediente Amnesien finden sich nach
- traumatischen,
- entzündlichen und
- toxisch-metabolischen Hirnschäden sowie nach
- temporärer Reduktion des zerebralen Stoffwechsels, z. B. im Rahmen von Herzstillstand oder anderen ischämisch/anoxischen Ereignissen sowie
- bei raumfordernden Prozessen.

Die Art der Gedächtnisstörung kann hierbei je nach Lokalisation der Hirnläsion an bestimmte Verarbeitungsmodalitäten gebunden sein (sog. materialspezifische Gedächtnisdefizite) oder sich in Einzelfällen auch ausschließlich retrograd auf einen isolierten Abschnitt entlang der Zeitachse beziehen (z. B. fokale retrograde Amnesie).

Gedächtnisstörungen nach traumatischen Hirnschädigungen
Neben den nahezu immer vorhandenen transitorischen Amnesien nach Schädel-Hirn-Trauma (vgl. PTA, Abschn. 9.3.1) können akute traumatische Hirnschädigungen, je nach Lokalisation, persistente, unterschiedlich gefärbte kognitiv-mnestische Störungen bewirken. Während weitflächig-diffuse Schädigungen global-amnestische Syndrome verursachen, finden sich bei kombinierten Schädigungen des temporookzipitalen Obergangsbereiches Störungen des visuell-räumlichen und visuell-semantischen Gedächtnisses, die klinisch als Agnosien erscheinen (z. B. Prosopagnosie [=Nichterkennen vertrauter Gesichter] bei uni- oder bilateraler Schädigung des Gyrus fusiformis). Kombinierte Schädigungen des anterioren Temporallappens und der Frontobasis führen neben den mnestischen Defiziten auch zu Störungen der affektiv-emotionalen Kontrolle.

Kognitive Defizite bei temporaler und dienzephaler Hirnschädigung – Raumforderungen, Infarkte und chronische Intoxikationen
Intrakranielle Raumforderungen können ebenfalls in Abängigkeit von Lokalisation und Ausdehnung spezifische Gedächtnisstörungen bzw. global-amnestische Syndrome verursachen (Calabrese 1998). Neben den epileptologisch relevanten, temporal lokalisierten Prozessen, die je nach Lateralisation zu materialspezifischen Gedächtnisdefiziten führen, sind insbesondere die am Boden des dritten Ventrikels lokalisierten Tumore zu nennen, da hierdurch die gedächtnisrelevanten Verarbeitungsschleifen auf multiplen Ebenen, meist bilateral geschädigt werden können. Hierbei können sich dienzephal situierte Prozesse, je nach Wachstumsdynamik, klinisch zunächst durch vegetative Dysregulationen mit Lethargie-

Abulie-Syndromen äußern, bevor die kognitiven Störungen in Erscheinung treten. Trotz „schonender" operativer Zugänge ist bei dienzephal lokalisierten Prozessen, aber auch bei epilepsiechirurgischen Eingriffen in die mesiotemporale Region, auch bei insgesamt postoperativ verbesserten Vigilanz- und Kognitionsleistungen mit persistierenden amnestischen Syndromen zu rechnen (Damasio, Van Hoesen u. Tranel 1998).

Als klinisch relevantes Unterscheidungsmerkmal zwischen Amnesien, die auf eine Schädigung der Temporallappen zurückzuführen sind und solchen, die eine dienzephale Schädigungsursache haben, sind insbesondere die Störungen der räumlich-zeitlichen Einordnung von aufeinanderfolgenden Ereignissen sowie die Krankheitseinsicht zu nennen. Tatsächlich sind sowohl die chronologischen Störungen (sog. „Zeitgitterstörungen") als auch mangelnde Krankheitseinsicht bei dienzephalen Amnestikern häufiger anzutreffen.

Korsakow-Syndrom
Am deutlichsten treten diese Verhaltensmerkmale im Rahmen des *Korsakow-Syndroms* zutage. Dieses Krankheitsbild ist die psychopathologische Manifestation eines häufig aus langjährigem Alkoholmissbrauch resultierendem Thiamin-Mangels, der in eine Wernicke-Enzephalopathie mündet. Klinisch stehen eine Desorientierung mit Zeitgitterstörungen sowie hochgradigen Merkfähigkeitsstörungen und Konfabulationstendenzen im Vordergrund.

Letztere ergeben sich entweder aus dem Bedürfnis heraus, zur Wahrung einer Zeitkohärenz Erinnerungslücken mit Inhalten zu füllen (sog. Verlegenheitskonfabulationen) oder sie sind das Produkt einer unzureichenden Suppression konsolidierter, jedoch aktuell nicht relevanter Erinnerungsinhalte bei spontanen Abrufprozessen aus dem Altgedächtnis (sog. Pseudoreminiszenzen).

Das funktionell-neuroanatomische Substrat ist eine Schädigung medialer, dienzephaler Kerngebiete. Durch die funktionelle frontodienzephale Diskonnektion kommt es bei Korsakow-Patienten auch zu Affektverflachung und Antriebsstörungen. Eine ähnliche psychopathologische Symptomenkonstellation findet sich auch bei Patienten mit rupturierten Aneurysmen der A. communicans anterior (sog. AcoA-Syndrom).

> **!** Wesentliches Merkmal bei Patienten mit Korsakow-Syndrom ist, dass die Intelligenzleistungen, abgesehen von der Gedächtnisstörung, weitgehend intakt sind.

Während der veraltete Begriff *Korsakow-Psychose* bei den zumeist äthyltoxisch bedingten Störungen verwendet wird, wird der Begriff *Korsakow-Syndrom* übergreifend auch für andere Ätiologien gebraucht. Tatsächlich finden sich Korsakow-Syndrome auch im Zusammenhang mit dienzephalen Blutungen, Infarkten, Tumoren und im Rahmen von entzündlichen Prozessen.

Gedächtnisstörungen bei meningoenzephalitischen Erkrankungen

Für die entzündlichen Hirnerkrankungen gilt für die Mehrheit der meningitischen Formen, dass die kognitiv-mnestischen Leistungen innerhalb eines Jahreszeitraumes remittieren, während sich bei enzephalitischen Verläufen häufiger auch überdauernde kognitive Defizite mit chronisch-amnestischen Zustandsbildern finden. Hierbei scheint die Amnesiedauer im Akutstadium unabhängig von der Ätiologie der Enzephalitis ein wesentlicher prognostischer Faktor hinsichtlich der kognitiven Remission zu sein. Die Häufigkeit eines dementiellen Syndroms als postenzephalitisches Defektstadium beträgt etwa 10–15% und ist damit nicht häufiger als bei traumatisch bedingten Hirnschädigungen oder Schlaganfällen. Bei der Herpes-simplex-Enzephalitis dominiert psychopathologisch im Langzeitverlauf ein emotional-mnestisches Dysfunktionssyndrom mit emotionaler Labilität, Irritierbarkeit und fluktuierenden Befindlichkeitsstörungen.

Fokale retrograde Amnesien

Mit dem Terminus *fokale retrograde Amnesie* (FRA) ist gemeint, dass sich eine Gedächtnisstörung nur auf bereits inkorporierte Informationen und damit auf die Erinnerungsfähigkeit bezieht. Die anterograden Lern- und Gedächtnisleistungen sind hierbei (nahezu) intakt. Obgleich die Ursache für diese ungewöhnliche Störung sehr heterogen sein kann, finden sich FRAs insbesondere im Rahmen von schweren, gedeckten Schädel-Hirn-Traumen sowie nach Enzephalitiden mit prädilektiven Befall der frontotemporalen Hirnbasis. Tatsächlich scheint das verbindende neuroanatomische Element eine kombinierte temporopolare-frontolaterale Schädigung zu sein.

9.5 Psychogene und funktionelle Amnesien

Hierunter werden eine Reihe von Zuständen, die insbesondere durch eine tiefgreifende Gedächtnisstörung charakterisiert sind, zusammengefasst. Psychogene Amnesien zeichnen sich dadurch aus, dass für ihre Ursache kein mit der Gedächtnisstörung in unmittelbarem Zusammenhang stehendes organisches Substrat zu identifizieren ist. Weiterhin ist zu berücksichtigen, dass die Symptomatik nicht im Zusammenhang mit zentralnervösen anticholinerg wirksamen Substanzen zu stellen ist. In den allermeisten Fällen bezieht sich die Gedächtnisstörung auf zurückliegende Ereignisse, die in aller Regel autobiografischen Ursprungs sind. Diese Patienten verlieren entweder den autobiografischen Identitätsbezug und finden sich in einer Umgebung wieder, ohne genau zu wissen, wie und aus welchen Gründen sie dahingekommen sind und welche Identität sie vorher hatten *(fugue)* oder sie leben mehrere, voneinander recht verschiedene Identitäten *(multiple Persönlichkeit)*. Der amnestische Charakter besteht hierbei im „Nicht-Wissen" der einen Persönlichkeit von der jeweils anderen.

Weiterhin finden sich amnestische Zustandsbilder nach akuten, psychotraumatischen Erlebnissen sowie nach prolongierter Stressexposition. Bei der erstgenannten Form kann ein psychodynamischer Suppressionsmechanismus angenommen werden, innerhalb dessen unangenehme affektbehaftete Reminiszenzen aus dem Bewusstsein verdrängt werden. Affektiv getönte Erinnerungen können aber auch durch Verdrängung, durch sozial-normative Einflüsse oder im Rahmen von Rationalisierungstendenzen einen

Umbau erfahren und dann bei bewusstem Abruf, insbesondere nach langen Latenzzeiten, verzerrt wiedergegeben werden *("false memory syndrome")*.

Dagegen wird bei durch Dauerstress induzierten Gedächtnisstörungen angenommen, dass eine endokrinologische Imbalance zugunsten von (in Überproduktion neurodestruktiven) Glukokortikoiden erzeugt wird. Dies kann auf Verhaltensebene sowohl Störungen des Abrufs als auch der Neugedächtnisbildung zur Folge haben (*"mnestisches Blockade Syndrom"*). Die Tatsache, dass prolongierter Stress sich in der Regel zugleich auch auf affektbesetzte Situationen bezieht macht eine Interaktion zwischen psychodynamischen und endokrinologischen Variablen bei der Genese am wahrscheinlichsten (Markowitsch 1999).

Neben diesen zusammenfassend als dissoziativ zu bezeichnenden Störungen mit amnestischer Symptomatik gibt es eine Reihe von uneinheitlich als funktionell gegenüber den psychogenen Störungen abgegrenzten gedächtnisbezogenen Leistungsstörungen, die ebenfalls keine relevante neurologisch-internistische Grundlage haben. Im Gegensatz zu den bereits genannten Störungsbildern zeichnen sie sich durch die Tatsache aus, dass die Gedächtnisstörungen immer die Neugedächtnisbildung, selten das Altgedächtnis und nahezu nie die Autobiografie betreffen. Häufig sind beruflich besonders angespannte und/oder leistungsfähige Individuen betroffen. Die vorgetragenen Beschwerden beziehen sich auf das rasche Vergessen von alltagsrelevanten Inhalten (Terminen, Gesprächsdetails etc.) sowie auf das Nichterinnern von bekannten Inhalten (Namen, Abläufe etc.) und stehen im Gegensatz zum Detailreichtum, zeitlichen Ordnung und Prägnanz, mit welcher die Beschwerden vorgetragen werden. In der objektiven psychometrischen Untersuchung finden sich keine Anhalte für mnestische Leistungseinbußen, jedoch häufig Zeichen einer Aufmerksamkeitsstörung. Psychopathologisch sind in dieser Patientengruppe Anpassungsstörungen und latente Depressionen häufig.

Diagnostisch indikativ sind eine fluktuierende Symptomatik, detailreiche Schilderung der Minderleistungen, begleitende psychosomatische Symptome sowie eine Auflösung der Symptomatik bei Behandlung der psychiatrisch-psychosomatischen Grunderkrankung (Schmidtke 1999).

Literatur

Calabrese P (1998) Amnestische Syndrome. Pabst Science, Lengerich
Calabrese P (Hrsg, 1999) Gedächtnis und Gedächtnisstörungen. Pabst Science, Lengerich
Calabrese P (2000) Neuropsychologische Defizite bei entzündlichen Erkrankungen des ZNS. In: Sturm W, Herrmann M, Wallesch CW (Hrsg) Lehrbuch der klinischen Neuropsychologie. Swets & Zeitlinger, Lisse (NL), pp 559–570
Calabrese P, Förstl H (2000) Psychopathologie und Neuropsychologie der Demenzen. Pabst Science, Lengerich
Damasio AR, Van Hoesen GW, Tranel D (1998) Pathological correlates of amnesia and the anatomical basis of memory In Apuzzo ML (ed) Surgery of the diencephalon (2nd ed.). Williams & Wilkins, Baltimore, pp. 187–204
Hasse-Sander I, Milller H, Schurig W, Kasper S, Möller HJ (1998) Auswirkungen der Elektrokrampftherapie auf die kognitiven Funktionen bei therapieresistenten Depressionen. Nervenarzt 69:609–616
Markowitsch HJ (ed, 1990) Transient global amnesia and related disorders. Hogrefe & Huber, Toronto
Markowitsch HJ (1999) Gedächtnisstörungen. Kohlhammer, Stuttgart
Schmidtke K (1999) Störungen des deklarativen Gedächtnisses ohne organische Grundlage. In: Calabrese P (Hrsg) Gedächtnis und Gedächtnisstörungen. Pabst Science, Lengerich, pp. 166–174
Zeman AZ, Boniface SJ, Hodges JR (1998) Transient epileptic amnesia: a description of the clinical and neuropsychological features in 10 cases and a review of the literature. J Neurol, Neurosurg Psychiatr 64:435–443

10 Verwirrtheitszustände

G. Staudinger, H. Bickel

Zum Thema

Verwirrtheitszustände entwickeln sich vorwiegend im höheren Lebensalter auf der Basis von Demenzen und anderen körperlichen Erkrankungen oder im Anschluss an operative Eingriffe. Sie bergen ein hohes Risiko gesundheitlicher Komplikationen und können eine erhöhte Sterblichkeit nach sich ziehen. Die Kernsymptomatik der Verwirrtheitszustände (VZ) besteht in einer verminderten Klarheit der Umgebungswahrnehmung, insbesondere im Sinne einer Aufmerksamkeitsstörung, die begleitet wird von Beeinträchtigungen der Orientierung, des Gedächtnisses, des Denkens und der Sprache. Häufig sind affektive, psychomotorische und Störungen des Schlaf-Wach-Rhythmus zu beobachten. Die Symptomatik entwickelt sich in der Regel innerhalb eines kurzen Zeitraums und zeigt einen fluktuierenden Verlauf. Die Dauer reicht von wenigen Stunden oder Tagen bis zu mehreren Monaten. Nicht immer bilden sich alle Symptome wieder zurück und dies kann zu einem erhöhten Hilfs- und Pflegebedarf führen. VZ betreffen nahezu alle Fachgebiete der Medizin. Während stationärer Behandlung werden delirante Episoden bei durchschnittlich 15% der älteren Patienten berichtet, nach operativen Eingriffen beläuft sich die Inzidenz in Abhängigkeit von der Art des Eingriffs und der Zusammensetzung der Patientenstichproben auf bis zu 50%. Trotz ihrer vielfach nachgewiesenen prognostischen Bedeutung scheinen VZ im klinischen Alltag noch immer in erheblichem Umfang unerkannt und die oftmals lebensbedrohlichen Ursachen unbehandelt zu bleiben. Die Therapie ist kausal orientiert und kann umfangreiche diagnostische Maßnahmen zur Aufdeckung der mutmaßlichen Ursachen und Auslöser notwendig machen. Für die symptomatische Behandlung sind Neuroleptika ohne anticholinerge Nebenwirkungen Mittel der ersten Wahl. Eine angemessene Gestaltung der Umgebungsbedingungen ist hilfreich. Darüber hinaus ist Sorge zu tragen, dass selbstschädigenden Verhaltensweisen rechtzeitig vorgebeugt wird.

10.1 Terminologie

Der Begriff *Verwirrtheitszustand* (VZ) wurde im deutschen Sprachraum bevorzugt für akut auftretende, von einer globalen kognitiven Beeinträchtigung begleitete psychoorganische Störungen verwendet. Die Bezeichnung *Delir* (lat. delirare: aus der Furche geraten) blieb traditionell einem enger definierten, zusätzlich mit vegetativer Symptomatik und mit Halluzinationen oder Wahngedanken einhergehenden Krankheitsbild vorbehalten. International hingegen wird der Terminus Delir seit langem in einer erweiterten Bedeutung gebraucht. In dieser Form hat er Eingang in die modernen psychiatrischen Klassifikationssysteme gefunden. Kernsymptomatik ist eine sich über einen kurzen Zeitraum entwickelnde, gemeinsam mit kognitiven Veränderungen auftretende Aufmerksamkeits- und Konzentrationsstörung im Sinne einer Beeinträchtigung der Umgebungswahrnehmung und der Reaktion auf Außenreize. Da nach neuerer Auffassung Wahn und Halluzinationen kein essenzielles Kriterium für ein Delir darstellen, können die Begriffe VZ und Delir synonym verwendet werden.

Im klinischen Alltag der operativen Fächer und der inneren Medizin wird der von Wieck (1961) geprägte Begriff des *Durchgangs-*

syndroms nach wie vor häufig benutzt. Er verweist auf die Reversibilität der Symptomatik und schließt einige der Symptome des VZ ein, erstreckt sich aber nicht auf Bewusstseinsstörungen und findet keine Entsprechung in den aktuellen Diagnosemanualen. Ohne jeden nosologischen Bezug ist die umgangssprachlich verbreitete und im Sprachgebrauch von Pflegeeinrichtungen unterschiedslos auf delirante und demente Patienten angewandte Charakterisierung als „verwirrt" oder „altersverwirrt", die v.a. das unspezifische Symptom der Desorientiertheit zum Ausdruck bringt.

Unter einem VZ oder einem Delir versteht man nach heutiger Auffassung eine Bewusstseinsstörung, die sich über einen kurzen Zeitraum entwickelt und die von kognitiven Veränderungen begleitet wird. Unabhängig von der auslösenden Ursache ist ein VZ immer Ausdruck einer Störung der zerebralen Funktion und damit ein u. U. lebensbedrohlicher Zustand.

10.2 Symptomatik und Verlauf

10.2.1 Symptomatik

Ein VZ entwickelt sich üblicherweise innerhalb von wenigen Stunden oder Tagen. Nahezu regelhaft gehen dem Vollbild *Prodromalsymptome* voraus (Abb. 10.1). Dazu gehören vermehrte Ängstlichkeit, Schreckhaftigkeit, Unruhezustände, veränderte emotionale Reaktionen wie Reizbarkeit oder Teilnahmslosigkeit. Häufig werden Schlafstörungen beobachtet, die in Schlaflosigkeit oder Rhythmusumkehr, in einer nächtlichen Verschlimmerung der Symptome oder in Albträumen bestehen können.

Im weiteren Verlauf bilden sich Störungen der Aufmerksamkeit und Wachheit heraus. Diese können sich als reduzierte Fähigkeit zur Wahrnehmung von Umgebungsreizen manifestieren und zu erhöhter Irritierbarkeit des Patienten beitragen. In praxi bedeutet dies, dass es dem Patienten in dieser Phase nicht oder nur sehr schwer möglich ist, einem Gespräch zu folgen. Er kann Fragen häu-

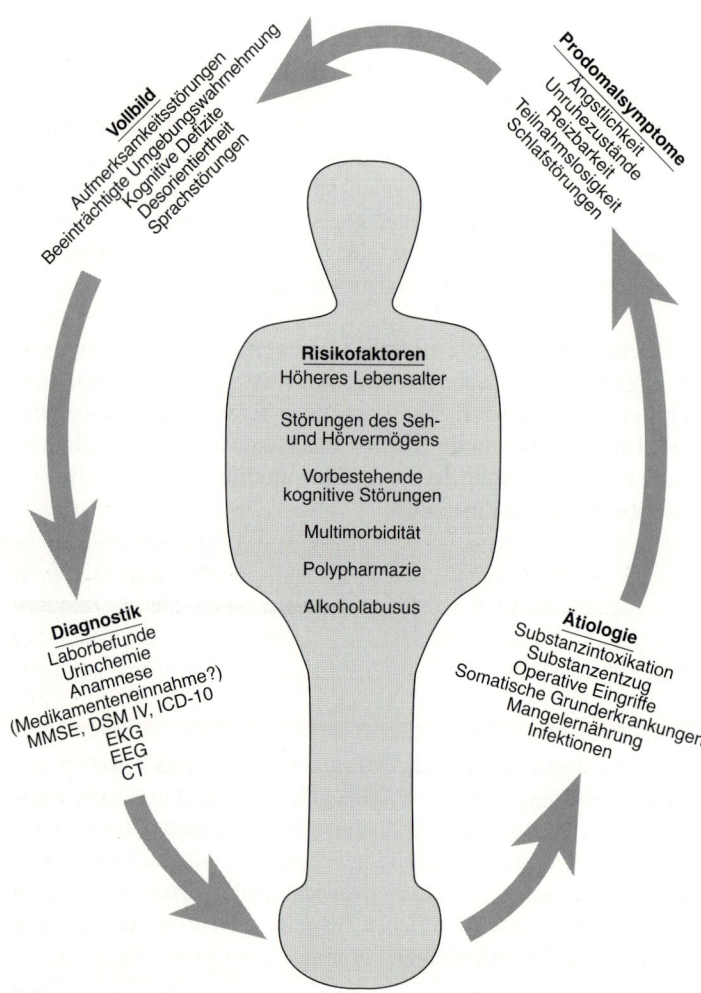

Abb. 10.1. Schematische Darstellung der Entstehung eines VZ, des Verlaufs und der notwendigen Diagnostik

fig nur nach mehrmaliger Wiederholung und Erklärung beantworten und wird durch geringste Vorkommnisse, Geräusche oder Bewegungen in seiner Umgebung abgelenkt. Es kommt zu formalen Denkstörungen und zu starker Beeinträchtigung des Urteilsvermögens. Begleitet werden diese Symptome von Desorientiertheit, von Gedächtnis- und von Sprachstörungen. Insbesondere zeigt sich eine Desorientierung in Bezug auf Zeit und Ort, während die Orientierung zur Person am längsten erhalten bleibt. Es fällt dem Patienten schwer, seinen momentanen Aufenthaltsort oder das aktuelle Datum zu nennen, seinen Namen oder sein Geburtsdatum kann er hingegen meist zutreffend wiedergeben. Inhalte des Altgedächtnisses können eher abgerufen werden als Inhalte des Neuzeitgedächtnisses. Auf Befragung können z. B. Ereignisse aus Kindheit und Jugend problemlos geschildert werden, die Umstände der soeben erfolgten Krankenhauseinweisung sind jedoch nicht mehr erinnerlich.

Die Sprache wird inkohärent, häufig ist eine Dysarthrie zu beobachten. Wahrnehmungsstörungen können illusionäre Verkennungen und Halluzinationen zumeist visueller, aber auch auditiver, taktiler oder olfaktorischer Natur einschließen. Sie können den Patienten, dessen Affekt im Allgemeinen labil und stark von Außenreizen abhängig ist und zwischen Apathie und hochgradiger Erregung schwankend sein kann, u. U. zu selbst- oder fremdschädigendem Verhalten veranlassen.

Die häufig zu beobachtenden Veränderungen der Psychomotorik reichen von auffallender Bewegungsarmut bis zu extremer psychomotorischer Unruhe. Die große Bandbreite psychomotorischer Aktivität führte zur Unterscheidung zwischen einer *hypoaktiven* und einer *hyperaktiven* Form (Tabelle 10.1). Die klinische Bedeutsamkeit dieser Typisierung wird kontrovers beurteilt, zumal sich beide Formen beim selben Patienten in rasch wechselnder Abfolge einstellen können. Wichtig ist diese Unterscheidung jedoch insofern, als sie den Blick schärft für die nicht selten vorkommende hypoaktive Variante, die bisher weitaus weniger Aufmerksamkeit erfahren hat und bei unzureichender Exploration fälschlich als depressive Störung angesehen werden oder allzu leicht unerkannt und unbehandelt bleiben kann.

Tabelle 10.1. Charakteristika des hypoaktiven und des hyperaktiven Delirs

Hypoaktives Delir	Hyperaktives Delir
Teilnahmslosigkeit, Apathie, Schläfrigkeit	Erhöhte Reizbarkeit, Irritierbarkeit, Ungeduld
Herabgesetztes Reaktionsvermögen	Psychomotorische Unruhe
Verringerte, verlangsamte Bewegungen Eingeschränkte Kontaktfähigkeit	Vegetative Symptomatik (Tremor, Tachykardie, Hyperhidrosis etc.)
Sprachverarmung und -verlangsamung	Verstärkter Rededrang
Desorientiertheit	Desorientiertheit
Produktive Symptomatik oft nur nach eingehender Exploration erkennbar	Produktive Symptomatik (häufig optische Halluzinationen)

10.2.2 Verlauf

Die Dauer einer deliranten Episode ist zumeist auf einige Tage beschränkt und kann von symptomfreien Intervallen unterbrochen sein. In seltenen Fällen können die Symptome über mehrere Wochen oder Monate bestehen, insbesondere wenn der Patient zugleich unter einer Demenz leidet oder wenn das Delir im Rahmen eines Karzinoms oder einer chronischen Lebererkrankung auftritt. Bei älteren Patienten ist die Wahrscheinlichkeit länger dauernder Episoden erhöht. Des weiteren steigt mit zunehmendem Alter das Risiko einer unvollständigen Symptomremission. Residualstörungen können bestehen bleiben und zu anhaltenden Beeinträchtigungen bei der Bewältigung der Alltagsanforderungen führen. Es gibt Anhaltspunkte dafür, dass die kognitiven Störungen weniger transient und reversibel sind, als zumeist angenommen wurde. Im höheren Lebensalter wurden fortbestehende kognitive Defizite bei bis zu 40% der Patienten berichtet. Allerdings ist unklar, inwieweit diese Defizite unerkannten vorbestehenden Demenzerkrankungen zugeschrieben werden müssen. Neben der Gefahr bleibender Beeinträchtigungen besteht ferner ein stark erhöhtes Risiko für das Auftreten von Komplikationen wie Pneumonien, Liegegeschwüre oder Stürze sowie ein vielfach erhöhtes Mortalitätsrisiko.

10.3 Klinische Diagnosekriterien

Die Diagnose des VZ erfolgt auf der Syndromebene und auf der Ebene der zugrunde liegenden Ursache. Die Syndromdiagnose ist eine klinische Diagnose. Laborbefunde, apparative Untersuchungsverfahren wie CT oder EEG oder sonstige Tests sind nicht pathognomonisch, sie können aber zur Klärung der Ätiologie beitragen.

Die beiden gebräuchlichen Klassifikationssysteme DSM-IV und ICD-10 stimmen bezüglich der entscheidenden Kriterien einer verringerten Klarheit der Umgebungswahrnehmung und von kognitiven Störungen miteinander überein. Nach ICD-10 werden als weitere essenzielle Kriterien eine Störung der Psychomotorik, die sich entweder in einem raschen, nicht vorhersagbaren Wechsel zwischen

---

Diagnostische Kriterien nach DSM-IV

– Hauptkriterium A: Bewusstseinsstörung (d. h. eine reduzierte Aufmerksamkeit und Klarheit in der Umgebungswahrnehmung) mit einer eingeschränkten Fähigkeit die Aufmerksamkeit zu richten, aufrechtzuerhalten oder zu verlagern.
– Hauptkriterium B: Veränderungen der kognitiven Funktionen (Gedächtnisstörungen, Desorientiertheit, Sprachstörungen) oder die Entwicklung einer Wahrnehmungsstörung, die nicht besser durch eine schon vorher bestehende, manifeste oder sich entwickelnde Demenz erklärt werden kann.
– Hauptkriterium C: Das Störungsbild entwickelt sich innerhalb einer kurzen Zeitspanne (gewöhnlich innerhalb von Stunden oder Tagen) und fluktuiert üblicherweise im Tagesverlauf.
– Hauptkriterium D: Hinweise aus der Anamnese, der körperlichen Untersuchung oder den Laborbefunden ergeben, dass das Störungsbild durch die direkten körperlichen Folgeerscheinungen eines medizinischen Krankheitsfaktors verursacht ist.

Hypo- und Hyperaktivität, in einem vermehrten oder verminderten Redefluss, in einer verlängerten Reaktionszeit oder in einer verstärkten Schreckhaftigkeit äußern kann, sowie eine Störung des Schlaf-Wach-Rhythmus gefordert. DSM-IV erachtet diese Störungen als zwar häufig auftretend, jedoch nicht für eine Diagnose notwendig. Als weitere fakultative Symptome gelten in beiden Systemen affektive Störungen wie Angst, Depressivität, Euphorie oder Teilnahmslosigkeit sowie illusionäre Verkennungen und Halluzinationen oder flüchtige Wahnvorstellungen, die häufig vorkommen können.

> [!] Die Diagnose eines Verwirrtheitszustandes ist immer eine klinische Diagnose.

10.4 Differentialdiagnose

Die wichtigste differentialdiagnostische Fragestellung ist, ob eine Demenz statt eines VZ vorliegt, ob es sich ausschließlich um einen VZ handelt oder ob der VZ eine vorbestehende Demenz überlagert. Beide Krankheitsbilder sind durch kognitive Störungen gekennzeichnet, häufig entwickelt sich ein VZ auf dem Boden einer Demenzerkrankung oder vorbestehender kognitiver Einbußen. Leidet der Patient ausschließlich an einer Demenz, so weist er nicht die für einen VZ charakteristischen Bewusstseinsstörungen auf. Liegt ausschließlich ein VZ vor, so geben der rasche zeitliche Verlauf der Störungen und die Fluktuationen im Tagesverlauf wichtige Hinweise. Informationen von Familienangehörigen können Aufschluss darüber geben, ob kognitive Beeinträchtigungen bereits vor dem Auftreten der aktuellen Symptomatik bestanden. Die folgende Tabelle 10.2 fasst Anhaltspunkte für die im Querschnitt oft schwierige Unterscheidung zwischen Demenz und VZ zusammen.

10.5 Epidemiologie

VZ können in jedem Lebensalter auftreten, sie entwickeln sich jedoch überwiegend jenseits des 60. Lebensjahres. Unter körperlich

Tabelle 10.2. Differentialdiagnose von VZ und Alzheimer-Demenz (AD). (Mod. nach Lipowski 1989)

	VZ	AD
Aufmerksamkeit	gestört	relativ unbeeinträchtigt
Kognitive Störungen:		
Desorientiertheit	gewöhnlich vorhanden, insbesondere zur Zeit	häufig, insbesondere in schwereren Stadien
Sprache	inkohärent, Redefluss gesteigert oder reduziert	verarmt, Wortfindungsstörungen, Perseverationen
Halluzinationen, Verkennungen	gewöhnlich visuell oder visuell und auditorisch	selten
Psychomotorik	ruhelos oder hypoaktiv	zumeist unauffällig
Schlaf-Wach-Rhythmus	Tagesschläfrigkeit, Einschlafschwierigkeiten, Albträume	gelegentlich nächtliche Unruhe
Affekt	labil, schreckhaft, ängstlich, apathisch	in Frühphasen oft depressiv
Körperliche Symptome	vegetative Symptome	zumeist keine
Störungsbeginn	akut einsetzend, häufig nachts	einschleichend
Symptomdauer	Stunden oder Tage (bis Monate)	Jahre
Symptomatik im Tagesverlauf	fluktuierend, luzide Intervalle, nächtliche Exazerbationen	stabil

kranken Älteren zählen sie zu den häufigsten psychischen Störungen. Aufgrund der kurzen Dauer der Syndrome und ihres fluktuierenden Verlaufs wurde bisher allerdings noch kein Versuch unternommen, ihr Vorkommen in der Allgemeinbevölkerung zu ermitteln. Vielmehr bezogen sich die Studien auf Patienten in verschiedenartigen klinischen Einrichtungen. Da sich die untersuchten Patientengruppen beträchtlich voneinander unterscheiden und verschiedene Untersuchungsverfahren und diagnostische Kriterien verwendet wurden, streuen die Resultate sehr stark und bieten einen eher groben Anhaltspunkt, bei wie vielen stationär behandelten Patienten mit der Entwicklung eines VZ zu rechnen ist.

In Allgemeinkrankenhäusern fand man bei bis zu einem Drittel der älteren Patienten einen VZ, der entweder schon bei Aufnahme bestand oder sich während des Klinikaufenthaltes entwickelte (Bucht et al. 1999). Die neueren Studien schätzen, dass während stationärer Behandlung im Mittel etwa bei jedem sechsten Patienten eine Episode eines VZ beobachtet werden kann. Teilweise weit höhere Raten werden für Patientenkollektive berichtet, die sich chirurgischen Eingriffen unterzogen. So beläuft sich die Häufigkeit des Auftretens postoperativer VZ unter Patienten, die sich orthopädischen Eingriffen unterzogen, im Schnitt auf über 20%, in einzelnen Studien sogar auf bis zu 50%. Ähnlich hohe Raten werden für den Postkardiotomie-VZ mitgeteilt. Sehr häufig sind VZ auch bei Pflegeheimbewohnern zu beobachten. Da sie hier vorwiegend im Rahmen einer Demenzerkrankung auftreten, wird ihr Vorkommen in der Regel stark unterschätzt.

Die Bedeutung einer *frühzeitigen Erkennung und Behandlung von VZ* wird unterstrichen durch die im weiteren Verlauf beobachtbare erhöhte Rate von teilweise schwerwiegenden Komplikationen, die nicht zuletzt zu einer beträchtlich verlängerten stationären Verweildauer beitragen und erhebliche Zusatzkosten verursachen, und durch die hohe Sterblichkeit deliranter Patienten.

10.6 Ursachen und Risikofaktoren

10.6.1 Prädisponierende Faktoren

Unter den prädisponierenden Faktoren auf Seiten des Patienten verdienen besonders ein höheres Lebensalter und kognitive Beeinträchtigungen bzw. Demenzen hervorgehoben zu werden. Konsistent zeigt sich in allen Studien ein kontinuierlicher Risikoanstieg mit zunehmendem Alter und eine vielfache Erhöhung der Erkrankungsraten bei vorbestehenden kognitiven Störungen. Weithin übereinstimmend werden Beeinträchtigungen des Seh- und des Hörvermögens sowie der körperliche Allgemeinzustand und die somatische Komorbidität als Risikofaktoren beschrieben. Zusammenhänge wurden berichtet mit Elektrolytstörungen (insbesondere Hypo- und Hyperkaliämien sowie Hypo- und Hypernatriämien), erniedrigten Albuminwerten, Leukozytose, Fieber und Hypothermie, Diabetes mellitus, Schilddrüsenfunktionsstörungen, starkem Hypertonus. Die jeweilige pathogenetische Bedeutung dieser Faktoren und der Effekt ihrer Interaktion ist schwierig zu ermitteln. Es erscheint aber ratsam, Patienten, die einen oder mehrere dieser Faktoren aufweisen, besonders sorgfältig zu überwachen.

10.6.2 Auslösende Faktoren

Auslösende Faktoren sind häufig operative Eingriffe, ein durch die bevorstehende Operation erhöhtes Angstniveau sowie der durch die Krankenhausaufnahme verursachte Umgebungswechsel. Ebenfalls beschrieben wurden Zusammenhänge mit Umgebungsbedingungen, die zu einer Reizüberflutung, zu Schlafstörungen und zur Einebnung der gewohnten Tagesrhythmik führen, wie die Unterbringung auf Intensivstationen sowie eine Reizdeprivation während des stationären Aufenthaltes beispielsweise nach Kataraktoperationen.

10.6.3 Ätiologische Faktoren

Die in der Tabelle 10.3 aufgeführten ätiologisch relevanten Faktoren für die Entwicklung eines VZ treten altersabhängig unterschiedlich häufig auf. Im Kindesalter sind nicht selten fiebrige Erkrankungen für einen VZ verantwortlich, im mittleren Lebensalter insbesondere Substanzintoxikationen und –entzüge. Im höheren

Tabelle 10.3. Ätiologie und Risikofaktoren für einen VZ

Ätiologie	Beispiele
Substanzintoxikation	Alkohol, Drogen, Gifte, Schwermetalle, Organophosphate, Medikamente (s. Tabelle 10.4)
Substanzentzug	Alkohol, Opiate, Heroin, Sedativa, Hypnotika
Operative Eingriffe	Kardiochirurgische und orthopädische Eingriffe, Kataraktoperationen
Somatische Grunderkrankungen	Raumforderungen, Infektionen und Verletzungen des Gehirns (z. B. Meningitis, Enzephalitis, Lues, HIV intrazerebrale Blutungen, Hämatome, Meningeome) Störungen des Glukose- und Elektrolythaushalts sowie des Stoffwechsels (z. B. Azidose, Alkalose) Infektionen (v.a. Harnwegsinfekte) Nieren- und Lebererkrankungen, pulmonale Erkrankungen, Herzinsuffizienz Störungen der Schilddrüsen- und Nebennierenfunktion Hyperthermie, Hypothermie
Mangelernährung	Thiamin-, Vitamin-B12-Mangel
Sonstige Faktoren	Demenzen, kognitive Störungen, Depression, Angst, Alter, sensorische Beeinträchtigungen, Reizdeprivation, Umgebungswechsel

Lebensalter spielen neben dementiellen Störungen v.a. Herz-Kreislauf-Erkrankungen, Lungenerkrankungen, Infektionen, Stoffwechselstörungen und Störungen des Elektrolythaushalts eine wichtige Rolle.

Zahlreiche Medikamentengruppen können an der Auslösung eines VZ beteiligt sein (s. Tabelle 10.4). Eine besondere Gefährdung geht dabei von *Medikamenten mit anticholinergen Wirkkomponenten* aus, die aufgrund der mit dem Alter abnehmenden cholinergen Neurotransmission v.a. ältere Menschen anfälliger machen. Zu diesen Präparaten, die auch in therapeutischer Dosierung zur Ent-

Tabelle 10.4. Medikamente mit hoher delirauslösender Potenz. (Mod. nach Hewer u. Förstl 1994)

Analgetika	Opiate, Salicylate, Indomethacin
Anticholinergika	Trizyklische Antidepressiva, Antihistaminika, Atropin, Diphenhydramin, Phenothiazine, Clozapin, Scopolamin, Spasmolytika
Antibiotika	Gyrasehemmer, Chloroquin, Aciclovir, Amphotericin B, Cephalexin, Cyclosporin
Antikonvulsiva	Phenobarbital, Phenytoin, Valproat
Antiphlogistika	ACTH, Kortikoide, Ibuprofen, Indometacin, Phenylbutazon
Kardiaka	Clonidin, β-Blocker, Digitalis, Lidocain, Methyldopa, Guanidin, Procainamid
Parkinsonmittel	Amantadin, Levodopa, Biperiden
Sympathomimetika	Amphetamine, Phenylephedrin
Tuberkulostatika	Isoniazid, Rifampicin
Zytostatika	5-Fluoruracil
Sonstige	Lithium, Metronidazol, Propylthiouracil, Theophyllin, Diuretika, Virustatika

stehung eines Delirs beitragen können, zählen nicht nur Substanzen mit bekannt starker anticholinerger Wirkung wie etwa trizyklische Antidepressiva. Vielmehr weist ein hoher Anteil der am häufigsten älteren Menschen verordneten Medikamente messbare anticholinerge Effekte auf (Tune u. Egeli 1999).

Die Identifikation der einem VZ zugrunde liegenden Ursachen setzt angesichts der großen Zahl potenzieller Auslöser *eine überaus sorgfältige medizinische Untersuchung voraus*. Wegweisend sind Krankheits- und Medikamentenanamnese, Laborstatus, EKG, Röntgenthorax und hämatologische, kardiologische oder toxikologische Zusatzuntersuchungen, sofern sich entsprechende klinische Verdachtsmomente ergeben (APA 1999).

Risikogruppen für die Entwicklung eines VZ

- Ältere Menschen,
- Patienten mit einer vorbestehenden Demenz,
- multimorbide Patienten,
- Patienten, die eine große Zahl verschiedener Medikamente einnehmen (Polypharmazie),
- Patienten nach operativen Eingriffen,
- Patienten mit Alkohol-, Drogen- und Medikamentenabhängigkeit.

10.7 Pathogenese

Über die pathophysiologischen Mechanismen, die einen VZ vermitteln, ist nur wenig bekannt. Die erste von zwei Haupthypothesen gründet auf den klassischen Arbeiten von Engel und Romano, die in den 50er Jahren das Konzept des VZ als „Syndrom der zerebralen Insuffizienz" entwickelten und einen reduzierten oxidativen zerebralen Metabolismus annahmen. Spätere Untersucher gingen davon aus, genau dieser verminderte Metabolismus habe eine herabgesetzte Produktion von Neurotransmittern, insbesondere von Azetylcholin zur Folge. Diese Hypothese wird gestützt durch Untersuchungen, die zeigen konnten, dass die zerebrale Azetylcholinsynthese hypoxieempfindlich ist, dass ein enger Zusammenhang zwischen der anticholinergen Aktivität und dem Auftreten von VZ besteht, und dass sich durch die Gabe von Cholinantagonisten ein VZ provozieren lässt. Zugleich hilft dieser Mechanismus, die hohe Anfälligkeit älterer und dementer Menschen zu erklären. Eine wichtige Rolle wird einem Ungleichgewicht zwischen zentral cholinergen und adrenergen Mechanismen beigemessen. Eine erhöhte zentral adrenerge Aktivität ist von nachvollziehbarer Relevanz beispielsweise für die Symptomatik des hyperaktiven VZ.

Eine zweite Hypothese postuliert, ein VZ sei eine über erhöhte Plasma-Kortisol-Spiegel und deren Auswirkungen auf das Zentralnervensystem vermittelte Stressreaktion. Zwar wurden bei postoperativen VZ anhaltende Erhöhungen der Kortisolkonzentration und Störungen der Ausschüttungsrhythmik nachgewiesen, derzeit ist aber unklar, ob die Veränderungen Ursache oder Folge von VZ sind.

10.8 Therapie

Die Früherkennung eines VZ verhindert lebensbedrohliche Komplikationen. Ein VZ sollte *stets stationär*, bei besonders ausgeprägtem Befund sogar intensivmedizinisch behandelt werden.

Für VZ gibt es keine spezifische Therapie. Ziel der Diagnostik ist es, ursächliche und beitragende Faktoren zu identifizieren und durch geeignete Behandlung zu beheben. Dringend indiziert ist im Rahmen der Laboruntersuchungen, Parameter wie z. B. Ammoniak, Thiamin oder Vitamin B12 sowie die Schilddrüsenwerte mitzubestimmen, um etwaige Normabweichungen festzustellen und entsprechend zu therapieren. Bei älteren Menschen ist häufig der Flüssigkeitshaushalt nicht ausgeglichen. Eine Infusionsbehandlung kann erforderlich sein. Mangelernährung ist im höheren Lebensalter keine Seltenheit, und kann eine vorübergehende parenterale Ernährung oder die Gabe von Sondenkost, etwa unter Zusatz von Multivitaminpräparaten, erforderlich machen.

Von großer Bedeutung ist eine sorgfältig erhobene Medikamentenanamnese. Potenziell auslösende Medikamente sollten ebenso abgesetzt werden wie nicht zwingend notwendige Pharmaka; die erforderliche Medikation sollte so niedrig wie möglich dosiert werden.

Grundsätzlich sind die Prinzipien der Versorgung von Schwerkranken zu beachten. Dies schließt die Überwachung einer ausreichenden Nahrungs- und Flüssigkeitszufuhr, Thromboseprophylaxe, Lagerung und Mobilisation sowie eine engmaschige Prüfung der Vitalparameter ein. Therapeutisch von großem Nutzen kann es sein, für Ruhe um den Patienten zu sorgen, möglichst nur eine kleine Anzahl von vertrauten Bezugspersonen in seiner Umgebung zu zulassen und durch geduldige Zuwendung Ängste zu vermindern und die Orientierung zu erleichtern. Hilfreich ist eine Lagerung mit leicht erhöhtem Oberkörper. Während der Nacht ist für etwas Helligkeit zu sorgen. Eine Sitzwache kann erforderlich sein. Nur bei höchst aggressiven, selbst- oder fremdgefährdenden Patienten sollte man als letzte Maßnahme unter geeigneter Überwachung eine Fixierung durchführen.

10.8.1 Medikamentöse Therapie

Als symptomatische medikamentöse Therapie bei unruhigen Patienten ist eine neuroleptische Behandlung mit Melperon (z. B. 3-mal 25 mg/Tag) oder Pipamperon (z. B. 3-mal 40 mg/Tag) bzw. in schweren Fällen Haloperidol (z. B. 0,5–2 mg; max. 10 mg/Tag) vorzuschlagen. Durch Anticholinergika verursachte VZ können mit Physostigmin als Antidot behandelt werden. Dabei sind jedoch häufig auftretende, schwerwiegende kardiopulmonale und zerebrale Nebenwirkungen zu beachten, weswegen diese Therapie keinesfalls ambulant durchgeführt werden sollte. Über die Wirksamkeit des naheliegenden Einsatzes von Cholinomimetika liegen bisher keine aussagekräftigen Studien vor. Schwere Alkoholentzugsdelire, deren Behandlung möglichst in einer intensivmedizinischen Einrichtung erfolgen sollte, sprechen besonders gut auf die Behandlung mit Clomethiazol an, allerdings besteht hier die Gefahr einer Atemdepression und daher sollte die Indikation äußerst streng gestellt werden.

Literatur

American Psychiatric Association (1999) Practice Guidelines for the treatment of patients with delirium. Am J Psychiat 156:5, Suppl

Bucht et al. (1999) Epidemiology of delirium. Dementia Geriatr Cogn Disorders 10, 5:315–318

Engel GL, Romano J (1959) Delirium, a syndrome of cerebral insufficiency. J Chronic Dis 9:260–277

Hewer H, Förstl H (1994) Verwirrtheitszustände im höheren Lebensalter – eine aktuelle Literaturübersicht. Psychiatr Prax 21:131–138

Lipowski ZJ (1989) Delirium in the elderly patient. New England J Med 320:578–582

Tune L, Egeli (1999) Acetylcholine and delirium. Dementia Geriatr Cogn Disorders 10, 5:342–344

Wieck HH (1961) Zur klinischen Stellung des Durchgangssyndroms. Arch Neurol Psychiatr 88:409

11 Medikamenten-, Drogen- und Alkoholabhängigkeit

R. Müller, T. Zilker

> **Zum Thema**
> In der Diagnose dementieller Erkrankungen spielt die Medikamenten- und Drogenabhängigkeit eine wichtige Rolle. Bei bis zu 20% aller dementiellen Syndrome (reversible und nicht reversible Demenzen) liegt ein Substanzmissbrauch oder eine Medikamentennebenwirkung zugrunde. Ein Medikamenten- oder Alkoholdelir ist oftmals das erste Anzeichen einer beginnenden Demenz. Alkohol ist häufig an der Entstehung einer Demenz beteiligt. Allein verantwortlich sind Drogen- und Medikamentennebenwirkungen jedoch nur bei etwa 1–2%, Alkohol bei 4–8% aller Demenzen. Die Medikamenten-, Drogen- und Alkoholanamnese gehört zur Basisdiagnostik der dementiellen Syndrome.
> Die Diagnose erfolgt nach ICD-10 F 1 „Psychische- und Verhaltensstörungen durch psychotrope Substanzen": F 1x. 73 Demenz (die die allgemeinen Kriterien für Demenz F00-F09 erfüllt).

11.1 Epidemiologie

Ein klassisches Beispiel für den geistigen Niedergang durch Substanzmissbrauch, ist der bis Ende des letzten Jahrhunderts weit verbreitete, u. a. durch E. Degas und V. van Gogh künstlerisch dargestellte Genuss von Absinth. Das erstmals 1797 von M. Pernod erzeugte hochalkoholische Getränk aus Wermut (Artemisia absinthium) induziert durch dessen Wirksubstanz Thujon Halluzinationen und Wahn. Der „Absinthismus" führt zu Abbauerscheinungen des Zentralnervensystems mit Sensibilitätsstörungen, intellektuellem Niedergang, Delirium, Paralyse und Tod. Absinth wurde daraufhin in allen europäischen Ländern verboten (Ellenhorn 1997).

Heute ist die Medikamenten-, Drogen- und Alkoholabhängigkeit in der Diagnostik dementieller Syndrome ein wichtiger Faktor (Abb. 11.1). Die Zahl der Medikamentenabhängigen liegt in Deutschland bei etwa einer Million. Schätzungen gehen davon aus, dass 7% aller Patienten in Arztpraxen Medikamente mit Abhängigkeitspotential erhalten, davon sind 75% Benzodiazepine.

Der Drogenkonsum nimmt in den meisten EU-Ländern zu. Dabei ist Cannabis die häufigste verwendete Droge. In einigen EU-Ländern konsumieren bis zu 30% der männlichen Bevölkerung regelmäßig Cannabis. Erfahrungen mit Kokain haben etwa 3% der Erwachsenen. Mit Ecstasy und anderen synthetischen Drogen

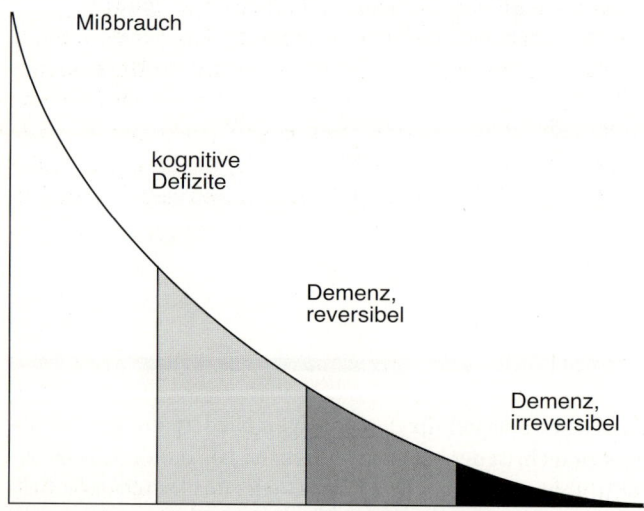

Abb. 11.1. Medikamentenmissbrauch ist sehr häufig. Leichte kognitive Defizite werden in vielen Fällen beobachtet. Das Vollbild einer Demenz ist dagegen selten

haben besonders Jugendliche erste Drogenkontakte. Das Bild der Drogenabhängigen und deren sozialer Verelendung wird v.a. durch die Heroinkonsumenten geformt. Drogen werden überwiegend von 14–30-Jährigen konsumiert. Insgesamt haben etwa 10–15% der 15–20-Jährigen Drogenerfahrungen. Man geht davon aus, dass in Deutschland 200.000–250.000 Drogenabhängige leben.

3–5% der Gesamtbevölkerung sind nach Felduntersuchungen alkoholkrank. In psychiatrischen Bezirks- und Landeskrankenhäusern stellen Alkoholkranke die größte Patientengruppe.

In vielen Fällen vermischen und potenzieren sich Medikamenten-, Drogen- und Alkoholabhängigkeit.

Gerade auch bei älteren Menschen ist Alkohol- und Medikamentenabhängigkeit häufig und wird meist diagnostisch nicht erfasst. Neben Depressionen und Angstsyndromen können viele psychoaktive Substanzen auch eine Verminderung kognitiver Fähigkeiten, Verwirrtheitszustände oder eine Demenz verursachen (Miller 1991).

Die Differentialdiagnose kann schwierig sein. Gelegentlich wird nach einer deliranten Episode erstmals die Diagnose einer dementiellen Erkrankung gestellt (Schmidt u. Freyberger 1999).

Einige Studien zeigen, dass bis zu 10% der kognitiven Defizite durch Medikamente verursacht werden. Andere Untersucher fanden bei mehr als 20% aller Patienten, die wegen eines Demenzsyndroms in ein Allgemeinkrankenhaus aufgenommen wurden, Hinweise auf Medikamentennebenwirkungen (Caracci u. Miller 1991). Dabei sind sedierende Hypnotika, insbesondere langwirksame Benzodiazepine, die am häufigsten mit kognitiven Defiziten assoziierten Medikamente.

> Die kognitive Leistungsfähigkeit ist mit der Anzahl der verordneten Medikamente korreliert. Bei Patienten mit einer bereits bestehenden Demenz führen Medikamentennebenwirkungen häufig zu einer symptomatischen Verschlechterung.

Die Informationen über kognitive Effekte von Langzeitdrogenkonsum bleiben vage. Neben der häufig ungeklärten Frage nach den kognitiven Fähigkeiten vor dem Drogenkonsum, gelingt es selten die Patienten nach langer Abstinenz erneut zu testen. Welche Droge eine Demenz verursachen kann ist unbefriedigend beantwortet. Im Unterschied zur Medikamenten- und Alkoholabhängigkeit betrifft die Drogenabhängigkeit immer noch vornehmlich jüngere Patienten, deren Vulnerabilität bezüglich dementieller Prozesse ungleich geringer ist. Der Lebenszeitkonsum ist im Gegensatz zu Alkohol und Medikamenten häufig wesentlich kürzer. Die kognitiven Defizite durch einige Drogen, die z. T. auch bleibender Natur sind, machen eine demenzielle Potenz jedoch durchaus wahrscheinlich. Zudem gibt es eine Reihe drogenassoziierter Störungen, die zur Demenz führen können.

Der Faktor, der am meisten mit einer Verminderung des Intelligenzquotienten im Alter verknüpft ist, ist Alkohol. Neben erheblichen kognitiven Störungen sind Alkohol-Demenzen und alkoholassoziierte Demenzen möglich.

Schätzungen über die Häufigkeit medikamenten-, drogen-, oder alkoholbedingter Demenzen bleiben ungenau. Einige Autoren gehen davon aus, dass durch Medikamenten- oder Drogenmissbrauch 1–2% der Demenzen induziert werden. Die Anzahl der durch Alkohol verursachten Demenzen wird mit etwa 5% angegeben (Zerfass et al. 1997).

11.2 Diagnostisches Vorgehen

Der Wachsamkeit des Untersuchers sollten drogen-, medikamenten- und alkoholbedingte Syndrome nicht entgehen. Wesentlicher Bestandteil der Diagnose ist die Medikamenten-, Drogen-, und Alkoholanamnese. Dabei kommt der Fremdanamnese eine besondere Bedeutung zu. Der Verlauf eines dementiellen Geschehens kann Rückschlüsse auf die Genese erlauben (z. B. akute Intoxikation oder chronisch neurotoxischer Prozess).

Bei der körperlichen Untersuchung sollte u. a. auf vegetative Symptome (wie Zittern, Schwitzen oder Unruhe), Pupillengröße, Einstichstellen und Abszesse geachtet werden.

Diagnostisch sinnvoll sind einige apparative Untersuchungen. So können CT und MRT zerebrale Atrophien und krankheitsspezifische Veränderungen zeigen (Marchiafava-Bignami-Syndrom, Wernicke-Korsakow-Syndrom, subdurale Hämatome). SPECT und PET sind meist im wissenschaftlichen Kontext erforderlich, können jedoch in einigen Fällen differentialdiagnostisch hilfreich sein (z. B. Alkohol-Demenz). Im EEG können organische Veränderungen zu δ-Wellen, Benzodiazepine zu β-Wellen führen.

Laboruntersuchungen decken Vitaminmangelzustände (B1, B2, B12, Folsäure), Blutbildveränderungen (z. B. mittleres korpuskuläres Erythrozytenvolumen MCV), Leberschäden, Infektionen (HIV, Treponema-pallidum-Hämagglutinationstest TPHA, Hepatitisserologie) auf. Zusätzlich bietet sich eine toxikologische Screeninguntersuchung (Urin und Blut) an.

> Die Drogen-, Alkohol- und Medikamentenanamnese gehört zum Basisprogramm der Demenzdiagnostik. Der Untersucher sollte störungsspezifische Elemente erfassen. Kognitive Defizite durch Substanzabhängigkeit zeigen nach Abstinenz oftmals eine deutliche Besserung.

11.3 Medikamente

Die Ätiologie kognitiver Defizite ist meist einer multifaktoriellen Genese zuzuschreiben. Die kausale Rolle der Medikation ist daher häufig schwer zu fassen. Am deutlichsten zeigt sich der Zusammenhang bei Verwirrtheitszuständen (VZ) durch Medikamentenwirkung oder Medikamentenentzug. Einige Medikamente können einen VZ und eine Demenz verursachen, wie z. B. lang wirksame Benzodiazepine, die am häufigsten zu einer Demenz oder zur Verschlechterung einer Demenz führen.

Sedativa, Hypnotika, Tranquilizer und Analgetika gehören zu den am meisten verordneten Arzneimitteln überhaupt. Nahezu 25% aller Patienten über 55 Jahre erhalten psychoaktive Substanzen mit dem Risiko einer potenziellen Abhängigkeit. In Pflegeheimen werden bis zu 50% der älteren Bewohner psychoaktive Medikamente, insbesondere Benzodiazepine, Sedativa, Hypnotika und Neuroleptika verabreicht. Die erhöhte Sensitivität alter Menschen gegenüber den toxischen Medikamentennebenwirkungen akzentuiert die Problematik. Zu einer Erhöhung des Risikos führen eine Reihe von Faktoren. Dazu gehören eine Imbalance der Neurotransmittersysteme, z. B. ein cholinerges Defizit, altersbedingte Veränderungen in der Pharmakokinetik und Pharmakodynamik sowie die bereits genannte Multimorbidität und Polypharmazie. Arzneimittel können kognitive Fähigkeiten indirekt über metabolische Effekte wie z. B. Hypoglykämie, durch Veränderung von immunologischen Faktoren im ZNS und durch Eigenschaften, die mit der synaptischen Transmission interferieren, verschlechtern. Beinahe jedes Medikament kann bei anfälligen Patienten zu einer kognitiven Minderleistung führen. Bei über 70-jährigen Patienten in Notaufnahmen leiden über 10% an einem Verwirrtheitszustand und nahezu 20% an einer Demenz. Patienten mit Verwirrtheitszuständen haben häufig in der Follow-up-Untersuchung eine Demenz. Wenn Intoxikationen zu einer Demenz führen, bestand meist eine zerebrale Vorschädigung.

Trotz des Wissens über die Problematik psychoaktiver Substanzen bei älteren Menschen, betragen die verabreichten Tagesdosen an Sedativa und Hypnotika bei den über 70-Jährigen das 3- 6-fache aller Altersgruppen, bei den über 90-Jährigen wächst die Dosierung und Verordnungshäufigkeit weiter an.

Präventive Strategien beinhalten die folgenden Punkte:
- Riskante Substanzen vermeiden,
- Dosis anpassen und engmaschige Verlaufskontrollen durchführen,
- Anzahl der Medikamente minimieren,
- kurzwirksame Präparate verwenden,
- Arzneimittel, die die Bluthirnschranke übertreten nicht verordnen,
- hepatische und renale Funktionen kontrollieren und
- kognitive Fähigkeiten vor der Behandlung prüfen

(s. Tabelle 11.1).

Tabelle 11.1. Medikamente

Substanz	Kognitive Defizite	Reversibles dementielles Syndrom	Demenz
Medikamente			
Benzodiazepine	++	++	+
Barbiturate	+	+	(+)
Valproinsäure	+	+	(+)
Lithium	+	+	(+)
Bromide	+	+	
Diphenhydramin	+	+	
Anticholinergika	+	+	
Neuroleptika	+	+	

++ häufig, + bekannt, (+) eventuell

11.3.1 Benzodiazepine

Benzodiazepine verstärken die Wirkung des inhibitorischen Transmitters γ-Aminobuttersäure durch eine Erhöhung des transmembranalen Cl-Ionen-Einflusses an GABA-A-Rezeptoren im limbischen System und in der Formatio reticularis. Wie Alkohol sind Benzodiazepine fettlöslich, erreichen hohe Konzentrationen im Gehirn und können neokortikale, zerebelläre und limbische Funktionen verändern. Die sedierende und anxiolytische Wirksamkeit macht Benzodiazepine zu häufig verordneten Medikamenten.

Personen, die hohe Dosen von Benzodiazepinen konsumieren, zeigen in kognitiven Tests schlechtere Ergebnisse. Die Gedächtnisleistung von älteren gesunden Probanden nach Einnahme von Diazepam gleicht der von Patienten mit primär degenerativen Demenzen. Bei chronischem Gebrauch kommt es zu einer ähnlichen kognitiven Verschlechterung wie bei Alkoholabhängigen.

Einige Veränderungen können permanent oder nur sehr langsam und teilweise reversibel sein. Da Benzodiazepine den Lernvorgang, besonders im Umgang mit Stress behindern, kann nach vielen Jahren des Missbrauchs ein Defizit besonders in der Stressbewältigung bleiben. Dies könnte als Ängstlichkeit persistieren oder zu depressiver Gestimmtheit führen.

Benzodiazepinmissbrauch führt zu deutlichen Zeichen einer intellektuellen Verschlechterung und kann über Jahre zu einer Hirnatrophie führen. Diese Symptome vermischen sich bei älteren Patienten häufig mit einer beginnenden Demenz. Die Mehrzahl der medikamenteninduzierten Demenzsyndrome geht auf einen Benzodiazepinmissbrauch zurück.

11.3.2 Barbiturate

Bis zur Einführung der Benzodiazepine waren Barbiturate die am häufigsten verwandten Tranquilizer und Sedativa. Barbiturate entfalten ihre Wirkung im ganzen ZNS. Neben der Unterdrückung polysynaptischer Reizantworten verstärken Barbiturate die GABA-erge Inhibition.

Barbituratabhängigkeit ist häufig begleitet von Alkohol- und Drogenabhängigkeit. Entzüge gehen oft mit Delirien einher. Neuropsychologische Testungen zeigten leichte bis mittlere Verschlechterungen der kognitiven Fähigkeiten.

Die kognitiven Defizite, v.a. Gedächtnisstörungen, Störungen der Lernfähigkeit und Koordination blieben z. T. über Monate bestehen oder stellen den Beginn einer Demenz dar (Pfab 1999).

11.3.3 Valproinsäure

Das Antiepileptikum Valproinsäure kann reversible, selten auch einmal irreversible Demenzen induzieren. Bei Epileptikern wurde ein langsamer kognitiver Abbau beobachtet. Als mögliche pathophysiologische Ursachen werden ein direkter toxischer Effekt am ZNS, ein paradoxer epileptogener Effekt oder ein indirekter toxischer Effekt durch eine Valproat-induzierte Ammoniakerhöhung vermutet.

11.3.4 Lithium

Lithium ist eine Substanz mit geringer therapeutischer Breite. Sie wird u. a. in der Rezidivprophylaxe affektiver Störungen eingesetzt. Insbesondere chronische Intoxikationen können zu schweren irreversiblen neurotoxischen Schäden führen.

Mehrere Fälle sind beschrieben, in denen Lithium in therapeutischen Dosierungen Creutzfeldt-Jakob-ähnliche Syndrome erzeugte.

11.3.5 Bromide

Bromhaltige Schlafmittel und Sedativa führen bei chronischer Einnahme u. U. zum Bromismus mit Störungen wie Manie, Halluzinationen, Depressionen, Apathie und Ataxie. Bei chronischer Bromintoxikation durch Medikamente kann es zu reversiblen Demenzsyndromen kommen.

11.3.6 Diphenhydramin

Diphenhydramin ist als frei verkäufliches Schlafmittel weit verbreitet. In hohen Dosierungen führt es aufgrund seiner anticholinergen Wirkung zu Verwirrtheitszuständen und Schizophrenie-artigen Psychosen. Die Einnahme von Diphenhydramin bei älteren Patienten bewirkt eine Verschlechterung der kognitiven Fähigkeiten.

11.3.7 Anticholinergika

Anticholinergika können Verwirrtheitszustände, aber auch dementielle Syndrome hervorrufen. Trihexyphenidyl erzeugt in einigen

Fällen nach jahrelangem Missbrauch Aufmerksamkeits- und Gedächtnisstörungen, die nach Abstinenz reversibel sind.

Bei Morbus Parkinson und Behandlung mit anticholinergen Substanzen konnten Demenzen beobachtet werden, die nach Absetzen der Medikation langsam abklangen.

11.3.8 Neuroleptika

Bei vulnerablen Gehirnen können auch Neuroleptika eine reversible Demenz induzieren. So gibt es Berichte über geistig behinderte Patienten, die unter einer niedrigdosierten Neuroleptikatherapie (Thioridazin, Haloperidol, Pimozid) eine Demenz entwickelten. Nach Absetzen der Medikamente kam es zu einer vollständigen Erholung.

11.4 Illegale Drogen

Drogenkonsum stellt ein wachsendes gesellschaftliches Problem dar. Die soziale und körperliche Verschlechterung der Drogenkonsumenten macht sie häufig zu Patienten. Ein schwerwiegendes methodisches Problem der Beurteilung von kognitiven Defiziten bei Drogenmissbrauch ist die Polytoxikomanie sehr vieler Abhängiger. Dabei wird neben dem Konsum einer Vielzahl harter und weicher Drogen oftmals exzessiv Alkohol getrunken. Es zeigte sich, dass schwere Polytoxikomanie mit neuropsychologischen Defiziten assoziiert ist. Bei polytoxikomanen Patienten wurden vermehrt EEG-Veränderungen gefunden. Für eine Demenz durch reinen Drogenkonsum ohne eine medizinische Komplikation gibt es wenige klinische Anhaltspunkte (Abb. 11.2).

11.4.1 Heroin

Die Informationen über die Langzeitwirkungen der Opiate bleiben ungenügend. Die neurotoxischen Eigenschaften von Opiaten schei-

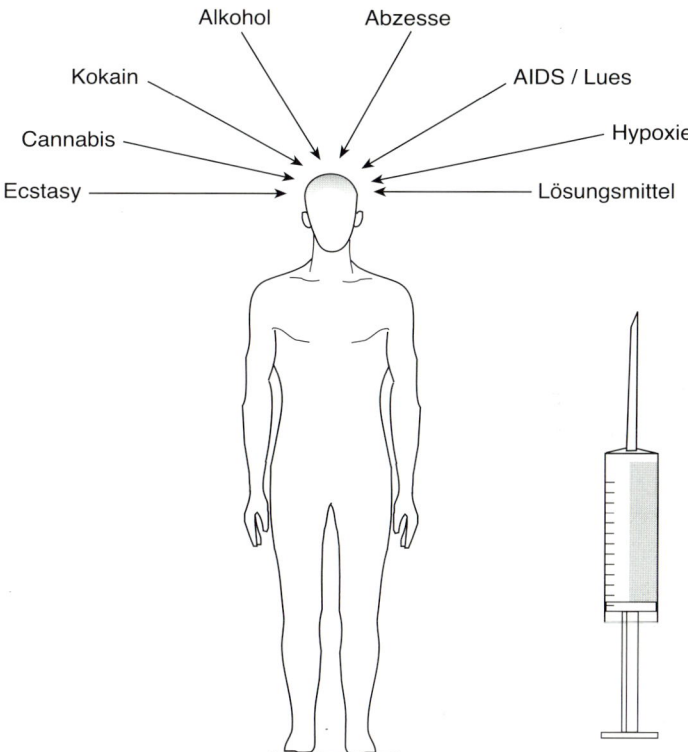

Abb. 11.2. Verschiedene Drogen oder drogenassoziierte Syndrome können zur Demenz führen

nen wenig ausgeprägt zu sein. Heroinmissbrauch alleine führt nicht zum dementiellen Abbau. Auch die Substitution schwangerer abhängiger Patientinnen wird von vielen Ärzten als wenig problematisch angesehen.

Allerdings gibt es beim Heroinmissbrauch eine Reihe von Komplikationen, die schwerste zerebrale Schäden verursachen können (s. auch Tabelle 11.2).

Nach intranasalem Heroinkonsum können Hirninfarkte ausgelöst werden.

Tabelle 11.2. Drogen und drogenassoziierte Syndrome

Substanz	Kognitive Defizite	Reversibles dementielles Syndrom	Demenz
Medikamente			
Heroin	(+)	?	?
THC	++	+	?
Kokain	++	+	(+)
Ecstasy	++	+	(+)
Amphetamin	+		
Phencyclidin (PCP)	+	?	?
Schnüffelsubstanzen	++	+	+
Drogenassoziierte Syndrome			
Hypoxische Hirnschäden	++	++	+
Syphilis	+	+	+
AIDS	++	++	++
Hirnabszesse	+	+	+

Die Inhalation von Heroindampf („chasing the dragon"), um die Injektion zu vermeiden, kann zur progressiven spongiformen Leukoenzephalopathie führen. Symptome sind Ataxie und Dysarthrie. In schweren Fällen kommt es zu akinetischen und mutistischen Bildern mit Enthirnungsstarre. Im MRT finden sich typische ausgeprägte, symmetrische Läsionen in der weißen Substanz von Hemisphären, Mittelhirn und Zerebellum. Die Hirnbiopsie zeigt eine spongiforme Degeneration der weißen Substanz. Eine Symptomverbesserung kann mit Antioxidantien wie Coenzym Q erreicht werden. Als Ursache wird eine mitochondriale Schädigung angenommen (Kriegstein 1999).

Ähnliche Schäden werden durch Inhalation von mit Pyrolysat verunreinigtem Heroin berichtet.

Im Rahmen von Überdosierungen kommt es aufgrund der atemdepressiven Wirkung der Opiate zu hypoxischen Hirnschäden, die zu hirnorganischen Veränderungen bis zur Demenz führen.

Selten entwickeln sich nach i.v.-Applikation Hirnabszesse mit bakteriellem oder mykotischem Befall (Tabelle 11.2).

11.4.2 Cannabis

Cannabis (THC) ist eine weitverbreitete „weiche" Droge, deren Konsum von großen Teilen der Bevölkerung als harmlos betrachtet wird. Der eigentliche Wirkstoff ist das delta-9-Tetrahydrocannabinol (delta-9-THC). Es bewirkt Euphorie und Wahrnehmungsstörungen. Konzentrationsstörungen, Einschränkungen im Neugedächtnis und Gedächtnisstörungen bei Tests der Wortwiedererkennung können bleibende Folgen nach Cannabismissbrauch sein (Ameri 1999). Die akuten Einschränkungen der geistigen Leistungsfähigkeit können so gravierend sein, dass das Erscheinungsbild nach Genuss provokanterweise als Modell einer senilen Demenz bezeichnet wurde. Marihuana kann schwerwiegende psychische Störungen auslösen, so z. B. schizophrene Erkrankungen. Erwiesen ist ein delta-9-THC-induzierter Zelluntergang mit Schrumpfung der Neurone im Hippokampus. Sowohl die Wirkung als auch die neuronale Schädigung erfolgt durch einen G-Protein-gekoppelten Cannaboid (CB)-Rezeptor. Cannaboide haben die gleiche funktionale Endstrecke wie andere Drogen (Morphine, Alkohol, Nikotine), nämlich das mesolimbische Dopaminsystem (Ameri 1999). Cannabis hat vermutlich eine teratogene Wirkung.

Auch bei Cannabis kann es zu neurotoxischen Schäden durch Verunreinigungen der Droge, z. B. mit Formaldehyd kommen.

11.4.3 Schnüffeln

Als Schnüffeln bezeichnet man das Inhalieren einer heterogenen Gruppe von psychoaktiven Substanzen in Klebstoffen, Feuerzeugflüssigkeiten, Sprühdosen, Feuerlöschmitteln und Reinigungsflüssigkeiten. Dies sind u. a. aromatische und halogenierte Kohlenwasserstoffe (n-Hexan, Benzin, Benzol, Trichlorethylen, Methylenchlorid, Trichlor-fluormethan), Ester (Ethylacetat und Acrylacetat), Ketone (Aceton, Methylethylketon, Methylbutylketon) und inhalierbare Anästhetika (Chloroform und Äther). Die hohe Fettlöslichkeit dieser Substanzen führt zur leichten Passage der Blut-Hirnschranke. Die Inhalation geringer Mengen von Lösungsmitteln bewirkt eine euphorische Stimmung, aber auch Halluzinationen und Bewusstlosigkeit. Nicht selten kommt es zu Todesfällen.

Das Schnüffeln dieser Substanzen kann zu erheblichen zentralnervösen Schäden mit vielfältigen, ernsthaften neuropsychologischen Defiziten und Verschlechterung des Intelligenzquotienten führen.

Die akute toxische Enzephalopathie ist eine bekannte Komplikation des Benzinschnüffelns. Benzinschnüffler haben subtile neurologische und kognitive Defizite, die nach Absetzen der Droge besser werden können (Maruff et al. 1998).

Halogenierte Kohlenwasserstoffe führen zu Hirnödemen oder Hämorrhagien, n-Hexane zu peripheren Nervenschäden. Methanol kann Blindheit, Schädigung der Basalganglien und Hirnblutungen bewirken.

Folgen des Stickoxydul (N2O, Lachgas)-Missbrauchs sind Gefühlsstörungen, Ataxie und Impotenz.

Toluol-Inhalation kann eine periphere Neuropathie, Optikus-Neuropathie, Ataxie, Muskelschwäche oder eine Enzephalopathie hervorrufen. Unter dem Begriff „Spray heads" versteht man unspezifische gravierende Schäden nach Toluol-Inhalation. Im kranialen MRT zeigen sich Veränderungen wie einen Verlust der zerebralen und zerebellären Diskrimination von weißer und grauer Substanz, multifokale tiefe Läsionen der weißen Substanz, eine starke generalisierte Atrophie von Hemisphären, Zerebellum und Corpus callosum.

Trichlorethan kann ebenfalls diffuse ZNS-Schäden bewirken (Miller 1991).

Die Exposition gegenüber Klebstoffen sowie Lösungsmitteln stellt möglicherweise einen Risikofaktor für die Entstehung einer AD dar.

11.4.4 Ecstasy

Das bei vielen Jugendlichen als Partydroge beliebte 3,4-Methylendioxymethamphetamine (MDMA oder Ecstasy) hemmt die Wiederaufnahme von Serotonin aus dem synaptischen Spalt und die Monoaminoxidase-Typ-A (MAO-A). Die Affinität zum Noradrenalin- und Dopaminwiederaufnahmemechanismus ist etwas geringer. Akute neuropsychiatrische Störungen können Status epilepticus, Hirninfarkte oder Hirnblutung sein, schizophrenieartige Psychosen können induziert werden.

Im Tierversuch wurde wiederholt die Neurotoxizität von MDMA nachgewiesen. Es ist verantwortlich für die Degeneration der 5-Hydroxytryptamin (5-HT)-Nervenendigungen im serotonergen System. Die geringere Dichte von 5-HT-Neuronen im Gehirn von ehemaligen Ecstasykonsumenten zeigte sich in PET-Studien (McCann et al. 1998).

Junge Patienten erbrachten nach dem Konsum von Ecstasy und auch in der Folge kognitiv schlechtere Leistungen als Nichtkonsumenten. Es fanden sich Unterschiede zwischen regelmäßigen und einmaligen Konsumenten. Auch in wiederholten Untersuchungen ließen sich kognitive Defizite nachweisen, die auf subtile, aber bleibende Störungen hinweisen (McCann et al. 1999). Ex-User von Ecstasy leiden unter einer Verschlechterung ihres visuellen und Wortgedächtnisses. Die Verschlechterung des Gedächtnisses ist mit der Menge des konsumierten Ecstasy korreliert.

11.4.5 Kokain

Das kurz wirksame Psychostimulans kann zu schweren psychischen Störungen wie dem Kokain-Intoxikations-Delir oder Kokain-induzierten Halluzinationen führen. Kokain blockiert die Wiederaufnahme von Dopamin, Serotonin und Noradrenalin im ZNS. Wie alle Suchtmittel erhöht es kurzfristig die Dopaminkonzentration im mesolimbischen System. Kokain führt zu neurovaskulären Veränderungen und ausgeprägten kognitiven Defiziten.

Bei chronischen Kokainkonsumenten kann ein kognitives Defizit nachgewiesen werden, das mit der konsumierten Kokainmenge korreliert. CT-volumetrische Gehirnmessungen geben Hinweise auf Volumenverluste bei regelmäßigem Kokainkonsum.

Abstinente ehemalige Kokainkonsumenten zeigen schlechtere Ergebnisse bei neuropsychologischen Untersuchungen als Kontrollen.

Kokainmissbrauch ist ein signifikanter Risikofaktor für zerebrovaskuläre Komplikationen bei jungen Erwachsenen. Schlaganfälle, subarachnoidale und intrazerebrale Blutungen werden auf Kokainmissbrauch zurückgeführt. Bewegungsstörungen wie Tics und choreoathetotische Bewegungen werden verstärkt, können aber auch neu entstehen („crack dancing"). Kinder kokainabhängiger Mütter sind kleiner und leichter irritierbar. Später zeigen diese Kinder neuropsychologische Defizite, was als Zeichen einer neurotoxischen Schädigung gewertet werden kann.

11.4.6 Amphetamin

Amphetamine (D-Amphetamin, Methamphetamin und andere Derivate) haben eine ähnliche Wirkung wie Kokain. Sie verursachen eine indirekte Freisetzung von Noradrenalin, Serotonin und Dopamin aus präsynaptischen Vesikeln. Amphetamin-induzierte Psychosen werden beobachtet. Neurotoxische Effekte werden bei dopaminergen und serotonergen Neuronen gefunden. Kognitive Defizite lassen sich in neuropsychologischen Untersuchungen nachweisen. Dabei war die Schwere des Amphetaminmissbrauchs mit der Verschlechterung der kognitiven Fähigkeiten assoziiert, insbesondere von Gedächtnis, Aufmerksamkeit und Konzentrationsfähigkeit (McKetin u. Mattick 1997).

11.4.7 Phencyclidine

Phencyclidine (PCP) wurde als Anästhetikum entwickelt und wird seit den 60er Jahren unter dem Namen „peace pill" und „angel dust" konsumiert. Die Einnahme kann zu schweren psychotischen Störungen führen. Es kam zu gefährlichen Gewalttaten, an die sich die Täter nicht mehr erinnern konnten. Der Wirkmechanismus verläuft über den N-Methyl-D-Aspartat (NMDA)-Rezeptor und einen zweiten PCP-Rezeptor, dessen endogener Ligand nicht bekannt ist.

PCP-Konsumenten zeigen eine neuropsychologische Verschlechterung, die auch nach dem Konsum bestehen bleiben kann.

11.4.8 Drogenassozierte Syndrome

HIV-Infektionen

Drogenabhängigkeit und HIV-Infektionen sind sehr eng vergesellschaftet. Ein Drittel aller HIV-Patienten sind drogenabhängig. 40–70% aller HIV-Patienten entwickeln nach Manifestation von AIDS neurologisch-psychiatrische Auffälligkeiten. Die Trias von kognitiven, motorischen und Verhaltensstörungen wird oftmals als AIDS-Demenzkomplex bezeichnet. Eine Demenz im Sinne von ICD-10 wurde nur bei 4% der Betroffenen beobachtet.

Der Drogenkonsum, z. B. von Kokain, scheint durch gefäßschädigende Effekte den Übertritt der HI-Viren in das Gehirn zu erleichtern und eine Gehirnbeteiligung mit kognitiven Defiziten zu begünstigen.

Syphilis

Nachdem alle Formen der Syphilis in den industrialisierten Ländern abgenommen haben, kommt es in der HIV-Risikogruppe, also auch bei den drogenabhängigen Patienten, wieder zu einem Anstieg und damit zu einer Zunahme eines zu einer Demenz führenden Faktors.

11.5 Alkohol

Alkohol ist lipophil und penetriert die Blut-Hirn-Schranke leicht. Er schädigt das Nervensystem in einer bemerkenswerten Vielfalt:

- Direkt toxisch durch den im Körper präsenten Alkohol,
- durch nutritive Mängel,
- Alkohol erzeugt peripher neurologische Schäden,
- eine Kleinhirndegeneration und
- Leberschäden mit den resultierenden neuropsychiatrischen Problemen.

Die neurotoxische Wirkung von Alkohol führt bei chronischem Missbrauch zur Hirnatrophie, die bei Abstinenz z. T. rückbildungsfähig ist (Abb. 11.3). Alkohol ist die häufigste Ursache einer Hirnatrophie bei Patienten unter 50 Jahren. Die Weite der Sulci und die Vergrößerung der Ventrikel sind die wesentlichen Faktoren, die bei einer Alkohol-Demenz zu finden sind (teilweise reversibel). Alkoholiker weisen in vielen Bereichen kognitive Defizite auf. Die Sensiti-

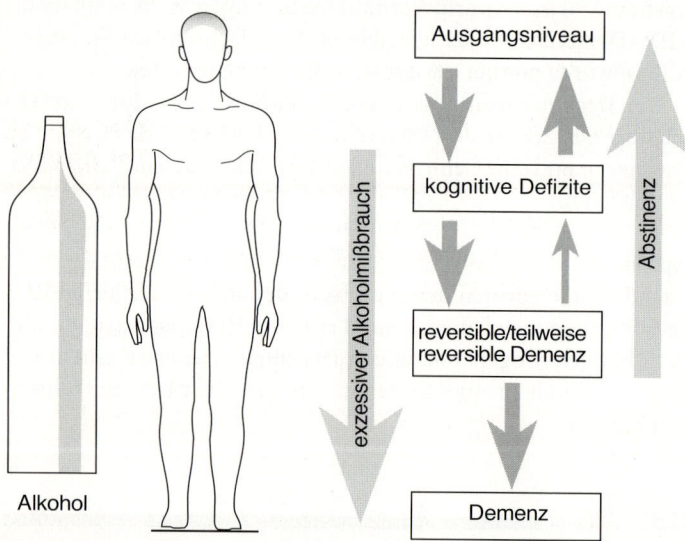

Abb. 11.3. Alkohol ist die Substanz, die am häufigsten zu einer Demenz führt. Dabei können kognitive Defizite und sogar beginnende dementielle Syndrome durch Abstinenz remittieren

vität gegenüber Alkohol ist im Alter erhöht. Bis zu 50% der über 45-jährigen langjährigen Alkoholiker leiden an messbaren kognitiven Störungen. Diese werden bereits unter allgemeine klinische Symptome gerechnet. Auch wenn die intellektuellen Fähigkeiten sich nach Abstinenz wieder deutlich verbessern, können Defizite bleiben. Bei mangelnder Abstinenz kann der geistige Niedergang nach längerem, schweren Alkoholkonsum in einer Alkohol-Demenz münden.

Bei der Alkohol-Demenz führt eine durch Alkohol induzierte NMDA-Rezeptorüberaktivität zum im PET sichtbaren Zellverlust im Hippokampus. Die Alkohol-Demenz ist im Wesentlichen eine Ausschlussdiagnose und bleibt diagnostisch unscharf. Sie wird von der hepatischen Enzephalopathie, vom Wernicke-Korsakow-Syndrom und anderen alkoholbedingten Hirnschäden unterschieden. Symptome sind:
- Intellektueller Abbau,
- kritikloses, urteilsarmes Denken,
- Persönlichkeitsveränderungen mit emotionaler und affektiver Abstumpfung,
- Affektlabilität, z. T. Euphorie (Soyka 1995).

Die Häufigkeit einer Alkohol-Demenz wird mit 4–8% angegeben (Zerfass et al. 1997). Patienten, bei denen klinisch eine Alkohol-Demenz diagnostiziert wurde, zeigen post mortem häufig eine Wernicke-Korsakow- oder Marchiafava-Bignami-Enzephalopathie, posttraumatische Veränderungen, anoxische Hirnschäden, einen kommunizierenden Hydrozephalus, vaskuläre und degenerative Hirnveränderungen.

> Sowohl Alkohol als auch die alkoholassoziierten Krankheitsbilder können kognitive Defizite, reversible dementielle Syndrome und Demenzen induzieren. **!**

11.5.1 Alkoholassozierte Demenzen

Wernicke-Korsakow-Syndrom
Diesem amnestischen Syndrom liegt ein Thiaminmangel meist bei Fehlernährung und genetisch reduzierter Transketolase-Aktivität zugrunde (Therapie initial 100 mg Thiamin i.v., später 40 mg/Tag oral, s. auch Kap. 9).

Nikotinsäuremangel-Enzephalopathie
Nikotinsäure (Niacin) spielt eine wichtige Rolle in der Zellatmung, im Kohlehydratstoffwechsel und im Tryptophanstoffwechsel. Die Nikotinsäuremangel-Enzephalopathie ist eine seltene Komplikation des Alkoholismus. Leitsymptome sind Dermatitis, Diarrhö und Demenz. Die Therapie erfolgt durch die Gabe von Nikotinsäure (Nicobion, initial 600 mg/Tag, dann 300 mg/Tag, Soyka 1995).

Vitamin-B12-Mangel
Der Vitamin-B12-Mangel ist bei Alkoholikern durch die einseitige Ernährung relativ häufig. Meist führt dieser zu den bekannten hämatologischen und peripher-neurologischen Störungen. Sehr selten führt ein B12-Mangel zu einer Demenz. Die Therapie erfolgt durch die Gabe von Vitamin B12 1000 mg/Tag i.m. alle 2 Monate.

Folsäuremangel
Auch Folsäuremangel führt in Einzelfällen zur Demenz. Die Therapie besteht in der oralen Gabe von initial 15 mg/Tag und 1 mg Folsäure 1- bis 2-mal täglich als Erhaltungsdosis.

Marchiafava-Bignami-Syndrom
Das Marchiafava-Bignami-Syndrom findet sich meist post mortem diagnostiziert bei Rotweintrinkern. Es führt zunächst zu vermehrter Reizbarkeit, dann zu Verwirrtheit, neurologischen Zeichen (Pyramidenbahnzeichen, Primitivreflexen), letztendlich zu Demenz und Koma. Die Diagnose erfolgt mit CT und MRT. Die Prognose ist ungünstig. Neuropathologisch finden sich akute nekro-

tische Läsionen mit zystischen Nekrosen und Demyelinisierung im Corpus callosum. Die Ätiologie ist unklar. Ein Therapieversuch mit Thiamin wird empfohlen (Soyka 1995).

Zentrale pontine Myelinolyse
Die Entmarkungsvorgänge in zentralen Anteilen des Pons, die zur zentralen pontinen Myelinolyse führen, werden neuropathologisch in bis zu 1% der Patienten gefunden. Ursache ist nicht der Alkohol, sondern meist schwere Elektrolytentgleisungen. Die Klinik ist durch die Entmarkung im Brückenfuß bestimmt. Symptome sind eine Tetraparese, Sensibilitätsstörungen, Augenmuskellähmung, Dysarthrie, Bewusstseinsstörungen und andere.

Ischämische und hämorrhagische zerebrovaskuläre Prozesse
Exzessiver Alkoholkonsum ist ein Risikofaktor für ischämische und hämorrhagische zerebrovaskuläre Prozesse. Sowohl intrazerebrale als auch subarachnoidale Hämorrhagien ereignen sich häufiger. Es findet sich eine deutlich erhöhte Insultrate. Durch hepatische Schäden, Sympatikotonuserhöhung z. B. im Entzug, Sturz und Anfälle ergibt sich ein erhöhtes Blutungsrisiko. Möglicherweise besteht eine direkte toxische Gefäßendothelschädigung durch Alkohol.

Pachymeningiosis hämorrhagica interna
Rezidivierende chronische subdurale Hämatome, eine Pachymeningiosis hämorrhagica interna, repräsentieren eine häufige Komplikation nach langjährigem Alkoholabusus (Soyka 1995).

Chronische hepatische Enzephalopathie
Die chronische hepatische Enzephalopathie kann z. T. schleichend verlaufen und die Patienten zunächst durch dementielle Syndrome auffallen. Die Störungen sind prinzipiell reversibel (Soyka 1995).

Literatur

Ameri A (1999) The effects of cannabinoids on the brain. Prog Neurobiol 58:315–348

Caracci G, Miller S (1991) Alcohol and drug addiction in the elderly. In: Miller NS (Hrsg) Comprehensive handbook of drug and alcohol addiction. Marcel Dekker, New York, S 179–191

Ellenhorn MS (1997) Ellenhorn´s medical toxicology: Diagnosis and treatment of human poisoning. 2nd ed. Williams & Wilkins, Baltimore, S 1859

Kriegstein AR, Shungu DC, Millar WS et. al (1999) Leukoencephalopathy and raised brain lactate from heroin vapor inhalation. Neurology 53:1765–1773

Maruff P, Burns CB, Tyler P, Currie BJ, Currie J (1998) Neurological and cognitive abnormalities associated with chronic petrol sniffing. Brain 121:1903–1917.

McCann DU, Szabo Z, Scheffel U, Dannals RF, Ricaurte GA (1998) Positron emission tomographic evidence of toxic effect of MDMA („Ecstasy") on brain serotonon neurons in human beings. Lancet 352:1433–1437

McKetin R, Mattick RP (1997) Attention and memory in illicit amphetamine users. Drug Alcohol Depend 15:235–242

Miller NS (1991) Comprehensive handbook of drug and alcohol addiction. Marcel Dekker, New York, S 374

Pfab R (1999) Barbiturate III-3 In: Backmund M (1999) Suchttherapie. Ecomed, Landsberg, S 1–8

Schmidt LG, Freyberger HJ (1999) Delirante, amnestische und andere Syndrome mit vorrangig kognitiven Störungen. In: Helmchen H, Henn F, Lauter H, Sartorius N (Hrsg) Psychiatrie der Gegenwart, 4. Aufl. Springer, Berlin, Bd 4, S 248–270

Soyka M (1995) Die Alkoholkrankheit, Diagnose und Therapie. Chapman & Hall, Weinheim

Zerfass R, Daniel S, Förstl H (1997) Demenzen und Delir. In: Förstl H (Hrsg) Lehrbuch der Gerontopsychiatrie. Enke, Stuttgart, S 253–262

12 Depression und Dissoziation: Ganser und andere

R. Zimmer, H. Förstl

> **Zum Thema**
> Ein Demenzsyndrom kann durch unterschiedliche Interaktionen von affektiven und dementiellen Erkrankungen hervorgerufen bzw. verstärkt werden, nämlich durch depressionsinduzierte kognitive Störungen, ein zufälliges Zusammentreffen von Depression und Demenzerkrankung oder eine demenzinduzierte Depression mit einer konsekutiv weiteren Verschlechterung der kognitiven Leistung. Ferner können depressive Syndrome psychogen ausgelöst werden (Konversionssyndrome).

12.1 Depression und Demenz

12.1.1 Demenzsyndrom der Depression („Depressive Pseudodemenz")

Bei einer ausgeprägten Depression tritt ein Nachlassen des Interesses ein, eine mentale Verlangsamung und zunehmende Umständlichkeit, mitunter mit motorischer Retardierung. Die Patienten wirken zerstreut, das Neugedächtnis verschlechtert sich. Risikofaktoren für die Manifestation kognitiver Defizite bei einer depressiven Erkrankung sind hohes Alter und niedriges Ausbildungsniveau (Palsson et al. 1999). Die kognitive Beeinträchtigung ist durchaus real – der Ausdruck „Pseudodemenz" erscheint daher nicht angebracht – jedoch weicht das Störungsmuster vom Bild etwa einer AD ab:
- Häufig sind depressive Symptome nachweisbar, oft auch affektive Erkrankungen in der Vorgeschichte.

- Die Störungen treten meist akut auf.
- Subjektive Beschwerden stehen im Vordergrund („Ich weiß nicht, ich kann nicht ..„").
- Charakteristisch ist das schlechte Abschneiden bei neuropsychologischen Tests, während
- die Alltagsbewältigung intakt erscheint (Orientierung, Hygiene, ...).

Im Gegensatz zu vorrangig organisch bedingten Demenzsyndromen finden sich beim Demenzsyndrom der Depression typischerweise keine ausgeprägten morphologischen, neurophysiologischen oder biochemischen Veränderungen.

12.1.2 Depressionssyndrome der Demenzen

Koinzidenz von Depression und Demenz
Demenzen und affektive Erkrankungen zählen zu den häufigsten Störungen des höheren Lebensalters. Die Koinzidenz beider Erkrankungen ist also keine Seltenheit, zumal sich deren Symptome gegenseitig verstärken können. Eine Unterscheidung zwischen demenzinduzierter Depression und dem zufälligen Auftreten einer Depression bei dementieller Erkrankung ist mit den derzeitigen diagnostischen Methoden nicht zuverlässig möglich.

Organisch bedingte affektive Störungen
Alzheimer Demenz (AD)
Die Häufigkeit affektiver Störungen bei der AD wird von den meisten Autoren mit etwa 20 bis 40% angegeben, wobei schwere depressive Episoden weit seltener sind (Stoppe 2000). Am häufigsten und am deutlichsten ausgeprägt erscheinen die depressiven Symptome in den Frühstadien der AD. Angst, Misstrauen, verminderte Energie und depressive Verstimmung sind die vorrangig beobachteten Störungen.

Vaskuläre Demenzen (VD)
Bei den VD werden depressive Störungen nicht als ungewöhnliche, sondern typische Befunde angesehen. Schwere depressive Episoden

werden bei etwa 25% der Patienten beschrieben (Cummings u. Sultzer 1994) und treten damit häufiger auf als bei der AD. Bei subkortikalen Formen der VD sind depressive Störungen besonders ausgeprägt. Zwischen der Ausprägung einer Depression und der kognitiven Beeinträchtigung besteht kein überzeugender Zusammenhang. Vegetative und somatische Störungen sind typisch für das Symptommuster der VD: Dazu gehören Ein- und Durchschlafstörungen mit morgendlichem Früherwachen, psychomotorische Verlangsamung und zahlreiche andere somatische Störungen. Die Überlappung von Depressions- und Demenzsymptomen ist erheblich (Gewichtsverlust, Schlafstörungen, verminderte Energie, verminderte Konzentration, Antriebssteigerung bzw. Apathie).

Morbus Parkinson
Bereits in der Erstbeschreibung durch James Parkinson (1817) wurden depressive Störungen bei der Schüttellähmung erwähnt. Die Verstimmungen sind vorwiegend durch Pessimismus und Hoffnungslosigkeit, verminderte Motivation, verminderten Antrieb sowie vermehrte Sorge um die Gesundheit geprägt, während Selbstvorwürfe, Selbstentwertung und Schuldgefühle seltener waren (Bader u. Hell 1998). Hypomimie, psychomotorische Verlangsamung und Energieverlust aufgrund eines Morbus Parkinson können je nach Einstellung des Untersuchers zu einer übertrieben häufigen oder einer zu seltenen Depressionsdiagnose Anlass geben, da alle genannten Störungen auch im Rahmen des Morbus Parkinson auftreten können. Die Bradyphrenie – also die Verlängerung der normalen Informationsverarbeitungszeit – bei Morbus Parkinson ist nicht sicher von einer depressionsbedingten kognitiven Verlangsamung abzugrenzen.

Bei Verdacht auf eine depressive Störung sollte sowohl bei AD, VD als auch bei Morbus Parkinson ein psychotherapeutischer und medikamentöser Therapieversuch unternommen werden. Die vorsichtige Gabe von trizyklischen Antidepressiva mit anticholinergen Nebenwirkungen kann in niedriger Dosierung bei Morbus Parkinson Vorteile aufweisen und zu einer Besserung der extrapyramidalmotorischen Störungen beitragen (z. B. Amitriptylin 75 mg/Tag).

> **!** Bei Patienten mit cholinergen Defiziten, die an AD oder einer Lewy-Körper-Variante der AD leiden, muss vor der Gabe anticholinerger Substanzen gewarnt werden, da hierdurch Verwirrtheitszustände provoziert werden können. Wegen ihrer geringeren Nebenwirkungen haben sich deshalb in den letzten Jahren selektive Serotoninwiederaufnahmehemmer (SSRI) zur Behandlung depressiver Störungen bei degenerativen und vaskulären Hirnerkrankungen durchgesetzt.

12.2 Dissoziation und Demenz (Konversionsstörungen und Simulation)

Gemeinsame Eigenschaften der dissoziativen Störungen sind:

1. Das Fehlen einer körperlichen Krankheit und
2. der zeitliche Zusammenhang mit belastenden Ereignissen, Problemen und Bedürfnissen.

12.2.1 Histrionisch bedingte kognitive Defizite (hysterische Pseudodemenz)

Die typischerweise demonstrativ vorgetragenen Schwierigkeiten können auch einfachste Aufgaben betreffen und damit ein atypisches oder sehr spezielles, auf einzelne Problembereiche bezogenes Defizitmuster aufweisen. Gelegentlich tragen die Patienten eine Indifferenz gegenüber den eigenen Beschwerden zur Schau („belle indifference"). Weitere mögliche Verhaltensmerkmale sind infantile Züge („Puerilismen") und andere Zeichen einer Regression: Eine Symptomatik, die sich oftmals auf dem Boden einer leichten Minderbegabung entwickelt.

Differentialdiagnostisch ist zu bedenken, dass sich auch in frühen Stadien einer Demenzerkrankung hysterisch anmutende Züge entwickeln können. Diskrepant zu den vermeintlichen basalen kognitiven Störungen bleiben Orientierung, Aufmerksamkeit und Konzentration sowie die Alltagsbewältigung bei den histrionisch bedingten kognitiven Defiziten weitgehend intakt.

12.2.2 Ganser-Syndrom

Auch bei dieser seltenen Störung spielen demonstrative Elemente eine Rolle. Die Patienten legen ein teilweise absurdes Verhalten an den Tag. Sie reden und raten daneben („Wie viele Finger hat die Hand?" Antwort: „Sechs"). Auch hierbei ist die Alltagsbewältigung oft erhalten. Im Gegensatz zu den histrionisch bedingten kognitiven Störungen sind Orientierung, Aufmerksamkeit und Konzentration jedoch beeinträchtigt („Bewusstseinsstörung"). Nach dem meist plötzlichen Abklingen einer Episode zeigen die Patienten eine retrograde Amnesie. Ganser (1897) beschrieb neben dem Vorbeireden und den Bewusstseinsstörungen vorwiegend akustische Halluzinationen und eine hysterische Analgesie.

Wie bei den histrionischen Konversionsreaktionen kann sich auch hierbei ein akuter psychogener Auslöser finden oder eine chronische Belastungssituation. Diagnostisch muss erwogen werden, ob die Störung auf der Basis einer schizophrenen oder affektiven Störung, eines Schädel-Hirntraumas, einer beginnenden Demenzerkrankung, eines Hirninfarkts mit Aphasie entstand, oder ob es sich um einen Verwirrtheitszustand bei einer infektiösen oder metabolischen Grunderkrankung handelt.

12.2.3 Simulierte kognitive Störungen

Versucht ein Patient vorsätzlich den Eindruck einer Demenz zu vermitteln, so ist er häufig bedachtsam und erkennbar bemüht, Widersprüche in seinen Angaben zu vermeiden ohne sich ständig zu wiederholen. Beides gelingt Patienten mit einer tatsächlichen Demenzerkrankung kaum. Klinische und apparative Hinweise auf eine organische Grunderkrankung finden sich typischerweise nicht, wohl aber auf eine Persönlichkeitsstörung oder akute Belastungssituation.

Literatur

Bader JP, Hell D (1998) Parkinson-Syndrom und Depression. Fortschr Neurol Psychiat 66:303–312

Cummings JL, Sultzer DL (1994) Depression in multi-infarct dementia. In: Starkstein SE, Robinson RG (Hrsg) Depression in neurological diseases. John Hopkins University, Baltimore, S 165–185

Ganser (1897) Über einen eigenartigen hysterischen Dämmerzustand. Arch Psychiatr Nervenkr 30:633–640

Palsson S, Aevarsson O, Skoog I (1999) Depression, cerebral atrophy, cognitive performance and incidence of dementia. Br J Psychiatr 174:249–253

Parkinson J (1817) An essay on the shaking palsy. Sherwood, Neely & Jones, London

Stoppe G (2000) Depression und Alzheimer-Demenz. In: Calabrese P, Förstl H (Hrsg) Psychopathologie und Neuropsychologie der Demenzen. Pabst Science, Lengerich, S 68–86

13 Spätschizophrenie und chronische Schizophrenie im höheren Lebensalter

S. Leucht, W. Kissling

> **Zum Thema**
> Schizophrenie ist eine ubiquitär mit einer Lebenszeitwahrscheinlichkeit von etwa 1% auftretende Krankheit mit häufig chronischem, sich bis ins hohe Lebensalter fortsetzendem Verlauf. Obwohl die Erkrankung am häufigsten in der Adoleszenz oder im frühen Erwachsenenalter ausbricht, gilt es heute als gesichert, dass es auch Erstmanifestationen nach dem 40. Lebensjahr und in Einzelfällen sogar nach dem 65. Lebensjahr gibt, die man als Spätschizophrenie bezeichnet (Jeste et al. 1995). Bei älteren Patienten ist die differentialdiagnostische Abgrenzung von dementiellen Erkrankungen gegenüber schizophrenen Psychosen manchmal schwierig, da bei beiden Erkrankungen kognitive Störungen auftreten können. In dem vorliegenden Kapitel wird daher auf die Differentialdiagnose zwischen beiden Krankheitsbildern näher eingegangen und ein Überblick über Symptomatik, Verlauf und Therapie schizophrener Erkrankungen bei älteren Menschen gegeben.

13.1 Begriffsbestimmung

13.1.1 Chronische Schizophrenie

Die Schizophrenie ist eine schwere psychische Störung, die sich durch charakteristische Störungen des Denkens und der Wahrnehmung sowie unpassenden bzw. flachen Affekt bei klarem Bewusstsein ausdrückt. Die charakteristischen Symptome, die für eine Diagnose nach ICD-10 erforderlich sind, werden in der folgenden Übersicht dargestellt.

Diagnosekriterien für Schizophrenie nach ICD-10[a]. (Mod. nach Dilling et al. 1993)

1. Mindestens eines der folgenden Merkmale:
    - *„Ich-Störungen"*: Gedankeneingebung, Gedankenentzug[b] oder Gedankenausbreitung, Gedankenlautwerden
    - *Wahnsymptome*: Beeinflussungswahn[c], Verfolgungswahn[c], Kontrollwahn, Wahnwahrnehmungen; Gefühl des Gemachten, deutlich bezogen auf Körper- oder Gliederbewegungen oder bestimmte Gedanken, Tätigkeiten oder Empfindungen
    - Anhaltend kulturell unangemessener, bizarrer Wahn[c], wie der, das Wetter kontrollieren zu können oder mit Außerirdischen in Verbindung zu stehen
    - *Akustische Halluzinationen*[c] *in Form von Stimmenhören*: kommentierende oder dialogische Stimmen, die über die Patienten reden oder andere Stimmen, die aus bestimmten Körperteilen kommen
2. Oder mindestens zwei der folgenden Merkmale:
    - Anhaltende Halluzinationen jeder Sinnesmodalität[c], täglich während mindestens eines Monats, begleitet von flüchtigen oder undeutlich ausgebildeten Wahngedanken ohne deutliche affektive Beteiligung oder begleitet von langanhaltenden überwertigen Ideen
    - Neologismen[b], Gedankenabreißen[b] oder Einschiebungen in den Gedankenfluss[b], was zu Zerfahrenheit[b] oder Danebenreden führt
    - Katatone Symptome wie Erregung[c], Haltungsstereotypien oder wächserne Biegsamkeit (Flexibilitas cerea), Negativismus[b], Mutismus[b] und Stupor[b]
    - „negative" Symptome wie auffällige Apathie[b], Sprachverarmung[b], verflachte[b] oder inadäquate Affekte[b].

---

[a] Die Symptome müssen mindestens einen Monat lang die meiste Zeit bestehen.
[b] Können als Merkmale einer Demenz verkannt werden.
[c] Positivsymptome, die auch bei dementiellen Erkrankungen auftreten können.

Da viele in dieser Übersicht dargestellten Symptome sowohl bei der Schizophrenie als auch bei dementiellen Erkrankungen vorkommen, gibt Tabelle 13.1 weitere differentialdiagnostische Kriterien an. Insgesamt können die schizophrenen Erkrankungen ein sehr heterogenes Erscheinungsbild bieten, so dass man nach ICD-10 weiter in eine paranoid-halluzinatorische, eine hebephrene, eine katatone, eine undifferenzierte und eine simplex-Form unterteilt.

Tabelle 13.1. Wichtige Merkmale zur Differentialdiagnose Alzheimer-Demenz und Schizophrenie

	Alzheimer-Demenz	*Schizophrenie*
Verlauf	Langsam progredient	Meist schubweise, oft Entwicklung eines gewissen Residuums außerhalb der Schübe
Beginn	Meist im höheren bis hohen Lebensalter	Bis auf die seltenere Spätschizophrenie meist zwischen 20. und 40. Lebensjahr
Kognition	Leitsymptom, global und zeitlich progredient beeinträchtigt	Eher geringe, zeitlich wenig progrediente Störungen sind möglich
Aufmerksamkeit	Normal (außer in schweren Stadien)	Im akuten Schub häufig gestört
Orientierung	Häufig beeinträchtigt	Kann im akuten Schub beeinträchtigt sein
Sprache	Wortfindungsstörungen, Perseverationen	In der Akutphase oft formale Denkstörungen wie Gedankenabreißen und inkohärente Sprache
Psychomotorik	Häufig unauffällig	Kann in der Akutphase zwischen Retardierung und Hyperaktivität schwanken
Halluzinationen	Fehlen häufig und treten meist nur in schweren Fällen auf	Typisches Leitsymptom der akuten Erkrankung
Wahn	Fehlt meist und tritt eher in fortgeschrittenen Fällen auf	Typisches Leitsymptom der akuten Erkrankung

Die Symptomatik muss mindestens 4 Wochen lang bestehen, organisch-exogene Ursachen der Symptomatik (Intoxikationen, internistische oder neurologische Erkrankungen etc.) müssen ausgeschlossen werden. Nach 100 Jahren Schizophrenieforschung sind die Ursachen dieser Störung noch nicht genau bekannt. Allgemein wird heutzutage von einem multifaktoriellen Vulnerabilitäts-Stress-Modell ausgegangen. Hiernach haben Menschen, die an einer Schizophrenie leiden, zum einen eine biologische Prädisposition, bei der neben genetischen Faktoren u. a. intrauterine Infektionen und Geburtskomplikationen diskutiert werden. Zum anderen können psychosoziale Stressoren die Krankheit auslösen bzw. erneut exazerbieren lassen. Eine vereinfachte Darstellung des Vulnerabilitäts-Stress-Modells bietet Abbildung 13.1.

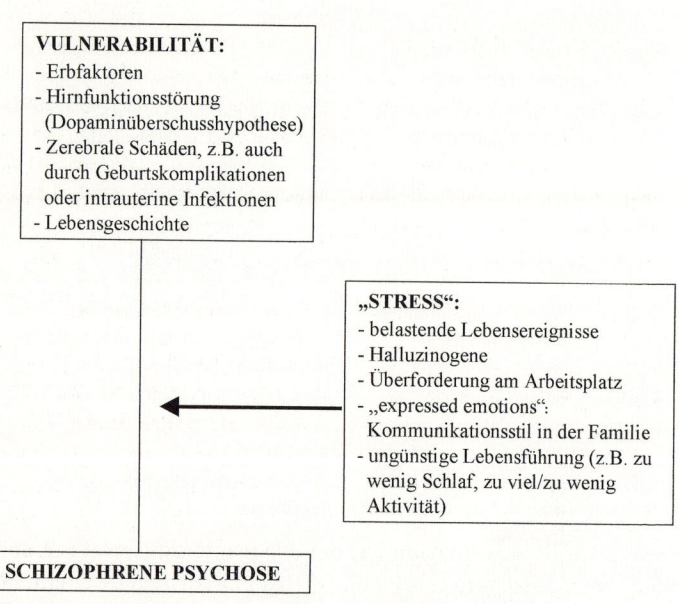

Abb. 13.1. Vulnerabilitäts-Stress-Modell der Schizophreniegenese

Verlauf

Der Beginn einer schizophrenen Erkrankung ist häufig schleichend, sich über Monate bis Jahre entwickelnd, sie kann aber auch sehr akut beginnen. Oft kommt es vorher zu uncharakteristischen Prodromalerscheinungen wie z. B. einem depressiv-antriebsarmen Vorstadium mit sozialem Rückzug.

Typischerweise verläuft die Krankheit in episodischen Schüben, während die Demenzen eine progrediente Verschlechterung zeigen. Obwohl es in sehr seltenen Fällen (über einen Zeitraum von 5 Jahren trotz Routinebehandlung nur bei etwa 15–20%, Shepherd et al.1989) nur zu einer einzigen schizophrenen Episode kommt, treten bei der Mehrzahl der Patienten immer wieder psychotische Exazerbationen auf. Bei einigen Patienten klingen diese Schübe jeweils vollständig ab, in der Mehrzahl der Fälle stellt sich jedoch langfristig eine mehr oder weniger stark ausgeprägte Residualsymptomatik ein. Diese ist durch *Negativsymptome* wie Antriebs- und Leistungsschwäche, Konzentrationsstörungen, affektive Nivellierung, verminderte Belastbarkeit, Neigung zu depressiven Verstimmungen, sozialem Rückzug und Interesselosigkeit geprägt. Bei Patienten, die ausschließlich an dieser sog. Negativsymptomatik leiden, spricht man von einem „reinen Residuum". Treten gleichzeitig auch in schwächerem Maße *Positivsymptome* wie Wahn, Halluzinationen und Ich-Störungen auf, spricht man von einem „gemischten Residuum". Fälle mit anhaltender, stark ausgeprägter Positivsymptomatik, die eine Dauerhospitalisation erforderlich machen, sind durch die Einführung der Neuroleptika in den 50er Jahren drastisch reduziert worden.

Der Langzeitverlauf einer schizophrenen Psychose ist im Einzelfall schwer vorherzusehen. Insgesamt kommen groß angelegte europäische und amerikanische Langzeitverlaufsstudien bis zu 40 Jahren zu dem Ergebnis, dass sich entgegen der ursprünglichen Meinung Kraepelins, der die Krankheit als „Dementia praecox" bezeichnete und somit von einem kontinuierlichen progredienten Verfall der Geistesfunktion wie bei den primären Demenzen ausging, nach etwa 5–10 Jahren ein Plateau einzustellen scheint. So kommt es bei insgesamt sehr heterogenen Verläufen bei einer Vielzahl der Fälle gerade im Alter zu einer Abschwächung der Symptomatik. Ciompi u. Müller (1976) untersuchten in ihrer Verlaufsstudie ausschließlich Senioren und kamen zu dem Ergebnis, dass es bei etwa der Hälfte der Fälle im Alter zu einem günstigen Verlauf kommt, bei dem z. B. Positivsymptome und Krankheitsdynamik in den Hintergrund treten und sich zwischenmenschliche Beziehungen wieder verbessern. Dies soll aber nicht darüber hinweg täuschen, dass der Verlauf dennoch deutlich schlechter als bei anderen schweren psychischen Erkrankungen wie z. B. endogenen Depressionen ist, bei denen einzelne Krankheitsepisoden typischerweise phasenhaft jeweils wieder vollständig und meist ohne Residuum abklingen. Etwa 15% aller schizophrenen Patienten sterben durch Suizid, aber auch die durch organische Krankheiten bedingte Mortalität ist bei Schizophrenen signifikant höher als bei der Normalbevölkerung. Die genauen Gründe hierfür sind noch unbekannt.

13.1.2 Spätschizophrenie

In der deutschsprachigen Tradition nach Bleuler versteht man unter Spätschizophrenie Erstmanifestationen nach dem 40. Lebensjahr, während im anglo-amerikanischen Sprachraum als Altersgrenze das 45. Lebensjahr verwendet wird. Was die Symptomatik angeht, gibt es keine grundsätzlichen Unterschiede zwischen der im frühen Erwachsenenalter auftretenden Schizophrenie und der Spätschizophrenie. Wenn in Studien Unterschiede gefunden wurden, so waren diese meist nur geringfügig und ließen sich häufig nicht replizieren. Am ehesten scheint noch gesichert, dass Spätschizophrene häufiger an Verfolgungswahn leiden (Jeste et al. 1995).

Der Verlauf der Erkrankungen scheint eher milder im Vergleich zu Früherkrankten zu sein (Ciompi u. Müller 1976). Im Gegensatz zur früh beginnenden Schizophrenie überwiegen bei den Spätschizophrenien eindeutig die Frauen mit einem zwischen 2:1 und 4:1 liegenden Geschlechterverhältnis (Häfner et al. 1998). Wahrscheinlich liegt dies an einem Wegfall des Östrogenschutzes bei den Frauen im Verlauf des Klimakteriums. Neben dem oben für die

Schizophrenie allgemein geltenden Vulnerabilitäts-Stress-Modell werden bei der Spätschizophrenie zusätzlich *sensorische Behinderungen* als Risiko- bzw. Auslösefaktoren diskutiert. Es wird angenommen, dass sensorische Behinderungen zu stärkerer Isolation und zu einer Neigung zu paranoider Verarbeitung der Realität führen können. Prager u. Jeste (1993) analysierten 22 Studien über visuelle und auditorische Defizite bei Patienten mit Psychosen im höheren Lebensalter und führten eine Fall-Kontrollstudie durch, in der Spätschizophrenien mit gesunden Probanden verglichen wurden. Das Ergebnis dieser Studie war, dass ältere schizophrene Patienten im Vergleich zu Gesunden zwar ähnliche visuelle oder auditorische Defizite aufwiesen, diese aber bei den schizophrenen Patienten schlechter korrigiert waren. Obwohl die meisten Untersuchungen methodische Mängel aufwiesen, wird empfohlen, auf eine optimale Behandlung sensorischer Defizite bei älteren schizophrenen Patienten zu achten.

> Eine Schizophrenie beginnt meistens zwischen dem 20. und 40. Lebensjahr. Ersterkrankungen nach dem 40. Lebensjahr werden als Spätschizophrenie bezeichnet.

13.2 Differentialdiagnosen

Gerade bei einer erst im höheren Alter aufgetretenen schizophrenen Erkrankung kann die Differentialdiagnose schwierig sein. Zunächst müssen *organische Erkrankungen* ausgeschlossen werden, bei denen schizophrenieähnliche Symptome auftreten können (z. B. Hirninfarkt, Enzephalitis, Neurolues, Borreliose, drogen- oder medikamenteninduzierte Psychose, kortisoninduzierte Psychose und endokrinologische Enzephalopathien, Vitaminmangelzustände, Epilepsie, intrakranielle Tumoren, paraneoplastische Syndrome etc.).

Im Rahmen dieses Buchs soll die Differentialdiagnose der *dementiellen Erkrankungen* besonders hervorgehoben werden. Besonders wichtig ist hierbei zunächst die genaue Anamnese. So treten schizophrene Erkrankungen eher selten zum ersten Mal im höheren Lebensalter auf, so dass von den Patienten oder ihren Angehörigen häufig über frühere schizophrene Schübe berichtet werden kann. Im Verlauf schizophrener Erkrankungen kommt es häufig zu kognitiven Defiziten, die aber im Gegensatz zu den Demenzen weniger stark ausgeprägt sind und im Verlauf eher stabil bleiben. Zu einem vollständigen Verlust der Orientierung, wie bei der fortgeschrittenen Demenz, kommt es bei der Schizophrenie allenfalls in ausgeprägten akuten Schüben. Auf der anderen Seite können die Leitsymptome der Schizophrenie, Wahn und Halluzinationen, in fortgeschrittenen Demenzstadien zwar auftreten, sie kommen aber nicht ohne eine Beeinträchtigung der kognitiven Funktionen vor, welche ganz im Vordergrund stehen. Weitere differentialdiagnostisch wichtige Kriterien werden in Tabelle 13.1 dargestellt.

Tabelle 13.2. Abgrenzung einiger wichtiger psychiatrischer Differentialdiagnosen von der Schizophrenie

Erkrankung	Wichtige Merkmale zur Abgrenzung von der Schizophrenie
Depression	Im Vordergrund steht die ausgeprägte Depressivität, Wahn und Halluzinationen treten nur bei sehr schweren Formen auf
Schizoaffektive Störung	Die Kriterien für eine Schizophrenie und eine Depression sind in einer Krankheitsepisode gleichzeitig erfüllt
Akute schizophreniforme Störung	Sehr akutes (kürzer als 4 Wochen) und rasch wieder abklingendes, schizophreniformes Zustandsbild
Wahnhafte Störung	Die Patienten leiden (fast) ausschließlich an Wahnsymptomen, nicht an anderen Symptomen einer Schizophrenie wie Halluzinationen oder Denkstörungen
Delir	Im Vordergrund stehen die Desorientiertheit und die Aufmerksamkeitsstörung, Halluzinationen und Wahn sind wenig systematisiert und sind fluktuierend
Borderline-Persönlichkeitsstörung	Die Persönlichkeitsstörung steht ganz im Vordergrund. In Krisen kann es zu kurzen halluzinatorischen oder wahnhaften Phänomenen kommen

Andere psychiatrische Differentialdiagnosen (s. Tabelle 13.2) sind zum einen *schwere Depressionen* mit psychotischen Symptomen wie Wahn und extrem selten auch Halluzinationen. Ebenso gibt es *schizoaffektive Störungen*, bei denen in derselben Krankheitsphase sowohl ausgeprägte schizophrene als auch ausgeprägte affektive Symptome vorliegen müssen. Die *wahnhafte Störung* (Paranoia) ist durch einen langdauernden Wahn ohne weitere schizophrene Symptome gekennzeichnet. Sie beginnt meist im mittleren Lebensalter und spricht insgesamt schlecht auf medikamentöse Therapie an. *Akute vorübergehende psychotische Störungen* können einer schizophrenen Erkrankung vom klinischen Bild her ebenfalls ähneln, sie erfüllen aber insbesondere nicht das Zeitkriterium von einem Monat. Gewisse *Persönlichkeitsstörungen*, v.a. die Borderline-Persönlichkeitsstörung, können mit flüchtigen psychotischen Symptomen einhergehen. Das *Delir* ist kennzeichnet durch Orientierungsstörungen (bei Schizophrenie selten) und Störungen der Aufmerksamkeit. Halluzinationen und Wahn fluktuieren und sind wenig systematisiert.

> Das Leitsymptom der Demenz ist der kontinuierliche kognitive Abbau, Leitsymptome der Schizophrenie sind Wahn und Halluzinationen. **!**

13.3 Untersuchungsbefund, Labor- und apparative Diagnostik

Eine gründliche körperliche und neurologische Untersuchung dient ebenso wie ein Laborscreening dem Ausschluss organischer Krankheiten, die schizophrenieähnliche Symptome verursachen können. Ein Basisprogramm für ein solches Laborscreening wird in Tabelle 13.3 vorgeschlagen. In der kranialen Bildgebung gibt es gut replizierte Befunde, dass jüngere schizophrene Patienten im Vergleich zu Gesunden größere Gehirnventrikel aufweisen. Ähnliche Befunde werden auch für Patienten mit Spätschizophrenien beschrieben, deren Ventrikelgrößen gleichzeitig aber kleiner als die von altersgleichen Patienten mit AD waren. Hierbei handelt es sich

Tabelle 13.3. Empfohlene diagnostische Maßnahmen. (Mod. nach Deutsche Gesellschaft für Psychiatrie, Psychotherapie und Nervenheilkunde 1998)

Diagnostischer Parameter	Mit schizophrenen Symptomen einhergehende Krankheit[b]
Obligat	
Körperliche und neurologische Untersuchung[a]	
Differentialblutbild[a]	z. B. perniziöse Anämie, v.a. aber auch als Ausgangswert vor neuroleptischer Medikation
C-reaktives Protein[a]	Infektionen, Tumoren, Autoimmunkrankheiten
Leberwerte[a], Nierenwerte[a]	v.a. auch Ausgangswert vor neuroleptischer Medikation
TSH	Hyper- oder Hypothyreose können mit psychischen Störungen einhergehen
Fakultativ	
Lues-Serologie (bei entsprechendem Verdacht)	Neurolues
HIV-Test (bei entsprechendem Verdacht)	HIV-induzierte Psychose
Vitamin-B-12 und Folat	Durch Vitaminmangelzustände bedingte Psychose
Kupferspiegel und Coeruloplasmin (bei entsprechendem Verdacht)	Morbus Wilson
Drogenscreening (bei entsprechendem Verdacht)	Drogeninduzierte Psychose
Liquorpunktion (v.a. bei diagnostisch unklaren Bildern)	z. B. Enzephalitiden, multiple Sklerose
Computertomographie oder Magnetresonanztomographie	Hirntumore, zerebrovaskuläre- oder degenerative Erkrankungen, entzündliche Prozesse, Infektionen
EEG	Epileptische Psychose und als Ausgangswert vor neuroleptischer Medikation
EKG	v.a. auch Ausgangswert vor neuroleptischer Medikation
Röntgenthorax (bei entsprechender Indikation, d. h. Verdacht auf Lungenerkrankung)	

[a] Auch bei Wiedererkrankung erforderliche Diagnostik, hier sollten auch pathologische Vorbefunde kontrolliert werden und evtl. Medikamentenspiegel bestimmt werden.
[b] Diese Aufstellung ist nicht vollständig und listet nur einige wichtige manchmal mit Psychosen einhergehende körperlichen Erkrankungen auf.

aber nur um im statistischen Mittel signifikante Befunde, die für die Differentialdiagnose im Einzelfall nicht relevant sind. Kraniale Computertomographie oder Magnetresonanztomographie und EEG dienen dem Ausschluss organischer Erkrankungen und sollten mit dieser Zielsetzung bei älteren Patienten bei jeder Erstmanifestation eingesetzt werden. SPECT- und PET-Befunde, die Veränderungen des Gehirnstoffwechsels zeigen, sind derzeit nur von wissenschaftlichem Interesse und höchstens in Einzelfällen, z. B. für den differentialdiagnostischen Ausschluss einer AD, relevant.

13.4 Behandlung

13.4.1 Pharmakologische Behandlung

Wie bei jüngeren schizophrenen Patienten ist auch bei den älteren eine konsequente Medikation mit Neuroleptika eine „conditio sine qua non". Sie stellt die einzige Therapieform mit erwiesener Wirksamkeit auf die Positivsymptome dar, die durch Psychotherapie alleine in der Regel nicht gebessert werden. Andere psychotrope Medikamente wie Benzodiazepine, Antidepressiva, Lithium oder Carbamazepin werden zwar in manchen Fällen als Adjuvantien einer Neuroleptikatherapie eingesetzt, sie sind aber als Monotherapie nicht dazu geeignet, diese Erkrankungen erfolgreich zu behandeln.

Für die medikamentöse Behandlung älterer schizophrener Patienten gelten im Prinzip die gleichen Grundsätze wie bei jüngeren Patienten. Auf einige wenige altersbedingte Unterschiede wird im Folgenden besonders hingewiesen. Tabelle 13.4 stellt die unter einer neuroleptischen Behandlung erforderlichen Routineuntersuchungen dar.

Neuroleptikagruppen
Neuroleptika können zum einen nach ihrer chemischen Struktur eingeteilt werden, die aber wenig über ihre Wirkung und ihr

Tabelle 13.4. Empfehlungen für Routineuntersuchungen unter Neuroleptika. (Mod. nach Benkert u. Hippius 1996)

	Vorher	Monate						Alle 3 Monate	Alle 6 Monate
		1	2	3	4	5	6		
Blutbild[a]	X	XX	XX	XX	X	X	X	X	
RR/Puls	X	X	X	X	X	X	X	X	
Harnstoff/Kreatinin	X			X				X	X
GOT, GPT, γ-GT	X	X	X	X				X	X
EKG	X			X				X	X
EEG	X	X							

[a] Wegen des erhöhten Agranulozytoserisikos sind unter Behandlung mit Clozapin (Leponex) in den ersten 18 Behandlungswochen wöchentliche, dann monatliche Differentialblutbildkontrollen erforderlich.

Nebenwirkungsprofil aussagt. Klinisch relevanter ist eine Einteilung nach der Affinität der Substanzen zu zentralen Dopamin-Neurotransmitterrezeptoren. Die Blockade von Dopaminrezeptoren im mesolimbischen System ist ein Wirkprinzip aller auf dem Markt erhältlichen Neuroleptika. Wenn eine Substanz darüber hinaus auch die Dopaminrezeptoren des nigrostriatalen Systems blockiert, führt das zu extrapyramidalmotorischen Nebenwirkungen. Je nach Stärke der Bindungsaffinität von Neuroleptika zu Dopaminrezeptoren kann man diese als

- hochpotent (z. B. Haloperidol, Benperidol, Flupentixol oder Fluphenazin),
- mittelpotent (z. B. Perazin) oder
- niedrigpotent (z. B. Levomepromazin, Melperon, Pipamperon) einteilen.

Hochpotente Neuroleptika werden in der Regel zur Behandlung akuter Positivsymptomatik eingesetzt, niederpotente eher zur Sedierung und zur Schlafanstoßung. Grundsätzlich ist zur Vermeidung von Interaktionen eine Monotherapie anzustreben. In den letzten Jahren sind die sog. atypischen Neuroleptika hinzugekommen, die sich entweder durch eine zusätzliche Blockade von zentralen Serotoninrezeptoren auszeichnen (Clozapin, Risperidon, Olanzapin, Quetiapin, Ziprasidon) oder selektiv nur auf mesolimbische Dopaminrezeptoren wirken (Amisulprid). Allen diesen neuen Substanzen ist gemeinsam, dass sie bei gleich guter Wirksamkeit sehr viel weniger extrapyramidalmotorische Nebenwirkungen als hochpotente konventionelle Neuroleptika hervorrufen. Da ältere Menschen für extrapyramidalmotorische Nebenwirkungen besonders empfindlich sind, werden diese „atypischen" Neuroleptika in der Gerontopsychiatrie in den nächsten Jahren eine größere Rolle spielen.

Dosierung

Ältere Patienten tolerieren und benötigen im Allgemeinen deutlich niedrigere Neuroleptikadosen als jüngere (Jeste et al. 1993). Als grobe Dosierungsrichtlinie kann gelten, dass man die für jüngere Patienten üblichen Dosen im Alter auf etwa 1/3 reduzieren sollte. Der Grund hierfür liegt in den durch den Alterungsprozess veränderten pharmakokinetischen Bedingungen. Im Alter kommt es zu einer Abnahme des Körperwassers und der Muskelmasse und zu einem Anstieg an Körperfetten. Ältere Patienten haben niedrigere Plasmaproteinkonzentrationen, was zu höheren Plasmaspiegeln der ungebundenen (d. h. wirksamen) Teile eines Pharmakons führen kann. Die Nierenfunktion verschlechtert sich mit steigendem Alter, und die meisten psychotropen Substanzen werden langsamer als bei jungen Patienten ausgeschieden. Weitere Einflussvariablen könnten z. B. altersbedingte Veränderungen zerebraler Rezeptoren sein, diese sind bislang aber kaum erforscht.

> **!** Bei älteren Patienten genügt meist ein Drittel der bei jungen Erwachsenen üblichen Neuroleptikadosis.

Auswahl des Neuroleptikums
Grundsätzlich ist festzustellen, dass die psychopharmakologische Forschung bislang keine validen Auswahlkriterien zwischen den zahlreichen auf dem Markt erhältlichen Neuroleptika hervorgebracht hat. Daher muss in erster Linie auf pragmatisch-plausible Auswahlkriterien zurückgegriffen werden. Zunächst sollte einem Patienten das Medikament gegeben werden, mit dem er bereits bei einer früheren Episode erfolgreich behandelt wurde. Es ist auch sinnvoll, ein Medikament einzusetzen, mit dem der Therapeut bereits ausreichende Erfahrungen gesammelt hat. Die Präferenzen des Patienten für eine bestimmte Substanz sollten ebenfalls berücksichtigt werden. Weitere Kriterien können die verfügbaren Darreichungsformen eines Präparates sein. So kann ungenügender Compliance, die bei älteren Menschen auch durch kognitive Defizite bedingt sein kann, durch die Gabe eines Depot-Neuroleptikums entgegengewirkt werden. Je nach Präparat sind hierbei i.m-Injektionen in 1-, 2- oder 4-wöchentlichen Abständen erforderlich. Ein Nachteil der Depot-Präparate ist allerdings, dass beim Auftreten von Nebenwirkungen das hierfür verantwortliche Neuroleptikum nicht sofort abgesetzt weden kann, sondern der langsame Abbau der Depotsubstanz abgewartet werden muss. Da ältere Menschen empfindlicher für neuroleptische Nebenwirkungen als jüngere Menschen sind, ist das jeweilige Nebenwirkungsprofil der einzelnen Substanzen ein besonders maßgebliches Auswahlkriterium. Die wichtigsten Nebenwirkungen der Neuroleptika werden im Folgenden ausführlicher dargestellt.

Extrapyramidalmotorische Nebenwirkungen
Zu den extrapyramidalmotorischen Nebenwirkungen (EPMS) gehören
- akute Dystonien,
- medikamentös induzierter Parkinsonismus,
- Akathisie und
- tardive Dyskinesien.

Alle diese Nebenwirkungen sind dosisabhängig und sie treten bei hochpotenten konventionellen Neuroleptika deutlich häufiger auf als bei niedrigpotenten Substanzen. Die „atypischen" Neuroleptika zeichnen sich durch ein besonders niedriges EPMS-Risiko aus.

Akute Dystonien
Unter akuten Dystonien versteht man spastische Kontraktionen von Muskelgruppen, typischerweise im Bereich des Kopfes und Nackens (z. B. Zungenschlundkrämpfe, Blickkrämpfe), die meist in den ersten 3 Tagen einer antipsychotischen Therapie auftreten. Sie sind für den Patienten äußerst unangenehm und werden häufig als sehr bedrohlich erlebt. Durch die Gabe von Anticholinergika, wie z. B. Biperiden (Akineton) als Tablette oder intravenös können sie rasch beseitigt werden.

Akathisie
Unter Akathisie versteht man eine durch Neuroleptika ausgelöste motorische Unruhe. Die Patienten sind innerlich getrieben und unruhig, sie können nicht still sitzen. Dieser Zustand wird von den Patienten als sehr quälend empfunden und führt manchmal zu Suizidversuchen. Therapeutische Gegenmaßnahmen können neben der Dosisreduktion die Gabe von Benzodiazepinen, Betablockern oder Anticholinergika sein, häufig ist es aber auch erforderlich, die neuroleptische Medikation auf ein niedrigpotenteres oder „atypisches" Neuroleptikum umzustellen.

Parkinsonoid
Der medikamentös induzierte Parkinsonismus ist eine weitere häufige Nebenwirkung von Neuroleptika, die oft von der Symptomatik her nur schwer von einer echten Parkinson-Krankheit unterschieden werden kann. Bei älteren Patienten ist diese Nebenwirkung mit einer erhöhten Sturzgefahr verbunden. Behandlungsstrategien sind die Dosisreduktion, die Umstellung auf ein niedrigpotenteres konventionelles oder ein „atypisches" Neuroleptikum oder die Zugabe von Antiparkinson-Medikation (z. B. Biperiden).

Spätdyskinesien
Unter Spätdyskinesien bzw. tardiven Dyskinesien versteht man unwillkürliche Bewegungen der perioralen Muskulatur, der Zunge oder anderer Gesichtsmuskeln, weniger häufig auch der Extremitäten und des Rumpfes. Als wichtige Differentialdiagnosen bei älteren Menschen sollten schlecht sitzende Zahnprothesen und Zungenbewegungen, die durch medikamentöse Mundtrockenheit bedingt sind, beachtet werden. Bei jungen Menschen unter neuroleptischer Medikation beträgt die jährliche Inzidenz neu aufgetretener Spätdyskinesien etwa 5%, so dass nach 5 Jahren etwa 20–25% der Patienten an diesen leiden. Schwere und irreversible Formen von Spätdyskinesien treten unter konventionellen Neuroleptika aber nur bei wenigen Patienten auf (Kissling et al. 1991). Da neben der kumulativ erhaltenen Neuroleptikamenge das Lebensalter der wichtigste Risikofaktor für Spätdyskinesien ist, ist die Inzidenz von Spätdyskinesien bei Alterspatienten deutlich höher und der Verlauf ist bei diesen Patienten oft besonders schwer.

Obwohl im Laufe der Zeit zahlreiche Behandlungsmethoden erprobt wurden, gibt es keine mit Sicherheit erwiesene effektive Therapie gegen Spätdyskinesien. Auch ist es nicht sicher, ob Dosisreduktion und Umstellung auf ein anderes Medikament (vorgeschlagen wird v.a. Clozapin) erfolgversprechend sind. Um so wichtiger ist es, die Spätdyskinesien von vornherein zu vermeiden. Hierbei ist auf das niedrigere Spätdyskinesierisiko der neuen, sog. atypischen Neuroleptika (Olanzapin, Risperidon und Quetiapin) hinzuweisen.

! Ältere Menschen sind für extrapyramidalmotorische Nebenwirkungen von Neuroleptika besonders empfindlich.

Sedierung
Sedierung ist eine der am häufigsten bei älteren Patienten auftretende Nebenwirkung. Sie wird u. a. mit einer Blockade zentraler Histaminrezeptoren in Verbindung gebracht. Die besonders sedierenden niedrigpotenten konventionellen Neuroleptika werden gerne dazu eingesetzt, agitierte schizophrene und auch agitierte demente Patienten zu beruhigen oder deren Schlaf zu verbessern.

Orthostatische Hypotension

Besonders die niedrigpotenten Neuroleptika, aber auch einige „atypische" Neuroleptika (Clozapin, Risperidon, Quetiapin) haben eine starke Affinität zu alpha-1-Adrenorezeptoren, was zu Blutdrucksenkung und orthostatischen Dysregulationen führen kann. Ältere Patienten sind hierfür aufgrund verminderter zentraler Vasoregulationsmechanismen besonders anfällig. Dies kann zu gefährlichen Synkopen und Stürzen führen. Neben der Auswahl eines weniger blutdrucksenkenden Neuroleptikums (z. B. Haloperidol oder Olanzapin) und einer möglichst geringen Dosierung sollte einer solchen Gefahr durch eine entsprechende Information des Patienten, sich ganz langsam aus dem Liegen oder Sitzen zu erheben, entgegen gewirkt werden. Manchmal ist die Gabe von den Kreislauf anregenden Medikamenten, wie z. B. Dihydergot oder Effortil, sinnvoll.

Anticholinerge Nebenwirkungen

Besonders die niedrigpotenten konventionellen Neuroleptika und verschiedene „atypische" Neuroleptika (v.a. Olanzapin und Clozapin) sind mit anticholinergen Nebenwirkungen verbunden. Der Ausdruck peripherer anticholinerger Wirkungen sind trockener Mund, Erhöhung des Augeninnendrucks (cave bei Glaukom!), Obstipation und Harnverhalt (cave bei Prostatahyperplasie!). Besonders gefährlich sind zentrale anticholinerge Nebenwirkungen wie Verwirrtheit, Orientierungsstörungen bis hin zum potentiell lebensbedrohlichen Delir. Bereits vorliegende altersbedingte oder beginnende dementielle kognitive Defizite können durch die anticholinergen Eigenschaften bestimmter Neuroleptika weiter verstärkt werden. Dem ist am besten entweder durch eine Dosisreduktion oder einen Substanzwechsel (z. B. auf Amisulprid) entgegenzuwirken. Bei Harnverhalt kann die Gabe von Cholinergica (z. B. Doryl) erforderlich sein.

> Viele Neuroleptika gehen mit anticholinergen Eigenschaften einher, die kognitive Defizite älterer Patienten verstärken können.

Kardiovaskuläre Nebenwirkungen

Neuroleptika können über verschiedene Mechanismen, z. B. anticholinerge Eigenschaften oder eine Blockade von alpha-1-adrenergen Rezeptoren nicht nur Sinustachykardien, sondern auch höhergradige Rhythmusstörungen wie eine Verlängerung der QT-Zeit hervorrufen. Da ältere Menschen häufig vorgeschädigte Herzen haben, sollten bei diesen regelmäßige EKG-Kontrollen vor und nach Therapiebeginn und im Verlauf zumindest vierteljährlich durchgeführt werden.

Blutbildveränderungen

Insbesondere die trizyklischen Neuroleptika können Leukozytopenien bis hin zur lebensbedrohlichen Agranulozytose verursachen. Daher sollten regelmäßige Blutbildkontrollen erfolgen, anfangs in 1- bis 2-wöchigen Intervallen. Das Neuroleptikum Clozapin ist mit einem besonders hohen Agranulozytose-Risiko von 1% behaftet. Daher darf es nur durch bei der Herstellerfirma registrierte Ärzte unter zunächst wöchentlichen, später monatlichen Differentialblutbildkontrollen verordnet werden.

Gewichtszunahme

Die meisten Neuroleptika können zu einer Gewichtszunahme führen. Sie wird u. a. mit der Blockade von zentralen Histaminrezeptoren in Verbindung gebracht. Besonders stark scheint sie unter einigen atypischen Substanzen aufzutreten, insbesondere dem Clozapin und dem Olanzapin, weniger unter Risperidon und Amisulprid. Ziprasidon ist mit keiner signifikanten Gewichtszunahme assoziiert.

Rückfallprophylaxe

Da es sich bei der Schizophrenie um eine chronisch rezidividierende Erkrankung handelt, ist auch nach dem Abklingen der Akutsymptomatik eine Fortsetzung der neuroleptischen Medikation erforderlich, um Rückfälle zu vermeiden. Was die Dauer einer solchen Rückfallprophylaxe angeht, so wird in internationalen Behandlungsleitlinien nach Erstmanifestationen eine mindestens

1- bis 2-jährige Behandlung empfohlen, bei Mehrfacherkrankten eine Behandlung über mindestens 5 Jahre (Kissling et al. 1991). Die in der Rückfallschutzbehandlung erforderliche Dosis kann deutlich unter der der Akutbehandlung liegen. Um das Rückfallrisiko zu reduzieren, sollte jede Dosisreduktion sehr langsam, z. B. um 20% alle 6 Monate, durchgeführt werden.

> Nach Abklingen einer akuten schizophrenen Episode ist eine neuroleptische Rezidivprophylaxe erforderlich. **!**

13.4.2 Nichtmedikamentöse Therapie

Viele akut schizophrene Patienten können ambulant behandelt werden. Wenn ein Patient aber selbst- oder fremdgefährdend ist, wenn seine Compliance schlecht ist oder eine engmaschige ambulante Betreuung aus anderen Gründen nicht möglich ist, ist eine stationäre Einweisung erforderlich. Obwohl Psychotherapie im engeren Sinne alleine nicht dazu geeignet ist, eine akute Psychose zum Abklingen zu bringen, bedürfen die durch ihre Erkrankung sehr gequälten und verängstigten schizophrenen Patienten ganz besonders einer kontinuierlichen Begleitung in Form stützender Gespräche. Nach Abklingen der Akutphase ist es wichtig, die Patienten und ihre Angehörigen durch psychoedukative Gespräche über Art und Ursachen ihrer Erkrankung sowie die Notwendigkeit einer Weiterbehandlung zu informieren. Psychiatrische Krankenhäuser, sozialpsychiatrische Dienste und z. T. auch niedergelassene Nervenärzte bieten hierfür Angehörigen- und Patientengruppen an. Hauptziel ist es dabei, durch Informationsvermittlung die Prophylaxecompliance zu verbessern, Stressoren im Sinne des Vulnerabilität-Stress-Modells zu reduzieren und Patienten und Angehörigen bei der Krankheitsbewältigung zu helfen. Der Austausch mit anderen Betroffenen wird von den Teilnehmern meist als sehr entlastend erlebt. Bei jüngeren schizophrenen Patienten ist gesichert, dass sich bereits durch einige wenige Gruppensitzungen die Rückfallraten um etwa 20% senken lassen. Einer Residualsymptomatik kann durch Rehabilitationsmaßnahmen entgegengewirkt werden. Tagesstrukturierung, Ergotherapie und verhaltenstherapeutische Programme sind ebenfalls oft hilfreich. Besonders wichtig ist es, durch entsprechende sozialpsychiatrische Angebote, Tageskliniken, Patientenclubs etc. der bei älteren Patienten oft drohenden sozialen Isolation entgegen zu wirken.

Literatur

Benkert O, Hippius H (1996) Psychiatrische Pharmakotherapie. Springer, Berlin Heidelberg New York

Ciompi L, Müller C (1976) Lebensweg und Alter der Schizophrenen. Eine katamnestische Langzeitstudie bis ins Senium. Monographien aus dem Gesamtgebiete der Psychiatrie, Band 12. Springer, Berlin Heidelberg New York

Deutsche Gesellschaft für Psychiatrie, Psychotherapie und Nervenheilkunde (Hrsg) (1998) Praxisleitlinien in Psychiatrie und Psychotherapie. Redaktion: Gaebel W, Falkai P. Band 1: Behandlungsleitlinie Schizophrenie. Steinkopff, Darmstadt

Dilling J, Mombour W, Schmidt MH (Hrsg);(1993) Weltgesundheitsorganisation. Internationale Klassifikation psychischer Störungen nach ICD-10, Kapitel V (F). Hans Huber, Bern, Göttingen, Toronto, Seattle

Häfner H, an der Heiden W, Behrens S, Gattaz WF, Hambrecht M, Löffler W, Maurer K, Munkjorgensen P et al. (1998) Causes and consequences of the gender difference in age at onset of schizophrenia. Schizophrenia Bulletin 24: 99–113

Jeste DV, Gilbert PL, Kodsi A, Heaton SC, Sewell DD, Lacro JP (1995) Late-life schizophrenia. In: Hirsch SR, Weinberger DR (Hrsg) Schizophrenia. Blackwell Science, Oxford, S 73–86

Jeste DV, Lacro JP, Gilbert PL, Kline J, Kline N (1993) Treatment of late-life schizophrenia with neuroleptics. Schizophrenia Bulletin 19: 817–30

Kissling W, Kane JM, Barnes TRE, Dencker SJ, Fleischhacker WW, Goldstein MJ, Johnson DAW (1991) Neuroleptic relapse prevention in schizophrenia: Towards a consensus view. In: Kissling W (Hrsg) Guidelines for neuroleptic relapse prevention in Schizophrenia. Springer, Berlin, Heidelberg, S 155–63

Prager S, Jeste DV (1993) Sensory impairment in late-life schizophrenia. Schizophrenia Bulletin 19:755–772

Shepherd M, Watt D, Falloon I, Smeeton N (1989) The natural history of schizophrenia: a five-year follow-up study of outcome and prediction in a representative sample of schizophrenics. Psychol Med Monograph Suppl. 15. Cambridge University, Cambridge

Praxis

14 Rationelle Diagnostik

H. Förstl, P. Calabrese

Zum Thema

Der vage Anfangsverdacht auf eine Demenz verpflichtet zur sorgfältigen Untersuchung! Die Diagnostik erfolgt in zwei Schritten: erstens durch die Syndromdiagnose und zweitens durch die Differentialdiagnose der Demenzen. Im ersten Schritt, der Syndromdiagnose, wird zur Unterscheidung von einer leichten kognitiven Beeinträchtigung die Ausprägung der Defizite untersucht; zur Unterscheidung von einem amnestischen Syndrom, einer Depression oder einem Verwirrtheitszustand, die Art der Störungen festgestellt. Beim Vorliegen eines Demenzsyndroms werden im zweiten Schritt die zugrunde liegenden Erkrankungen differenziert. Dabei helfen folgende 5 Kriterien:
1. Bisheriger Verlauf,
2. Symptommuster,
3. somatische und psychische Vorerkrankungen sowie aktuelle Komorbidität,
4. Familiarität und
5. Häufigkeit der vermuteten Grunderkrankung.

14.1 Syndromdiagnose

Eine positive Antwort auf eine der drei nachfolgenden Fragen muss Anlass zu einer sorgfältigen Diagnostik sein, sofern die Ursache der Störung bisher noch nicht zuverlässig aufgeklärt ist (modifiziert nach Adler et al. 1999):
- Hat Ihre Leistungsfähigkeit im Vergleich zu früher nachgelassen?
- Können Sie sich weniger als früher merken?
- Finden Sie seltener die richtigen Worte?

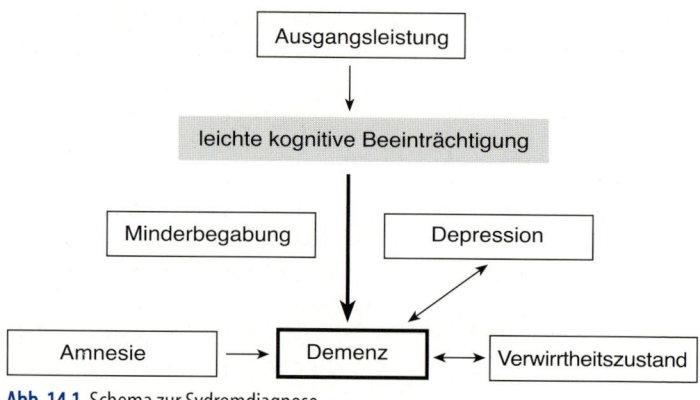

Abb. 14.1. Schema zur Sydromdiagnose

Wird einer dieser Punkte vom Patienten oder durch einen nahestehenden Informanten bejaht, sind die folgenden Fragen zum Befund zu klären (s. Abb. 14.1):
- Handelt es sich tatsächlich um eine *Abnahme* des Gedächtnisses und anderer kognitiver Leistungen oder um ein vorbestehendes Defizit (wie bei einer vorbestehenden Minderbegabung)?
- Ist die Störung von ausreichender *Schwere*, um die gewohnte Leistungsfähigkeit im täglichen Leben wesentlich zu beeinträchtigen (oder ist es eine „leichte kognitive Beeinträchtigung", die weiter beobachtet werden muss)? (s. Kap. 3)
- Treten weitere intellektuelle Störungen hinzu, oder handelt es sich um eine *reine Gedächtnisstörung* (also um ein amnestisches Syndrom)? (s. Kap. 9)
- Entwickelte sich die Störung über einen Zeitraum von *sechs Monaten* oder mehr (bei kürzer dauernden Defiziten müssen v.a. reversible depressive oder Verwirrtheitssyndrome erwogen werden)? (s. Kap. 10 und 12).

Sowohl in einer scheinbar zuverlässigen Selbsteinschätzung als auch in einer scheinbar zuverlässigen Fremdanamnese können die

Defizite eines Patienten aus unterschiedlichen Gründen unter- bzw. überbewertet werden. Auch erfahrene Ärzte können durch die Fassade eines Patienten geblendet werden. Die angegebenen Defizite müssen unbedingt durch einen zumindest kurzen „neuropsychologischen" Test objektiviert werden. Der Befund eines Kurztests, z. B. des Mini-Mental-State-Tests (MMST), darf nicht isoliert betrachtet werden und beweist, allein genommen, keinesfalls das Vorliegen eines Demenzsyndroms. Eine sensorische oder motorische Beeinträchtigung kann ohne Vorliegen kognitiver Störungen zu einem schlechten Testergebnis führen.

Ein Demenzsyndrom kann nur durch eine sorgfältige Anamnese und den psychopathologischen Befund zusammen mit einem objektiven Testergebnis nachgewiesen werden.

14.2 Differentialdiagnostik dementieller Erkrankungen

Fünf Kriterien weisen den Weg zu einer Differentialdiagnostik dementieller Erkrankungen: Bisheriger Verlauf, Symptomprofil, Vorerkrankungen und aktuelle Komorbidität, Familiarität und Häufigkeit der zugrunde liegenden Erkrankungen.

14.2.1 Verlauf (Abb. 14.2)

Die Alzheimer Demenz (AD) ist nicht immer stetig und langsam progredient, sondern kann bei entsprechenden Belastungsbedingungen scheinbar akut beginnen und einen wechselhaften Verlauf mit zeitweisen Plateaus oder vorübergehender funktioneller Verbesserung aufweisen. Sehr starke Schwankungen können im Verlauf einer AD mit überlagertem Verwirrtheitszustand beobachtet werden. Die Lewy-Körper-Demenz ist gerade durch häufige Verwirrtheitszustände mit Halluzinationen gekennzeichnet. Beim Normaldruckhydrozephalus (NDH) zeigen sich Schwankungen der kognitiven Leistungsfähigkeit in Abhängigkeit von der zerebralen Kompression. Unstete Verläufe sind ferner bei einer vaskulären

gleichbleibend schlechtes Leistungsniveau		• Minderbegabung • schizophrenes Residualsyndrom
wechselhaft, rezidivierend		• Verwirrtheitszustand
akute Verschlechterung mit psychosozialem Auslöser und vollständiger Normalisierung		• Depression und • Dissoziation
akuter Einbruch nach identifizierbarer somatischer Erkrankung oder Trauma		• Schädel-Hirn Trauma oder andere • zerebrale Erkrankung mit Rehabilitationspotential
langsam progredient		• typische AD und • andere degenerative Demenz
rasche Versclechterung		• Creutzfeldt-Jakob Erkrankung
wechselhafte Verschlechterung		• AD + Verwirrtheitszustand • Lewy-Körperchen Demenz • Normaldruckhydrozephalus • vaskuläre Demenzen
stufenweise Verschlechterung		• typische "Multi-Infarkt-Demenz"
Verläufe, die mit einer AD vereinbar sind		• AD

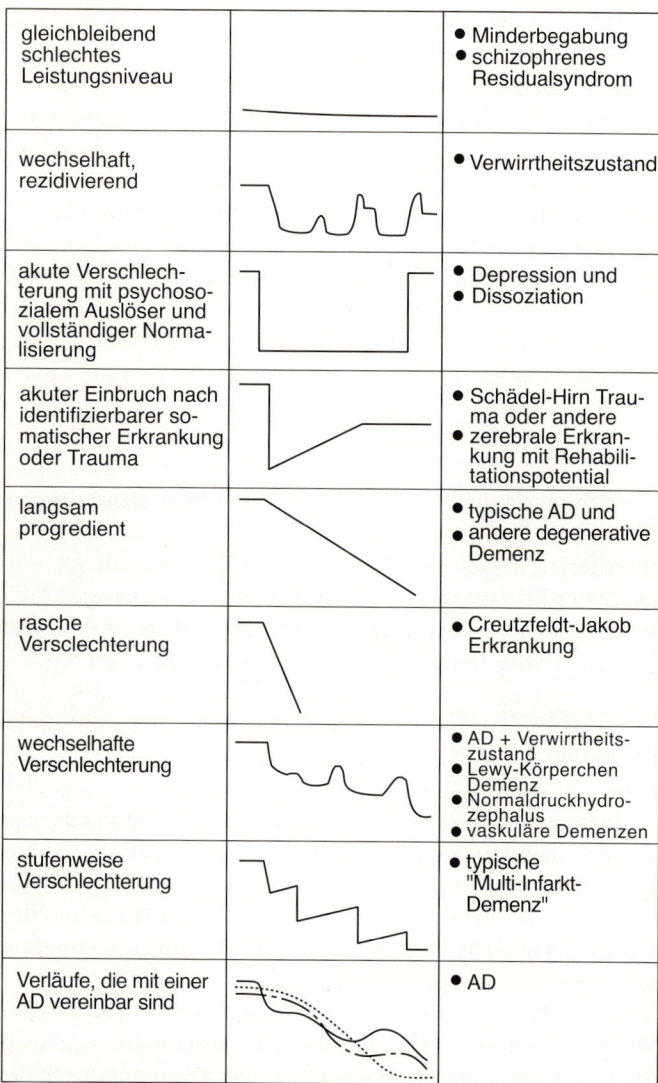

Abb. 14.2. Verläufe kognitiver Störungen

Schädigungskomponente mit schwankender Perfusion und Substratversorgung oder rezidivierenden, kleinen Infarkten mit Teilremissionen zu beobachten. Die charakteristische *stufenweise* Verschlechterung findet sich bei wiederholten größeren Hirninfarkten (Multi-Infarkt Demenz, MID). Bei besonders *rasch*er Verschlechterung ohne identifizierbaren Auslöser sollte eine Creutzfeldt-Jakob-Erkrankung erwogen werden. Bei *akutem* Beginn muss in jedem Fall eine energische Suche nach Ursachen oder Auslösern erfolgen (ischämischer Hirninfarkt, Blutung, Infektion, Trauma, ...).

14.2.2 Symptommuster

Auch hier sind Verlaufsaspekte von Bedeutung, und die Reihenfolge im Auftreten der einzelnen Symptome kann diagnostisch richtungsweisend sein.

Neuropsychologische Defizite
Die Frühzeichen der AD im Vorstadium eines eindeutigen Demenzsyndroms sind uncharakteristisch. Die Wahrscheinlichkeit für das Vorliegen einer AD erhöht sich, wenn *Gedächtnisstörungen* im Stadium der leichten Demenz das klinische Bild bestimmen. Seltener sind die *aphasisch*en, *apraktisch*en oder *agnostisch*en Störungen bei einer AD stärker ausgeprägt als die Amnesie. Bei einer lange Zeit isolierten Aphasie mit Wortfindungsstörungen, Agrammatismus oder einer Wortverständnisstörung und agnostischen Störungen muss eine links temporal beginnende Lobäratrophie erwogen werden.

Störungen von Affekt und Verhalten
Jede Art von Verhaltensstörung kann auch bei der AD auftreten. Beginnt die Erkrankung jedoch mit einer *Veränderung der Persönlichkeit*, mit *Apathie* oder mit einer *Enthemmung*, und sind in den ersten 1–2 Jahren keine nennenswerten neurologischen Defizite nachzuweisen, handelt es sich möglicherweise um eine frontotemporal beginnende Lobäratrophie. Auch bei vaskulären Demen-

zen finden sich häufig *depressive Verstimmungszustände* und Störungen des Antriebs, jedoch sind diese bei älteren Patienten meist mit Gedächtnisstörungen und neurologischen Symptomen assoziiert.

Neurologische Symptomatik
Herdsymptome (Schwindel, Paresen, Sehstörungen, ...) und *-zeichen* (pathologische Reflexe, ...) kennzeichnen die Infarkt-bedingten Demenzen. Bei den subkortikalen vaskulären Marklagerveränderungen (*Leukoaraiose*) kann die neurologische Symptomatik diskreter ausgeprägt sein, aber ein unsicher apraktisches Gangbild auffallen. Gangstörungen, Harninkontinenz und fluktuierender Verlauf sind die Merkmale des Normaldruckhydrozephalus. Neben Morbus Parkinson und der Lewy-Körper-Variante der AD können viele verschiedene, aber jeweils weit seltenere hypokinetische extrapyramidalmotorische Erkrankungen zu einer Demenz führen (progressive supranukleäre Parese, Multisystematrophie, kortikobasale Degeneration, subkortikale arteriosklerotische Enzephalopathie, ...). Auch jene Basalganglienerkrankungen, die mit überschießenden Bewegungen einhergehen (Chorea Huntington, Morbus Wilson und andere) sind meist so charakteristisch, dass sie nicht mit einer AD verwechselt werden. Neben der raschen Verschlechterung ist die Creutzfeldt-Jakob-Demenz durch das Auftreten von Myokloni und pyramidal- sowie extrapyramidalmotorischen Störungen charakterisiert. Epileptische Anfälle können im Verlauf aller Demenzen beobachtet werden und sind vergleichsweise häufiger bei Tumoren, Infarkten, Infektionen und metabolisch-toxischen Störungen. In den späteren Stadien der Demenz verwischen sich die Symptommuster und sind meist nicht mehr klar unterscheidbar.

14.2.3 Somatische und psychische Vorerkrankungen und aktuelle Komorbidität

Die folgende Auflistung kann als Gedächtnisstütze bei der Vervollständigung von Anamnese und Untersuchung dienen. Sämtliche erwähnten akuten und chronischen somatischen und psychischen Vor- oder Begleiterkrankungen können möglicherweise als behandelbare Haupt- oder Mitursache einer Demenz fungieren.

Akute Ereignisse
Dazu gehören Schädel-Hirntrauma, Operationen und deren Komplikationen, invasive diagnostische und therapeutische Eingriffe (z. B. Gefäßdarstellung, Bestrahlung), Herzinfarkte, Schlaganfälle, Migräne oder andere Kopfschmerzsyndrome, epileptische Anfälle, Meningitis/Enzephalitis, Arbeitsunfälle, Intoxikationen und andere.

Chronische somatische Erkrankungen und Risikofaktoren
Neben den meisten Erkrankungen des zentralen Nervensystems können auch die folgenden Erkrankungen schwere kognitive Defizite bedingen: Herz-Kreislauferkrankungen (Herzinsuffizienz, arterielle Verschlusskrankheit, Hypertonus), die Risikofaktoren Apolipoprotein E4, Cholesterin, Diabetes mellitus, Anämie, Koagulopathie, gastroenterologische Erkrankungen (Malassimilationssyndrome, Leberinsuffizienz, Urämie, ...), Infektionen (HIV, Borrelien, ...), Medikamente, Drogen, berufsbedingte Noxen.

Psychische Vorerkrankungen
Neben Tabletten, Alkohol- und Drogenmissbrauch soll nach auffallenden Reaktionen in früheren Stresssituationen gefragt werden (z. B. frühere Verwirrtheitszustände) sowie ggf. nach früheren Behandlungen und Krankenhauseinweisungen wegen anderer psychischer Störungen (Depression, Schizophrenie). Psychische Vorerkrankungen erhöhen die Wahrscheinlichkeit, dass es sich um die erneute Manifestation einer psychischen Erkrankung ohne eindeutige und ausreichende organische Grundlagen handelt. Psychische Erkrankungen können im höheren Alter ihr Erscheinungsbild wandeln. In jedem Fall ist eine sorgfältige Ursachenaufklärung zu betreiben, falls kognitive Störungen nachzuweisen sind, und es darf nicht einfach von der erneuten Manifestation einer bereits bekannten Erkrankung ausgegangen werden.

14.2.4 Familiarität

Die „Familiarität" einer Erkrankung lässt sich leichter bei einer präsenilen Manifestation vor dem 65. Lebensjahr nachweisen. Familiär auftretende Demenzen gelten daher häufig als präsenile Erkrankungen. Zu den autosomal-dominant vererbten Demenzformen zählen u. a. präsenile ADs bei Mutationen der Präsenilin- oder Amyloidvorläuferprotein-Gene, CADASIL, Chorea Huntington und die Gerstmann-Sträussler-Scheinker-Prionkrankheit. Eine familiäre Belastung, die keinem Mendelschem Erbmodus unterliegt, ist ferner für die sporadische AD, die frontotemporale Degeneration sowie eine Reihe von Basalglienerkrankungen nachgewiesen. Mongolismus, Morbus Parkinson und Alzheimer-Erkrankungen bei Blutsverwandten erhöhen das Risiko, zu einem bestimmten Alter eine Demenz zu entwickeln. Das zu erwartende Krankheitsspektrum ist in unterschiedlichen Lebensabschnitten verschieden. Während sich vor dem 65. Lebensjahr neben den Frühformen der AD und den vaskulären Demenzen reine Formen anderer degenerativer Erkrankungen nachweisen lassen, sind Demenzen ohne Alzheimer-Pathologie und ohne vaskuläre Hirnveränderungen im Senium sehr selten.

14.2.5 Häufigkeit

Bei fast allen alten dementen Patienten lassen sich post mortem Plaques und Neurofibrillen in hoher Zahl nachweisen. Ein hoher Anteil weist gleichzeitig vaskuläre Hirnveränderungen oder andere degenerative Hirnveränderungen auf, wie bei einem Morbus Parkinson oder einer Lobäratrophie. AD, fokal beginnende Lobäratrophien, vaskuläre Demenzen und Lewy-Körper-Demenz werden jeweils bei weit mehr als 1% der Patienten als alleinige Demenzursache diagnostiziert. Bei etwas mehr als 1% werden die Diagnosen Alkohol-Demenz, drogen- oder medikamenteninduzierte Demenz oder die Diagnose Demenzsyndrom der Depression gestellt (Zerfass et al. 1997). Die anderen zu einer Demenz führenden

Erkrankungen treten bei weniger als 1% der Demenzpatienten auf, zeigen jedoch häufig eine so prägnante Befundkonstellation, dass sie durch gewissenhafte Anamnese und Fremdanamnese, klinische Untersuchung und Testung, Laboruntersuchung sowie CT oder MRT zuverlässig festgestellt werden können (s. Kap. 17).

Die Erkennung behandelbarer Demenzursachen ist das erste Ziel der ärztlichen Diagnostik. Von weit geringerer klinischer Bedeutung ist die akademische Korrektheit einer Verdachtsdiagnose, die nur durch den Neuropathologen bestätigt werden kann.

Das Übersehen einer reversiblen und behandelbaren Demenzform ist ein Kunstfehler! Eine Reihe von reversiblen Ursachen ist aufgrund von Verlauf und Befunden klinisch zu vermuten, aber nur mit Laboruntersuchungen und CT oder MRT sicher festzustellen (Traumafolgen, Hirninfarkte, Subduralhämatome, Entzündungsherde, Abzesse, Hirntumoren und andere).

Literatur

Adler G, Frölich L, Gertz H-J et al. (1999) Diagnostik und Therapie der Demenz in der Primärversorgung – Positionspapier. Z Allgemeinmed 75:(Sonderdruck)

Arbeitsgruppe Geriatrisches Assessment (AGAST) (1997) Geriatrisches Basisassessment – Handlungsanweisungen für die Praxis. Schriftenreihe Geriatrie Praxis. MMV Medizin, München, S 63

Zerfass R, Daniel S, Förstl H (1997) Grundzüge des diagnostischen Vorgehens bei Demenzverdacht. In: Förstl H (Hrsg) Lehrbuch der Gerontopsychiatrie. Enke, Stuttgart, S 253–263

15 Rationelle Beratung

H. Gutzmann, L. Steenweg

> **Zum Thema**
> Die Beratung der Patienten und ihrer Angehörigen ist ein zentrales Aufgabenfeld des niedergelassenen Arztes. Dazu zählt die Information über die Erkrankung und ihre Prognose ebenso wie das Wecken von Verständnis für die Belange der Patienten, für die notwendigen Anpassungsschritte im täglichen Umfeld und für die Änderung eigenen Verhaltens. Gleichzeitig dürfen die Bedürfnisse der pflegenden Angehörigen nicht aus dem Blick geraten: Ohne ihr Mittun wäre eine verantwortliche Dementenbetreuung zum Scheitern verurteilt.

Zur Konsultation in der Praxis kommen ältere Menschen – allein oder in Begleitung ihrer Angehörigen –, die oft nur unspezifische Beschwerden schildern. Eine detailliertere Frühsymptomatik wird oft von Betroffenen und Angehörigen erst auf genaues Befragen berichtet. Ergebnis des ärztlichen Bemühens ist schließlich eine durch entsprechende Untersuchungsergebnisse gestützte Verdachtsdiagnose. Diese gilt es in Gesprächen zu vermitteln, um die initial nur sehr unscharf formulierten Fragen nach dem „Was" und „Warum" der Krankheit zu beantworten. Wesentlich für den Umfang dieser Aufklärung ist neben den Wünschen von Patient und Angehörigem v.a. die Frage nach den Konsequenzen einer Information über Diagnose und Prognose für die Beteiligten. Nach der initialen Erschütterung bei der Mitteilung der Verdachtsdiagnose muss eine hausärztlich begleitete Phase der akzeptierenden Beschäftigung mit der Krankheit einsetzen. In vielen Bereichen wird sich Beratungsbedarf ergeben.

15.1 Aufklärung als Aufgabe und Chance

Die verantwortungsvolle Aufklärung zu einem frühen Zeitpunkt bietet Möglichkeiten für Formen der *Krankheitsbewältigung*, die später bei Fortschreiten der Demenz weniger gut oder gar nicht mehr möglich sind. Im Gegensatz zu den meisten infausten Erkrankungen tritt bei der Demenz als Kernsymptomatik eine erhebliche Beeinträchtigung der intellektuellen Funktionen auf. Eine Aufklärung erst in späteren Phasen der Demenz hat daher zur Folge, dass der Betroffene selbst aufgrund der bereits bestehenden Einbußen keine oder nur noch sehr reduzierte Möglichkeiten des Krankheitsverständnisses und der Krankheitsbewältigung hat, dass ihn mit anderen Worten die Bedeutung des Gesagten nicht mehr erreicht. Entscheidet man sich gegen eine frühzeitige Aufklärung, so bedeutet dies letztendlich auch einen Eingriff in die *Autonomie* und eine Einschränkung des *Selbstbestimmungrechts* der Betroffenen.

Wie bei allen anderen chronischen und letztlich finalen Erkrankungen auch, kann nur individuell bestimmt werden, inwieweit für den Patienten und seine Angehörigen die Information über die Erkrankung eine erwünschte und benötigte Hilfe darstellt, oder aber ob auch eine behutsame Aufklärung eine Überforderung bedeutet. Meist wird es allerdings als eine Entlastung erlebt, dass die schon länger wahrgenommenen Beschwerden und Veränderungen endlich einen Namen bekommen haben, dass das Puzzle sich zu einem Bild fügt. Durch eine verständliche und einfühlsame Aufklärung, die gerade auch die langfristigen Konsequenzen der Erkrankung nicht ausblendet, haben Patienten und Angehörige die Möglichkeit, sich rechtzeitig mit den auf sie zukommenden Veränderungen auseinanderzusetzen und sie in ihre Lebensplanung einzubeziehen.

! Die aktive Auseinandersetzung mit der Krankheit und eine ausreichende soziale Unterstützung sind die wichtigsten psychosozialen Prädiktoren einer erfolgreichen Krankheitsverarbeitung. Grundlage dafür ist ein fundiertes Wissen über die Natur der Erkrankung.

In den Aufklärungsgesprächen sollte man sich immer wieder der Formulierung von Max Frisch erinnern, nach der es darum geht, im Dialog dem anderen die Wahrheit wie einen Mantel hinzuhalten, in den er schlüpfen kann und nicht wie einen nassen Lappen um die Ohren zu schlagen.

15.2 Die Rolle der Angehörigen und die damit zusammenhängenden Gefährdungen

Bei Kindern sind intensive Pflege und Fürsorge durch die Eltern Etappen auf dem Weg in die zukünftige Selbständigkeit. Bei Demenzpatienten ist die Richtung des Prozesses umgekehrt. Bei ihnen nimmt die Selbständigkeit ab und basale körperliche Bedürfnisse treten immer mehr in den Vordergrund. Die bei der Versorgung von Kleinkindern zukunftsgerichtete und optimistische Grundhaltung wird ersetzt durch ein Trauer- und Ablösungserleben. Der Krankheitsprozess ändert zudem die gewachsenen Beziehungen, bedeutet oft eine Auflösung des bestehenden sozialen *Rollengefüges*. Geschieht dies in einer vielleicht schon zuvor gespannten Beziehung, kann die psychologische Arbeit mit den Angehörigen ausschlaggebend für das Gelingen der weiteren Betreuung sein. Wegen der allmählichen Veränderungen im Rahmen des Demenzprozesses geraten viele pflegende Angehörige in die Gefahr, aus *Überfürsorglichkeit* eigene Freiräume zunächst unmerklich einzuschränken, um sie schließlich gänzlich zu verlieren. Die Umkehrung von Machtverhältnissen in einer jahrelangen Beziehung kann sich aber auch im Ausbrechen vorher unterdrückter Aggressionen und Rachegefühlen des pflegenden Angehörigen ausdrücken. Auch in diesem Fall ist die psychologische Betreuung nicht zuletzt zum Schutz des Patienten notwendig.

Frühzeitig sollten pflegende Bezugspersonen im Beratungsgespräch auf Hilfsangebote aufmerksam gemacht werden, die ihre psychischen und physischen *Belastungen* durch die Pflege des Demenzkranken erleichtern können (Selbsthilfegruppen, Alzheimer-Gesellschaften). Für viele Angehörige erleichtert der Kontakt zu anderen pflegenden Angehörigen in der Gruppe das Zusammenleben mit einem Demenzkranken. Oft werden dort wichtige Tipps für den Alltag gegeben, die von Leidensgenossen in ähnlicher Lage entwickelt wurden. Auch sind erfahrene Angehörige eher in der Lage als Außenstehende, Verständnis für die oft unterdrückten Aggressionen gegen den Kranken und die Hoffnungslosigkeit der Situation aufzubringen.

Die folgende Übersicht fasst die Ziele einer Beratung von pflegenden Angehörigen zusammen:

Beratungsziele

- Wissen über die Krankheit vermitteln,
- Verständnis für Verhaltensweisen des Demenzkranken wecken,
- die Aufmerksamkeit für Warnzeichen beim Demenzkranken schärfen,
- die Aufmerksamkeit für Warnzeichen beim Angehörigen selbst schärfen,
- Hinweise zur Verhaltensänderung beim Angehörigen geben,
- Hilfen zum Stressmanagement bereitstellen,
- mögliche Anpassungen der äußeren Lebensbedingungen anregen,
- den Angehörigen ermutigen, eigene Bedürfnisse wahrzunehmen,
- die Entlastung der Angehörigen als Hilfe für den Patienten deutlich machen,
- die Angehörigen in die Lage versetzen, gezielt weitere Hilfsangebote zu suchen.

Dass pflegende Angehörige nicht nur im Sonderfall der eigenen Krankheit oder Behinderung, sondern auch bei zunächst bester Gesundheit ein hohes Risiko tragen, unter der Belastung der Pflege selbst ernstlich zu erkranken, ist unbestritten. Am bekanntesten ist wohl das erhöhte Risiko für depressive Störungen. Das kann auch nicht verwundern, wenn man sich vor Augen hält, dass häufige Begleiterscheinungen der Pflege Dementer gleichzeitig auch als klassische depressionsauslösende Faktoren gelten. Dazu zählen Probleme wie
- eine zunehmende soziale Isolierung,
- Schuldgefühle gegenüber den anderen Familienmitgliedern, denen man sich nicht mehr in gewünschtem Umfang widmen kann und

- Gefühle der Hoffnungslosigkeit und Ohnmacht gegenüber dem Fortschreiten der Erkrankung.

Kein Wunder ist angesichts dieser Situation, dass pflegende Angehörige auch selbst erheblich mehr Medikamente im Allgemeinen und Psychopharmaka im Besonderen zu sich nehmen als nicht gleichermaßen belastete Gleichaltrige. In letzter Zeit mehren sich Hinweise, dass pflegende Angehörige auch ein höheres Risiko für Infektionskrankheiten tragen als nicht solchen Dauerbelastungen ausgesetzte Altersgenossen. Als Erklärung für diese Beobachtungen bietet sich der enge Zusammenhang zwischen Immunabwehr und seelischer Belastung an.

Der Dauerstress der Pflege von Dementen hat psychische und physische Aspekte und kann verschiedenen Krankheiten bei den betreuenden Angehörigen den Weg bereiten. Entlastende und stützende Hilfsangebote in verschiedensten Lebensbereichen erhöhen deshalb nicht nur die Pflegemotivation, sie sind auch geeignet, die Gesundheit der pflegenden Angehörigen zu stabilisieren.

15.3 Probleme beim Umgang mit Verhaltensauffälligkeiten

Körperliche Probleme wie Harn- oder Stuhlinkontinenz sind für pflegende Angehörige in aller Regel leichter zu bewältigen als die bei Demenzen auftretenden Verhaltensänderungen. Das Verständnis dafür, dass es sich dabei nicht nur um Komplikationen der Krankheit handelt, sondern dass in ihnen oft auch das Erleben des Betroffenen zum Ausdruck kommt, kann den Umgang mit solchen Symptomen erheblich erleichtern. Einige häufige Verhaltensauffälligkeiten und die Probleme, die sie für die Betreuenden mit sich bringen, seien kurz skizziert.

Gerade im Frühstadium einer Demenzentwicklung verlieren die Betroffenen oft Dinge, verlegen wichtige Dokumente, wissen nicht mehr genau, wofür sie wieviel Geld ausgegeben haben. Eine Variante, die eigenen Insuffizienzen zu verarbeiten, ist auch für Demente, die Schuld bei anderen zu suchen. Diese anderen sind in der Regel Nachbarn, Bekannte, oft auch die pflegenden Familienangehörigen selbst. In solchen Situationen auf der eigenen Position zu beharren würde den Konflikt eskalieren lassen.

Für viele Betroffene geht die Erkrankung mit einer schmerzlichen *Selbstwerteinbuße* einher. Sie reagieren darauf mit Rückzug, Interesselosigkeit, Herabgestimmtheit. Sie gehen seltener aus und vermeiden soziale Kontakte. Schließlich wirkt auch die eigentlich vertraute Umgebung zunehmend fremd und beunruhigend. Eigentlich banalen Beobachtungen kann wegen der mangelhaften Rückgriffsmöglichkeit auf das immer schlechter funktionierende Gedächtnis nicht mehr die korrekte Bedeutung zugeordnet werden. Deshalb mischen sich in die negativ getönte Stimmungslage oft auch Ängste.

Bei schwer dementen Patienten kann es notwendig werden, Spiegel und spiegelnde Oberflächen in der Wohnung zu entfernen, weil diese eine häufige Quelle von Verkennungen darstellen (das nicht erkannte Spiegelbild wird als Eindringling interpretiert). Eine ausgeprägte *paranoide Vorstellung* kann man nicht ausreden. Das heißt aber nicht, dass man versuchen soll, den Patienten glauben zu machen, man teile seine Überzeugung. Viele nehmen einem das zu Recht nicht ab. Eine inhaltlich neutrale Position, die dem Patienten gleichzeitig deutlich macht, dass er trotz seiner Überzeugungen akzeptiert ist, wirkt glaubhafter, ist auch besser durchzuhalten.

Bei vielen Patienten ist eine *psychomotorische Unruhe* zu beobachten. Hin- und herwandern, nesteln, kramen, Schränke ein- und ausräumen zählen dazu. Auch *aggressive Verhaltensweisen*, gerade gegenüber nahen Bezugspersonen, kommen vor. Dass sich Demenzkranke oft nicht helfen lassen wollen, weil sie meinen, alles allein schaffen zu können, macht Angehörigen den Umgang schwer. Häufig reagieren die Betroffenen gereizt und unwirsch, wenn ihnen immer wieder Inkompetenz nachgewiesen wird. Bei gründlichem Nachdenken findet sich aber meist doch ein häuslicher Bereich, in dem auch der schwerer Kranke noch Verantwortung übernehmen kann, wo es aber auch keine Katastrophe bedeutet, wenn etwas dann doch nicht klappt.

> Der Umgang mit Demenzkranken erfordert neben der Geduld zur Förderung und Erhaltung vorhandener Fähigkeiten auch viel Kreativität und Bereitschaft, sich in die veränderte Welt des Kranken einzufühlen. **!**

15.4 Strategien zur Vermeidung von Krisensituationen

- Der Tag braucht einen natürlichen *Rhythmus*, der sich an den Aktivitäten des Alltags orientiert. Dazu gehört auch eine plausible Lichtregie: tagsüber hat es hell, nachts dunkel zu sein.
- Man sollte stets versuchen, die *Umgebung* so einfach wie möglich zu gestalten und sie damit für den Dementen übersichtlicher zu machen. Vereinfachung heißt hier auch, einfache, kurze Sätze in ruhigem Ton zu äußern, statt ein verbales Trommelfeuer loszulassen.
- Die Zahl der Gegenstände, die sich im Blickfeld des Patienten befinden, während er mit einer Aktivität befasst ist, die *Konzentration* erfordert, sollte so klein wie möglich gehalten werden. Jede Ablenkung ist für Demente noch störender als für Gesunde.
- Oft lohnt sich der Versuch, ein Reaktionsmuster zu identifizieren (z. B. wann und unter welchen Umständen problematische Verhaltensweisen aufzutreten pflegen), um dauerhaft Abhilfe zu schaffen.
- Unnötiger Stress sollte so weit als möglich reduziert und jede möglicherweise zu Verwirrung Anlass gebende Situation sollte vermieden werden. Eindeutigkeit schafft oft erst die Möglichkeit zur Beruhigung.
- Die Erhöhung der objektiven *Sicherheit* des Patienten und die Vermittelung eines subjektiven Gefühls der Sicherheit für ihn ist eine Daueraufgabe. Wenn der Patient sich sicherer fühlt, ist eine wesentliche Quelle für Unruhe schon besser unter Kontrolle. Auch das Sicherheitsgefühl des Betreuenden kann eine Quelle der Beruhigung für den Betreuten sein.
- Zu viel Ruhe und vermeintlich fürsorgliche Schonung können aber auch schaden. Tätige und für den Dementen vorhersehbare Unruhe (z. B. Haushaltsaktivitäten), nicht aber Hektik, ist ein

Weg zu mehr Normalität. Schädlich sind dagegen jede optische oder akustische Überreizung, jedes Durcheinander in Wort, Tat oder in der Umgebung.
- Trotz allen Engagements sollte man versuchen, das „Fördern durch Fordern" nicht zu übertreiben. Auch ein vermeintlich therapeutisches „Dauerquiz" (ständige Fragen zu allen Belangen des häuslichen Lebens, Kreuzworträtselmarathons etc.) kann zu Aggressionen des genervten Patienten Anlass geben; und wenn man es sich recht überlegt, kann man ihn gut verstehen!
- Die mechanische Unterdrückung eines ausgeprägten Bewegungsdranges verstärkt meist nur die Probleme, die sie lindern sollte.
- Immer und in jedem Falle muss die Frage, ob medizinische Komplikationen oder gar ärztliche Maßnahmen dem Fehlverhalten des Patienten vorausgegangen sind, gestellt und befriedigend geklärt werden.

Manchmal haben auch kleine Ursachen große Wirkungen, und viel ist oft schon mit geringgradigen Veränderungen in der Umgebung oder auch durch Modifizierung von Routineabläufen im Haushalt zu erreichen.

15.5 Körperliche Krankheiten und Sterben

Jede Verhaltensänderung eines verbal kaum noch mitteilungsfähigen Patienten sollte die Pflegenden aufmerksam machen und nach möglichen behebbaren Einschränkungen des Wohlbefindens suchen lassen. Solche Verhaltensänderungen können z. B. eine vermehrte Unruhe, Rufen, Stöhnen oder ein gequälter Gesichtsausdruck sein. Erst wenn kein behebbarer Grund zu identifizieren ist, kann an den Versuch einer medikamentösen *Schmerzlinderung* gedacht werden. Häufig ist bei diesen Patienten eine Medikation zur Beeinflussung des lauten Rufens oder Lärmens ineffektiv. Gelegentlich kann es dann helfen, dem Betroffenen, der nicht auf die Medikation reagiert, die Möglichkeit zu geben, seinen Lautäußerungen nachzugehen, ohne jemanden zu belästigen. Auch das

Angebot angenehmer Musik (z. B. per Kopfhörer) kann Unruhezustände und *Schreiattacken* im Einzelfall ausklingen lassen.

Wenn der Patient sich kaum noch mit Worten mitteilen kann und nur mit größter Aufmerksamkeit und Einfühlung grobe Missdeutungen seines Verhaltens verhindert werden können, ist eine detaillierte Identifikation der einzelnen Begleiterkrankungen ohne erheblichen Untersuchungsaufwand kaum noch möglich. Vorrang vor diagnostischer Detailanalyse sollte dann die Abwehr von Befindlichkeitsstörungen haben. Schließlich stellt sich oft die Frage, inwieweit noch intensivmedizinische Maßnahmen zur Lebensverlängerung durchgeführt werden sollen. Diese Frage ist nur im Einzelfall verantwortlich zu entscheiden und richtet sich am ehesten nach dem mutmaßlichen Willen und der zu erwartenden Verbesserung der *Lebensqualität* des Betroffenen. Bei guter Beratung sollten solche Situationen allerdings nicht überraschend auftreten und zu überhasteten Entscheidungen zwingen.

In den terminalen Phasen dementieller Erkrankungen sind schwere Probleme mit der *Nahrungszufuhr* fast die Regel. Viele Patienten werden appetitlos, verweigern die Nahrung oder haben das Essen „verlernt". Im Verlauf der Erkrankung kann sich deshalb die Notwendigkeit ergeben, die Strategien und Techniken der Nahrungszufuhr immer wieder den neuen Gegebenheiten anzupassen. Auch das Ziel der Aufrechterhaltung eines bestimmten Mindestgewichtes kann seine Bedeutung verlieren.

> Je weiter der Demenzprozess voranschreitet, desto wahrscheinlicher sind auch körperliche Begleiterkrankungen oder mindestens potenziell bedrohliche körperliche Befindlichkeitsstörungen. Die therapeutischen Prioritäten verschieben sich gegen Ende des Krankheitsverlaufs eher in Richtung palliativer Strategien.

15.6 Familiäre Betreuung und professionelle Hilfen

Die Hauptlast der Betreuung und Pflege Dementer tragen die Angehörigen. Sie nehmen damit sowohl eine große physische, psychische wie auch finanzielle Belastung auf sich. Ohne sie wäre jegliche professionelle Betreuung von vornherein zum Scheitern verurteilt, unsere sozialen Netze würden reißen. Jegliche wirksame Entlastung der Angehörigen ist geeignet, ihre Motivation und ihren Pflegewillen zu stützen.

Im Einzelfall ist zu klären, am besten durch gezielte Beratung eines kompetenten Sozialdienstes, welche Hilfen zu welcher Zeit für den Patienten und seine Angehörigen angemessen erscheinen und wie sie finanzierbar sind. Die Berücksichtigung der Erschöpfbarkeit der psychischen und materiellen Ressourcen der Angehörigen ist dabei für alle Beratungen eine wesentliche Leitlinie (s. Kap. 20).

Literatur

Empfehlungen für Angehörige

Alzheimer Europe (Hrsg, 1999) Handbuch der Betreuung und Pflege von Alzheimer-Patienten. Thieme, Stuttgart

Feldman L (1989) Leben mit der Alzheimerkrankheit. Piper, München

Fuhrman L, Gutzmann H, Neumann EM Niemann-Mirmehdi M (1995) Abschied vom Ich – Stationen der Alzheimer-Krankheit. Herder, Freiburg

Furtmayr-Schuh A (1990) Das große Vergessen. Die Alzheimer Krankheit. Kreuz, Zürich

Gruetzner H (1992) Alzheimersche Krankheit. Ein Ratgeber für Angehörige und Helfer. PVU, Weinheim

Inoue Y (1990) Meine Mutter (Taschenbuch 1775). Suhrkamp, Frankfurt

Klessmann E (1990) Wenn Eltern Kinder werden und doch Eltern bleiben. Die Doppelbotschaft der Altersdemenz. Huber, Bern

Niemann-Mirmehdi M, Richert A, Neumann EM (1998) Leben mit Alzheimer. Falken Verlag

Schillinger E (1989) Das Lächeln des Narren. Eine Geschichte vom Sterben und von der Liebe. Herder, Freiburg

Schwarz G (1998) Ratgeber für Angehörige, Interessierte und Fachleute Nr. 2 (Rechtliche Regelungen) Evangelische Gesellschaft Stuttgart e. V. Alzheimer Beratungsstelle; Büchsenstr. 34–36, 70174 Stuttgart

16 Rationelle Therapie

H. Gutzmann

> **Zum Thema**
> Dieser Beitrag ist Therapiestrategien gewidmet, die bei Demenzen bisher schon erfolgreich eingesetzt worden sind. Nur im Ausnahmefall sollen auch Ansätze angesprochen werden, die angesichts unseres aktuellen Wissensstandes zwar als vielversprechend gelten können, bei denen aber noch die breitere klinische Erprobung aussteht. Medikamentöse und nichtmedikamentöse Strategien werden in der Darstellung gleichermaßen berücksichtigt. Da sich das klinische Bild dementieller Erkrankungen nicht auf kognitive Einbußen beschränkt, werden auch Interventionen dargestellt, die auf nichtkognitive Störungen zielen.

16.1 Mögliche Behandlungsziele bei Demenzen

Das Ziel aller therapeutischen Bemühungen bei Demenzen besteht derzeit in einer symptomatischen Linderung der Leistungseinbuße und einer Verbesserung der Lebensqualität der Betroffenen. Das Ziel einer Sekundärprävention, also etwa eine Verzögerung des Verlaufs, scheint in Ansätzen einer Lösung nähergebracht, wenn man Untersuchungen berücksichtigt, nach denen eine Aufnahme in ein Pflegeheim durch eine geeignete Intervention – sei sie pharmakologischer Natur (Knopman et al. 1996) oder aber primär auf die Stärkung der Pflegekompetenz von Angehörigen gerichtet (Mittelman et al. 1996) – bis zu einem Jahr verzögert werden kann. Von einer Primärprävention kann aber wohl noch lange nicht die Rede sein. Dies gilt in erster Linie für die AD und für seltenere primär-degenerative Demenzen. Vaskuläre Demenzen sind über die Beeinflussung vaskulärer Pathologie oder die Kontrolle vaskulärer Risikofaktoren hinsichtlich therapeutischer Interventionen möglicherweise günstiger zu beurteilen (Sturmer et al. 1996). Im Bereich der Endstrecke des Syndroms „Demenz" dürften die therapeutischen Ansätze jedoch nicht mehr so stark differieren.

Grundvoraussetzung für den Erfolg aller Behandlungsansätze ist ein therapeutisches Gesamtkonzept, das vom Arzt, Angehörigen und dem Patienten selbst gleichermaßen getragen wird. Es sollte sich nicht nur auf die Beeinflussung der kognitiven Kompetenz beschränken, sondern sich vielmehr ebenfalls auf die Optimierung basaler Parameter und die Intervention bei Verhaltensauffälligkeiten richten.

> **!** Für alle bei dementiellen Erkrankungen auftretenden Kern- und Begleitsyndrome steht neben pharmakologischen Therapiemöglichkeiten prinzipiell auch eine nichtmedikamentöse Behandlungsalternative bzw. -ergänzung zur Verfügung (vgl. Tabelle 16.1).

16.2 Basistherapie der Demenz

Lange wurde vermutet, dass Demente eine überdurchschnittliche körperliche Gesundheit aufweisen. Wahrscheinlicher scheint aber inzwischen, dass sie häufig nur gesünder wirken, weil sie somatische Symptome seltener mitteilen (oder mitzuteilen in der Lage sind) als ihre nichtdementen Altersgenossen (McCormick et al. 1994). Um so größer ist also die Verantwortung des behandelnden Arztes. Bei der internistischen Behandlung sind insbesondere Defizite im Wasser- und Elektrolythaushalt auszugleichen. Andere metabolische Defizite, etwa beim Zuckerstoffwechsel, sollten befriedigend eingestellt werden, da sonst eine massive Verschlechterung der zerebralen Reservekapazität droht.

Tabelle 16.1. Zielsyndrome und Interventionsstrategien

Syndrom	Nichtmedikamentös (Beispiele)	Medikamentös (Beispiele)
Basisfunktionen	Prothetische Umgebung, Stützung erhaltener Funktionen, Kontinenztraining, Ernährung	Medikamentöse Intervention kritisch prüfen (z. B. Elektrolyte, Schilddrüsenfunktion, RR, Zuckerstoffwechsel)
Kognition	Alltagstraining, ROT	Antidementiva
Depression	Stützend: ET, SET	Antidepressiva
Paranoid	Stabilisierende MT, Eindeutigkeit	Neuroleptika
Unruhe	Tagesstrukturierung, basale Stimulation, Validation	Neuroleptika, Carbamazepin
Angst	Verhaltenstherapie, Eindeutigkeit in der Kommunikation, Orientierungshilfen	Neuroleptika, SSRI, Kava
Schlaf-Wach-Rhythmus	Tagesstrukturierung, Lichtregie, Aktivitätsförderung	Clomethiazol

ET Erinnerungstherapie
ROT Realitätsorientierungstraining
SET Selbst-Erhaltungs-Therapie
MT Milieutherapie
SSRI Selektive Serotoninwiederaufnahmehemmer

Eine häufige Ursache von Phasen längerfristiger psychomotorischer Unruhe oder Angst sind Fehlfunktionen der *Schilddrüse*. Nach ihnen gilt es gezielt zu fahnden, bevor eine inadäquate Medikation (z. B. Tranquilizer) selbst zusätzlich neue Probleme für die Patienten aufwirft! Ebenfalls eine kritische Größe stellt der *Blutdruck* dar. Schließlich ist bei einer auf eine gleichzeitig bestehende Erkrankung zielenden Komedikation auf offene oder versteckte *Anticholinergika* (z. B. auch Mydriatika) zu achten, die ihrerseits die kognitive Leistung zusätzlich einschränken können und gleichzeitig ein erhöhtes Delirrisiko bergen.

Ein weiteres Störfeld im Zusammenhang mit der Basistherapie bei Demenz sind Probleme im Umfeld von Miktion und Defäkation. Nicht selten sind es *Inkontinenz*probleme, die den Patienten von der gesellschaftlichen Teilhabe ausschließen und nicht die kognitive Einbuße. Ein Kontinenztraining kann auch bei dementen Patienten mit Aussicht auf Erfolg durchgeführt werden. Neben der erwähnten ausreichenden Flüssigkeitszufuhr ist eine ballaststoffreiche, kohlenhydrat- und vitaminreiche Ernährung anzustreben.

16.3 Psychopharmakotherapie des kognitiven Kernsyndroms

In Deutschland besteht für 9 Substanzen, die in klinischen Prüfungen ihre Überlegenheit gegenüber Plazebo belegen konnten, eine Zulassung bzw. Nachzulassung für dieses Indikationsgebiet (vgl. Tabelle 16.2). Notwendige und wünschenswerte Vergleichsstudien zwischen den verschiedenen Präparaten fehlen bis auf wenige Ausnahmen. Auch ist der wissenschaftliche Gehalt der Untersuchungen, die jeweils zur Zulassung der Substanzen geführt haben, wegen der erst in den letzten Jahren schärfer formulierten Qualitätsstandards für die Forschung in diesem Gebiet recht unterschiedlich. Ein zentrales Problem in diesem Zusammenhang ist die Evaluation möglicher Therapieeffekte. Im Vergleich zu den meisten anderen Erkrankungen ist das Ansprechen einer Therapie bei der Kernsymptomatik von Demenzen nur schwer fassbar: Das Abschwächen der Progredienz eines dementiellen Prozesses, auch dies ein legitimes Therapieziel, ist in einem Zeitraum von wenigen Wochen kaum erkennbar, so dass eine Therapiedauer von mindestens 4–6 Monaten zu fordern ist.

Tabelle 16.2. Medikamentöse Interventionen (kognitiv)

Substanz	Handelsnamen (Beispiele)	Zugelassen in: A/CH/D			Dosierung (mg/Tag)	Wichtige unerwünschte Arzneimittelwirkungen
Tacrin	Cognex	A	CH	D	40–160	Nur Tacrin: Hepatotoxizität
Donepezil	Aricept		CH	D	5–10	alle: gastrointestinale Beschwerden, Unruhezustände, Schwindel
Rivastigmin	Exelon			D	3–12	
Galantamin	Reminyl	A		D	30	
Piracetam	Nootrop, Normabrain	A	CH	D	2400–4800	Unruhe, Aggressivität
Ginkgo-biloba-Extrakt	Tebonin forte			D	120–240	Kopfschmerzen, Hautreaktionen
Co-Dergocrin	Hydergin	A	CH	D	2–6	Hypotonie, Schwindel
Pyritinol	Encephabol			D	600–800	Appetitlosigkeit, Magenbeschwerden
Nicergolin	Sermion			D	15–30	Hypotonie, Schwindel
Nimodipin	Nimotop	A	CH	D	90	Hypotonie
Memantine	Akatinol				5–30	Unruhe, Schwindel, Übelkeit
Cinnarizin	Stutgeron	A	CH			
Vitamin C					500–1000	Cave: Oxalat-Urolithiasis
Vitamin E					400–800	Gastrointestinale Beschwerden

16.3.1 Cholinerge Therapieansätze bei der Alzheimer-Demenz

Die kognitiven Defizite bei der AD sind mit den Defiziten der cholinergen Neurotransmission korreliert. Cholinerge Therapiestrategien zielen auf eine Substitution dieses Defizits. Tacrin, Donepezil, Rivastigmin und Galantamin sind Cholinesterasehemmer. Sie weisen eine enge Dosis-Wirkungsbeziehung auf. Die häufigsten unerwünschten Nebenwirkungen sind gastrointestinale Beschwerden. Für Tacrin ist darüber hinaus eine nicht unerhebliche Hepatotoxizität beschrieben, die zu Anwendungsbeschränkungen geführt hat. Aus den bisherigen klinischen Prüfungen lässt sich ableiten, dass ein Teil der Patienten mit einer leicht bis mittel ausgeprägten AD positiv auf eine Behandlung mit Cholinesterasehemmern reagiert. Die vorliegenden Langzeitstudien belegen einen Therapieeffekt bis zu einem Jahr auf mehreren Untersuchungsebenen (z. B. Mohs et al. 1999). In der Regel folgt in den Studien einem initialen Therapieeffekt ein kognitiver Abbau, der in Umfang und Rate der Progredienz etwa dem der Plazebo-Gruppe entspricht, so dass von einem durch die Therapie bewirkten Zeitgewinn gesprochen werden kann. Bei Therapieabbruch nähert sich die kognitive Leistung rasch der unbehandelten Gruppe.

Die Cholinesterasehemmer der „zweiten Generation" (Donepezil, Rivastigmin, Galantamin) sind weniger toxisch als Tacrin und eröffnen für eine Gruppe von Patienten die Möglichkeit einer symptomatischen Therapie. Auch nichtkognitive Störungen wie Depressivität, Wahnsymptome und psychomotorische Unruhe können durch Cholinesterasehemmer günstig beeinflusst werden (Mega et al. 1999).

16.3.2 „Klassische Nootropika"

Unter Nootropika werden pharmakologisch wirksame Substanzen verstanden, die höhere kortikale Funktionen verbessern sollen, ohne dass für sie ein einheitlicher Wirkungsmechanismus bekannt wäre. Es ist aber für einzelne Substanzen wahrscheinlich gemacht worden, dass der fundamentale pharmakologische Effekt auf der Ebene der Membranen- und Rezeptorsysteme zu suchen ist. In klinischen Studien ergab sich für Nootropika eine Plazebo-Verum-Differenz von 15–30% zugunsten von Verum. Nach den vorliegenden Untersuchungen ist anzunehmen, dass Ginkgo biloba auf die gestörte Membranstabilität und Piracetam sowie Pyritinol auf den gestörten Glukose- bzw. Energiestoffwechsel einwirken. Mutterkornalkaloide – als erprobtestes sei hier das Co-Dergocrin genannt – sollen neben vasodilatatorischen auch andere Effekte (z. B. die Steigerung der Azetylcholinsynthese) aufweisen. Als günstig für sämtliche Nootropika gilt die geringe Nebenwirkungsrate.

16.3.3 Neuroprotektion durch Glutamat- und Kalziumantagonisten

Einen völlig anderen Weg als Transmitter-Substitutions-Strategien gehen Neuroprotektiva wie Glutamat- und Kalziumantagonisten. Für Memantine als im gegebenen Zusammenhang am besten untersuchte Substanz konnte experimentell eine Hemmung der exzitotoxischen Wirkung von Glutamat durch Blockade des diese Wirkung vermittelnden sog. NMDA-Rezeptors nachgewiesen werden. Die bisher vorliegenden klinischen Daten sprechen dafür, dass sich der experimentell belegte Effekt auch in klinischer Wirksamkeit bei unterschiedlichen Demenzprozessen niederschlägt.

Nimodipin ist ein Kalzium-Kanal-Blocker, der wegen seiner Lipidlöslichkeit die Blut-Hirn-Schranke leichter als andere Kalziumantagonisten passiert. Klinisch soll Nimodipin Lern- und Gedächtnisfunktionen verbessern.

16.3.4 Weitere Wirkprinzipien

Freie Radikale vermögen als Stoffwechselprodukte des Sauerstoffs Zellmembranen und vergleichbare Strukturen zu schädigen. Sie werden bei Demenzen als ätiologisch relevant diskutiert. Antioxidative Substanzen sollen hier als Schutzfaktoren eingreifen. Deshalb wurde die Gabe von Radikalfängern wie den Vitaminen A, C und E sowohl unter prophylaktischen als auch unter therapeutischen Gesichtspunkten empfohlen. Trotz des theoretisch plausiblen Wirkungsmechanismus ist ihre prophylaktische Wirkung bisher nicht hinreichend belegt. Die in epidemiologischen Studien aufgefallene neuroprotektive Wirkung von Östrogenen wird derzeit auf ihre Brauchbarkeit bei der AD ebenso untersucht, wie mögliche therapeutische Effekte nichtsteroidaler Antirheumatika. Beide Therapieprinzipien gelten in der hier diskutierten Indikation derzeit noch als experimentell. Außer dem cholinergen Defizit finden sich bei der AD noch weitere Neurotransmitterauffälligkeiten. Besonders betroffen sind v.a. das noradrenerge, das serotonerge und das dopaminerge System. Die bisher vorliegenden klinischen Studien in dieser Richtung erscheinen noch nicht überzeugend.

16.3.5 Praktisches Vorgehen in der Therapie

Bei der Auswahl eines Präparates ist zu prüfen, ob die Ätiologie der Demenz (degenerativ vs. vaskulär) hinreichend wahrscheinlich gemacht werden kann. Bei einer wahrscheinlichen AD sollte zunächst ein Cholinesterasehemmer eingesetzt werden. Kann diese Differenzierung nicht mit ausreichender Sicherheit vorgenommen werden oder liegt eine Mischform vor, so sind zusätzlich Antidementiva mit breitem Wirkansatz wie Gingko biloba und Piracetam zu bevorzugen, die aufgrund verschiedener Wirkmechanismen bei beiden primären Demenzformen einen ausreichenden Effekt erwarten lassen.

Ob eine Kombination verschiedener Interventionsstrategien in der Zukunft die therapeutischen Resultate bringt, die man sich unter theoretischen Aspekten von ihr erwarten könnte, ist offen. Für ein solches Vorgehen spricht die Einschätzung, dass es sich bei dementiellen Prozessen, auch bei der AD, um ein multifaktorielles Geschehen handelt, sowie die daraus abgeleitete Annahme, dass alle bisher geschilderten therapeutischen Ansätze für sich nur jeweils einen sehr begrenzten Teil des komplexen Krankheitsgeschehens beeinflussen können. Bisherige spärliche Studien haben zunächst nur Hinweise auf weiteren Forschungsbedarf und noch nicht auf ein gültiges Therapiekonzept ergeben.

Es gibt sehr große interindividuelle Differenzen bezüglich Wirksamkeit und Nebenwirkungen. Beim derzeitigen Stand unseres Wissens scheint es gerechtfertigt, antidementiv wirksame Substanzen gezielt einzusetzen, wenn nach einer sorgfältigen Diagnostik eine verlässliche Therapiekontrolle gewährleistet ist. Auch eine geringgradige Verbesserung kann aus der Sicht der Angehörigen und der Patienten von großer praktischer Bedeutung sein. Für die optimale Wirkung jeglicher medikamentösen Behandlung ist die Einbettung in einen strukturierten therapeutischen Kontext unverzichtbar.

16.4 Psychopharmakotherapie psychischer Begleitsymptome bei Demenzen

Nichtkognitive Störungen bei Dementen sind außerordentlich häufig. Sie sind weniger eng mit den strukturellen Veränderungen verknüpft als die kognitiven Einbußen und reflektieren eher die pathologischen Verarbeitungsmechanismen des von der Demenz betroffenen Individuums. Psychomotorische Unruhe gilt als bedeutsamster Einzelfaktor, der das Verbleiben in häuslicher Umgebung in Frage stellt. Wahnsymptome und depressive Verstimmungen sind demgegenüber etwas seltener, treten zudem eher episodisch und nicht als langzeitige Befindlichkeitsänderungen in Erscheinung. Im Folgenden sollen die wesentlichen Psychopharmakagruppen und ihre Wirkung in Bezug auf diese Problemfelder bei dementen Patienten dargestellt und diskutiert werden. In Tabelle 16.3 wird eine kurze Übersicht zu häufig benutzten Substanzen gegeben.

16.4.1 Neuroleptika

Als Indikationsschwerpunkte für Neuroleptika gelten im gegebenen Zusammenhang
- Agitiertheit/psychomotorische Erregtheit,
- aggressives Verhalten,
- produktiv-psychotische Zustandsbilder und
- Schlafstörungen.

Tabelle 16.3. Medikamentöse Interventionen (nichtkognitiv)

Substanzgruppe	Beispiele	Dosierung (mg)
Neuroleptika	Haloperidol	0,5–5
	Pipamperon	40 (bis max. 360)
	Risperidon	0,5–4
Antidepressiva	Trizyklika (z. B. Doxepin)	50–150
	Moclobemid	300–600
	Trazodon	100–300
	SSRI (z. B. Paroxetin)	10–40
Antikonvulsiva	Carbamazepin	100–300
	Valproat	1000–2000
Anxiolytika	Buspiron	10–45
	Kava – Pyrone	120–240
	Oxazepam	20–80
Andere	Clomethiazol	200–400 (-1000)

Die Therapie sollte im Wesentlichen an den Nebenwirkungen und nicht an den Erfolgen einer forcierten Symptombeeinflussung orientiert werden.

Typische Neuroleptika sind bei Demenzpatienten sehr gut untersucht. Für sie ist insgesamt ein mittelgradig ausgeprägter Effekt in diesem Indikationsgebiet belegt, der etwa in der Größenordnung von 15–20% gegenüber Plazebo angesiedelt ist (Schneider u. Pollock 1990). Bei dieser Patientengruppe ist der Einsatz typischer Neuroleptika allerdings problematisch, da vermehrt extrapyramidal-motorische Störungen auftreten können, die als Parkinsonoid mit einem erhöhten Sturzrisiko verbunden sind. Ein besonderes Problem stellen im Alter zudem tardive Dyskinesien dar.

Bei Patienten mit einer zerebralen Vorschädigung ist auch die Senkung der Krampfschwelle durch Neuroleptika zu bedenken. Bei Demenzen vom Lewy-Körper-Typ sind typische Neuroleptika zudem strikt kontraindiziert.

Atypische Neuroleptika erscheinen bei Demenzpatienten vorteilhafter. Der Einsatz von Clozapin als ältestem Vertreter dieser Gruppe dürfte allerdings problematischen Situationen vorbehalten sein, da seine erhebliche anticholinerge – und damit auch deliriogene – Potenz besondere Aufmerksamkeit erfordert. Das neuere atypische Neuroleptikum Risperidon ist hinsichtlich seiner Therapieeffekte in dem hier diskutierten Indikationsgebiet besser untersucht und hat sich als erfolgreich bei Verhaltensstörungen im Rahmen von Demenzen unterschiedlicher Ätiologie erwiesen. Auch weitere neue Substanzen wie etwa Olanzapin und Sertindol sind in dieser Indikation erfolgreich geprüft worden.

Eine therapeutische Strategie kann wegen des rascheren Wirkungseintritts in der initialen Gabe eines trizyklischen Neuroleptikums wie Haloperidol bestehen, das dann überlappend von einem atypischen Neuroleptikum abgelöst wird.

Bei den niedrigpotenten Neuroleptika steht die sedierende Wirkung im Vordergrund. Sie werden daher bei psychomotorischen Unruhe- und Erregungszuständen, bei aggressiven Verhaltensweisen und Insomnie, gelegentlich auch bei Angststörungen eingesetzt. Sie weisen aber eine höhere Rate an vegetativen (Mundtrockenheit, Obstipation) und kardiovaskulären (Hypotension) Nebenwirkungen auf als hochpotente Neuroleptika.

Bei der Gabe von Neuroleptika muss man stets bedenken, dass es zwar zahlreiche Daten zu unterschiedlichsten Langzeitschäden, dagegen keine zum Langzeitnutzen dieser Substanzgruppe bei Dementen gibt. Etwa alle 3–6 Monate sollte daher eine kritische Evaluation der Indikation erfolgen. Alle Neuroleptika können, wenn es die klinische Situation erfordert, mit Antidementiva kombiniert werden. Allerdings ist bei Unruhezuständen stets zu prüfen, ob diese nicht selbst als unerwünschte Wirkung des Antidementivums anzusehen sind und ob deshalb nicht vor der Gabe eines Neuroleptikums eine entsprechende Dosisanpassung zu erfolgen hat.

16.4.2 Antidepressiva

Die depressiven Störungen im Rahmen von Demenzen werden medikamentös nach den gleichen Richtlinien behandelt wie vergleichbare Syndrome bei Nicht-Dementen. Die Orientierung am Nebenwirkungsspektrum der ins Auge gefassten Substanz ist also ebenso zu berücksichtigen wie die Ausgestaltung des Zielsyndroms.

Die selektiven Serotonin-Wiederaufnahmehemmer (SSRI) werden aufgrund der geringeren Affinität zu cholinergen, histaminergen und adrenergen Rezeptoren und dem daraus resultierenden geringeren Risiko für entsprechende Nebenwirkungen besonders für ältere Patienten vielfach favorisiert. Am häufigsten klagen Patienten, die mit diesen Substanzen behandelt werden, initial über gastrointestinale Beschwerden, Kopfschmerzen und Schlafstörungen. Eine spezifische, wenn auch seltenere Nebenwirkung der SSRI stellt das Serotoninsyndrom dar (psychomotorische Unruhe, Tremor, Erbrechen, Delir). Neben dem insgesamt günstigeren Nebenwirkungsspektrum spricht die anxiolytische Wirkung der SSRI für ihre Anwendung bei den oft auch von Angstsymptomen begleiteten Depressionen dementer Patienten. Auch Substanzen mit anderen Wirkungsprinzipien (z. B. atypische Antidepressiva wie Trazodon, Mirtazapin und Venlafaxin oder der reversible MAO-Hemmer Moclobemid) werden in diesem Indikationsbereich eingesetzt, wobei nicht selten auch Therapieeffekte jenseits der affektiven Regulierung beobachtet werden.

Wenn trizyklische Anidepressiva bei Dementen – etwa wegen der schwere des depressiven Syndroms -eingesetzt werden, sollten Substanzen mit möglichst geringer anticholinerger Potenz wie Nortriptylin gewählt werden.

> [!] Die gleichzeitige Gabe von Antidementiva und Antidepressiva ist möglich, wird auch in der Praxis häufig durchgeführt. Wichtig ist dabei, die Dosis der einen Therapiekomponente stabil zu halten, während die andere Substanz eingeschlichen wird. Wird bei einem bisher unmedizierten Patienten an eine Behandlung mit beiden Substanzgruppen gedacht, sollte zunächst mit dem Antidepressivum begonnen werden, um die mögliche depressiogene kogni-

tive Einbuße besser abschätzen zu können. Bei einem Therapieerfolg sollte nach einem halben Jahr die Notwendigkeit einer Weiterverordnung kritisch überprüft werden.

16.4.3 Andere Therapieprinzipien

Die im Alter geringe therapeutische Breite von Lithium lässt es für diesen Indikationsbereich nicht als günstig erscheinen. Anders stellt sich die Situation bei Carbamazepin dar, das sich bei psychomotorischer Unruhe und Aggressivität bei dementen Patienten als erfolgreich erwiesen hat und zudem weniger Anwendungsprobleme aufwirft (Lemke u. Stuhlmann 1994). Auch Valproinsäure wurde in dieser Indikation kasuistisch als effektiv beschrieben. Betablocker haben in einer Reihe von Studien Effekte auf psychomotorische Unruhe und Aggressivität bei Demenzpatienten bewiesen. Sofern keine somatischen Kontraindikationen vorliegen, kann ein entsprechender Therapieversuch lohnend sein. Benzodiazepine werden wohl noch immer, trotz der Gefahren einer zusätzlichen Einbuße an kognitiver Kompetenz, einer verstärkten Fallneigung, der auch im Alter vorhandenen Gefahr der Abhängigkeitsentwicklung und einer zu starken Sedierung häufig bei dementen Patienten eingesetzt. Sofern für diese Substanzgruppe überhaupt eine – zeitlich sehr begrenzte! – Indikation besteht, sollten Präparate mit mittleren Halbwertszeiten und ohne aktive Metabolite (z. B. Oxazepam) eingesetzt werden. Für Buspiron liegen bei ängstlichen, agitierten oder im Sozialverhalten grob auffälligen Dementen positive Erfahrungen vor. Zur sedierenden Schlafanbahnung kann neben den erwähnten schwachpotenten Neuroleptika, sedierenden Antidepressiva oder „nicht-Benzodiazepin"-Tranquilizern auch Clomethiazol genutzt werden. Mit seiner kurzen Halbwertszeit ist es gut steuerbar. Allerdings darf auch bei dieser Klientel die Gefahr einer Abhängigkeitsentwicklung nicht vernachlässigt werden.

> Viele nichtkognitive Störungen sind psychopharmakologisch mit Erfolg angehbar, wenn man dem Prinzip *„start low, go slow"* folgt. **!**

Darüber hinaus ist festzuhalten, dass eine häufige Ursache von Phasen längerfristiger psychomotorischer Unruhe oder Angst auch durch eine gezielte Anpassung basaler Parameter (z. B. der Schilddrüsenfunktion) dauerhaft günstig zu beeinflussen sind. Noch viel zu oft werden Probleme, die durch eine Optimierung der Betreuung zu bewältigen wären, aus der „Not der Umstände" heraus allein medikamentös angegangen.

16.5 Milieu-, Psycho- und Soziotherapie

Für alle bei dementiellen Erkrankungen auftretenden kognitiven und nichtkognitiven Syndrome steht neben einer pharmakologischen Therapieoption prinzipiell auch eine nichtmedikamentöse Behandlungsalternative zur Verfügung (Gutzmann 1997), die stets vorab zu prüfen ist. An dieser Stelle sollen nur knapp nichtmedikamentöse Strategien skizziert werden. Details zu Indikationsstellung und Therapiedurchführung, etwa hinsichtlich der Mitbehandlung durch ärztliche und nichtärztliche Therapeuten, werden etwa in den Kapiteln 21 und 24 vertiefend behandelt. Oft wird der Primärarzt die Weichen für eine entsprechende Therapie stellen, ohne diese selbst durchzuführen, da sie die Möglichkeiten, die in der Praxis des niedergelassenen Arztes gegeben sind, überstrapazieren würden.

Verhaltenstherapeutische Techniken gelten als die im gerontopsychiatrischen Bereich erprobtesten Verfahren (Ehrhardt u. Plattner 1999). Die meisten Erfahrungen liegen mit der Technik des operanten Lernens vor, das eine Verhaltensänderung ohne die aktive Mitarbeit des Patienten ermöglicht. Gedächtnistrainingsprogramme stellen, je strukturierter und anspruchsvoller sie sind, um so größere Anforderungen an die Patienten. Wenn also vorwiegend Leistungen trainiert werden, die aufgrund einer Demenz zunehmend beeinträchtigt sind, besonders also das verbale Gedächtnis, droht rasch Überforderung. Gegen einen dementiellen Prozess „anzutrainieren" ist wenig erfolgversprechend. Er darf nie Objektcharakter gewinnen und so als Subjekt aus dem therapeutischen Prozess gedrängt werden. Je alltagsnäher eine Gruppe angelegt ist, desto wahrscheinlicher werden beim spielerischen Lernen gleichzeitig mehrere Kanäle benutzt und damit auch trainiert. Wo Trainingsprogramme im engeren Sinn durch in der Krankheit wurzelnde Faktoren ihre Grenzen finden, können Realitätsorientierungs- und Milieutherapieprogramme das therapeutische Spektrum erweitern. Darunter werden Interventionstechniken verstanden, die auch auf Patienten höherer Einschränkungsgrade zugeschnitten sind und sowohl die Umgebungserschließung durch Training als auch die Umgebungsstrukturierung durch Hilfen umfassen.

Bei keiner der geschilderten Interventionen wird auf die Kooperation der Angehörigen verzichtet werden können, für manche stellt sie vielmehr erst die Basis jeglicher Behandlungsmöglichkeiten dar. Der Erhalt der Pflegemotivation, der Pflegekraft der Angehörigen entwickelt sich im Fortschreiten der Erkrankung zu einem wesentlichen Ziel jeglicher Therapie bei dementiellen Erkrankungen.

Stets sind vor einer pharmakologischen Intervention die nichtpharmakologischen Therapiealternativen zu prüfen. Neben dem Zielsyndrom ist dabei gleichermaßen der Umgebung Aufmerksamkeit zu schenken. Schließlich dürfen nie die Interessen der Angehörigen aus den Augen verloren werden, die in der Demenztherapie als unverzichtbare Partner eine zentrale Rolle spielen.

Literatur

Bienstein Ch, Fröhlich A (1995) Basale Stimulation in der Pflege. Verlag Selbstbestimmtes Leben, Düsseldorf

Ehrhardt T, Plattner A (1999) Verhaltenstherapie bei Morbus Alzheimer. Hogrefe, Göttingen

Feil N (1990) Validation. Ein neuer Weg zum Verständnis alter Menschen. DelleKarth, Wien

Gutzmann H (1997) Therapeutische Ansätze bei Demenzen In: Wächtler C (Hrsg) Demenzen. Thieme, Stuttgart, S 40–59

Knopman D, Schneider L, Davis K et al. (1996) Longterm tacrine (Cognex) treatment: effects on nursing home placement and mortality. Neurology 47:166–177

Lemke M, Stuhlmann W (1994) Therapeutische Anwendung von Carbamazepin bei Antriebssteigerungen und Affektstörungen gerontopsychiatrischer Patienten. Psychiat Prax 21:147–150

Lohmann R, Heuft G (1995) Life Review. Förderung der Entwicklungspotentiale im Alter. Z Gerontol Geriat 28:236–241

McCormick WC et al. (1994) Symptom patterns and comorbidity in the early stages of Alzheimer´s disease. JAGS 42:517–521

Mega MS, Masterman DM, O´Connor SM, Barclay TR, Cummings JL (1999) The spectrum of behavioral responses to cholinesterase inhibitor therapy in Alzheimer disease. Arch Neurol 56:1388–1393

Meier D, Ermini-Fünfschilling D, Monsch AU, Stähelin HB (1996) Kognitives Kompetenztraining mit Patienten im Anfangsstadium einer Demenz. Z Gerontopsychol -psychiatrie 9: 207–217

Mittelman MS, Ferris SH, Shulman E et al. (1996) A family intervention to delay nursing home placement of patients with Alzheimer disease: a randomized controlled trial. JAMA 276:1725–1731

Mohs R, Doody R et al. (1999) Donepezil preserves functional status in Alzheimer´s disease patients: Results from a 1-year prospective placebo-controlled study. Eur Neuropsychopharmacol 9 (Suppl. 5):328

Romero B, Eder G (1992) Selbst-Erhaltungs-Therapie (SET): Konzept einer neuropsychologischen Therapie bei Alzheimer-Kranken. Z Gerontopsychol -psychiatrie 5:267–282

Schneider LS, Pollock VE, Lyness SA (1990) A metaanalysis of controlled trials of neuroleptic treatment in dementia. J Am Geriat Soc 38:553–563

Sturmer T, Glynn RJ, Field TS, Taylor JO, Hennekens CH (1996) Aspirin use and cognitive function in the elderly. Am J Epidemiol 143:683–691

Teri L, Rabins P, Whitehouse P, Berg L (1992) Management of behavior disturbances in Alzheimer´s disease: Current knowledge and future directions. Alzheimer Disease and Associated Disorders 6:77–88

17 Apparative Diagnostik

M. Riemenschneider, L. Bertram

> **Zum Thema**
> Zur Differentialdiagnose der Demenzen sind die zerebrale Magnetresonanz- oder die Computertomographie sowie eine Reihe von biochemischen Laboruntersuchungen unbedingt notwendig. Neue laborchemische und molekularbiologische Methoden bieten dem Kliniker eine Hilfestellung bei der Diagnostik unklarer dementieller Hirnerkrankungen und erlauben die Identifikation potenziell reversibler Ursachen.

17.1 Indikationen zur Labordiagnostik

17.1.1 Potenziell reversible dementielle Erkrankungen

Selbst wenn der Anteil der reversiblen Demenzformen im Vergleich zu den irreversiblen Formen relativ gering ist, hat ihre Identifikation für die Betroffenen wegen der möglichen therapeutischen Aussichten die allergrößte Bedeutung. Eine häufige Ursache stellt die depressive Pseudodemenz dar, bei der ein dementielles Syndrom vorgetäuscht werden kann. Chronische Intoxikationen mit Alkohol, Drogen oder Betäubungsmitteln können bei langdauerndem Konsum entweder direkt oder indirekt (z. B. durch Thiamin-Mangel) zu intellektuellen Beeinträchtigungen führen, ebenso endokrine Störungen, am häufigsten hierbei die Hypothyreose, seltener sind Nebenniereninsuffizienz, Cushing-Syndrom, Hypo- und Hyperparathyreoidismus. Vitaminmangelzustände, insbesondere von Vitamin B12, Folsäure und Thiamin, können kognitive

Tabelle 17.1. Übersicht über potenziell reversible Demenzformen und deren diagnostische Nachweisverfahren

Diagnose	Diagnostische Maßnahme
Vaskuläre Demenzformen:	
Multiinfarktdemenz, M. Binswanger	MRT
Vaskulitis; z. B. System. Lupus erythematodes, Polyarteriitis nodosa	Blutkörperchensenkungsgeschwindigkeit (BKS), C-reaktives Protein (CRP), antinukleäre Antikörper, Phospholipidantikörper
Demenz aufgrund chronischer Infektion:	
Borreliose	Borrelienserologie, Liquoranalytik
Lues	TPHA-Test, Liquoranalytik
HIV	HIV-Antikörpernachweis, Liquoranalytik
M. Whipple	Dünndarmbiopsie, Erregernachweis mit Polymerase-Kettenreaktion (PCR)
Tuberkulose	Tine-Test, Thoraxröntgen, Liquoranalytik
Neoplasien und andere Raumforderungen: primäre und sekundäre Tumoren	Bildgebung, Liquoranalytik
chronisches Subduralhämatom	Bildgebung
Hydrozephalus	Bildgebung, Druckmessung,
Endokrine Störungen, Vitaminmangel:	
Hypothyreose	Thyreoid-stimulierendes Hormon (TSH); T4
B_{12}-/Folat-Mangel	Differentialblutbild, Spiegelbestimmung
Thiamin-Mangel	Lactatspiegelbestimmung
Nebennierensuffizienz, Cushing-Syndrom	Elektrolyte, Kortison im 24-h-Urin
Hypo-/Hyperparathyreoidismus	Elektrolyte, Ca, Phosphat, Parathormon (PTH)
chronische Hypoglykämie	Blutzucker
Toxisch bedingt:	
Drogen und Betäubungsmittel	Drogennachweis im Blut, Urin, Magensaft
Alkohol	Alkoholnachweis, Carbohydrat-defizientes Transferrin (CDT), Blutbild, Transaminasen AP, Cholinesterase, Gamma-GT
Schwermetallintoxikation	Anamnese, Toxikologie

Tabelle 17.2. Übersicht über ein laborchemisches Basisprogramm

Hämatologie	Differentialblutbild
Klinische Chemie	Elektrolyte
	Leberfunktion
	Nierenfunktion
	Glukose
	Blutkörperchen Senkung (BKS)
Endokrinologie	Vitamin B_{12}/Folat
	Thyreoidea stimulierendes Hormon (TSH)
Serologie	TPHA-Test
	Borreliose-Titer[a]
	HIV-Test[a]

[a] Fakultativ bei gezieltem Verdacht.

Defizite verursachen oder ein bestehendes dementielles Syndrom verschlechtern. Dabei muss neben chronischen Infektionen des ZNS, wie Neuroborreliose, HIV (v.a. bei jüngeren Patienten und Risikopersonen) auch die Lues in Betracht gezogen werden.

Einen Überblick über potenziell reversible dementielle Erkrankungen und deren Diagnostik bietet Tabelle 17.1.

Ein laborchemisches Basisprogramm, das sich hieraus ergibt und folglich bei jeder Demenzaufklärung in der Praxis durchgeführt werden soll, ist in Tabelle 17.2 dargestellt.

17.1.2 Degenerative dementielle Erkrankungen

Alzheimer-Demenz

Unter den degenerativen dementiellen Erkrankungen stellt die AD in den meisten Fällen die Haupt- oder Mitursache dar. Aufgrund ihrer Häufigkeit und der Entwicklung neuer genetischer und labormedizinischer Diagnostik – die vorerst allerdings noch spezialisierten Zentren vorbehalten ist – soll die AD nachfolgend ausführlicher besprochen werden. Grundlage bei der Diagnostik der AD ist neben der klinischen Untersuchung die Erhebung des laborchemischen Basisprogramms und die Anfertigung einer strukturellen Bildgebung. Mit dem Aufkommen neuer progressionsverzögernder Medikamente, die den größten Nutzen bei frühzeitiger Verabreichung bieten, besteht folglich ein großer Bedarf an biologischen Tests, die den diagnostischen Prozess begleiten und den Arzt frühzeitig zur korrekten Diagnose führen.

Genetische Marker der AD
Pathologische Mutationen in 3 Genen, Präsenilin 1 (Chromosom 14), Präsenilin 2 (Chromosom 1) und im Bereich des Amyloidvorläuferprotein (APP; Chromosom 21) verursachen einige der familiären, meist präsenilen Formen der AD. Der Nachweis dieser Mutationen stellt den erfolgreichsten diagnostischen Test dar. Insgesamt gibt es jedoch nur einige hundert Familien weltweit, die diese Mutationen tragen, am häufigsten – in etwa der Hälfte der familiären Erkrankungen – sind Mutationen im Bereich des Präsenilin 1 mit einem Krankheitsbeginn meist unter 50 Jahren. Mutationen im Bereich des APP sind rar. Es gibt nur 2 Stammbäume weltweit, die eine Präsenilin-2-Mutation tragen.

[!] Aus praktischer Sicht ist es sinnvoll, bei Vorliegen einer familiären Form und eines Erkrankungsalters unter 60 Jahren nach Präsenilin-1-Mutationen zu suchen, während es sich bei älteren Patienten oder solchen ohne positive Familienanamnese kaum lohnt.

Im Gegensatz zu oben erwähnten autosomal-dominanten Mutationen ist das Apolipoprotein-E ε4-Allel keine definitive Ursache der AD, sondern ein sog. Polymorphismus, der das Erkrankungsalter beeinflusst. Heterozygote Patienten, mit einer Kopie des ε4-Allels, erkranken im Mittel ca. 4 Jahre früher; homozygote Patienten, mit 2 Kopien des ε4-Allels, erkranken im Mittel 6–8 Jahre früher verglichen mit Personen, die keine Kopie des ε4-Allels tragen. Etwa 20% der Allgemeinbevölkerung und 60–70% der Patienten mit AD sind Träger mindestens eines ε4-Allels. Der Nachweis eines ε4-Allels rechtfertigt jedoch weder bei einem dementen Patienten die Diagnose einer AD noch bei einer gesunden Person die Prognose einer kognitiven Verschlechterung.

Allein in Verbindung mit einer sorgfältigen klinischen Untersuchung kann das Vorhandensein eines ε4-Allels einen *geringen* Zuwachs an diagnostischer Sicherheit geben (Mayeux et al. 1998).

Neben dem Apolipoprotein E konnten kürzlich weitere Risikogene wie das α2-Makroglobulin, Interleukin 6 und Cystatin C identifiziert werden. Diese neuen Risikogene konnten bisher jedoch nicht anhand unabhängiger Stichproben bestätigt werden. Der diagnostische Nutzen ist derzeit noch nicht ableitbar.

Biochemische Marker der AD
Die Neurofibrillen bestehen hauptsächlich aus hyperphosphoryliertem Tau-Protein, einem Protein, das normalerweise als Stützprotein für das neuronale Cytoskelett dient. Bei der AD wird dieses Protein übermäßig phosphoryliert und kann die physiologische Funktion nicht mehr erfüllen. Nachfolgend auftretender Zelluntergang führt zur Freisetzung des Proteins in den Liquor. Den Kern der senilen Plaques stellt das β-Amyloid-Protein (Aβ-42) dar, ein aus 42 Aminosäuren bestehendes Peptid, das durch Proteolyse aus dem Amyloid-Vorläuferprotein (APP) bei der AD vermehrt gebildet wird. Das Aβ42-Protein übt vermutlich neurotoxische Eigenschaften aus und leitet eine Kaskade von Vorgängen ein, die zunächst zu neuronaler Dysfunktion und schließlich zum Zelluntergang führen. Der Liquor cerebrospinalis umspült das Gehirn und reflektiert daher die Vorgänge im Gehirn. Beide Proteine, Tau und Aβ42, können im Liquor nachgewiesen werden. Zahlreiche Untersuchungen zeigen übereinstimmend signifikant höhere Tau-Protein-Konzentrationen schon in frühesten Stadien der AD gegenüber anderen Demenzformen und Kontrollen (Riemenschneider et al. 1996).

Die Unterscheidung zwischen einer AD und nichtdegenerativen Demenzformen, wie z. B. einem Normaldruckhydrozephalus, gelingt mit großer Genauigkeit.

Einschränkend muss jedoch erwähnt werden, dass auch andere neurodegenerative Erkrankungen wie Creutzfeldt-Jakob-Erkrankung sehr hohe, sowie fokal beginnende Hirndegenerationen teilweise hohe Tau-Protein-Konzentrationen aufweisen und bei Vorliegen einer Blut-Liquor-Schrankenstörung keine sichere Aussage getroffen werden kann.

Ebenso übereinstimmend zeigten sich charakteristisch erniedrigte Aβ42-Liquorspiegel bei der AD – durch die vermehrte Plaquebildung bedingt – gegenüber anderen Demenzformen und Kontrollen (Hulstaert et al. 1999). Andere Demenzen, die Plaqueablagerungen aufweisen, oder Erkrankungen mit z. B. entzündungsbedingten Gesamtproteinerhöhungen oder Blut-Liquor-Schrankenstörung weisen ebenfalls erniedrigte Liquorspiegel auf. Durch die kombinierte Messung von Tau-Protein und Aβ42 erreicht man in der Abgrenzung der AD von anderen neurodegenerativen Erkrankungen eine Sensitivität von 85% bei einer Spezifität von 60% (Hulstaert et al. 1999).

Gegenwärtig können die Messung von Tau und Aβ42 nur als Zusatz zu einer umfassenden klinischen Untersuchung empfohlen werden. Die Sicherheit der Diagnose steigt, wenn das Liquorprofil dem der AD entspricht. Es gibt jedoch auch Befundkonstellationen, die nicht aussagekräftig sind.

Pick-Komplex
Bei einem Teil der Patienten mit familiären Formen konnten Mutationen im Bereich des Tau-Protein kodierenden Gens auf Chromosom 17 nachgewiesen werden (Martin 1999), ansonsten existieren keine diagnosesichernden Laborbefunde. Das Tau-Protein ist im Liquor nur leicht erhöht.

Lewy-Körper-Variante der AD
Neben der typischen klinischen Symptomatik und dem Verlauf gibt es derzeit keine spezifischen diagnostischen Möglichkeiten.

Creutzfeldt-Jakob-Krankheit
Differentialdiagnostisch kommen u. a. eine Hashimoto-Enzephalitis (Seipelt et al. 1999), eine Aids-Enzephalopathie, Chorea

Huntington, FTD und eine AD in Betracht. Laborchemisch spricht der Nachweis des 14-3-3-Proteins im Liquor für eine mögliche Erkrankung. Weiterhin zeigen sich sehr hohe Konzentrationen für Tau-Protein und Neuronen-spezifische Enolase im Liquor (Otto et al. 1999).

Chorea Huntington

Chorea Huntington ist eine autosomal-dominant vererbte Krankheit mit hoher Penetranz. Molekularbiologisch lässt sich bei fast allen Patienten eine Repeatvermehrung auf mehr als 39 CAG-Kopien im Bereich des Huntington-Gens auf dem Chromosom 4 finden.

Leichte kognitive Beeinträchtigung (LKB)

Genetisch konnte ein gehäuftes Auftreten der ApoE4-Allele ermittelt werden. Die Messung der biologischen Marker im Liquor erbrachte in etwa der Hälfte der Fälle signifikant erhöhte Tau-Protein-Spiegel bzw. signifikant erniedrigte Aβ42-Spiegel. Der klinische Nutzen dieser Untersuchungen ist bei dieser Patientengruppe noch nicht ausreichend belegt.

17.2 Bildgebung

17.2.1 Einführung und Übersicht der Verfahren

Hauptkriterium zur Diagnose eines dementiellen Syndroms ist das klinische und insbesondere psychopathologische Bild des Patienten. Bildgebende Verfahren dienen zur Sicherung der klinischen Verdachtsdiagnose bzw. zur Eingrenzung möglicher Differentialdiagnosen. Es verbietet sich, allein aufgrund eines pathologischen Befundes, z. B. in der kranialen Computertomographie, die Diagnose einer Demenz zu stellen, ohne dass ein entsprechendes klinisches Korrelat vorliegt. Darüber hinaus ist im Rahmen der allgemein angestrebten Senkung von Ausgaben im Gesundheitssektor die Indikation zur Durchführung der häufig kostenintensiven bildgebenden Verfahren besonders kritisch zu stellen (Tabelle 17.3).

Tabelle 17.3. Übersicht der wichtigsten bildgebenden Verfahren bei der Diagnose von dementiellen Syndromen (Kostenauflistung nach: De Haen 1997)

Neuroradiologie		*Kosten (nach GOÄ)*
1. Morphologische Verfahren	Kraniale Computertomographie (CCT)	DM 230.- bis 615.-
	Magnetresonanztomographie (MRT)	DM 500.- bis 1230.-
	Angiographie (konventionell, CT- oder MRT-gesteuert)	DM 230.- bis 410.-
2. Funktionelle Verfahren	Single-Photon-Emissions-Computertomographie (SPECT)	DM 230.- bis 410.-
	Positronenemissionstomographie (PET)	DM 855.- bis 1540.-
	Funktionelle Magnetresonanztomographie (fMRT)	DM 230.- bis 615.-
3. Elektroenzephalographie	Standard-EEG	DM 69.- bis 210.-
4. Sonographie	Dopplersonographie (DS) der A. carotis	DM 74.- bis 133.-
	Transkranielle Dopplersonographie (TCD)	DM 74.- bis 170.-

17.2.2 Neuroradiologische Verfahren

Kraniale Computertomographie

Bei der Computertomographie (CT) wird der Körper schichtweise von rotierenden Röntgenstrahlen durchleuchtet, die je nach Gewebebeschaffenheit unterschiedlich absorbiert und durch Computerauswertung als zwei- oder dreidimensionales Bild dargestellt werden. Die Absorptionswerte im Nativbild sind dabei so skaliert, dass

Tabelle 17.4. Auswahl wichtiger morphologischer Korrelate im nativ CT-Bild. (Nach Caselli u. Boeve 1999)

Darstellung im Vergleich zu Hirngewebe	Morphologisches Korrelat
Hyperdens	z. B. Knochen, Blutungen
Isodens	z. B. Tumoren, subakute Infarkte
Hypodens	z. B. Liquor, Luft, Fettgewebe, Tumoren

Strukturen, die im Vergleich zum Hirngewebe mehr Strahlung absorbieren, heller (hyperdens) erscheinen (z. B. Knochen, Tumoren). Strukturen, die weniger Strahlung absorbieren erscheinen dunkler (hypodens, z. B. Liquor, Luft), solche mit gleichsinniger Strahlenabsorbtion haben die gleichen Grauwerte wie Hirngewebe (isodens, z. B. einige Tumoren, subakute Infarkte). Durch die Gabe von Kontrastmittel (KM) kann die Darstellung von reichlich vaskularisierten Geweben (z. B. Tumoren) oder von Regionen mit einer Blut-Hirn-Schrankenstörung (z. B. akute Infarkte, Blutungen) verbessert werden. Die *Vorteile* der CT liegen u. a. in der guten Verfügbarkeit und schnellen Durchführbarkeit sowie der niedrigen Kosten. *Nachteilig* sind die im Vergleich zur MRT niedrigere strukturelle Auflösung der Aufnahmen, die schlechte Differenzierung zwischen weißer und grauer Substanz sowie die Strahlenbelastung des Patienten. Außerdem muss vor der Durchführung von KM-Aufnahmen eine Allergie, Hyperthyreose oder Nierenfunktionsstörung ausgeschlossen werden (Tabelle 17.4).

Magnetresonanztomographie (MRT, NMR)

Die Magnetresonanztomographie (oder Kernspintomographie) macht sich den sog. Kernspinresonanzeffekt zu Nutze, bei dem sich die elektromagnetischen Eigenschaften bestimmter Teilchen im Körper (z. B. des Wasserstoffs im Wasser) unter dem Einfluss eines externen Magnetfeldes verändern. Nach Abschalten des Magnetfeldes werden charakteristische elektromagnetische Signale emittiert, die von kreisförmig angeordneten Detektoren in der Kernspinröhre registriert und anschließend mit Hilfe der Computerauswertung in Schichtbilder umgewandelt werden. Die sog. Relaxationszeiten (T1 und T2), d. h. die Zeiten, in der die ausgelenkten Teilchen entsprechend der Gewebebeschaffenheit ihre Ursprungslage wieder einnehmen, bestimmen die Signalintensitäten. Je nach Wichtung der Aufnahmen (T1 oder T2) werden hyper-, hypo- und isointense Strukturen unterschieden (s. Tabelle 17.5). Durch die Gabe von KM lässt sich auch bei der MRT eine bessere Darstellung bestimmter Strukturen erzielen. Durch besondere Auswertungstechniken lassen sich darüber hinaus einige pathologische Veränderungen besonders gut darstellen (z. B. Eisenablagerungen in der T2- gewichteten Gradientenechosequenz). Die *Vorteile* der kranialen MRT gegenüber z. B. der CT lie-

Tabelle 17.5. Auswahl wichtiger morphologischer Korrelate im nativ MRT-Bild. (Nach Caselli u. Boeve 1999)

T1-Wichtung im Vergleich zu Hirngewebe	Morphologisches Korrelat
Hyperintens	z. B. Fettgewebe, Blut
Isointens	z. B. Tumoren
Hypointens	z. B. Liquor, Knochen, Luft, Verkal-kungen, akute und subakute Infarkte
T2-Wichtung im Vergleich zu Hirngewebe	Morphologisches Korrelat
Hyperintens	z. B. Liquor, Ödeme, Tumoren, Abszesse, akute und subakute Infarkte
Isointens	z. B. Tumoren
Hypointens	z. B. Knochen, Bindegewebe, Luft, Verkalkungen, Eisenablagerungen

gen in der deutlich besseren strukturellen Auflösung, der Wahl einer beliebigen Schrägprojektion (bei der CT beschränkt auf axiale und koronare Aufnahmen) sowie der fehlenden Strahlenbelastung. *Nachteilig* sind die höheren Kosten, die zeitlich vergleichsweise aufwendige Untersuchungstechnik (was besonders bei unruhigen Patienten zu Verwackelungen führen kann) sowie die nicht jeder Einrichtung mögliche Nutzung eines Kernspintomographen. Ein MRT ist außerdem kontraindiziert bei Patienten mit Klaustrophobie oder Metallimplantaten. Als Sonderformen kommen die MRT-Angiographie und die funktionelle MRT (fMRT) zum Einsatz.

Angiographie

Angiographische Verfahren (z. B. konventionelle Angiographie, CT- oder MRT-Angiographie dienen zur Darstellung extra- und intrakranieller Gefäße und Gefäßverläufe. Sie sind z. B. bei der Abklärung arteriosklerotischer Ursachen kognitiver Störungen, dem Verdacht auf Gefäßanomalien sowie der Diagnostik einiger Tumoren indiziert. Sie sollten diesen speziellen Fragestellungen vorbehalten bleiben und gehören nicht zur Routinediagnostik dementieller Syndrome.

Funktionelle Bildgebung

Die heute gängigsten Verfahren sind die Single-Photon-Emissions-Computertomographie (SPECT) und die Positronenemissionstomographie (PET). Bei der SPECT werden nach Injektion von *Gammastrahlern* (z. B. ^{99m}Tc oder ^{123}I) die im Gewebe freigesetzten Photonen von einer Gamma-Kamera erfasst und computergestützt in ein Summationsbild der Zerfallsaktivität umgewandelt. Auf diese Weise können mit der SPECT Perfusions- und Rezeptorbindungsstudien durchgeführt werden. Besonderer *Vorteil* der SPECT ist die gute Verfügbarkeit der radioaktiven Substanzen sowie deren relativ lange Halbwertszeit. *Nachteilig* sind neben der (wie bei der PET) vergleichsweise langen Untersuchungsdauer die geringere Sensitivität und strukturelle Auflösungsfähigkeit. Bei der PET werden anstelle von Gammastrahlern *Positronenstrahler* (z. B. ^{18}F-Deoxyglukose, ^{15}O-Sauerstoff) verwendet, die nach ihrem Zerfall Photonen in einem Winkel von 180° emittieren. Neben Perfusions- und Rezeptorbindungsstudien kann so z. B. auch die Glukoseutilisation von Geweben und Gewebsregionen untersucht werden. *Vorteile* der PET sind ihre im Vergleich zur SPECT höhere Sensitivität sowie die vielfältigeren Einsatzbereiche. *Nachteilig* ist, dass die Herstellung der sehr kurzlebigen Positronenstrahler vor Ort erfolgen muss und damit einen hohen technischen und personellen Aufwand nach sich zieht, der nur von spezialisierten Zentren geleistet werden kann und außerdem deutlich höhere Kosten im Vergleich zur SPECT verursacht. Beide Verfahren werden in der Diagnostik unter Ruhebedingungen eingesetzt. Die Anwendung funktioneller Techniken unter kognitiver Stimulierung (Aktivierung) erscheint ersten Forschungsergebnissen zufolge noch aussagekräftiger, ist aber wegen methodischer Schwierigkeiten der Routinediagnostik noch nicht zugänglich. Das gleiche gilt für die funktionelle Magnetresonanztomographie (fMRT), die zwar eine gute morphologische Auflösung mit guter Sensitivität verbindet, deren Einsatz aber noch weitestgehend wissenschaftlichen Zentren vorbehalten ist.

Elektroenzephalographie

Das Elektroenzephalogramm (EEG) ist ein gut etabliertes Verfahren zur Registrierung der elektrischen Aktivität über verschiedenen Hirnbereichen. Trotz der nur schlechten räumlichen Auflösung wird das EEG wegen seiner guten Verfüg- und Durchführbarkeit insbesondere bei gezielten Fragestellungen zusätzlich zu Computer- oder Kernspintomographie eingesetzt. *Vorteilhaft* sind weiterhin die niedrigen Kosten sowie die Nichtinvasivität der Untersuchung. Bei unruhigen Patienten kann die Ableitung allerdings erschwert oder gar unmöglich sein.

Sonographie

Die diagnostische Sonographie kann ohne die Verwendung von radioaktiven Substanzen und nichtinvasiv pathologische Veränderungen im Körper abbilden. In der Demenzdiagnostik beschränkt sich ihr Einsatz allerdings auf die Dopplersonographie (DS) der A. carotis sowie die Darstellung intrakranialer Gefäße mittels der transkraniellen Dopplersonographie (TCD) bei der Fragestellung nach vaskulären Ursachen kognitiver Störungen und deren Sekundärprophylaxe. Für die TCD sind erst kürzlich vielversprechende Untersuchungsansätze vorgeschlagen worden, die z. B. die Frühdiagnose von zerebrovaskulären Veränderungen deutlich verbessern könnten (Biasi et al. 1999; Byrd et al. 1999).

17.2.3 Indikationsstellung bei speziellen Krankheitsbildern

Zur Basisdiagnostik aller nachfolgend aufgeführten Syndrome und Krankheitsbilder gehört in jedem Fall die ausführliche psychiatrische, körperlich-neurologische sowie neuropsychologische Untersuchung des Patienten. Auch die Erhebung einer Fremdanamnese sollte der weiteren bildgebenden wie auch laborchemischen Untersuchung vorausgehen. Generell gilt im Rahmen der bildgebenden Basisdiagnostik kognitiver Störungen, dass auf die Durchführung einer CT oder MRT nicht verzichtet werden kann. Je nach klinischem Bild und Verdachtsdiagnose können dann zusätzliche Untersuchungsschritte erwogen werden.

Leichte kognitive Störungen

Die klinische Definition dieses Symptomkomplexes ist außerordentlich schwierig und in den einzelnen Klassifikationssystemen uneinheitlich. Je nach Studie konvertieren im zeitlichen Verlauf jedoch bis zu 50% aller Patienten mit einer leichten kognitiven Beeinträchtigung (LKB) zu einem dementiellen Syndrom (Jack et al. 1999). Deswegen ist es wichtig, Patienten mit LKB zu identifizieren und möglichst frühzeitig einer progredienzverzögernden Therapie zuzuführen und langfristig im Verlauf zu beobachten. Die Diagnose einer LKB sollte daher spezialisierten Zentren vorbehalten bleiben. Die bildgebende Basisdiagnostik besteht aus der Durchführung eines CT oder besser MRT. Eine zusätzliche SPECT oder PET-Untersuchung kann vorteilhaft sein. Sehr häufig finden sich bei der LKB in diesen Untersuchungen jedoch Normalbefunde, so dass schließlich nur die Verlaufsbeobachtung eine Klärung des zugrunde liegenden Krankheitsprozesses erlaubt.

Dementielle Syndrome ohne neurologische Begleitsymptomatik

Diesen Symptomkomplex findet man am häufigsten bei der AD im leichten bis mittelschweren Stadium. Die Basisdiagnostik sollte in jedem Fall ein strukturell bildgebendes Verfahren umfassen. Häufig ist die Durchführung eines CT zum Ausschluss reversibler Demenzursachen oder vaskulärer Ursachen ausreichend. Einigen neueren Längsschnittstudien zufolge führt der Einsatz funktioneller Verfahren in der Routinediagnostik der AD zu keinem Informationsgewinn (Launer et al. 1995, Scheltens 1999). Zur differentialdiagnostischen Abklärung gegenüber anderen Demenzsyndromen, wie z. B. einer beginnenden fokalen Hirndegeneration, kann jedoch an die Durchführung eines SPECT oder PET sowie an die Ableitung eines EEG als Zusatzdiagnostik gedacht werden. Letzteres ist in den Frühstadien der frontal beginnenden Hirndegenerationen fast immer unauffällig.

Dementielle Syndrome mit neurologischer Begleitsymptomatik

Neurologische Symptome treten bei der AD insbesondere im fortgeschrittenen Stadium auf. Es gibt darüber hinaus eine ganze Reihe anderer Erkrankungen, die klinisch ebenfalls ein dementielles Syndrom. Die bildgebende Basisdiagnostik umfasst in jedem Fall die Durchführung einer CT oder MRT. Das MRT ist wegen seiner besseren Auflösung und der Möglichkeit der T1- und T2-Wichtung vorzuziehen. Die Befunde dieser Untersuchungen sollten über das Vorliegen umschriebener Prozesse (z. B. Infarkte, Blutungen, Neoplasien oder Veränderungen der weißen Substanz), aber auch das ganze Zerebrum betreffender Veränderungen (z. B. einen NDH) Aufschluss geben können. Je nach Befund und klinischem Bild sind weitere zusätzliche Untersuchungen angezeigt. Bei dem Verdacht oder Nachweis ausgedehnter vaskulärer Läsionen im MRT sollte – gerade bei frischeren Infarkten – nicht auf eine Dopplersonographie der Halsgefäße oder eine TCD verzichtet werden. Gefäßanomalien oder Tumoren verlangen zur Abklärung einer chirurgischen Intervention darüber hinaus häufig die Durchführung einer Angiographie. SPECT oder PET können bei unklaren strukturellen Befunden u. U. die Lokalisation funktioneller Defizite, z. B. im Rahmen einer beginnenden kortikalen (z. B. frontotemporalen Degeneration, FTD) oder subkortikalen (z. B. Morbus Parkinson, Chorea Huntington, progressive supranukleäre (Blick-) Parese, kortikobasale Degeneration) Veränderung aufdecken. Insbesondere für die letzte Gruppe wurde die Durchführung von Rezeptorbindungsstudien vorgeschlagen (z. B. mit ^{18}Fluorodopa), deren klinische Relevanz allerdings noch nicht geklärt ist. Bei dem Verdacht auf eine Erkrankung aus dem Pick-Komplex in Verbindung mit einer amyotrophen Lateralsklerose (ALS-Demenz-Komplex) sollte außerdem eine Elektromyographie (EMG) durchgeführt werden. Bei Krampfanfällen in der Anamnese oder einem besonders raschen Abbau der kognitiven Leistungsfähigkeit ist schließlich die Ableitung eines EEG indiziert, um so z. B. die Frage nach einer Creuzfeldt-Jakob-Erkrankung oder einer metabolischen Genese der Defizite zu klären.

Amnestisches Syndrom

Bei diesem neuropsychologisch sehr eng definierten kognitiven Defizit sollte nach Abklärung somatischer Ursachen vorzugweise im MRT nach „strategischen Läsionen" z. B. vaskulärer Genese (in Hippokampi, Thalami, etc.) oder metabolisch/toxischer Genese (z. B. Corpora mamillaria bei Wernicke-Korsakow-Enzephalopathie) gesucht werden. Ein zusätzlich durchgeführtes SPECT oder PET kann darüber hinaus die Differentialdiagnose eines beginnenden neurodegenerativen Prozesses unterstützen, der im Verlauf zu einer Demenz führen kann.

Verwirrtheitszustände

Auch hier steht die Abklärung körperlicher und/oder pharmakotoxischer Ursachen im Vordergrund. Die Ableitung eines EEG kann Hinweise auf das Vorliegen eines Krampfleidens (steile Wellen, eindeutige Krampfpotenziale) oder einer metabolischen Enzephalopathie (Verlangsamung der Grundaktivität, steile Abläufe) liefern und z. B. zur Verlaufsbeobachtung eingesetzt werden. Als bildgebende Basisdiagnostik kann je nach Anamnese die Durchführung einer CT oder MRT angezeigt sein, z. B. bei dem Verdacht auf ein zerebrovaskuläres Geschehen.

Kognitive Störungen im Rahmen von Alkohol- oder Drogenabhängigkeit
Langjähriger und regelmäßiger Drogen- insbesondere aber Alkoholkonsum kann zu einer allgemeinen zerebralen Atrophie sowie zu sekundären Läsionen führen, z. B. der Corpora mamillaria bei Wernicke-Kosakoff-Enzephalopathie. Solche Veränderungen sind am besten im MRT nachzuweisen. Der kausale Zusammenhang solcher, nach Abstinenz nicht selten auch reversibler Veränderungen und dem Auftreten von kognitiven Defiziten ist jedoch nur schwer nachweisbar (Victor 1994). Es muss daher auch an eine Koinzidenz mehrerer Krankheitsprozesse gedacht und der Verlauf der Symptomatik nach konsequenter Abstinenz beobachtet werden. Die zusätzliche Durchführung einer funktionellen Untersuchung kann hierbei evtl. schon frühzeitig helfen, die Differentialdiagnose zu klären. Da nicht selten ein chronischer Substanzabusus und/oder die Entgiftung zu einer Erniedrigung der Krampfschwelle führt, ist darüber hinaus die Ableitung eines EEG sinnvoll.

Kognitive Störungen bei affektiver Grunderkrankung („Pseudodemenz")
Eine ausgeprägte depressive Störung kann klinisch das Bild einer (Pseudo-) Demenz erzeugen. Eine verlangsamte Grundaktivität im EEG, das meist ohnehin vor Beginn einer antidepressiven Pharmakotherapie abgeleitet wird, kann jedoch schon im depressiven Stadium auf eine beginnende Demenz hinweisen (Brenner et al. 1989).

Kognitive Störungen bei chronisch schizophrener Grunderkrankung
Bei Patienten mit einem chronisch schizophrenen Leiden kann eine im Spätverlauf auftretende und zunehmende kognitive Leistungsabnahme auf das Vorliegen einer zusätzlichen dementiellen Erkrankung hindeuten, die von der psychotischen Grunderkrankung unabhängig ist. Ein CT oder MRT bzw. die Durchführung einer funktionellen bildgebenden Diagnostik kann durch den Nachweis von Veränderungen an typischer Lokalisation hierüber Aufschluss verschaffen. Ähnlich wie bei den affektiven Grunderkrankungen kann auch bei chronischen Schizophrenien ein frühzeitiger pathologischer Befund im EEG, z. B. eine deutliche Verlangsamung der Grundaktivität, einen Hinweis auf ein neurodegeneratives Geschehen geben (Förstl et al. 1994).

Literatur

Biasi GM, Sampaolo A, Mingazzini P et al. (1999) Computer analysis of ultrasonic plaque echolucency in identifying high risk carotid bifurcation lesions. Eur J Vasc Endovasc Surg 17:476–479

Brenner RP, Reynolds CF, Ulrich RF (1989) EEG findings in depressive pseudodementia and dementia with secondary depression. EEG Clin Neurophysiol 72:298–304

Byrd S, Wolfe J, Nicolaides A et al. (1999) Vascular surgical society of Great Britain and Ireland: transcranial doppler ultrasonography as a predictor of haemodynamically significant carotid stenosis. Br J Surg 86:692–693

Caselli RJ, Boeve BF (1999) The Degenerative Dementias. In: Goetz CG, Pappert EJ (Hrsg) Textbook of Clinical Neurology. W. B. Saunders, Philadelphia, S 629–653

De Haen C (1997) Gebührenverordnung für Ärzte GOÄ (BGBl IS. 1522), 4. Änderungsverordnung (BGBl IS. 1861 ff.). Büro für Informations Systeme, Berlin (http://www. e-bis. de/goae/defaultFrame. htm)

Förstl H, Hentschel F, Besthorn C et al. (1994) Organic factors and the clinical features of late paranoid psychosis: a comparison with Alzheimer's disease and normal ageing. Acta Psychiat Scand 89:335–340

Hulsteart F, Blennow K, Ivanoiu A et al. (1999) Improved discrimination of Alzheimer's disease patients using beta-amyloid (1–42) and tau levels in CSF. Neurology 52:1555–1562

Jack CR, Petersen RC, Xu YC et al. (1999) Prediction of AD with MRI-based hippocampal volume in mild cognitive impairment. Neurology 52:1397–1403

Launer LJ, Scheltens P, Lindeboom J et al. (1995) Medial temporal lobe atrophy in an open population of very old persons: cognitive, brain atrophy, and sociomedical correlates. Neurology 45:747–752

Martin JB (1999) Molecular basis of the neurodegenerative disorders. N Engl J Med 340:1970–1980

Mayeux R, Saunders A, Shea S et al. (1998) Utility of the apolipoprotein E genotype in the diagnosis of Alzheimer's disease. N Engl J Med 338:506–511

Otto M, Zerr I, Wiltfang J et al. (1999) Laborchemische Verfahren in der Differentialdiagnose der Creutzfeldt-Jakob-Krankheit. Dt Ärtzebl 96:B2494–2499 (Heft 48)

Petersen RC (1995) Normal aging, mild cognitive impairment, and early Alzheimer's disease. Neurologist 1:326–344

Riemenschneider M, Buch K, Schmolke M et al. (1996) Cerebrospinal protein tau is elevated in early Alzheimer's disease. Neurosci Lett 212:209–211

Scheltens P (1999) Early diagnosis of dementia: neuroimaging. J Neurol 246:16–20

Seipelt M, Zerr I, Nau R et al. (1999) Hashimoto encephalitis as a differential diagnosis of Creutzfeldt-Jakob disease. J Neurol Neurosurg Psychiatry 66:172–176

Victor M (1994) Alcoholic dementia. Can J Neurol Sci 21:88–99

18 Neuropsychologische Untersuchung

T. Theml, T. Jahn

> **Zum Thema**
> Die Erfassung kognitiver und affektiver (Dys-)Funktionen im Rahmen der Demenzdiagnostik fällt in den Aufgabenbereich des klinischen Neuropsychologen. Sie erfolgt hypothesengeleitet aufgrund von Fragestellung, Vorbefunden und Patientenmerkmalen. Zentrale Bestandteile der neuropsychologischen Untersuchung sind neben psychometrischen Tests und Fragebogen auch Anamnese, Exploration und Verhaltensbeobachtung. Wichtigste Indikationen zur neuropsychologischen Untersuchung sind
> 1. Früherkennung und Quantifizierung kognitiver Defizite,
> 2. Leistungsprofilanalyse bei differentialdiagnostischen Entscheidungen und
> 3. Verlaufsbeurteilung kognitiver Leistungseinbußen.

18.1 Einführung

Die klinische Neuropsychologie ist ein wissenschaftliches Anwendungsfach, welches auf Erkenntnissen der experimentellen Neuropsychologie, der allgemeinen und klinischen Psychologie, aber auch auf der Neurologie, Neuroanatomie und Neurophysiologie aufbaut (Hartje u. Poeck 1997).

Bei Patienten mit Verdacht auf eine Demenz erfasst und analysiert der klinische Neuropsychologe kognitive und affektive (Dys-)Funktionen und leistet damit einen Beitrag zur Beantwortung diagnostischer und differentialdiagnostischer Fragestellungen. Die

Ergebnisse der neuropsychologischen Untersuchung sollten in die Beratung und Therapie von Patienten und Angehörigen einfließen. Schließlich kann der klinische Neuropsychologe neuropsychologisch fundierte Therapiemaßnahmen planen und durchführen, sowie psychologische und pharmakologische Interventionen nach wissenschaftlichen Kriterien evaluieren.

Das vorliegende Kapitel konzentriert sich auf die Erfassung kognitiver und affektiver (Dys-)Funktionen im Rahmen der Demenzdiagnostik. Es wird dargestellt, welche Merkmale neuropsychologische Untersuchungsmethoden auszeichnen, wann sie indiziert sind und wie bei der Untersuchung vorgegangen wird.

18.2 Kennzeichen des neuropsychologischen Untersuchungsansatzes

Eine Besonderheit der neuropsychologischen Diagnostik ist die Verwendung standardisierter, psychometrischen Gütekriterien genügender Tests, deren Ergebnisse eine Beurteilung der Leistungsfähigkeit des Patienten relativ zur (ggf. alters-, geschlechts- und bildungsspezifischen) Normpopulation ermöglichen. Derartige Tests im engeren Sinne basieren auf Erkenntnissen der (experimentellen) psychologischen Forschung über die Struktur psychischer Funktionen sowie deren Veränderungen im Alter bzw. nach Hirnschädigungen. Als klinisch einsetzbare Untersuchungsinstrumente erlauben sie die quantifizierende Erfassung verschiedener kognitiver Funktionen wie z. B. Wahrnehmung, Gedächtnis, Aufmerksamkeit, Sprache, Visuokonstruktion, Psychomotorik, Planung und Handlungskontrolle, schlussfolgerndes Denken und Intelligenz (Lezak 1995, Sturm et al. 1999). Gegenüber einfachen Screening-Verfahren zeichnen sich psychometrische Tests in aller Regel durch höhere Testgüte, größere Sensitivität und Spezifität und sorgfältigere Normierung aus, was reliablere (genauere) und validere (gültigere) Ergebnisse gewährleistet. Die Kombination mehrerer Tests für verschiedene kognitive Funktionen mit dem Ziel einer Leistungsprofilanalyse ist dabei häufig von zusätzlichem diagnostischen und differentialdiagnostischen Nutzen, insbesondere bei der Erfassung von leicht ausgeprägten Beeinträchtigungen wie auch bei der Beschreibung von Veränderungen im Verlauf (s. unten).

18.2.1 Wichtige Datenquellen einer neuropsychologischen Untersuchung

Die neuropsychologische Untersuchung erfolgt hypothesengeleitet, je nach Fragestellung müssen dabei auch andere Datenquellen berücksichtigt werden. Dazu gehört eine Befragung des Patienten, ggf. auch der Angehörigen, hinsichtlich kognitiver und affektiver Beschwerden, deren Beginn und Verlauf. Um Bedeutung und Konsequenzen der Beschwerden einschätzen zu können, bedarf es auch genauer Informationen über familiäre, berufliche und soziale Kontextbedingungen. Nicht nur während Anamnese und Exploration, auch im Zuge der Testbearbeitung gibt die Verhaltensbeobachtung Aufschlüsse über emotionales Erleben, Motivation und Leistungsorientierung, soziales Verhalten und Handlungssteuerung. Ergänzend können von Fall zu Fall auch Fragebogen, Selbst- und Fremdratings, sowie nichtstandardisierte klinische Prüfungen wertvolle Informationen liefern. Die systematische Erhebung all dieser Informationen unter Berücksichtigung relevanter Patientenmerkmale (z. B. Medikamenteneinnahme, Testerfahrung, Wahrnehmungseinschränkungen, motorische Behinderungen und andere) verlangt in jedem einzelnen Fall eine entsprechend sorgfältige Vorbereitung und Durchführung der neuropsychologischen Untersuchung (vgl. Flussdiagramm in Abb. 18.1).

Aus der Sicht des praktisch tätigen Arztes mag die neuropsychologische Untersuchung zwei Nachteile haben: sie ist sehr zeitaufwendig und ohne spezielles Fachwissen kaum lege artis durchzuführen. Spezifische Kenntnisse sind weniger für die konkrete Durchführung und numerische Auswertung psychometrischer Tests vonnöten, die aus Gründen der Objektivität und Standardisierung in detaillierten Manualen beschrieben sind, als vielmehr im Hinblick auf Fragen der Testindikation, der zugrun-

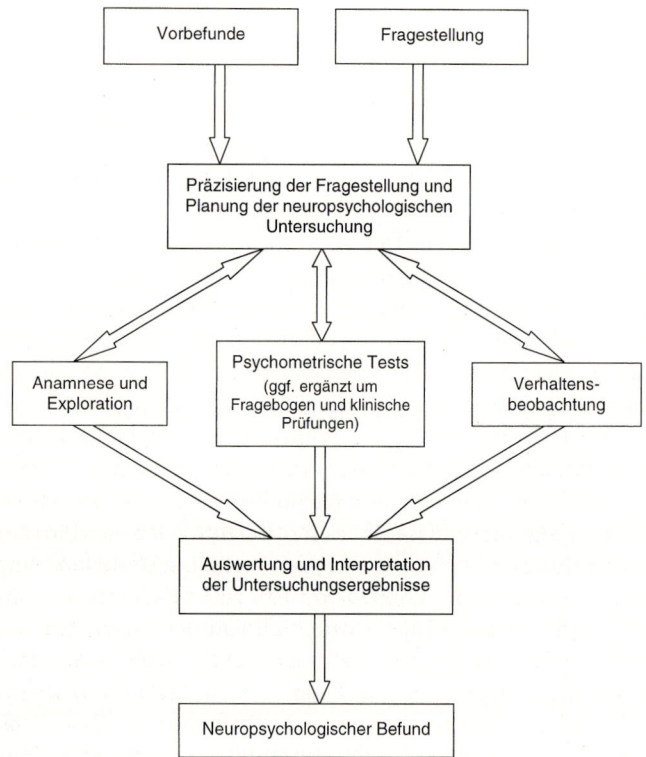

Abb. 18.1. Vorgehensweise und Komponenten einer neuropsychologischen Untersuchung

de liegenden messtechnischen Operationen und der dahinter stehenden psychologischen Theorien, die bei der zusammenfassenden Interpretation der Ergebnisse unbedingt berücksichtigt werden müssen.

Indikationsbereiche einer neuropsychologischen Untersuchung

- Früherkennung kognitiver und affektiver Veränderungen, insbesondere bei fraglichen, leichten oder atypischen Defiziten.
- Subjektiv beklagte Leistungseinbußen überdurchschnittlich leistungsfähiger Personen, insbesondere ohne depressive Verstimmungen.
- Feststellung beeinträchtigter, aber auch erhaltener kognitiver und affektiver Funktionen im Hinblick auf differentialdiagnostische Entscheidungen (psychometrische Profilanalyse).
- Quantifizierung des Schweregrades der kognitiven Leistungseinbußen und deren Verlaufsbeurteilung.

18.3 Indikationen zur neuropsychologischen Untersuchung

18.3.1 Möglichst frühzeitige Erfassung kognitiver Einbußen

Gedächtnisdefizite, aber auch andere Beeinträchtigungen der geistigen Leistungsfähigkeit sind zentrale diagnoseleitende Symptome einer Demenz. Um kognitive Einbußen möglichst frühzeitig und genau zu erfassen, die dem Erleben des Patienten, den Schilderungen der Angehörigen oder dem Eindruck des Arztes zufolge über normale Alterungsprozesse hinauszugehen scheinen, ist eine psychometrische Untersuchung unabdingbar. Zwar liefern Screening-Verfahren wie die Mini-Mental-State-Examination (MMSE), die vom Hausarzt durchgeführt werden können, hierfür erste Anhaltspunkte. Sind die Defizite jedoch diskret, betreffen sie Funktionsbereiche, die im Screening nicht geprüft werden, oder war der Patient prämorbid überdurchschnittlich leistungsfähig, so sind derartige Verfahren nicht sensitiv genug, und eine beginnende Demenz kann leicht übersehen werden.

18.3.2 Analyse beeinträchtigter und erhaltener kognitiver Funktionen als Beitrag zu differentialdiagnostischen Fragestellungen

Die möglichen Ursachen von Beeinträchtigungen des Gedächtnisses und anderer kognitiver Funktionen sind außerordentlich vielfältig. Neben zahlreichen neurologischen und auch psychiatrischen Erkrankungen – etwa die sog. Pseudodemenz im Rahmen einer Depression – können beispielsweise Alkohol- und Medikamentenabusus, ja selbst anhaltende Schlafstörungen oder Stress mit erheblichen kognitiven Defiziten assoziiert sein, die eine differentialdiagnostische Abgrenzung erschweren. Manche Erkrankungen sind jedoch zumindest in leichten Stadien durch charakteristische Leistungsprofile gekennzeichnet, die im Zusammenhang mit zugrunde liegenden neuropathologischen Veränderungen stehen (Pasquier 1999).

> [!] Eine neuropsychologische Untersuchung mit genauer Analyse beeinträchtigter und erhaltener kognitiver Funktionen kann daher bei differentialdiagnostischen Fragestellungen entscheidende Hinweise liefern. So unterscheidet sich beispielsweise das typische Leistungsprofil einer depressiven Störung im Alter von dem einer beginnenden Alzheimer-Demenz (AD). Auch eine beginnende frontotemporale Degeneration oder ein alkoholbedingtes amnestisches Syndrom gehen mit anderen Veränderungen von kognitiven und Verhaltensmerkmalen einher als eine beginnende AD. Bei der Abgrenzung dieser Erkrankungen ist somit eine neuropsychologische Untersuchung indiziert.

Bei anderen differentialdiagnostischen Fragestellungen kann die Analyse des Leistungsprofils hilfreich sein, wenngleich die Aussagekraft neurologischer und bildgebender Befunde überwiegt. Beispiele sind die Abgrenzung der beginnenden AD von Parkinson-Erkrankungen oder von vaskulär bedingten Demenzen.

Schließlich gibt es auch eine Reihe von Erkrankungen, bei denen keine charakteristischen Unterschiede im kognitiven Leistungsprofil zu erwarten sind. So wäre beispielsweise ein Vergleich der Leistungsprofile zwischen den „subkortikalen" Erkrankungen Morbus Parkinson vs. Chorea Huntington in differentialdiagnostischer Hinsicht wenig erfolgversprechend (Rosenstein 1998).

18.3.3 Verlaufskontrolle kognitiver Defizite

Dem Verlaufsaspekt kommt bei der Diagnose einer Demenz besondere Bedeutung zu. Insbesondere initial geringgradige Leistungseinbußen prämorbid überdurchschnittlich leistungsfähiger Personen sind bei einmaliger Untersuchung nur schwer zu erkennen. Auch bei in der Praxis schwierigen differentialdiagnostischen Fragestellungen wie etwa der Unterscheidung zwischen einem dementiellen Prozess und einer Depression mit kognitiven Leistungseinbußen kann eine Verlaufsbeurteilung relevante Informationen liefern. Schließlich ist auch bei älteren Menschen mit der Diagnose einer Leichten Kognitiven Beeinträchtigung eine Verlaufsuntersuchung nach 30 Monaten zu empfehlen, da deren Risiko erhöht ist, innerhalb dieses Zeitraumes eine Demenz zu entwickeln (s. auch Kap. 3).

Zur Verlaufsuntersuchung eignen sich psychometrische Tests, die änderungssensitiv sind und in verschiedenen Parallelformen angewendet werden können, um Wiederholungseffekte zu minimieren. Erst in späteren Krankheitsstadien sind zur Verlaufsbeurteilung Beobachtungsskalen, die ohne direkte Leistungsuntersuchung auskommen, oder diagnostische Interviews vorzuziehen (s. Kap. 4).

18.3.4 Indikationsgrenzen

Die Entscheidung, ob eine neuropsychologische Untersuchung sinnvoll und notwendig ist, erfordert ein Abwägen von individueller Belastung für den Patienten und potentiellem Informationsgewinn. Häufig bedeutet eine neuropsychologische Untersuchung die Konfrontation mit kognitiven Defiziten.

Nach unserer Erfahrung ist mit einer reinen Untersuchungsdauer am Patienten von durchschnittlich eineinhalb Stunden zu rechnen. Beeinträchtigungen der Motorik oder der Wahrnehmung stellen die Durchführbarkeit vieler Tests in Frage bzw. verlangen nach sorgfältiger Auswahl geeigneter Alternativen. Generell wird sowohl die Untersuchungsdurchführung als auch die Ergebnisinterpretation mit zunehmendem Schweregrad der Erkrankung und bestehender Multimorbidität erschwert. Im Zweifelsfalle sollte der Arzt dem Neuropsychologen die Entscheidung überlassen, ob eine psychometrische Untersuchung überhaupt noch möglich und in welchem Umfang sie sinnvoll ist.

18.4 Untersuchungsbeispiele

Nachfolgende, unserer eigenen klinischen Tätigkeit entnommene Fallbeispiele sollen die Aussagekraft, aber auch die Grenzen der neuropsychologischen Untersuchung im Rahmen der Demenzdiagnostik anhand einiger häufig vorkommender Fragestellungen verdeutlichen (Patientenangaben wurden anonymisiert).

18.4.1 Früherkennung Alzheimer-Demenz

Patientin 1, 72 J., pensionierte Kosmetikerin, klagt seit etwa 2 Jahren über zunehmende Vergesslichkeit. Im Haushalt sei sie inzwischen auf die Unterstützung durch ihren Ehemann angewiesen. Von den ärztlichen Kollegen wird zunächst eine ausführliche Anamnese sowie ein körperlicher, neurologischer und labormedizinischer Befund erhoben. Die Ergebnisse liefern keine hinreichende Erklärung der Beschwerden. Auch das kraniale MRT ist altersgemäß, in der Positronen-Emissions-Tomographie (PET) zeigt sich jedoch eine Hypoperfusion temporoparietal beidseits sowie links frontal, während Zentralregion und subkortikale Strukturen unauffällig sind. Die Patientin ist bewusstseinsklar, im MMSE erreicht sie 27 von 30 Punkten. Die neuropsychologische Untersuchung soll zur Klärung der Frage beitragen, ob die Beschwerden auf eine beginnende AD hinweisen.

Im psychometrischen Teil der Untersuchung werden deutliche Defizite in verbalen Lern- und Gedächtnisleistungen (California-Verbal-Learning-Test CVLT) festgestellt. Aus einer Liste von 16 Worten kann die Patientin auch nach 5-maligem Vorlesen nur 6 Worte unmittelbar wiedergeben. Nach einer zeitlichen Verzögerung von 20 Minuten kann sie nur noch 2 Worte erinnern, daneben nennt sie auch einige listenfremde Worte (Intrusionen). Beim anschließenden Wiedererkennen soll entschieden werden, welche Worte einer nunmehr um sog. Distraktoren verlängerten Wortliste in der ursprünglichen Liste enthalten waren und welche nicht. Die Patientin ordnet der ursprünglichen Liste fälschlicherweise viele listenfremde Worte zu und erkennt gleichzeitig nicht alle Worte wieder. Sämtliche Teilergebnisse dieses Tests sind im Vergleich zu einer Normstichprobe von Frauen gleichen Alters deutlich unterdurchschnittlich, wie Abbildung 18.2 anhand der erzielten Prozenträge verdeutlicht.

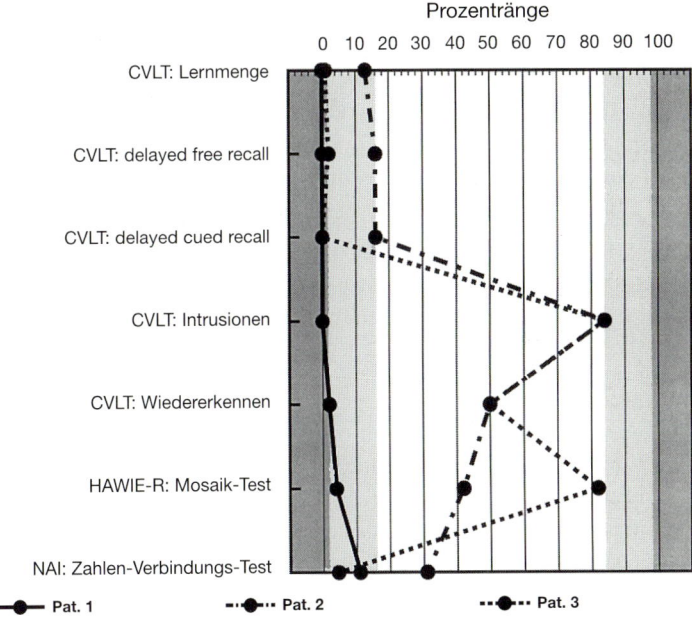

Abb. 18.2. Vergleichendes Leistungsprofil dreier Patienten in einigen ausgewählten psychometrischen Tests (*CVLT* California-Verbal-Learning-Test, *HAWIE-R* Hamburg-Wechsler-Intelligenztest für Erwachsene, rev. Fassung, *NAI* Nürnberger-Alters-Inventar). Prozenträge < 16 signalisieren unterdurchschnittliche Leistungen. (Erläuterungen im Text)

Auch visuokonstruktive Leistungen, wie das Nachlegen von Mustern mit farbigen Würfeln (Hamburg-Wechsler-Intelligenztest für Erwachsene, HAWIE-R: Subtest Mosaik-Test) sind im Vergleich zu ihrer Altersgruppe unterdurchschnittlich. Die zentralnervöse Informationsverarbeitungsgeschwindigkeit ist leicht reduziert (Nürnberger-Alters-Inventar NAI: Zahlen-Verbindungs-Test). Das Benennen graphisch dargestellter Objekte, Situationen und Handlungen ist ebenfalls leicht beeinträchtigt (Aachener-Aphasie-Test: Subtest Benennen; in Abb. 18.2 nicht dargestellt). Die Fehler, die der Patientin dabei unterlaufen, sind meist semantisch bedingt (z. B. „Dosenöffner" statt „Schraubenzieher").

Das Leistungsprofil von Patientin 1 ist charakteristisch für eine beginnende AD. Das früheste beobachtbare Symptom ist in der Regel eine Beeinträchtigung des Abspeicherns von neu zu lernenden Informationen. Der verzögerte freie Abruf von Lernmaterial erwies sich vielfach als sensitivstes Maß für eine beginnende AD (Zakzanis 1998, Pasquier 1999). Bereits früh treten meist auch Beeinträchtigungen der semantisch-lexikalischen Sprachdimension und des Gesprächsverhaltens (Romero 1997) sowie visuokonstruktive Defizite und örtliche Orientierungseinbußen hinzu (Pasquier 1999).

18.4.2 Differentialdiagnose Depression vs. Alzheimer-Demenz

Patientin 2, 58 J., Physiotherapeutin, klagt über seit etwa einem halben Jahr bestehender Beeinträchtigungen des Gedächtnisses, der Konzentration, der Wortfindung und der Orientierung. So könne sie sich beispielsweise Namen, Telefonnummern oder anstehende Erledigungen nicht mehr merken. In ihrer beruflichen Tätigkeit fühle sie sich dadurch sehr beeinträchtigt. Während sie schon lange an depressiven Verstimmungen leide (aufgrund derer sie wiederholt in nervenärztlicher Behandlung gewesen sei), seien die kognitiven Beschwerden erst später hinzugekommen.

Zum Untersuchungszeitpunkt nimmt die Patientin keine Medikamente ein. Im MMSE erreicht sie die maximale Punktzahl von

30, im Beck-Depressions-Inventar bildet sich mit 37 Punkten eine starke depressive Verstimmung ab. Das kraniale MRT ist altersentsprechend, die Laborbefunde normal. Die neuropsychologische Untersuchung soll klären helfen, ob zur depressiven Störung möglicherweise eine beginnende AD hinzugetreten ist.

In der psychometrischen Untersuchung zeigen sich bei durchschnittlicher formaler Intelligenz leicht reduzierte Leistungen beim Erlernen sowie beim unmittelbaren und verzögerten freien Abrufen verbalen Materials (CVLT; Abb. 18.2). Die Patientin erkennt jedoch alle 16 Worte der ursprünglich gelernten Liste richtig wieder und ordnet nur ein Wort fälschlicherweise der Liste zu, was einer durchschnittlichen Wiedererkennensleistung entspricht. Visuokonstruktive Defizite (Mosaik-Test) lassen sich nicht feststellen, ebensowenig sprachliche Beeinträchtigungen (Aachener-Aphasie-Test; in Abb. 18.2 nicht dargestellt). Somit liegen bei Patientin 2 keine Hinweise auf ein dementielles Syndrom vor, die geringgradigen Beeinträchtigungen in bestimmten Aspekten der verbalen Lern- und Gedächtnisleistung lassen sich noch im Rahmen der depressiven Symptomatik erklären. Ärztlicherseits wird daraufhin die Diagnose einer mittelgradigen depressiven Episode bei rezidivierender depressiver Störung (ICD-10: F 33.1) gestellt und eine entsprechende Behandlung eingeleitet.

Wie dieses Beispiel verdeutlicht, kann bei Depression im Alter die kognitive Leistungsfähigkeit nicht nur subjektiv, sondern auch objektiv herabgesetzt sein, häufig sogar noch deutlicher als bei Patientin 2. Derartige Beeinträchtigungen können Gedächtnis, Aufmerksamkeit, kognitives und psychomotorisches Tempo sowie exekutive Funktionen betreffen. Die Beeinträchtigungen sind jedoch meist geringer ausgeprägt, als es die subjektiven Beschwerden erwarten lassen. Vor allem sind sie reversibel, wenn sie sich oft auch erst einige Zeit nach Abklingen der affektiven Symptomatik zurückbilden. Nicht nur der Verlauf, auch das Profil der kognitiven Leistungsbeeinträchtigungen unterscheidet sich meist von dem bei beginnender AD. Während bei Patienten mit AD beispielsweise schon das Abspeichern von Lernmaterial beeinträchtigt ist, beruht die Gedächtnisstörung bei Depressiven eher auf einer Beeinträchtigung des freien Abrufs gelernter Informationen (Lang 1994). Dies bildet sich auch im Gedächtnisprofil von Patientin 2 mit leicht beeinträchtigter freier Abrufleistung und durchschnittlicher Wiedererkennensleistung ab (Abb. 18.2). Ein ausgeprägter Recency-Effekt (bevorzugte Wiedergabe der zuletzt dargebotenen Informationen), eine hohe Anzahl von Intrusionen (listenfremde Worte) bei freier Wiedergabe sowie viele falsch-positive Antworten beim Wiedererkennen wären eher bei Alzheimerpatienten denn bei depressiven Patienten zu erwarten. Auch sprachliche Beeinträchtigungen, die bei vielen Patienten mit AD schon früh auftreten, sind bei älteren Depressiven eher die Ausnahme und allenfalls geringfügig ausgeprägt.

Besondere Bedeutung kommt hier auch der klinisch-psychiatrischen Beurteilung der Depressivität zu, die wie im vorliegenden Fall durch Selbst- oder Fremdbeurteilungsskalen gestützt werden sollte.

18.4.3 Differentialdiagnose Alzheimer-Demenz vs. frontotemporale Demenz

Patient 3, 66 J., pensionierter Apotheker, kommt gemeinsam mit seiner Ehefrau in unsere Klinik. Der Patient klagt über Vergesslichkeit, die seit 3, 4 Jahren schleichend zunehme, seiner Frau jedoch mehr als ihm selbst auffalle. Seine Frau bemerkt nach eigener Aussage an ihrem Mann Anzeichen von Verlangsamung, Affektverflachung, Orientierungslosigkeit und Schwierigkeiten beim Bedienen elektrischer Geräte. Patient 3 ist bewusstseinsklar, im MMSE erreicht er 25 von 30 möglichen Punkten, es werden keine nennenswerten depressiven Symptome berichtet (Beck-Depressions-Inventar: 5 Punkte). Die ausführliche Anamnese, der körperliche und der neurologische Befund liefern keine hinreichende Erklärung für die Beschwerden des Patienten. Im kranialen MRT zeigt sich eine leicht- bis mittelgradige Erweiterung der Temporalhornspitze, eine geringgradige Hemiatrophie rechts und eine schwach ausgeprägte Kleinhirnatrophie. Im kranialen PET findet sich ein deutlicher Hypometabolismus beidseits frontal, wobei rechtsseitig bis auf den prämotorischen Kortex nahezu der gesamte Frontallappen betroffen ist. Differentialdiagnostisch werden eine AD mit frontaler Beteiligung vs. eine frontotemorale Degeneration diskutiert.

In der neuropsychologischen Untersuchung reagiert Patient 3 nur auf direkte Aufforderung. Dennoch bearbeitet er alle ihm gestellten Aufgaben bereitwillig und ausreichend konzentriert. In den Ergebnissen (Abb. 18.2) zeigt sich eine relative Verlangsamung der zentralnervösen Informationsverarbeitungsgeschwindigkeit (Nürnberger-Alters-Inventar: Zahlen-Verbindungs-Test), eine Abrufstörung gelernter verbaler Informationen (unterdurchschnittlicher freier Abruf, jedoch durchschnittliche Wiedererkennensleistung im CVLT), aber gute visuokonstruktive Fähigkeiten (HAWIE-R: Mosaik-Test).

Weitere psychometrische Ergebnisse tragen zur Klärung der differentialdiagnostischen Frage bei (in Abb. 18.2 nicht dargestellt): Während Sprachsystematik (Spontansprache, Benennen) und Wortproduktion nach semantischem Kriterium (Demenztest: Subtest Supermarktaufgabe) unauffällig sind, ist die Wortproduktion nach formalem Kriterium (je eine Minute lang Worte nennen, die mit den Buchstaben F, A bzw. S beginnen) deutlich reduziert. Beeinträchtigungen zeigen sich außerdem beim planenden und problemlösenden Denken (Transformationsaufgabe „Turm von Hanoi").

Im Leistungsprofil überwiegen somit Defizite, die meist mit einer Schädigung des präfrontalen Kortex assoziiert sind, während die charakteristischen Beeinträchtigungen einer AD fehlen. Im abschließenden Arztbrief lautet die Diagnose: „Leichtgradiges dementielles Syndrom, am ehesten bei frontotemporaler Degeneration (ICD-10: F02.0)".

Die sog. frontotemporale Demenz, eine von drei prototypischen klinischen Manifestationen der fokal beginnenden Hirndegenerationen (Kapitel 8, Neary et al. 1998, Pasquier 1999), ist durch frühe emotionale Defizite und Verhaltensänderungen gekennzeichnet, die sich bei Patient 3 in Affektverflachung, reduziertem Antrieb und Aspontaneität äußern. In der psychometrischen Untersuchung sind v. a. exekutive Funktionen wie Aufmerksamkeit, Planen, problemlösendes und abstraktes Denken sowie formale Wortproduktion beeinträchtigt. Minderleistungen in Gedächtnisaufgaben lassen sich typischerweise auf Aufmerksamkeitsschwankungen und Abrufdefizite zurückführen, während das Abspeichern von Informationen meist relativ erhalten ist. Minderleistungen in visuokonstruktiven Aufgaben ergeben sich eher aus dem wenig planvollen Vorgehen der Patienten, also einem Defizit der Handlungssteuerung, denn aufgrund von visuell-räumlichen oder räumlich-konstruktiven Defiziten. Außerdem ist die Sprachsemantik meist erhalten.

Der Einsatz geeigneter, d. h. vor allem hinreichend differenzierter Tests zur Erfassung exekutiver Funktionen, Gedächtnis und Sprache ist zur Abgrenzung der frontotemporalen Degenerationen gegenüber beginnender AD von entscheidender Bedeutung. Während sich die Leistungsprofile dieser Demenzen zumindest im frühen Krankheitsstadium unterscheiden (Pasquier 1999, Neary et al. 1998), ist schon in mittleren Erkrankungsstadien eine zuverlässige Abgrenzung anhand des klinischen und neuropsychologischen Querschnittsbefundes meist nicht mehr möglich (Förstl et al. 1996). Dies unterstreicht einmal mehr die Bedeutung, die einer möglichst frühzeitigen neuropsychologischen Untersuchung von Patienten mit der Verdachtsdiagnose einer Demenz zukommt.

18.5 Resümee

Dem klinischen Neuropsychologen stehen heute eine Vielzahl von Untersuchungsmethoden zur Verfügung, von denen psychometrische Tests i. e. S. für die möglichst frühzeitige in-vivo-Diagnose dementieller Erkrankungen nahezu unverzichtbar sind. Die quantitativen Ergebnisse und qualitativen Beobachtungen einer lege artis durchgeführten neuropsychologischen Untersuchung müssen dabei stets vor dem Hintergrund der subjektiven Beschwerden, der individuellen Krankheitsgeschichte und der aktuellen Lebenssituation des Patienten sowie im Kontext neuro- und labordiagnostischer Befunde interpretiert werden. Erfolgt die neuropsychologische Untersuchung frühzeitig genug und wird sie – was leider immer noch zu selten geschieht – in geeigneten Abständen konsequent wiederholt, leistet sie wertvolle Hilfe bei anstehenden diagnostischen und differentialdiagnostischen Entscheidungen und damit bei der Behandlung betroffener Patienten.

Literatur

Förstl H, Besthorn C, Hentschel F et al. (1996) Frontal lobe degeneration and Alzheimer's disease: A controlled study on clinical findings, volumetric brain changes and quantitative electroencephalography data. Dementia 7: 27–34

Hartje W, Poeck K (1997) Klinische Neuropsychologie. Thieme, Sturrgart

Lang C (1994) Demenzen: Diagnose und Differentialdiagnose. Chapman & Hall, London

Lezak M D (1995) Neuropsychological Assessment. Oxford University Press, New York

Neary D, Snowden J S, Gustafson L et al. (1998) Frontotemporal lobar degeneration. A consensus on clinical diagnostic criteria. Neurology 51: 1546–1554

Pasquier F (1999) Early diagnosis of dementia: Neuropsychology. J Neurol 246: 6–15

Romero B (1997) Sprachverhaltensstörungen bei Morbus Alzheimer. In: S Weis, G Weber (Hrsg) Handbuch Morbus Alzheimer. PVU, Weinheim, S 921–973

Rosenstein LD (1998) Differential diagnosis of the major progressive dementias and depression in middle and late adulthood: A summary of the literature of the early 1990 s. Neuropsychology Review 8 (3): 109–167

Sturm W, Herrmann, Wallesch (1999) Lehrbuch der Klinischen Neuropsychologie. Swets & Zeitlinger, Lisse NL

Zakzanis KK (1998) Quantitative evidence for neuroanatomic and neuropsychological markers in dementia of the Alzheimer's type. J Clin Exp Neuropsychol 20 (2): 259–269

19 Alzheimer-Zentren (Memory-Kliniken)

N. Lautenschlager, A. Kurz

> **Zum Thema**
> In diesem Kapitel wird die Institution Memory-Klinik oder Alzheimer-Zentrum vorgestellt, wie sie sich entwickelte und wie sie sich definiert. Im Weiteren wird der Aufgabenbereich und der Untersuchungsablauf skizziert. Die für den Hausarzt wichtigen Punkte wie Überweisungsindikation und Zusammenarbeit werden ausführlich besprochen.

19.1 Historischer Überblick

Die organisch bedingten psychischen Störungen, v.a. die Demenzen, waren jahrzehntelang ein vernachlässigtes Gebiet der Nervenheilkunde in Deutschland, aber auch in anderen europäischen Ländern. Die Zahl der neurodegenerativen Syndrome in der Bevölkerung stieg aber fortlaufend an, weil immer mehr Menschen das Risikoalter für die gerontopsychiatrischen Krankheiten erreichen. Dieses Missverhältnis mag ein Beweggrund gewesen sein, die vor etwa 15 Jahren zur Gründung der ersten spezialisierten Einrichtungen für die Diagnostik und Behandlung von Demenzerkrankungen führten. Ein weiterer Anlass war der Aufruf der Weltgesundheitsorganisation (WHO), die 1981 zur Gründung von Institutionen aufforderte, die sich speziell der Erkennung und Behandlung psychischer Störungen im Alter widmen.

1983 wurde die erste Memory-Klinik in London gegründet. Die erste Memory-Klinik im deutschsprachigen Europa folgte 1985 an der TU München (Kurz et al. 1991). Danach folgte 1986 eine ähnliche Einrichtung an der geriatrischen Universitätsklinik Basel. Es haben sich mittlerweile viele weitere Einrichtungen dieser Art etabliert. In Deutschland, Österreich und der Schweiz gibt es derzeit ca. 50 verschiedene Memory-Kliniken. Es ist anzunehmen, dass in den kommenden Jahren weitere ähnliche Institutionen hinzukommen werden.

19.2 Definition einer Memory-Klinik

Die Definition einer Memory-Klinik hängt eng mit der Zielsetzung der entsprechenden Einrichtung zusammen. Im Mittelpunkt stehen die diagnostische Aufklärung von kognitiven Störungen, die medikamentöse Therapie der zugrunde liegenden Krankheitsbilder, die Durchführung kognitiver Trainingsverfahren und die Beratung der Angehörigen. Hinsichtlich der Trägerschaft sind die Memory-Kliniken sehr heterogen. Hierunter finden sich Universitäten, Bezirkskrankenhäuser, städtische Kliniken, private Träger und Rehabilitationskliniken. Die Arbeitsweise der Memory-Kliniken ist durch das Zusammenwirken verschiedener Berufsgruppen gekennzeichnet. Diese „multiprofessionellen Teams" umfassen in typischen Fällen Psychiater, Neurologen, Geriater, Psychologen, Pflegepersonal, Beschäftigungstherapeuten, Krankengymnasten, Ergotherapeuten und Sozialpädagogen. Natürlich haben die Memory-Kliniken, je nach Institution, der sie angegliedert sind, unterschiedliche Möglichkeiten und Schwerpunkte der Diagnostik und Therapie. Dies hängt auch von den Rahmenbedingungen der jeweiligen Memory-Klinik ab: Befindet sie sich in der Großstadt oder hat sie ein ländliches Einzugsgebiet, hat die jeweilige Region ein knapp bemessenes oder gutes Angebot an ärztlicher Versorgung, existiert eine lokale Alzheimer-Gesellschaft vor Ort. Dennoch hat sich eine Übereinkunft bezüglich der Ziele und Strukturen einer Memory-Klinik herauskristallisiert.

> [!] Eine Memory-Klinik ist auf die Diagnose und Therapie von organisch bedingten psychischen Erkrankungen älterer Menschen spezialisiert. Sie arbeitet multiprofessionell.

Memory-Kliniken haben sich mit der Zeit zu Kristallisationspunkten spezialisierten Wissens entwickelt, die sowohl Allgemeinärzten als auch Neurologen und Psychiatern zur Verfügung stehen. Außerdem können sie bedeutende Infrastrukturen für die Forschung auf dem Gebiet der Demenzen sein. Memory-Kliniken können unter verschiedenen Bezeichnungen arbeiten, wie z. B. „Gedächtnissprechstunde", „Demenzambulanz" oder „Alzheimer-Zentrum" etc.

90% der Patienten werden in den Zentren ambulant versorgt, etwa die Hälfte verfügt zusätzlich über teilstationäre und stationäre Behandlungsmöglichkeiten. Fast in allen Einrichtungen sind Neuropsychologie, Computertomographie oder Kernspintomographie und Elektroenzephalographie diagnostischer Standard. Rund zwei Drittel der Memory-Kliniken haben auch Zugang zur Single-Photon-Emissions-Tomographie (SPECT), ein Drittel auch zur Positronen-Emissionstomographie (PET). Zwei Drittel der Einrichtungen wenden kognitive Trainings- und Aktivierungsverfahren an, etwa der gleiche Anteil sieht eine ausführliche Beratung der Angehörigen vor. Im Durchschnitt werden in jeder Memory-Klinik etwa 160, in einigen bis zu 400, neue Patienten im Jahr untersucht.

Die am häufigsten gestellte Diagnose an den Memory-Kliniken ist die Alzheimer-Demenz, gefolgt von der Diagnosegruppe mit leichten kognitiven Beeinträchtigungen. Auch seltenere Demenzursachen, wie z. B. frontotemporale Degenerationen, werden an jeder Memory-Klinik diagnostiziert. Die beteiligten Institutionen folgen bei der Diagnostik international anerkannten Diagnosekriterien: der ICD-10 und dem DSM-IV, den NINCDS-ADRDA-Kriterien für die AD und die NINCDS-AIREN-Kriterien für die VD.

19.3 Indikationsstellungen

Bei der Diagnostik und Therapie organisch bedingter psychiatrischer Syndrome, besonders von Demenzzuständen, treten an einigen Stellen immer wieder besondere Probleme auf, die es für den Allgemeinarzt oder Nervenarzt ratsam scheinen lassen, den Rat einer Memory-Klinik einzuholen.

Überweisungsindikationen zu einer Memory-Klinik

- Junge Patienten mit Gedächtnisstörungen oder Demenz,
- alleinstehende Demenzkranke,
- Früherkennung von Demenzen,
- schwierige Differentialdiagnosen,
- rasche Progredienz und atypische klinische Bilder von Demenzsyndromen,
- Verdacht auf eine seltene Demenzursache.

Es ist im Allgemeinen empfehlenswert, der Überweisung an eine Memory-Klinik bereits erhobene Vorbefunde beizufügen.

Die Bezugspersonen des Patienten müssen darauf aufmerksam gemacht werden, dass eine genau Fremdanamnese eine wesentliche Informationsquelle für die Diagnosefindung darstellt und dass daher ihre Teilnahme an der Untersuchung unbedingt erforderlich ist. Wichtig sind auch Hinweise zur Medikamenteneinnahme und Familienvorgeschichte.

19.3.1 Besonders problematische Patientengruppen

Junge Patienten
Eine Überweisung an eine Memory-Klinik zur Abklärung von Gedächtnisstörungen bei jungen Menschen ist sinnvoll, da die subjektiven mnestischen Probleme nicht selten ihren Ursprung in funktionellen psychischen Erkrankungen haben.

> [!] Bei jungen Patienten mit Gedächtnisstörungen liegt die Ursache oft in einer funktionellen psychischen Störung.

Besonders Depressionen aber auch Schizophrenien, Persönlichkeitsstörungen, Suchterkrankungen oder akute Belastungsreaktionen können für Gedächtnisstörungen bei jungen Patienten verantwortlich sein. Hier kann besonders die psychiatrische Untersuchung weiterhelfen. Memory-Kliniken versuchen in diesen Fällen eine psychiatrische bzw. psychotherapeutische Behandlung zu initiieren.

Weniger als 1% aller Demenzkranken sind jünger als 65 Jahre. Sind die Patienten noch berufstätig, fallen kognitive Defizite häufig zuerst am Arbeitsplatz auf, besonders, wenn sich die Anforderungen ändern oder neue Aufgaben gelernt werden müssen. In der Regel wendet sich der Patient mit diesen Schwierigkeiten zuerst an den Hausarzt. Auch wenn bei jüngeren Menschen als mögliche Ursache der Probleme eine Demenz nicht die wahrscheinlichste Ursache ist, sollte diese Möglichkeit unbedingt in Erwägung gezogen werden. Bei jüngeren Patienten ist die Häufigkeitsverteilung der möglichen Demenzursachen anders als bei älteren Menschen. Die Inzidenz von AD und VD steigen mit dem Alter an. Daraus ergibt sich, dass bei jüngeren Patienten mit Demenz die Wahrscheinlichkeit im Vergleich zu alten Patienten höher ist, an einer seltenen Demenzursache zu leiden (Ott et al. 1997). Es ist also besonders wichtig bei der diagnostischen Abklärung jüngerer Patienten auch an neurologische Erkrankungen wie Huntington-Krankheit, Parkinson-Krankheit, Creutzfeldt-Jakob-Krankheit, motorische Vorderhornerkrankungen und Systematrophien zu denken.

> Besonders bei jungen Patienten mit einem Demenzsyndrom ist die gewissenhafte Suche nach weniger häufigen Demenzformen vordringlich.

Daraus folgt, dass die neurologische Untersuchung eine große Bedeutung im Rahmen der diagnostischen Abklärung hat. Zudem sollte besonders bei jungen Patienten eine ausführliche Labordiagnostik durchgeführt werden. Häufig müssen auch kostspielige Untersuchungsverfahren, wie die Positronen-Emissionstomographie (PET) zur Diagnosefindung eingesetzt werden, die nicht überall zur Verfügung stehen.

Fachübergreifende Zusammenarbeit ist besonders bei der medizinischen Abklärung von Demenzsyndromen junger Patienten wichtig, um seltene Ursachen nicht zu übersehen.

Auch bei der Therapie der Demenz finden sich häufig Unterschiede zu den älteren Patienten. Oft verläuft die Krankheit rascher; Antidementiva sind gelegentlich weniger wirksam. Daneben sind die sozialen Belastungen bei jungen Patienten oft extrem. Meist muss die Arbeitsstelle aufgegeben werden, die Familie ist ihrer Zukunftsplanung beraubt und steht nicht selten vor erheblichen finanziellen Problemen, da die Rente nicht gesichert ist oder Kredite noch nicht abbezahlt sind. Minderjährige Kinder haben erhebliche Probleme, mit der Demenzerkrankung der Mutter oder des Vaters zurecht zu kommen. Die Patienten brauchen Beistand und Beratung bei der Bewältigung dieser einschneidenden Veränderungen.

Wird tatsächlich die Diagnose einer Demenz gestellt, benötigen diese Patienten und ihre Familie intensive Beratung. Problematisch ist, dass die meisten Versorgungsstrukturen für Demenzkranke auf ältere Patienten zugeschnitten sind.

Junge Patienten haben oft Probleme z. B. Tagesstätten zu akzeptieren, in denen überwiegend deutlich ältere Menschen betreut werden. Nur langsam entwickeln sich besondere Therapievorschläge für junge Demenzpatienten, die in Einzelfällen in Memory-Kliniken in Zusammenarbeit mit den lokalen Alzheimer-Gesellschaften erprobt werden.

Alleinstehende Patienten

Immer mehr ältere Menschen leben, besonders in den Großstädten, in Einpersonenhaushalten. Daher stellen sich auch immer mehr alleinstehende Ältere, v.a. ältere Frauen, mit Gedächtnisstörungen beim Arzt vor.

Hier ist eine diagnostische Einschätzung der Beschwerden schwierig, da oft keine Fremdanamnese zur Verfügung steht. Dies trifft insbesondere für die Situation zu, in der Patienten keine subjektiven Gedächtnisprobleme äußern, der Hausarzt aber aufgrund ihres Verhaltens entsprechende Probleme vermutet.

Alleinstehende Demenzpatienten brauchen frühzeitig den Aufbau eines sozialen Netzes, um die nötige Versorgung sicherzustellen.

Da alleinstehende demente Patienten auch in besonderem Maße durch fehlende familiäre Unterstützung frühzeitig in ihrer Sicherheit gefährdet sein können, ist hier die Sozialberatung einer Memory-Klinik besonders wertvoll. Bei Vorliegen einer Demenz kann ein tagesklinischer Aufenthalt zu Beginn zur medikamentösen Einstellung und Regelung wichtiger sozialer Fragen nützlich sein, z. B. bei der Organisation ambulanter Hilfen, beim Herausführen aus der sozialen Isolation und der Anbindung an eine Gruppe oder ein Altenservicezentrum.

Auch alleinstehende Demenzpatienten können mit entsprechendem sozialpsychiatrischen Aufwand noch längere Zeit in der eigenen Wohnung leben.

Alleinstehende Demenzpatienten müssen in der Regel mit Fortschreiten ihrer Erkrankung wesentlich früher in ein Heim aufgenommen werden als Patienten, die von Angehörigen zu Hause versorgt werden können. Aufgrund der fehlenden Unterstützung der Familie im zeitlichen Verlauf der Erkrankung sind sie demenztypischen Gefahren deutlich früher ausgesetzt, wie das „Nichtmehr-nach-Hause-Finden", mangelnde Selbsversorgung, unzureichende Ernährung, Vernachlässigung der Körperhygiene, Verwahrlosung und Medikamentenfehlverwendung. Darüber hinaus sind sie in verstärktem Maße durch z. B. Betrug und Erbschleicherei gefährdet. Sollte es jedoch der ausdrückliche Wunsch des Patienten sein, möglichst lange zu Hause zu leben, kann auch bei alleinstehenden Patienten versucht werden, dies mit ambulanten oder teilstationären Hilfen zu realisieren. Dabei ist es besonders wichtig, dass eine Institution, wie z. B. ein Altenservicezentrum, ein sozialpsychiatrischer Dienst oder eine Memory-Klinik für die Koordination der ambulanten Versorgung verantwortlich ist und auch einen Notfallplan ausarbeitet, falls eine Zustandsverschlechterung oder unvorhergesehene Ereignisse plötzlich eintreten, auf die ein dementer Patient nicht mehr angemessen reagieren kann (körperliche Krankheit, Ausfall eines ambulanten Dienstes etc.).

19.4 Diagnostische Schwierigkeiten

19.4.1 Früherkennung

Eine besondere Herausforderung ist die Früherkennung von Demenzsyndromen. Da der Hausarzt in der Regel die erste Anlaufstelle der Patienten ist, sieht er auch Patienten mit beginnenden dementiellen Syndromen. Da mittlerweile medikamentöse Therapien zur Verfügung stehen, die besonders bei leichtgradigen Demenzen sinnvoll sind, kommt der Früherkennung inzwischen eine entscheidende Bedeutung zu. Patienten mit beginnenden Demenzen versuchen jedoch oft ihre kognitiven Defizite zu verbergen und äußern beim Hausarzt nicht von sich aus ihre Beschwerden. Deshalb ist es für den Hausarzt wichtig, auf typische Warnzeichen zu achten.

Warnzeichen für eine beginnende Demenz

– Neu aufgetretene, anhaltende oder fortschreitende Schwierigkeiten:
  – beim Lernen und Speichern neuer Information,
  – bei der Ausführung gewohnter Tätigkeiten,
– bei der räumlichen Orientierung, besonders in unvertrauter Umgebung,
  – beim Finden von Wörtern im Gespräch.

Klagt ein älterer Patient in der hausärztlichen Praxis über Gedächtnisstörungen, die ihn jedoch bei den gewohnten Alltagsaktivitäten nicht beeinträchtigen, können leichte kognitive Beeinträchtigungen vorliegen. Heute weiß man, dass alle Patienten mit einer neurodegenerativ verursachten Demenz, etwa auf der Basis einer Alzheimer-Krankheit, eine Prä-Demenzphase mit leichten kognitiven Beeinträchtigungen durchlaufen. Andererseits können subjektiv geäußerte kognitive Beschwerden auch für einen depressiven Zustand sprechen.

> [!] Patienten mit leichten kognitiven Beeinträchtigungen erwähnen ihre kognitiven Probleme häufig zuerst gegenüber dem Hausarzt.

Häufig werden diese leichtgradigen Veränderungen von außenstehenden Personen nicht bemerkt. Diese Beeinträchtigungen sind in einem kurzen Gespräch und einer kurzen Screening-Untersuchung nur sehr unzureichend festzustellen. Zur genaueren Abklärung ist eine neuropsychologische Testung mit altersnormierten Testverfahren notwendig, die in der Regel in der Allgemeinarztpraxis oder beim niedergelassenen Nervenarzt nicht möglich ist. Solche diagnostischen Verfahren zur Früherkennung gehören in Memory-Kliniken zum Standardprogramm.

> Patienten mit leichten kognitiven Beeinträchtigungen haben ein deutlich erhöhtes Risiko später eine Demenz zu entwickeln. **!**

Diese diagnostisch noch nicht genau erfassbare Gruppe der leichten kognitiven Beeinträchtigungen mit uneinheitlicher Ätiologie und unterschiedlicher Prognose (Petersen et al. 1999) ist als mögliche Vorstufe eines Demenzsyndroms besonders interessant, da gegenwärtig die möglichst frühzeitige Behandlung eines beginnenden Demenzsyndroms angestrebt wird und in Zukunft vor Erreichen der Demenzschwelle prophylaktische und krankheitsverzögernde Behandlungsmaßnahmen zum Einsatz kommen werden.

19.4.2 Schwierige Differentialdiagnosen

Differentialdiagnose Depression oder beginnende Demenz
Häufig melden sich depressive Patienten selbst bei ihrem Hausarzt mit der Bitte um eine Untersuchung des Gedächtnisses, da sie die Gedächtnisstörungen subjektiv deutlich wahrnehmen und darunter leiden.

Mitunter ist die Differentialdiagnose zwischen einer depressiver Störung mit einer einhergehenden Pseudodemenz und einer beginnende Demenz schwierig, da viele beginnend demente Patienten auch depressiv reagieren. Auch hier ist die Überweisung an eine Memory-Klinik sinnvoll, da mit Hilfe einer ausführlichen neuropsychologischen Untersuchung oder auch mit bildgebenden

Verfahren in der Regel gut zwischen diesen beiden Krankheitsbildern unterschieden werden kann.

> [!] Mitunter hilft bei der Differentialdiagnose zwischen Depression und beginnender Demenz eine Beobachtung der Alltagsaktivitäten in Rahmen einer tagesklinischen Betreuung.

In solchen Fällen kann es zweckmäßig sein, eine tagesklinische Betreuung in einer Memory-Klinik zur medikamentösen antidepressiven Einstellung und Verhaltensbeobachtung einzuleiten. Denn die Alltagsaktivitäten sind in diesen Fällen für eine diagnostische Zuordnung sehr informativ.

Nach Feststellung eines dementiellen Syndroms ist die Differentialdiagnostik bezüglich der kausalen Zuordnung des dementiellen Syndroms mitunter schwierig. Folgende differentialdiagnostischen Entscheidungen sind mitunter in der Praxis schwer zu fällen und können eine Überweisung in eine Memory-Klinik sinnvoll machen.

Schwierige Differentialdiagnosen bei Demenz

- Alzheimer-Demenz oder frontotemporale Degeneration?
- Alzheimer-Demenz, Demenz bei Morbus Parkinson oder Lewy-Körper-Variante der Alzheimer-Demenz?
- Mischformen von Alzheimer-Demenz und vaskulärer Demenz?
- Rasch verlaufende Alzheimer-Demenz oder Creutzfeldt-Jakob-Krankheit?

Rasche Progredienz und atypische klinische Bilder von Demenzsyndromen
Ist das dementielle Syndrom eines Patienten im Verlauf rasch progredient, so dass sich innerhalb von Monaten trotz Behandlung eine deutliche Verschlechterung zeigt, sollte an eine Überweisung zur Memory-Klinik gedacht werden.

Gegebenenfalls muss in Anbetracht der raschen Progredienz die Diagnose überprüft werden. Seltene, rasch verlaufende Demenzen, wie die Creutzfeldt-Jakob-Krankheit, sind in Betracht zu ziehen.

Auch wenn die Demenz einen atypischen Verlauf zeigt, der sich aus der vermuteten Krankheitsursache nicht erklären lässt, sollte an eine Vorstellung in einer Memory-Klinik gedacht werden.

Dies gilt z. B. für Patienten, die fluktuierende Verwirrtheitszustände erfahren oder dramatische Verhaltensauffälligkeiten, Halluzinationen oder zusätzliche neurologische Symptome (z. B. Ataxie, Myoklonie oder Dysarthrie) zeigen.

Verdacht auf eine seltene Demenzursache

Sollten sich Hinweise auf seltenere Demenzursachen ergeben, ist eine weitere diagnostische Aufklärung an einer Memory-Klinik auf jeden Fall empfehlenswert.

Dies trifft auch bei Verdacht auf frontotemporale Degenerationen zu, die sich oft mit einer frontalen Veränderung der Persönlichkeit ankündigen im Sinne von zunehmender Enthemmung, Gleichgültigkeit gegenüber der Umgebung, bizarrem Verhalten mit zwanghaften Ritualen und Hyperoralität. Da die Verhaltensauffälligkeiten hier ganz im Vordergrund stehen, ergeben sich in besonderem Ausmaß unangenehme und belastende Situationen für die betroffene Familie und eine frühzeitige Information über die Krankheit und eine Sozialberatung sind dringend nötig.

Bei Demenzformen, bei denen Verhaltensauffälligkeiten im Vordergrund stehen, ist eine frühzeitige ausführliche Beratung der Familie besonders wichtig.

19.5 Besondere Fragen zur Therapie

Besondere Fragestellungen zur Therapie von Demenzsyndromen sind inzwischen komplex geworden, da in den vergangenen Jahrzehnten verschiedene medikamentöse Therapien etabliert wurden. Da einige der modernen Antidementiva teuer sind, kann es für den

Allgemeinarzt sinnvoll sein, sich bei einer Memory-Klinik beraten zu lassen.

Fragen zur Therapie mit Antidementiva

- Indikation zur medikamentösen Therapie,
- Auswahl des passenden Antidementivums,
- Kontraindikationen und Nebenwirkungen,
- Erfolgskontrolle,
- Präparatewechsel,
- Einleitung und Beendigung der medikamentösen Behandlung.

Eine Memory-Klinik bietet durch ihre Spezialisierung eine gewisse Garantie, bezüglich der neuesten Entwicklungen von Antidementiva auf dem Laufenden zu sein. Memory-Kliniken bieten den Patienten und ihren Angehörigen auch die Teilnahme an Medikamentenstudien, z. B. von neuen, noch nicht zugelassenen Medikamenten an, die Vorteile für die Patienten aufweisen können.

19.5.1 Nichtkognitive Symptome

Besonders belastend sind für die betroffenen Familien die mit der Erkrankung einhergehenden Verhaltensauffälligkeiten wie Depression, Aggression, Unruhe, Schlafstörungen und Apathie. Hier kann eine Memory-Klinik beraten, welche Psychopharmaka oder nichtmedikamentöse Behandlungsverfahren zum Einsatz kommen könnten (Kurz 1998).

19.5.2 Nichtansprechen auf die medikamentöse Therapie

Der Therapieerfolg ist nicht einfach mit einer Symptomverbesserung gleichzusetzen. Unter Umständen ist eine Stagnation der

Symptomatik, also ein sich „Nicht-Verschlechtern" bei einer neurodegenerativ verursachten Demenz, wie z. B. der AD, schon als Therapieerfolg zu bewerten. Eine Memory-Klinik kann hier in regelmäßigen zeitlichen Abständen ambulante Verlaufsuntersuchungen durchführen. Gerade für den niedergelassenen Arzt wird es immer wichtiger, durch den regelmäßigen Nachweis des Therapieerfolgs den Einsatz moderner Antidementiva zu rechtfertigen. Fragen, wie lange ein Antidementivum gegeben werden soll, können diskutiert werden. Eine schwerwiegende Frage betrifft die Beendigung der Therapie. Sie sollte immer unter Einbezug der Angehörigen diskutiert werden.

19.5.3 Psychotherapeutische Strategien

Manche Memory-Kliniken bieten Informationen oder auch die Durchführung von psychotherapeutischen Verfahren für Demenzpatienten an.

Psychotherapeutische Verfahren

- Kognitives Training,
- Realitäts-Orientierungs-Training (ROT),
- Selbst-Erhaltungs-Therapie (SET)
- Validation,
- Kognitive Therapie,
- Milieutherapie.

Besonders für die Therapie der nichtkognitiven Symptome von Demenzpatienten haben sich diese nichtmedikamentösen Strategien bewährt (Haupt 1997). Bei leichten bis mittelschweren Demenzen können kognitive Trainingsverfahren versucht werden, bei denen die Selbständigkeit der Patienten gefördert werden soll. Das Realitäts-Orientierungs-Training (ROT) findet besonders bei

Demenzpatienten in Institutionen Anwendung und versucht durch intensive Zuwendung des Pflegepersonals die Orientierung der Patienten möglichst lange aufrecht zu halten. Selbst-Erhaltungs-Therapie-Verfahren versuchen durch die Beschäftigung mit der Biographie des Erkrankten die personale Identität möglichst lange zu erhalten (Romero u. Eder 1992). Die Validation (Feil 1992) stellt die persönliche Sichtweise des Demenzpatienten in den Mittelpunkt ihrer Therapie und gibt wichtige Verhaltensregeln für den Umgang mit Demenzpatienten. Die kognitive Verhaltenstherapie kann bei leichtgradigen Demenzen angewandt werden, um besonders depressive Reaktionen der Patienten positiv zu beeinflussen und bei der Krankheitsbewältigung zu helfen, z. B. durch Erfahrung von befriedigenden Aktivitäten. Die Milieutherapie versucht u. a. auch mit Mitteln wie Musiktherapie, Ergotherapie und Kunsttherapie die kreativen Fähigkeiten der Patienten zu aktivieren und die Umgebung der Patienten an die demenztypischen Probleme wie eingeschränkte räumliche Orientierung und Bewegungsdrang zu adaptieren.

19.6 Besondere Fragen der Betroffenen und Angehörigen

19.6.1 Genetische Disposition

Sind in der Familie eines Patienten mit einer Demenz weitere Demenzfälle bekannt, kann eine Überweisung an eine Memory-Klinik ebenfalls sinnvoll sein. Bei 30% der Patienten mit einer AD findet sich mindestens ein weiteres erkranktes Familienmitglied (Lautenschlager et al. 1994). In einem nur sehr geringen Prozentsatz liegt jedoch ein Stammbaum vor, der einen autosomal-dominanten Erbgang wahrscheinlich macht, wie etwa bei der Chorea Huntington. Unter Umständen wünscht die betroffene Familie eine genetische Beratung und gesunde Familienmitglieder möchten Auskunft über ihr eigenes individuelles Erkrankungsrisiko.

Eine eingehende Beratung und etwaige genetische Untersuchungen sollten an einem humangenetischen Institut durchgeführt werden. (Lautenschlager et al. 1999).

Meistens ergibt sich jedoch kein ausreichender Anhalt aus einem Familienstammbaum für eine eindeutige familiäre genetische Weitergabe der Demenz und die Familie kann im Gespräch beruhigt werden.

19.6.2 Entlastung und Unterstützung der Angehörigen

Da Memory-Kliniken auf die Diagnostik und Therapie besonders von Demenzerkrankungen spezialisiert sind, haben sie in der Regel auch einen Sozialpädagogen zur Verfügung, der mit der dafür nötigen Zeit Beratungsgespräche mit den Angehörigen von Demenzpatienten durchführen kann. Neben den wichtigen Themen wie Pflegeversicherung, Patientenvollmacht, generelle finanzielle Situation, Berentung, Einrichtung einer Betreuung, Schwerbehindertenausweis, Organisation von ambulanten Hilfen, Tagesstätten, stationäre Rehabilitationsmaßnahmen etc., sind die Themen Wohnungsanpassung und mögliche zukünftige Heimunterbringung ganz wesentlich. Mit Wohnungsanpassung ist gemeint, dass technische Hilfsmaßnahmen die Betreuung des Demenzkranken zu Hause erleichtern können. Es ist wichtig, den Angehörigen die Angst vor diesen Themen zu nehmen und sie frühzeitig anzusprechen, da oft lange Vorbereitungsphasen nötig sind.

Ein entscheidender Vorteil der Memory-Kliniken besteht darin, dass die in diesem Kapitel geschilderten diagnostischen und therapeutischen Maßnahmen in ambulanten und teilstationären Settings durchgeführt werden. Es wird versucht, möglichst auf die stationäre Aufnahme der Patienten zu verzichten, da das Herausnehmen aus der vertrauten häuslichen Umgebung häufig mit einer Zustandsverschlechterung der Patienten einhergeht.

Alle Memory-Kliniken arbeiten mit den lokalen Alzheimer-Gesellschaften zusammen und vermitteln dorthin Kontakte (s. Anhang B). Ebenso ist dort umfangreiches schriftliches Informationsmaterial (z. B. Alzheimer Europe 1999: Handbuch der Betreuung und Pflege von Alzheimer-Patienten) erhältlich. Angehörige können dort an Angehörigen-Gruppen teilnehmen und sich bei zahlreichen Veranstaltungen über die Krankheit informieren, sowie den richtigen Umgang mit den Patienten lernen.

Literatur

Alzheimer Europe (1991) Handbuch der Betreuung und Pflege von Alzheimer-Patienten. Thieme, Stuttgart

Feil N (1992) Validation – Ein neuer Weg zum Verständnis alter Menschen. Altern & Kultur – Validation, Österreich

Haupt M (1997) Psychotherapeutische Strategien bei kognitiven Störungen. In: Förstl H (Hrsg) Lehrbuch der Gerontopsychiatrie. Enke, Stuttgart, S 210–218

Kurz A, Haupt M, Müller-Stein M, Zimmer R, Lauter H (1991) Alzheimer-Sprechstunde – Erfahrungen in der Diagnostik und Therapie von organisch bedingten psychischen Störungen. Psychiat Prax 18:109–114

Kurz A (1998) „BPSSD": Verhaltensstörungen bei Demenz. Nervenarzt 69:269–273

Lautenschlager N, Foley EJ, Haupt M, Zimmer R, Farrer LA, Kurz A (1994) Eine systematische genetisch-epidemiologische Familienerhebung bei Alzheimerkranken – Erfahrungen mit der MIRAGE-Studie in Deuschland. Z Gerontol 27:341–345

Lautenschlager N, Kurz A, Müller U (1999) Erbliche Ursachen und Risikofaktoren der Alzheimer-Krankheit. Nervenarzt 70:192–205

Ott A, Breteler MBM, Van Harskamp F, Grobbee DE, Hofman A (1997) The incidence of dementia in the Rotterdam study. In: Iqbal K, Winblad B, Nishimura T, Takeda M, Wisniewski HM (Hrsg) Alzheimer's disease: biology, diagnosis and therapeutics. John Wiley, Chichester, S 3–10

Petersen RC, Smith GE, Waring SC, Ivnik RJ, Tangalos EG, Kokmen E (1999) Mild cognitive impairment. Clinical characterization and outcome. Arch Neurol 56:303–308

Romero B, Eder G (1992) Selbst-Erhaltungs-Therapie (SET): Konzept einer neuropsychologischen Therapie bei Alzheimerkranken. Z Gerontopsychol Gerontopsychiat 5:267–282

20 Sozialpädagogische Hilfen

E. Gratzl-Pabst

> **Zum Thema**
> Erwachsene Personen, die aufgrund einer psychischen Erkrankung oder einer körperlichen, geistigen oder seelischen Behinderung nicht mehr in der Lage sind ihre Angelegenheiten ganz oder teilweise zu regeln, können seit dem 1.1.1992 unter Betreuung des Vormundschaftsgerichts gestellt werden. Die Betroffenen bekommen dann für die Angelegenheiten, die sie nicht mehr selbst erledigen können, einen Betreuer als gesetzlichen Vertreter.

20.1 Rechtliche und finanzielle Fragen

20.1.1 Wozu dient eine Betreuung?

Welche Auswirkungen hat die Betreuung auf den Kranken?
Die Betreuung hat keine Auswirkungen auf die Geschäftsfähigkeit des Kranken. Bei Betreuten, die ihr Vermögen erheblich gefährden, kann das Vormundschaftsgericht einen Einwilligungsvorbehalt anordnen, der ihn in der Ausübung von Rechtsgeschäften begrenzt. Er kann dann nur mit Zustimmung des Betreuers rechtswirksame Willenserklärungen abgeben. Auf die Eheschließung oder die Errichtung eines Testaments kann der Einwilligungsvorbehalt allerdings nicht ausgeweitet werden.

> Die Betreuung wird nur für erforderliche Aufgabenkreise errichtet. **!**

Die betroffene Person erhält nur in den Bereichen Unterstützung, die sie selbst nicht mehr bewältigen kann. Die einzurichtenden

Bereiche nennt man *Aufgabenkreise*. Ist der Betroffene z. B. nicht mehr in der Lage Rechnungen zu begleichen, Geld von der Bank abzuheben oder anzulegen, wird nur der Aufgabenkreis *Verwaltung des Vermögens* eingerichtet, wenn er ansonsten noch alleine zurecht kommt.

Mögliche Aufgabenkreise einer Betreuung

- Fürsorge für ärztliche Heilbehandlung,
- Bestimmung des Aufenthalts,
- Organisation ambulanter Hilfen,
- Wohnungsangelegenheiten,
- Abschluss eines Heimvertrages,
- weitere Aufgabenkreise.

Eine Betreuung kann nur eingerichtet werden, wenn alle anderen Maßnahmen oder Hilfen (z. B. Vollmachten, ambulante Hilfen) nicht mehr ausreichen. Sollte allerdings bei einem weglaufgefährdeten Alzheimerpatienten eine geschlossene Unterbringung in einem Pflegeheim erforderlich werden, muss immer eine Betreuung angeregt werden. Darüber hinaus muss die Zustimmung des Vormundschaftsgerichts zu der geschlossenen Unterbringung eingeholt werden.

Wer kann Betreuer werden?
In der Regel wird der Vormundschaftsrichter geeignete Angehörige, Freunde oder Bekannte als Betreuer bestellen. Sind keine geeigneten Angehörigen vorhanden, werden Berufsbetreuer für diese Aufgabe eingesetzt. Wünsche des Betroffenen nach einem bestimmten Betreuer müssen berücksichtigt werden, wenn die Person bereit und geeignet ist.

Wie wird eine Betreuung angeregt?
Die Anregung der Betreuung erfolgt beim Vormundschaftsgericht des zuständigen Amtsgerichts auf dort anzufordernden Form-

blättern. Der zuständige Richter wird ein umfassendes fachärztliches Gutachten einholen, den Betroffenen persönlich anhören und bei Bedarf einen Verfahrenspfleger hinzuziehen, bevor er einen Beschluss fasst. Besitzt der Betreute über DM 8000.- Vermögen, muss er die Kosten für das Verfahren ganz oder teilweise selbst bezahlen. Nach spätestens 5 Jahren muss das Gericht prüfen, ob eine Weiterführung der Betreuung, oder eine Ausweitung der Aufgabenkreise erforderlich ist.

Die Aufgaben des Betreuers
Der Betreuer kann den Betreuten nur in den Bereichen gesetzlich vertreten, die ihm vom Vormundschaftsgericht als Aufgabenkreise übertragen wurden. Er hat dabei die Wünsche und das Wohl des Betroffenen zu berücksichtigen. Der Betreuer muss einen persönlichen Kontakt zum Betreuten pflegen und die notwendigen Maßnahmen, soweit möglich, mit ihm besprechen. Der persönliche Lebensstil des Betroffenen muss berücksichtigt werden. So darf der Betreuer ihm nicht eine sparsame Lebensführung aufzwingen, wenn der Betreute über ein ausreichendes Vermögen verfügt.

Aufgaben bei der Fürsorge zu ärztlicher Heilbehandlung
Ärztliche Untersuchungen oder Behandlungen oder notwendige operative Eingriffe sind nur erlaubt, wenn der Patient seine Einwilligung dazu gibt. Es dürfen auch keine Behandlungen oder Operationen bei Personen vorgenommen werden, die aufgrund ihrer Erkrankung gar nicht mehr in der Lage sind eine rechtswirksame Einwilligung abzugeben. Einwilligungsfähig ist nur, wer die Art, Bedeutung und Tragweite einer Maßnahme, nach ausführlicher ärztlicher Aufklärung und Beratung, zu erfassen und seinen Willen zu bestimmen vermag. Das heißt, es kann durchaus sein, dass ein dementer Patient für bestimmte ärztliche Behandlungen, z. B. bei grippalen Infekten oder einem Knochenbruch noch einwilligungsfähig ist, für andere, komplizierte Eingriffe aber nicht mehr. Bei fehlender Einwilligungsfähigkeit muss der bestellte Betreuer stellvertretend für den Patienten in die notwendige Operation oder Heilbehandlung einwilligen.

Zustimmung zur ärztlichen Behandlung im Heim
Auch im Heim muss der Betreuer bei Untersuchungen oder Behandlungen seine Zustimmung geben. Wird dem Patienten in einem Pflegeheim ohne Zustimmung des Betreuers eine Magensonde oder ein Blasenkatheter gelegt, die Medikation ohne Rückfrage geändert oder wird der Patient zwangsernährt, kann eine Anzeige wegen Körperverletzung erfolgen und ein Anspruch auf Schadensersatz oder Schmerzensgeld entstehen.

Zustimmung zu freiheitsentziehenden Maßnahmen im Heim
Manchmal werden im Heim freiheitsentziehende Maßnahmen, z. B. die Fixierung am Bett mit Gurten, das Anbringen von Bettgittern oder die Ruhigstellung mit Medikamenten zeitweise unumgänglich. Sie sind nur dann zulässig, wenn sie zum Schutz des Patienten unbedingt erforderlich sind.

Auch diese Maßnahmen müssen, sofern sie nicht nur einmalig erfolgen, mit dem Betreuer abgesprochen und von ihm genehmigt werden. Zudem muss auch das Vormundschaftsgericht dazu seine Einwilligung geben. Alle freiheitsentziehenden Maßnahmen müssen vom Pflegepersonal dokumentiert werden. Der Betreuer hat das Recht, die Aufzeichnungen in der Pflegedokumentation einzusehen.

Aufgaben bei der Verwaltung des Vermögens
Wird der Aufgabenkreis *Verwaltung des Vermögens* eingerichtet, kann auch der Betreuer rechtswirksame Geschäfte für den Betreuten tätigen. Diese Ausweitung der Befugnisse bietet keinen Schutz vor finanziellem Schaden, wenn der Betreute sein Vermögen durch unnütze Käufe erheblich schädigt, da der Betreute auch weiterhin Geschäfte abschließen kann.

Erst ein vom Vormundschaftsgericht eingerichteter sog. Einwilligungsvorbehalt beschränkt den Betroffenen in der Möglichkeit, Geschäfte abzuschließen oder Geld abzuheben. Nach Einrichtung eines Einwilligungsvorbehaltes können Geschäfte nur noch bis zu einem vom Richter festgesetzten Betrag getätigt werden. Wird dieser überschritten, muss der Betreuer seine Zustimmung geben, sonst ist das Geschäft unwirksam. Der Betreuer ist verpflichtet, das Vermögen des Betreuten uneigennützig und möglichst gewinnbringend zu verwalten. Das heißt, es dürfen keine größeren Schenkungen oder risikoreiche Aktienspekulationen vom Geld des Betroffenen getätigt werden. Größere Freiheiten bei der Verwaltung des Vermögens sind gegeben, wenn rechtzeitig entsprechende Vollmachten erstellt wurden.

Das Aufenthaltsbestimmungsrecht
Wurde dem Betreuer der Aufgabenkreis Aufenthaltsbestimmung übertragen, hat er das Recht, den Betreuten bei Bedarf in einem Heim unterzubringen. Sollte allerdings eine geschlossene Unterbringung notwendig werden, muss dazu die Einwilligung des Vormundschaftsgerichts eingeholt werden. Wird dadurch eine Wohnungsauflösung notwendig, kann der Betreuer nur dann das Mietverhältnis kündigen und die Wohnung räumen, wenn ihm dieser Aufgabenkreis vom Vormundschaftsgericht übertragen wurde. Eine Wohnungsauflösung muss ebenfalls vom Vormundschaftsgericht genehmigt werden.

20.1.2 Wer haftet für Schäden, die ein dementer Patient verursacht?

Demenzkranke haben aufgrund ihrer Symptome ein erhöhtes Risiko, sich oder andere zu schädigen. Es stellt sich die Frage, inwiefern demente Patienten bei verursachten Schäden zivil- oder strafrechtlich zur Verantwortung gezogen werden können.

Bei Unzurechnungsfähigkeit besteht keine Verpflichtung zu Schadensersatz.

Der Gesetzgeber regelt die zivilrechtliche Haftungsfrage folgendermaßen:
Eine Person, die im Zustande der Bewusstlosigkeit oder in einem die freie Willensbestimmung ausschließenden Zustande krankhafter Störung der Geistestätigkeit einem anderen Schaden zufügt, ist für den Schaden nicht verantwortlich.

Patienten mit einer Alzheimer-Krankheit gehören zu diesem Personenkreis, wenn sie sich in einem solchen Zustand einer krankhaften Störung der Geistestätigkeit befinden, der die freie Willensbestimmung ausschließt. Es kann ihnen deshalb zivilrechtlich nichts vorgeworfen werden und demente Patienten müssen deshalb für verursachte Schäden in der Regel auch nicht haften. Dies gilt nicht nur für die zivilrechtliche Haftung, sondern auch für eine eventuelle strafrechtliche Beurteilung. Eine Person, die nicht in der Lage ist, das Unrecht einer Tat einzusehen und nach dieser Einsicht zu handeln, ist strafrechtlich nicht schuldfähig. Kommt es zu einer Anzeige, z. B. wenn ein dementer Patient im Supermarkt etwas ohne zu bezahlen in die Tasche gesteckt hat oder blindlings auf die Straße läuft und einen Autounfall verursacht, würde von einer strafrechtlichen Verfolgung abgesehen werden.

Müssen Angehörige für vom Patienten verursachte Schäden haften?
Angehörige, z. B. Ehepartner, sind gegenseitig nicht für Schäden haftbar zu machen. Jeder erwachsene Mensch haftet nur dann für einen Schaden, wenn er ihn selbst schuldhaft, also vorsätzlich oder fahrlässig verursacht hat. Die Tatsache, dass man mit dem Schadensverursacher verheiratet ist, führt nicht zu einer gemeinsamen zivilrechtlichen Verantwortlichkeit. Es besteht auch keine Haftungsverpflichtung für Angehörige wegen Verletzung der Aufsichtspflicht. Eheleute und volljährige Angehörige sind gegenseitig grundsätzlich nicht gesetzlich zur Aufsicht verpflichtet.

> [!] Der Haushaltsvorstand muss voraussehbare Gefahrenquellen beseitigen.

Wenn feststeht, dass ein dementer Patient, der einen Schaden verursacht hat, wegen Unzurechnungsfähigkeit nicht haftet, muss damit gerechnet werden, dass der Geschädigte versuchen wird, Angehörige dafür verantwortlich zu machen. Er wird sich auf den Grundsatz berufen, dass der Haushaltsvorstand aufgrund seiner Stellung in der Familie verhindern muss, dass ein Mitglied seines Hausstandes oder sein Ehepartner einen Dritten verletzt oder schädigt. Ob er damit durchkommt, hängt von der Würdigung der Einzelumstände ab.

Abschluss einer Haftpflichtversicherung

Es ist in jedem Fall anzuraten, eine Haftpflichtversicherung abzuschließen, mit der die Ehepartner bzw. die ganze Familie vor Schadensersatzansprüchen geschützt werden. Nach den Allgemeinen Versicherungsbedingungen bleibt in der Regel der Versicherungsschutz auch im Krankheitsfall in vollem Umfang bestehen. Die Versicherung wird im Schadensfall versuchen, für ihre Versicherten einzutreten, d. h. bei Gericht für die mangelnde zivilrechtliche Verantwortlichkeit zu plädieren. Die Versicherung wird zu begründen versuchen, dass der Schaden für die Angehörigen weder voraussehbar noch vermeidbar war. Gelingt ihr dies, so geht der Geschädigte leer aus. Ansonsten haftet die Versicherung für die verursachten Schäden.

Haftung des Gesetzlichen Betreuers

Betreuer können für schuldhafte Pflichtverletzung der ihnen übertragenen Aufgabenkreise haftbar gemacht werden. Zu diesen Aufgabenkreisen gehört die Aufsichtspflicht aber nur dann, wenn dem Betreuer die gesamte Personensorge übertragen wurde. Ehrenamtliche Betreuer sind automatisch staatlich haftpflichtversichert, so dass bei fahrlässigen Handlungen Versicherungsschutz gegeben ist.

20.1.3 Kann der Patient Geschäfte abschließen und ein Testament errichten?

Demenzkranke können ihre Angelegenheiten, besonders bei Geldgeschäften, oft nicht mehr überblicken. Sie sind nicht mehr in der Lage selbständig Geld von der Bank abzuheben oder Einkäufe zu erledigen. Den Inhalt von Schriftstücken und Schreiben von Behörden, die ihnen vorgelegt werden, können sie oft nicht mehr nachvollziehen. Daraus ergeben sich Konsequenzen für die Geschäfts- und Testierfähigkeit.

Wann ist der Patient geschäftsunfähig?

Im Bürgerlichen Gesetzbuch ist geregelt, dass „Personen die unter einer nicht nur vorübergehenden krankhaften Störung der Geistestätigkeit leiden, welche die freie Willensbestimmung ausschließt, geschäftsunfähig sind. Willenserklärungen, die in einem solchen Zustand abgegeben werden sind nichtig". Demenzen sind meist den nicht nur vorübergehenden krankhaften Störungen der Geistestätigkeit zuzuordnen. Von ihnen abgeschlossene Geschäfte können deshalb rückabgewickelt werden.

Ist jeder demente Patient geschäftsunfähig?

Besonders im frühen und oft auch noch im mittleren Stadium der Krankheit besteht bei überschaubaren Geschäften, wie dem Kauf eines neuen Fernsehapparates, noch die Fähigkeit, eine gültige Willenserklärung abzugeben. Sollte der Patient aber einen komplizierten Pachtvertrag abschließen, der eine Fülle von Klauseln und Kleingedrucktem beinhaltet, wird wahrscheinlich keine Geschäftsfähigkeit mehr vorliegen. Die Geschäftsfähigkeit von dementen Patienten kann allerdings oft nicht eindeutig beurteilt werden, was durch den Wechsel von verwirrten und relativ klaren Tagen noch erschwert wird.

Was kann man tun, wenn ein dementer Patient sich durch unsinnige Geschäfte erheblich schädigt?

Raten Sie den Angehörigen zu versuchen, das Geschäft zunächst auf dem Kulanzweg rückgängig zu machen. Viele Firmen sind bereit, ein Geschäft zu annulieren, wenn sie darum gebeten und über die Geschäftsunfähigkeit des Kunden informiert werden. Sollte das nicht ausreichen, muss dem Geschäftspartner ein ärztliches Attest vorgelegt werden, das die Geschäftsunfähigkeit für dieses Geschäft nachweist.

> **!** Die gesetzliche Betreuung hat keinen Einfluss auf die Geschäftsfähigkeit des Betreuten.

Dies gilt auch dann, wenn der Aufgabenkreis *Verwaltung des Vermögens* dem Betreuer übertragen wurde. Es besteht allerdings bei

Bedarf die Möglichkeit, durch einen *Einwilligungsvorbehalt* den Betreuten bei der Durchführung von Rechtsgeschäften zu beschränken.

Vollmachtgeber müssen geschäftsfähig sein. !

Vollmachten sollten rechtzeitig, im frühen Stadium der Demenz verfasst werden, da sie nur von voll geschäftsfähigen Personen erteilt werden können. Bei fraglicher Geschäftsfähigkeit ist es ratsam einen Notar zuzuziehen, der die Geschäftsfähigkeit im Rahmen der Beurkundung überprüft.

Kann ein dementer Patient ein rechtsgültiges Testament errichten?

Ein wirksames Testament kann nur von testierfähigen Personen errichtet werden und das setzt die volle Geschäftsfähigkeit voraus. Im Bürgerlichen Gesetzbuch wird bestimmt, dass „ein Testament nicht errichten kann, wer unter krankhafter Störung der Geistestätigkeit (...) nicht in der Lage ist, die von ihm abgegebene Willenserklärung einzusehen". Sollte die Testierfähigkeit fraglich sein, ist es wie bei der Erstellung einer Vollmacht sinnvoll, einen Notar zuzuziehen und das Testament notariell beurkunden zu lassen.

Anfechtung eines Testaments

Sollte ein Angehöriger das Testament später gerichtlich anfechten, muss er nachweisen, dass die Person nicht mehr testierfähig war, als sie das Testament unterzeichnete. Dieser Nachweis ist im Nachhinein meistens sehr schwer zu erbringen, da die Anfechtung oft Jahre nach der Unterzeichnung des Testaments erfolgt und der Erblasser zu diesem Zeitpunkt oft schon verstorben ist.

20.1.4 Kann der Patient ein Kraftfahrzeug führen?

Schon im frühen Stadium kann ein Demenzkranker nicht mehr sicher mit dem Auto fahren. Durch die Erkrankung ist zum einen die Konzentration herabgesetzt, zum anderen ist die Einschätzung von Geschwindigkeiten und Entfernungen beeinträchtigt. Das kann in Situationen, wo rasch und sicher reagiert werden muss, Gefahren für den Patienten und für andere Verkehrsteilnehmer verursachen.

> [!] **Hindern Sie den Patienten daran, mit dem Auto zu fahren.**

Behandelnde Ärzte und Angehörige müssen darauf bestehen, dass der Patient nicht mehr selber fährt, um möglichen Gefahren für ihn und andere Verkehrsteilnehmer vorzubeugen. Da gerade männliche Patienten oft erhebliche Widerstände entwickeln, wenn das Fahren aufgegeben werden soll, sollte der Arzt den Patienten mit seiner ganzen Autorität und mit viel Fingerspitzengefühl über die bestehenden Einschränkungen der Fahrtauglichkeit informieren. Bei krankheitsuneinsichtigen Patienten helfen manchmal kleine „Tricks", um das Fahren zu verhindern.

„Tricks", mit denen der Verzicht auf das Autofahren erleichtert werden kann
Die Angehörigen erleichtern dem Patienten mit Behauptungen wie z. B. „Das Auto ist kaputt, die Reparatur vor dem TÜV wäre unglaublich teuer", „Der Autoschlüssel ist verloren gegangen", sich an ein Leben ohne Auto zu gewöhnen. Notfalls kann das Auto in einen fahruntüchtigen Zustand versetzt werden, indem die Batterie abgeklemmt wird. Manchmal ist es erforderlich, dass die Angehörigen die Autoschlüssel an einem sicheren Ort aufbewahren, der dem Patienten nicht zugänglich ist. Meist besteht dieses Problem nur im frühen Stadium der Demenz und das Interesse am Autofahren lässt mit dem Fortschreiten der Krankheit nach.

20.2 Finanziellen Ansprüche

Bei der Pflege eines Demenzkranken können eine Reihe von finanziellen Ansprüchen geltend gemacht werden. Dazu gehören die Leistungen der Pflegeversicherung, bei Bedarf auch Leistungen der Sozialhilfe und der Rentenversicherung.

20.2.1 Pflegeversicherung

Demenzkranke, die für die Verrichtungen des täglichen Lebens dauerhaft auf Hilfe und Betreuung für mindestens 90 Minuten täglich angewiesen sind, haben Anspruch auf Leistungen der Pflegeversicherung.

Einteilung in drei Pflegestufen

Je mehr Hilfebedarf ein Patient bei den „gewöhnlichen und wiederkehrenden Verrichtungen des täglichen Lebens„ durchschnittlich am Tag benötigt, umso höher ist die Pflegestufe (s. Tabelle 20.1) und somit die Leistung der Pflegekasse.

Gewöhnliche und wiederkehrende Verrichtungen im Sinne des Gesetzes sind:
- Im Bereich der Körperpflege:
- Waschen, Duschen, Baden, Kämmen, Rasieren, Zahnpflege und Darm- und Blasenentleerung.

Tabelle 20.1. Eingruppierung in die Pflegestufen

Pflegebedarf	Pflegestufe 1:	Pflegestufe 2:	Pflegestufe 3:
Bei Verrichtungen des täglichen Lebens	mindestens 45 Minuten und wenigstens 2 Verrichtungen am Tag	mindestens 2 Stunden, wenigstens 3-mal täglich zu verschiedenen Tageszeiten	mindestens 4 Stunden bei einem Bedarf „rund-um-die-Uhr"
Bei der hauswirtschaftlichen Versorgung	mindestens 24 Minuten bei mehrfachem Bedarf in der Woche	mindestens 1 Stunde bei mehrfachem Bedarf in der Woche	mindestens 1 Stunde bei mehrfachem Bedarf in der Woche
Gesamter Hilfebedarf	durchschnittlich 90 Minuten	durchschnittlich 3 Stunden	durchschnittlich 5 Stunden

- Im Bereich der Ernährung:
  - mundgerechtes Zubereiten der Nahrung, Hilfe bei der Nahrungsaufnahme.
- Im Bereich der Mobilität:
  - Aufstehen, Zu-Bett-Gehen und Umlagern, An- und Auskleiden, Gehen, Stehen, Treppensteigen, Verlassen und Wiederaufsuchen der Wohnung.

> **!** Die Leistungen müssen bei der Pflegekasse beantragt werden.

Der Antrag auf Leistungen der Pflegeversicherung muss förmlich bei der Pflegeversicherung gestellt werden. Die Antragsformulare erhält man von der Krankenkasse. Dem Antrag sollte unbedingt ein aussagekräftiges ärztliches Attest beifügt werden, das neben dem Befund auch auf den Hilfebedarf des Patienten bei den o. g. Verrichtungen des täglichen Lebens in den Bereichen Körperpflege, Ernährung, Mobilität und hauswirtschaftliche Versorgung eingeht. Der Medizinische Dienst der Krankenkasse (MdK) schickt nach einer Terminvereinbarung einen Gutachter, der den Patienten zu Hause untersucht und in die Pflegestufe eingruppiert. Die Angehörigen sollten dem Gutachter bei seinem Besuch detailliert vom Umfang der Pflege berichten können. Dazu ist es zweckmäßig, ein Pflegeprotokoll anzufertigen, das aufzeigt, wieviel Zeit für die einzelnen Pflegemaßnahmen täglich aufgewendet werden muss. Pflegeprotokolle sind ebenfalls bei der Krankenkasse erhältlich.

Leistungen der Pflegeversicherung für die häusliche Pflege

Die Pflegeversicherung (s. Tabelle 20.2) sieht für die Anspruchsberechtigten *Geld- oder Sachleistungen* vor. Geldleistungen sind zu erhalten, wenn die Familie oder andere Personen die Pflege des Patienten selbst übernehmen können. Die höheren Sachleistungen können in Anspruch genommen werden, wenn ein Pflegedienst, der einen Versorgungsvertrag mit der Krankenkasse abgeschlossen hat, die Pflege übernehmen soll. Es ist aber auch möglich, sowohl Geld- als auch Sachleistungen als sog. Kombinationsleistungen zu beanspruchen. Da man sich schon vorab für eine

Tabelle 20.2. Leistungen zur häuslichen Pflege

Pflegestufe	Geldleistung (in DM)	Sachleistung (in DM)	Tages-/Nachtpflege (in DM)
I	400.–	750.–	750.–
II	800.–	1800.–	1800.–
III	1300.–	2800.–	2800.–

Leistungsform entscheiden muss, sollten sich Angehörige bei der Alzheimer-Gesellschaft oder der Pflegekasse über die für sie günstigste Leistungsart beraten lassen.

Verhinderungspflege

Bei Verhinderung der Pflegeperson durch Krankheit oder einen notwendigen Erholungsurlaub sollten Sie die Betroffenen über einen bestehenden Anspruch auf „Verhinderungspflege" informieren. Diese Leistung kann zu Hause, in einer anderen Wohnung oder in einer Einrichtung (keine Kurzzeitpflegeeinrichtung!) durchgeführt werden. Die entstehenden Kosten in Höhe bis zu DM 2800.- im Jahr werden mit den ambulanten Diensten bzw. den erwerbsmäßig tätigen Pflegepersonen direkt abgerechnet.

Kurzzeitpflege

Zusätzlich zur Verhinderungspflege kann einmal im Jahr maximal 4 Wochen Kurzzeitpflege beansprucht werden. Auch dafür zahlt die Pflegekasse jährlich DM 2800.-. Die Kurzzeitpflege muss allerdings in einer stationären Einrichtung durchgeführt werden.

Weitere Leistungen

Darüber hinaus gibt es noch Leistungen der Pflegeversicherung für Pflegehilfsmittel, technische Hilfsmittel und Kostenerstattung für behindertengerechte Umbaumaßnahmen der Wohnung bis zu DM 5000.-. Angehörige, die einen dementen Patienten mindestens

14 Stunden wöchentlich pflegen und nicht mehr als 30 Stunden in der Woche erwerbstätig sind, können zudem Beiträge in die Rentenversicherung beanspruchen. Außerdem sind sie kostenlos gesetzlich unfallversichert.

Leistungen zur stationären Pflege im Heim

Für die Kosten der Pflege im Heim können ebenfalls Leistungen von der Pflegeversicherung beantragt werden. Auch die Höhe der zu beanspruchenden Leistungen im Heim richten sich nach der Höhe der Pflegestufe, die der MdK nach Begutachtung festlegt (s. Tabelle 20.3).

Tabelle 20.3. Leistungen zur Pflege im Heim

Pflegestufe	Sachleistung (in DM)
I	2000.–
II	2500.–
III	2800.– bis max. 3300.–

20.2.2 Sozialhilfe für die häusliche Pflege

Jede Person, die durch Krankheit oder Behinderung in Not gerät und die notwendige Pflege nicht selbst finanzieren kann, hat Anspruch auf Sozialhilfe. Das heißt, dass auch materiell bedürftige Menschen ein Recht auf häusliche Pflege haben oder nicht unterversorgt zu Hause leben müssen. Nach dem sog. Subsidiaritätsprinzip, das die Nachrangigkeit staatlicher Hilfen verlangt, gibt es diese Unterstützung aber nur, wenn der Hilfebedürftige sich nicht selbst helfen kann und alle anderen Leistungen, auf die ein Anspruch besteht, ausgeschöpft sind. Dazu gehören Leistungen der Kranken- und Pflegekassen, der Beihilfe und der Rentenversicherungsträger. Auch Unterhaltsansprüche gegenüber Familienmitgliedern müssen geltend gemacht werden, bevor ein Anspruch entsteht.

Wer hat Anspruch auf Hilfe zur Pflege durch das Sozialamt?
Personen, die wegen Krankheit oder Behinderung für die gewöhnlichen und regelmäßig wiederkehrenden Verrichtungen im Ablauf des täglichen Lebens auf fremde Hilfe angewiesen sind, haben Anspruch auf Hilfe zur Pflege. Der Anspruch entsteht allerdings nur, wenn die Leistungen der Pflegeversicherung nicht ausreichen (oder noch gar kein Anspruch besteht), um den tatsächlichen Pflegebedarf abzudecken. Als behandelnder Arzt sollten Sie, im Falle einer finanziellen Notlage eines Patienten, den Allgemeinen Sozialdienst (ASD) der Stadt oder Gemeinde informieren. Der zuständige Sozialarbeiter ist verpflichtet, auf Ihre Meldung zu reagieren und wird sich selbst, im Rahmen eines Hausbesuchs, ein Bild von der Versorgungslage des Patienten machen. Er informiert die Betroffenen ausführlich und individuell über die möglichen Hilfen und wird dann gemeinsam mit den Betroffenen die zu beanspruchenden Leistungen beim örtlichen Sozialhilfeträger beantragen.

Eigenes Einkommen und Vermögen zur Finanzierung der Pflegekosten muss eingebracht werden. **!**

Das Sozialamt zahlt erst dann, wenn die Ersparnisse bis auf ein Schonvermögen von DM 5700.- (für Ehepaare) oder DM 4500.- (für Alleinstehende) verbraucht sind. Ein selbst bewohntes Einfamilienhaus muss nicht verkauft werden, um die Pflege mit dem Erlös zu finanzieren.

Unterhaltspflicht durch Verwandte in gerader Linie
Kinder sind ihren in Not geratenen Eltern gegenüber zum Unterhalt verpflichtet. Da ihnen beim Einsatz des Vermögens ein hoher Freibetrag eingeräumt wird, sollte aber auf keinen Fall auf einen Sozialhilfeantrag verzichtet werden.

Welche Leistungen können beansprucht werden?
Die Kosten für die notwendige Pflege durch einen ambulanten Dienst werden vom Sozialamt übernommen, wenn die Leistungen

der Pflegeversicherung ausgeschöpft sind. Allerdings dürfen gegenüber einer Heimunterbringung keine unverhältnismäßigen Mehrkosten entstehen.

Finanzierung von Haushaltshilfen
Wenn keine weiteren Angehörigen im Haushalt leben, die in der Lage sind, die Hausarbeit zu verrichten, können die anfallenden Kosten für eine Haushaltshilfe übernommen werden. Das gilt aber ebenfalls nur, wenn die Leistungen der Pflegeversicherung bereits ausgeschöpft sind.

Finanzierung von Tagespflegeeinrichtungen
Eine notwendige teilstationäre Pflege in einer Tagespflegeeinrichtung kann über die Sozialhilfe finanziert werden, wenn die Leistungen der Pflegeversicherung dafür nicht ausreichen. Darüber hinaus können auch anfallende Fahrtkosten, wie der Hol- und Bringdienst, beantragt werden.

Finanzierung von Kurzzeitpflegeeinrichtungen
Wenn für pflegende Angehörige ein Kur- oder Krankenhausaufenthalt für ihre Gesundheit notwendig wird, können die Kosten für die vorübergehende Unterbringung des Patienten in einer Kurzzeitpflegeeinrichtung von der Sozialhilfe übernommen werden.

Wie wird Sozialhilfe beantragt?
Sozialhilfe muss förmlich, d. h. mit Formblättern des Sozialamts beantragt werden. Die Sozialhilfe setzt erst dann ein, wenn das Sozialamt von der Notlage einer Person erfährt. Örtlich zuständig ist das Sozialamt, in dessen Bereich sich der Hilfesuchende tatsächlich aufhält. Das Sozialamt verlangt Nachweise über die Einkommensverhältnisse und das Vermögen des Hilfesuchenden und der Personen oder Familienangehörigen, die mit ihm im gleichen Haushalt leben. Zudem müssen auch die unterhaltspflichtigen Angehörigen, wie Kinder, Nachweise über ihr Einkommen und Vermögen erbringen.

20.2.3 Sozialhilfe für die Pflege im Heim

Wenn die Angehörigen der Belastung durch die Pflege zu Hause nicht mehr gewachsen sind, wird meist eine Unterbringung des Patienten in einem Pflegeheim erforderlich. Die Übernahme der Kosten für das Heim kann beim überörtlichen Sozialhilfeträger beantragt werden, wenn der Betroffene die anfallenden Kosten nicht selbst tragen kann.

Wann kann man Kosten für die Pflege im Heim von der Sozialhilfe beantragen?
Der Betroffene muss zunächst das eigene Einkommen und Vermögen für die Finanzierung der Pflegeheimkosten verbrauchen. Zudem müssen Unterhaltsansprüche gegenüber Verwandten in gerader Linie und die Leistungen der Pflegeversicherung ausgeschöpft sein, bevor der Sozialhilfeträger die Heimkosten finanziert.

Muss der Betroffene sein gesamtes Einkommen und Vermögen für die Heimfinanzierung aufbrauchen?
Das eigene Einkommen und Vermögen muss bis auf ein Schonvermögen von DM 5700.- (für Ehepaare) oder DM 4500.- (für Alleinstehende) verbraucht sein, bevor der Sozialhilfeträger die Kosten übernimmt. Verbleibt der Ehepartner des Betroffenen zu Hause in einem eigenen Einfamilienhaus, muss das Haus nicht verkauft werden, um von dem Erlös die Kosten für das Heim zu finanzieren. Der notwendige Lebensunterhalt des zu Hause lebenden Ehepartners wird anhand der laufenden Kosten, z. B. für Miete, errechnet und bleibt erhalten.

Wer ist unterhaltspflichtig?
Verwandte in gerader Linie (Kinder, Eltern) und Ehepartner sind gegenseitig zum Unterhalt verpflichtet und werden zur Heimfinanzierung herangezogen, wenn sie dazu in der Lage sind. Die Ehepartner der Unterhaltspflichtigen, Enkelkinder und geschiedene Ehepartner werden nicht zu Zahlungen herangezogen.

Müssen Kinder ihr Vermögen zur Heimfinanzierung einbringen?

Kinder müssen, wenn sie sehr wohlhabend sind, von ihrem Teil des Vermögens einen Beitrag in Form einer Zuzahlung zu den Heimkosten erbringen. Kinder sind, im Gegensatz zu den Ehepartnern, nicht gesteigert unterhaltspflichtig und es wird ihnen somit ein wesentlich höherer Freibetrag beim Vermögen zugestanden.

> **!** Schenkungen müssen zurückgegeben werden.

Hat der Betroffene oder sein Ehepartner sein Vermögen verschenkt und ist dann selbst sozialhilfebedürftig geworden, muss er die bis zu 10 Jahren zurückliegende Schenkung rückgängig machen. Wurde ein Haus in den letzten 10 Jahren an die Kinder überschrieben, sind diese verpflichtet, so lange die Kosten für das Pflegeheim zu übernehmen, bis der geschätzte damalige Verkehrswert des Hauses aufgebraucht ist.

> **!** Das Bankgeheimnis bleibt unangetastet.

Der Sozialhilfeträger verlangt eine Offenlegung der Einkünfte und des Vermögens des Antragstellers und seiner Angehörigen. Das Bankgeheimnis darf aber nicht angetastet werden. Die Angaben zum Vermögen werden anhand der vorgelegten Konten über einen Zeitraum von bis zu 10 Jahren überprüft.

20.2.4 Rentenversicherung

Demente Patienten sind häufig schon im frühen Stadium der Krankheit den Anforderungen im Berufsleben nicht mehr gewachsen. Um Überforderungen und Kränkungen am Arbeitsplatz zu vermeiden, sollte man ihnen einen rechtzeitigen und würdevollen Ausstieg aus dem Berufsleben ermöglichen.

Unter welchen Umständen können sich demente Patienten vorzeitig berenten lassen?

Wenn ein dementer Patient aus gesundheitlichen Gründen nicht mehr in der Lage ist, seinen Beruf auszuüben, da er höchstens noch einer sog. geringfügigen Arbeit (monatlich maximal DM 630.-) nachgehen kann, ist er *erwerbsunfähig* und kann eine Erwerbsunfähigkeitsrente beantragen.

Für die Gewährung einer Erwerbsunfähigkeitsrente gelten folgende Voraussetzungen:
- der Rentenversicherungsträger (BfA oder LVA) hat die Erwerbsunfähigkeit festgestellt,
- die Wartezeit (= Mindestversicherungszeit) von 5 Jahren ist erfüllt,
- während der letzten 5 Jahre bestand mindestens 3 Jahre lang ein versicherungspflichtiges Arbeitsverhältnis.

Ein Hinzuverdienst zur Rente ist nur bis zur Geringfügigkeitsgrenze von DM 630.- möglich. Der Antrag auf Erwerbsunfähigkeitsrente wird förmlich beim Rentenversicherungsträger gestellt. Das Verfahren kann mehrere Monate dauern. Als behandelnder Arzt sollten Sie den Patienten also rechtzeitig auffordern, vor dem Ablaufen des Krankengeldes (Laufzeit maximal 18 Monate), einen Rentenantrag zu stellen. Versichertenälteste helfen dem Patienten kostenlos beim Ausfüllen der Anträge und beraten über die Höhe der zu erwartenden Erwerbsunfähigkeitsrente. Eine Adressenliste der Versichertenältesten in der Nähe kann beim Rentenversicherungsträger angefordert werden.

Besonders im frühen Stadium der Demenz besteht die Gefahr, dass die ärztlichen Gutachter der Rentenversicherung die berufliche Leistungsfähigkeit des Patienten überschätzen und den Rentenantrag ablehnen. Teilweise wird den Betroffenen empfohlen firmenintern an eine Stelle mit geringerer Leistungsanforderung zu wechseln. Da bei dementen Patienten ja gerade das Neueinspeichern von Informationen gestört ist, wirkt sich ein solcher Stellenwechsel in jedem Fall kontraproduktiv aus. In diesem Fall sollte unbedingt rechtzeitig Widerspruch eingelegt werden. Erstellen Sie als behandelnder Arzt ein aussagekräftiges ärztliches Attest, das dem Widerspruchsschreiben beigelegt wird. In Zusammenarbeit mit dem Vorgesetzten des Patienten und/oder dem Betriebsarzt sollten die kognitiven Defizite, Fehlleistungen bei der Erledigung der beruflichen Tätigkeit und die Überforderungssituationen im Attest möglichst konkret und beispielhaft beschrieben werden.

20.3 Welche Vorteile bietet ein Schwerbehindertenausweis?

Eine Demenz wird ab einem gewissen Schweregrad als Schwerbehinderung anerkannt. Durch die Anerkennung als Schwerbehinderte entsteht ein Anspruch auf einen Schwerbehindertenausweis mit den entsprechenden Nachteilsausgleichen. Als Behinderung wird eine Erkrankung angesehen, die dauerhaft zu Funktionsbeeinträchtigungen in allen Lebensbereichen führt. Dieser Zustand muss für mindestens 6 Monate bestehen. Demenzerkrankungen werden im Allgemeinen als „chronische Leiden, die nicht zu heilen sind und zu Beeinträchtigungen in allen Bereichen des Lebens führen" als Behinderung anerkannt. Schwerbehinderte sind Personen mit einem Grad der Behinderung (GdB) von mindestens 50 von Hundert.

Wie wird ein Schwerbehindertenausweis beantragt?
Anträge auf Anerkennung als Schwerbehinderter müssen beim Versorgungsamt gestellt werden. Im Antrag sollten alle vorliegenden Behinderungen aufgelistet werden, und alle Ärzte, Krankenhäuser und Rehabilitationskliniken angegeben werden, die Atteste oder Gutachten zur Behinderung des Patienten erstellen können. Es dauert oft mehrere Monate, bis das Verfahren abgeschlossen ist, und bis die Betroffenen einen Schwerbehindertenausweis erhalten, der den Grad der Behinderung und die anerkannten Merkzeichen enthält.

Welche Vorteile kann der Schwerbehindertenausweis bringen?
Ein Schwerbehindertenausweis kann eine Reihe von steuerlichen und nichtsteuerlichen „Nachteilsausgleichen" bringen. Die wichtigsten davon sind:

- Kraftfahrzeugsteuer-Befreiung oder -Ermäßigung,
- Freibetrag bei der Lohn- und Einkommensteuer,
- Freifahrten mit öffentlichen Verkehrsmitteln und Freifahrten für Begleitpersonen,
- Ermäßigung bei Rundfunk- und Telefongebühren,
- Zuschüsse zur Wohnraumanpassung.

20.4 Welche Vorausverfügungen sollte der Kranke treffen?

Patienten, die an einer Demenz im frühen Stadium leiden, sollten rechtzeitig durch Vollmachten und Verfügungen Vorsorge für die Zukunft treffen. Im frühen Stadium der Demenz sind die Betroffenen noch in der Lage zu bestimmen, wer in Zukunft ihre Behördenangelegenheiten regeln und ihr Vermögen verwalten soll, wie im Falle der Pflegebedürftigkeit die medizinische Behandlung auszusehen hat und wen sie sich ggf. als gesetzlichen Betreuer wünschen. Als behandelnder Arzt sollten Sie den Patienten und seine Familie nachdrücklich auf die Notwendigkeit der frühzeitigen Errichtung von Willenserklärungen zur Vorsorge hinweisen.

Es gibt dafür verschiedene Möglichkeiten. Die wichtigsten sind:
- Vorsorgevollmacht,
- Patientenverfügung und
- Betreuungsverfügung.

20.4.1 Vorsorgevollmacht

Eine Vorsorgevollmacht ist eine schriftliche Willenserklärung, durch die eine oder mehrere Personen für die in der Vollmacht genannten Aufgaben zu einem späteren Zeitpunkt für den Vollmachtgeber handeln können. Eine Vorsorgevollmacht befugt den Bevollmächtigten also nicht sofort zu rechtswirksamem Handeln, sondern erst zu dem Zeitpunkt, der in der Vollmacht bestimmt wurde. Der Patient sollte ärztlicherseits dahingehend beraten werden, rechtzeitig einer Person seines Vertrauens eine Vorsorgevollmacht auszustellen, die den Bevollmächtigten befugt, im Krankheitsfall für den Patienten Bankgeschäfte zu erledigen, bei Behörden oder Versicherungen Anträge zu stellen und die Post zu öffnen. Nur voll geschäftsfähige Personen können rechtsgültige Vollmachten erteilen. Eine Vollmacht wird nicht wie eine gesetzliche Betreuung von staatlicher Seite kontrolliert.

Warum ist eine Vorsorgevollmacht sinnvoll?
Viele Banken weigern sich, ohne Vollmacht an Angehörige Geld auszugeben, und bei Behörden müssen oft Unterschriften vor Ort geleistet werden, was ohne Vollmacht nur der Betroffene selbst tun kann. Weiterhin spricht für eine Vollmacht, dass Angelegenheiten, die durch Vollmachten geregelt werden, im späteren Betreuungsfall nicht dem Betreuer zur Aufgabe gemacht werden müssen. Manche Banken akzeptieren Vollmachten nur dann, wenn sie vor Ort auf förmlichen Anträgen der Bank unterschrieben werden.

Vollmachten werden staatlicherseits nicht kontrolliert. Es besteht also kein Schutz vor Missbrauch. Der Patient sollte deshalb nur eine absolut zuverlässige Vertrauensperson bevollmächtigen.

Was soll eine Vorsorgevollmacht beinhalten?
In der Vorsorgevollmacht können Wünsche über den späteren Lebensstil, die Verwaltung des Vermögens, die Zustimmung zu ärztlicher Heilbehandlung und die Auswahl des Alten- und Pflegeheimes aufgenommen werden. Die Willenserklärungen des Patienten sollten möglichst konkret formuliert werden, um spätere Missverständnisse zu vermeiden. Die städtischen Betreuungsstellen stellen oft Musterdokumente zur Verfügung, die bei der Formulierung der Vollmacht helfen können. Die Betroffenen können sich aber auch bei der Alzheimer-Gesellschaft beraten lassen.

Muss die Vorsorgevollmacht durch einen Notar beglaubigt werden?
Vorsorgevollmachten müssen nur notariell beurkundet oder beglaubigt werden, wenn sie auch Immobiliengeschäfte beinhalten.

Größere Sicherheit bietet aber immer eine notarielle Beurkundung oder Beglaubigung. Wenn eine Vorsorgevollmacht schon gut ausgearbeitet ist, kostet das nicht viel. Die Kosten des Notars für diese Tätigkeit richtet sich nach der Höhe des Vermögens. Für die Beurkundung einer Vollmacht wird derzeit bei einem Vermögen von DM 50.000.- eine Gebühr von DM 80.- zuzüglich Mehrwertsteuer in Rechnung gestellt.

Kann die Vollmacht zu Hause aufbewahrt werden?
Die Vollmacht ist nur als Orginal rechtsgültig. Deshalb sollte sie unbedingt an einem sicheren Ort aufbewahrt werden, um Missbrauch vorzubeugen. Die Vollmacht kann der Patient zu Hause oder bei der Bank hinterlegen. Natürlich ist es wichtig, dass sie im Ernstfall auch gefunden wird. Größere Sicherheit bietet aber die Aufbewahrung bei einem Notar. Eine Kopie der Vorsorgevollmacht sollte der Patient zu Hause haben. Sie kann dann jederzeit nachgelesen und ggf. der Inhalt verändert werden.

20.4.2 Betreuungsverfügung

Mit einer Betreuungsverfügung kann der Patient frühzeitig einen Betreuer bestimmen, der im Falle späterer Hilflosigkeit vom Vormundschaftsgericht als gesetzlicher Vertreter eingesetzt werden soll. Darüber hinaus kann geregelt werden wie die Verwaltung des Vermögens und die spätere Lebensgestaltung aussehen soll, um dem späteren Betreuer zu ermöglichen in seinem Sinne zu handeln. Eine Betreuungsverfügung kann auch noch von nicht mehr geschäftsfähigen Patienten verfasst werden.

Soll die Betreuungsverfügung zu Hause aufbewahrt werden?
Die Betreuungsverfügung sollte beim Amtsgericht, Abteilung Vormundschaftsgericht, hinterlegt werden. Wird die Betreuungsverfügung mit einer Vorsorgevollmacht und einer Patientenverfügung kombiniert, kann man sie gemeinsam beim Amtsgericht hinterlegen.

20.4.3 Patientenverfügung

Durch eine Patientenverfügung kann der Patient für die Zeit möglicher späterer Hilflosigkeit Wünsche zur medizinischen und ärztlichen Behandlung formulieren. Dabei hat er die Möglichkeit, seine Wünsche bezüglich der medikamentösen Behandlung, des Einsatzes von medizinischen Apparaten zu äußern und zu bestimmen, ob er im finalen Stadium der Krankheit lebensverlängernde Maßnahmen wünscht oder nicht. Es ist sowohl für den behandelnden Arzt als auch für die Angehörigen sinnvoll, Wünsche an die spätere Behandlung möglichst genau zu formulieren. Es sollten die Umstände, die Grunderkrankung und der körperliche und geistige Zustand beschrieben werden, bei deren Eintreten beispielsweise keine lebensverlängernden Maßnahmen ergriffen werden sollen, um eine spätere Entscheidung zu erleichtern.

Sind die formulierten Wünsche bindend für den Arzt?
Wenn möglich sollten Sie als behandelnder Arzt die in der Patientenverfügung formulierten Wünsche des Patienten beachten. Eine ärztliche Behandlung darf nicht gegen den Willen des Patienten erfolgen. Das Problem ist aber, dass der geäußerte Wille nicht immer auf die praktische Situation angewendet werden kann. Bei akut auftretendem Handlungsbedarf können sich Ärzte auf die Verpflichtung zu ärztlicher Notfallbehandlung berufen.

Wo sollte die Patientenverfügung aufbewahrt werden?
Eine Patientenverfügung kann wie die Vorsorgevollmacht beim Notar oder einer Person des Vertrauens hinterlegt werden. Im Betreuungsfall wird sie dem Vormundschaftsgericht vorgelegt. Auch der Hausarzt sollte eine Kopie der Patientenverfügung erhalten.

20.5 Versorgung für Demente: Ambulante, teilstationäre und stationäre Versorgungseinrichtungen

20.5.1 Ambulante Pflegedienste

Welche Art der Unterstützungsmöglichkeiten für den Patienten sinnvoll sind, hängt vom Stadium der Demenz ab. Im frühen Stadium kommen ambulante Hilfen in Betracht, z. B. Nachbarschaftshilfen, Kreise ehrenamtlicher Helfer oder Sozialstationen. Im mittleren Krankheitsstadium braucht die Familie möglicherweise eine wirksamere Entlastung; hierfür kommen neben ambulanten Hilfen Tagesstätten oder Einrichtungen der Kurzzeitpflege in Betracht. Im fortgeschrittenen Stadium kann die Pflegebedürftigkeit des Patienten einen Grad annehmen, dass die Pflege zu Hause nicht mehr zu leisten ist und der Patient in ein Pflegeheim oder in eine gerontopsychiatrische Abteilung eines Krankenhauses gebracht werden muss.

Bei der Auswahl eines ambulanten Pflegedienstes ist folgendes zu beachten: Das Pflegepersonal sollte über profunde Kenntnisse über Pflegemodelle für demente Patienten und die Erstellung von Pflegeanamnesen und Pflegeplanung verfügen. Überfürsorge fördert die Regression und somit die Hilfebedürftigkeit des Erkrankten. Aus diesem Grund sollten die Pflegedienste nach dem Prinzip der Hilfe zur Selbsthilfe, der sog. aktivierenden Pflege arbeiten. „Bezugspflege" mit einem möglichst geringen Wechsel der Pflegepersonen ist für demente Patienten besonders wichtig.

Es gibt vier Leistungen die durch die ambulante Pflege in Anspruch genommen werden können:
- Grundpflege umfasst die Hilfe beim Anziehen, beim Waschen und der Zahnpflege, das Lagern und Betten.
- Behandlungspflege umfasst das Wechseln von Verbänden, die Medikamentenabgabe, Geh- und Bewegungsübungen, Einreibungen, Blutdruckmessungen usw. Sie kann vom Arzt als „häusliche Krankenpflege" verordnet werden und wird dann von der Krankenkasse finanziert.

- Hauswirtschaftliche Versorgung umfasst das Reinigen der Wohnung, die Reinigung von Wäsche und Kleidung und das Einkaufen und Kochen.
- Psychosoziale Betreuung umfasst die Begleitung bei Gängen außer Haus, z. B. bei Einkäufen und Besuchen kultureller Veranstaltungen, das Strukturieren des Tages durch geeignete Beschäftigungsangebote und die Beaufsichtigung zu Hause zum Schutz vor Gefahren.

Zu den ambulanten Pflegediensten zählen
- Nachbarschaftshilfe,
- Sozialstation,
- private Pflegedienste,
- ehrenamtliche Helfer,
- Betreuungsgruppen,
- Essen auf Rädern,
- Haushaltshilfen.

Nachbarschaftshilfe
Die Laienhelfer der Nachbarschaftshilfe leisten vorwiegend Besuchs- und Einkaufsdienste. Sie helfen bei kleineren Hausarbeiten und bieten persönliche Ansprache und Zuwendung, um einer Vereinsamung entgegen zu wirken. Pflege leisten sie nur in Ausnahmefällen. Nachbarschaftshilfen werden meistens von Kirchengemeinden oder den Wohlfahrtsverbänden getragen.

Ehrenamtliche Helfer
Einige Vereine, Initiativgruppen und Helferdienste vermitteln ehrenamtliche Laienhelfer, die wie die Helfer der Nachbarschaftshilfe Patienten besuchen, um einer Isolierung vorzubeugen. Zudem wird bei kleineren Hausarbeiten geholfen.

Sozialstationen, Pflegevereine
Die qualifizierten Alten- oder Krankenpflegekräfte der Sozialstationen oder Pflegevereine leisten vorwiegend Grund- und Behandlungspflege und hauswirtschaftliche Versorgung. Für Be-

treuung, wie ausführliche Gespräche oder Begleitung außer Haus, fehlt ihnen meistens die Zeit. Träger sind die freien Wohlfahrtsverbände (Arbeiterwohlfahrt, Caritas, Diakonie, Paritätischer Wohlfahrtsverband) oder die Gemeinden.

Private Pflegedienste

Die ebenfalls qualifizierten Pflegekräfte der privat-gewerblichen Pflegedienste leisten in der Regel jede Art von Pflege, die man anfordert. Neben der Grund- und Behandlungspflege, der hauswirtschaftlichen Versorgung und psychosozialen Betreuung, werden Tag- und Nachtwachen und Rund-um-die-Uhr-Pflege (auch am Wochenende) angeboten. Die meisten privaten Pflegedienste rechnen mit den Kranken- und Pflegekassen ab.

Betreuungsgruppen

Einige regionale Alzheimer-Gesellschaften organisieren Betreuungsgruppen für demente Patienten, um pflegende Angehörige stundenweise zu entlasten. Die kleinen Patientengruppen treffen sich meist einmal in der Woche ganz- oder halbtags zum gemeinsamen Singen, Kaffeetrinken, Basteln und Gestalten oder für kleine Ausflüge. Betreut werden sie in der Regel von einer Fachkraft und mehreren Laienhelfern.

Essen auf Rädern

Die verschiedenen Wohlfahrtsverbände bieten Essen auf Rädern an, das fertig zubereitet oder als Tiefkühlkost ins Haus gebracht wird. Es wird meistens auch Diabetikerkost angeboten.

Haushaltshilfen

Haushaltshilfen werden von den Sozialstationen, Pflegevereinen und den privaten Pflegediensten vermittelt. Häufig übernehmen Zivildienstleistende das Reinigen der Wohnung, das Einkaufen und Kochen. Der Patient kann sich auch privat eine Reinigungskraft oder Haushaltshilfe suchen.

20.5.2 Teilstationäre Einrichtungen

Zu den teilstationären Einrichtungen zählen
- Tagesstätten,
- Tagespflege und
- Tageskliniken.

Tagesstätten
Demente Patienten, die noch kaum auf Betreuung und Pflege angewiesen sind, profitieren von Tagesstätten für ältere oder psychisch kranke Menschen. Die Besucher verpflichten sich nicht zum regelmäßigen Besuch und können diese Einrichtungen kostenlos nutzen. Angeboten werden gemeinsame Unternehmungen, kreatives Gestalten, Bewegungsangebote und gemütliches Zusammensein. Manche Tagesstätten bieten den Besuchern auch ein Frühstück und einen Mittagstisch an. Fahrdienste gibt es in der Regel nicht. Tagesstätten werden vorwiegend von Wohlfahrtsverbänden, Kommunen oder gemeinnützigen Vereinen getragen.

Tagespflege
In Tagespflegeeinrichtungen werden feste Patientengruppen tagsüber von montags bis freitags von Altenpflegern betreut. Die Tagespflege kann auch nur an einzelnen Tagen in Anspruch genommen werden. Einige Einrichtungen haben sich auf die Pflege und Betreuung von dementen Patienten spezialisiert. Sie bieten neben dem Frühstück und einem Mittagessen vielfältige Angebote, die den Tag strukturieren. Beschäftigungen können sein: Gymnastik, kreatives Gestalten, Singen und kleine Ausflüge oder Spaziergänge. Einige Tagespflegen leisten gelegentlich Hilfe bei der Grundpflege, z. B. beim Duschen. Die Medikamente werden den Patienten bei Bedarf verabreicht. Die meisten haben einen Fahrdienst, der die Besucher abholt und nach Hause bringt. Sie sind häufig an Alten- und Pflegeheime angeschlossen.

Tageskliniken
Tageskliniken sind häufig an psychiatrische Krankenhäuser oder gerontopsychiatrische Zentren angeschlossen. Manche diagnosti-

zieren und behandeln auch demente Patienten. Die Patienten besuchen die Tagesklinik tagsüber von montags bis freitags. Die Versorgung in der übrigen Zeit muss gewährleistet sein. Viele Tageskliniken verfügen über einen Fahrdienst. Die Aufenthaltsdauer ist auf die Zeit der notwendigen Behandlung begrenzt.

20.5.3 Stationäre Einrichtungen

Dazu zählen
- Pflegeheime,
- gerontopsychiatrische Wohngruppen,
- gerontopsychiatrische Krankenhausabteilungen,
- Kurzzeitpflege.

Pflegeheime
Häufig werden die Hausärzte von Angehörigen befragt, wann der demente Patient in einem Heim untergebracht werden soll und welches Haus für die Pflege dieser Patienten geeignet ist. Grundsätzlich sind demente Menschen am besten in der häuslichen Umgebung orientiert. Durch die beeinträchtigte Fähigkeit, neue Informationen im Gedächtnis einzuspeichern, wirkt sich jeder Umgebungswechsel sehr negativ auf die Orientierung und somit auf die Befindlichkeit des Patienten aus. Durch die Organisation engmaschiger ambulanter oder teilstationärer Hilfen können die Patienten oft erstaunlich lange zu Hause versorgt werden.

Muss ein dementer Patient in einem Pflegeheim untergebracht werden, sollte ein Heim empfohlen werden, das konzeptionell auf diese Patientengruppe eingerichtet ist. Heime, die „betreutes Wohnen" anbieten, sind für demente Patienten ebenso ungeeignet wie Altenwohnstifte oder die Unterbringung im Wohnbereich von Altenheimen. Die Betreuungsmöglichkeiten dort werden den Bedürfnissen der Dementen nach Tagesstrukturierung, Orientierungshilfe und geeigneten Beschäftigungs- und Bewegungsangeboten nicht gerecht. Mehrgliedrige Alten- und Pflegeheime bieten ein abgestuftes Angebot von Wohnbereichen und offenen und beschützenden (geschlossenen) Pflegebereichen an. Damit kann der Bewohner je nach Pflegebedarf in die erforderlichen Abteilungen des Hauses wechseln. Daneben gibt es geschlossene Pflegeheime, die speziell auf verwirrte oder psychisch kranke Menschen eingerichtet sind.

Gerontopsychiatrische Wohngruppen
Manche Pflegeheime bieten für verwirrte oder psychisch kranke Patienten gerontopsychiatrische Wohngruppen an. Die Bewohner werden dort in familienähnlichen kleinen Gruppen gepflegt und betreut. Im Vordergrund steht die Strukturierung des Tages mit an der der Biografie des Bewohners orientierten Beschäftigungsangeboten. Es wird versucht, ein möglichst hohes Maß an Normalität in den Alltag zu bringen. Die Bewohner können sich an hauswirtschaftlichen Tätigkeiten beteiligen, wie Kochen, Tisch decken oder Blumen gießen. Die Wohngruppen stellen oft eine bessere personelle Ausstattung als Pflegeheime und ein multiprofessionelles Team bereit.

Gerontopsychiatrische Krankenhausabteilungen
Bei akuter Verschlechterung des Krankheitsbildes, die mit starken Verhaltensauffälligkeiten wie Aggressivität oder ausgeprägten Weglauftendenzen verbunden sind, können demente Patienten in gerontopsychiatrischen Krankenhäusern untergebracht werden. Diese sind meistens an psychiatrische Kliniken oder gerontopsychiatrische Zentren angeschlossen. Dort können die Patienten so lange bleiben, bis die Untersuchungen und Behandlungen abgeschlossen sind. Bei geschlossener Unterbringung, die vom Hausarzt initiiert werden kann, muss die Klinik die Unterbringung vom Vormundschaftsgericht genehmigen lassen.

Kurzzeitpflege
Der Patient kann vorübergehend in einer Kurzzeitpflegeeinrichtung untergebracht werden, wenn der pflegende Angehörige wegen Krankheit oder Urlaub ausfällt. Die Patienten werden hier rund um die Uhr von Fachpersonal gepflegt und betreut. Die

meisten Kurzzeitpflegeeinrichtungen sind offen und können somit keine weglaufgefährdeten Personen aufnehmen. Eine Kurzzeitpflege kommt zudem in Frage, wenn der Patient dauerhaft in einem Pflegeheim untergebracht werden soll, aber, bei akuter Verschlechterung des Krankheitsbildes, kurzfristig kein geeigneter Heimplatz gefunden werden kann.

Literatur

Alzheimer Europe (Hrsg, 1999) Handbuch der Betreuung und Pflege von Alheimer-Patienten. Thieme, Stuttgart

Gratzl E, Bernet M, Kurz A (1999) Ratgeber in rechtlichen und finanziellen Fragen. Dt. Alzheimer Gesellschaft e. V. (Hrsg)

Schwarz G Leitfaden zur Pflegeversicherung. Dt. Alzheimer Gesellschaft e. V. (Hrsg)

21 Psychotherapie

R. Hirsch

> **Zum Thema**
> Durch eine Psychotherapie sollen psychische Störungen des Erlebens und Verhaltens eines Menschen mit psychologischen Mitteln verringert werden. Gibt es auch keine allgemeingültige Definition, so sind doch folgende (Mindest-) Kriterien (in Anlehnung an Strotzka 1978) erforderlich, um von einer Psychotherapie zu sprechen:
> - Bewusster und geplanter Therapieprozess zur Beeinflussung von Verhaltensstörungen und Leidenszuständen mit einer klaren Zielvorstellung (z. B. Symptomverringerung),
> - Einsatz von psychologischen Mitteln (durch Kommunikation) mittels lehrbarer und auf Effizienz überprüfbarer Techniken auf der Basis einer Theorie.

21.1 Ist eine Psychotherapie sinnvoll?

Meist wird davon ausgegangen, dass ein Demenzkranker per se für eine Psychotherapie ungeeignet ist. Bestimmte psychotherapeutische Verfahren, wie z. B. die Psychoanalyse, sind für einen Demenzkranken nicht geeignet. Andere dagegen können, den Störungen entsprechend individuell angepasst, sehr wohl helfen. Die Bezugspersonen sollten in die Behandlung einbezogen werden.

Neben dem Demenzkranken leiden auch seine Angehörigen (z. B. Partner oder primärversorgende Angehörige) unter den Auswirkungen dieses schweren Leidens. Vielfältig sind die Anforderungen an sie, denen sie oft nicht gewachsen sind. Reicht eine informelle, soziale, beratende oder medizinische Unterstützung nicht aus, ist eine psychotherapeutische Behandlung erforderlich.

21.2 Wer ist zur Psychotherapie geeignet?

Hauptindikationsbereiche sind Kranke mit einer beginnenden bis zu einer mittelschweren Demenz. Demenzkranke mit mittelschweren kognitiven Leistungseinbußen, die z. B. ohne fremde Hilfe nicht mehr zurechtkommen, im Einzelfall auch schwer Demente, können von verhaltenstherapeutischen Methoden profitieren.

Im Vordergrund der psychotherapeutischen Bemühungen steht weniger die Beeinflussung der kognitiven Störungen (diese können sich aber sekundär bessern), sondern die Behandlung von
- affektiven Störungen (z. B. Angst, Panik, emotionale Labilität, depressive Symptome, Aggressivität, Selbstunsicherheit, Hilflosigkeit),
- Verhaltensstörungen (auch „störende" wie z. B. aggressives Verhalten),
- Antriebsstörungen (z. B. Unruhe, Aspontaneität, Initiativlosigkeit),
- Persönlichkeitsveränderungen (z. B. Vergröberung des Affektes, Enthemmung),
- funktionellen Störungen (z. B. Harninkontinenz),
- sozialem Rückzug und Regression.

Bei der Entscheidung für eine Psychotherapie ist die Individualität eines Demenzkranken, die Einzigartigkeit seines Entwicklungsprozesses, die das aktuelle Erscheinungs- bzw. Störungsbild bestimmen, zu berücksichtigen (Junkers 1994). Einzubeziehen ist auch die Art, wie der Kranke seine zunehmenden kognitiven Leistungseinbußen wahrnimmt, bewertet und erlebt, wie er diese zu bewältigen oder abzuwehren versucht und welche Chancen ihm von seinem sozialen Umfeld gegeben werden.

21.3 Welche Ziele sollen durch die Psychotherapie erreicht werden?

Die Therapieziele bei einem Demenzkranken sind abhängig von dessen bestehenden Defiziten, Kompetenzen, Leidensschwerpunkten sowie dem Milieu, in welchem er lebt. Zu berücksichtigen ist die Schwere und Progredienz der Störung. Die Therapieziele sollen am Anfang der Behandlung möglichst eindeutig formuliert werden (s. Übersicht).

Kranke, die unter einem leichten dementiellen Prozess leiden, haben meist eine noch intakte Persönlichkeit. Sie leiden oft unter ihren von ihnen nicht mehr kontrollierbaren Einbußen. Sie erleben z. B., dass „im Kopf irgendetwas vorgeht", was sie ängstigt und ver-

---

Ziele der Psychotherapie bei Demenzkranken

- Stützung der Selbstsicherheit und des Selbstbildes und Verringerung von Hilflosigkeit und Abhängigkeit,
- Klärung von Gefühlen zum Selbst, dem Körper und zu den Bezugspersonen,
- Akzeptieren und Bewältigen der bestehenden und zunehmenden Verluste sowie Anpassung an die jeweilige Verlustsituation,
- Stabilisierung und Förderung von vorhandenen Kompetenzen (Ansatz der Intervention bei den vorhandenen Ressourcen) und Aktivitäten des täglichen Lebens,
- Verringerung von Verhaltensauffälligkeiten (z. B. verbale oder physische aggressive Verhaltensweisen, Ruhelosigkeit, Weglauftendenzen, dissoziale Umgangsweisen),
- Stabilisierung der Emotionen und Affekte, auch mit dem Ziel, kognitive Einbußen annehmen zu können, diese (möglichst) zu verringern und vorhandene kognitive Fähigkeiten maximal nutzen zu können,
- Verringerung einer frühzeitigen, dem neuropsychologischen Defizit nicht entsprechenden, psychosozialen Deaktivierung,
- Verringerung von depressiven Symptomen, Ängsten, Rückzugs- und regressiven Tendenzen,
- Stabilisierung und Förderung von familiären Beziehungsstrukturen sowie sozialen Kompetenzen,
- Förderung von Interesse an der Umwelt und an Tätigkeiten.

unsicher. Sie können ihre Arbeit nicht mehr so rasch, so intensiv und effektiv bewältigen wie bisher. Sie fühlen sich hilflos und sind irritiert.

Je weiter der dementielle Prozess fortgeschritten ist, desto mehr ist der Kranke auf Außenreize angewiesen, die auf ihn krankheitsvermindernd einwirken. Dennoch hat er noch immer ein bestimmtes Maß an Autarkie. Bei schwer Demenzkranken ist quasi das soziale Umfeld der Patient, welches behandelt werden muss, um dem Kranken eine Linderung seines Leidens zu ermöglichen.

21.4 Wo kann die Psychotherapie durchgeführt werden?

Grundsätzlich kann die Psychotherapie in der Praxis eines Psychotherapeuten, in einer (gerontopsychiatrischen) Tagesklinik, in einer (gerontopsychiatrischen oder gerontopsychosomatischen) Fachklinik/-abteilung/-station, aber auch zu Hause oder im Altenheim stattfinden. Je nach Zielvorstellung können die Interventionen einzeln oder in der Gruppe sowie als Paar- oder Familientherapie durchgeführt werden. Einzubeziehen sind alle professionellen Helfer (z. B. Hausarzt, Gerontopsychiater, Mitarbeiter einer Sozialstation oder eines Altenheimes) und engere Bezugspersonen (Partner, Familienangehörige). Dies ist schon deshalb erforderlich, da meist mehrere Bausteine zu einem Gesamtbehandlungskonzept gehören und diese aufeinander abgestimmt sein müssen.

21.5 Welche psychotherapeutischen Möglichkeiten gibt es?

Welches psychotherapeutische Verfahren angewendet wird ist abhängig von
- der Schwere und Progredienz der Demenz,
- der Lebenssituation,
- den Zielvorstellungen und dem Leidensdruck des Kranken (soweit er dies noch formulieren kann) und den Bezugspersonen sowie
- der Verfügbarkeit eines geschulten Psychotherapeuten.

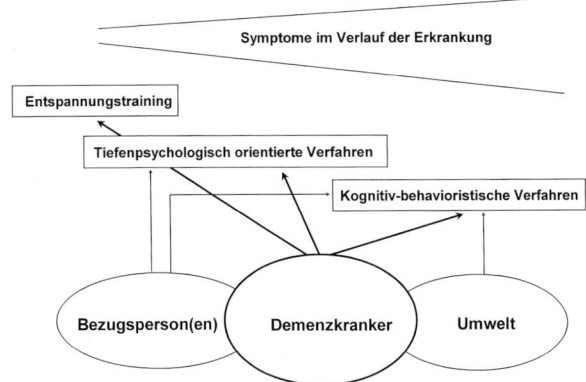

Abb. 21.1. Möglichkeiten der Psychotherapie bei Demenzkranken

Je schwerer die Beeinträchtigungen sind, desto mehr werden nonverbale, verhaltensbezogene und umweltstrukturierende Maßnahmen eingesetzt (s. Abb. 21.1). Sprachschwierigkeiten verringern die Möglichkeit, tiefenpsychologisch orientierte Methoden einzusetzen. Ausgeprägte Gedächtnisstörungen führen dazu, dass verhaltenstherapeutische Interventionen nur dann erfolgversprechend eingesetzt werden können, wenn eine kontinuierliche längerfristige Behandlung erfolgt. Möglich ist, dass Bezugspersonen verhaltenstherapeutische Interventionen nach einer Behandlung unter fachlicher Supervision weiterführen.

21.5.1 Autogenes Training

Entspannungsübungen haben einen positiven Effekt auf Demenzkranke. Insbesondere über Erfahrungen mit dem autogenen Training (AT) wird berichtet (Hirsch 1991, Stetter u. Stuhlmann 1987). Angesichts der psychophysiologischen Auswirkungen des AT ist es sinnvoll, leicht- bis mittelschwer Demenzkranken, die ein einfaches, geordnetes Gespräch führen können, das AT zu vermitteln. Dies kann einzeln oder in der Gruppe geschehen. Vorzuziehen ist das Lernen in der Gruppe, da in dieser gleichzeitig auch Sozialverhalten und Selbstsicherheit geübt wird.

Für die Vermittlung des AT für diese Patientengruppe empfiehlt sich ein stufenweises Vorgehen (s. folgende Übersicht und Abb. 21.2).

Nach einiger Zeit können bei den Patienten positive Veränderungen festgestellt werden, wie z. B. Mehrinteresse am Tagesablauf, vermehrtes Interesse an Alltagsaktivitäten (z. B. auch wieder Zeitung lesen), emotionale Ausgeglichenheit und Kommunikationsinteresse.

Vorgehensweise beim autogenen Training mit Demenzkranken.
(Nach Hirsch 1991)

1. Sämtliche Sitzungen sollen in ruhiger, gelockerter und spielerischer Atmosphäre stattfinden. Instruktionen sollen vorsichtig, freundlich und nicht zu starr angeboten werden. Vom Übungsleiter ist Ausdauer, Geduld, Gelassenheit, „Erfindungsreichtum" und eine gewährende Haltung erforderlich, verbunden mit Humor. Er muss langsam, laut und deutlich sprechen sowie kurze Sätze verwenden.
2. Angehörige sollen über die Grundlagen des AT informiert werden, um den Patienten an das häusliche Üben zu erinnern und ihm die dazu nötige Ruhe zu verschaffen.
3. Die Erstinformation sollte möglichst einfach gehalten sein. Erst im Laufe der Sitzungen sind je nach Auffassungsgabe der Patienten spezifischere Informationen sinnvoll.
4. Anfangs sollten die einzelnen Formeln vom Übungsleiter vorgesprochen werden. Notwendig ist, mit allgemeinen Entspannungssätzen zu beginnen und erst allmählich die üblichen Formeln des AT vorzugeben.
5. Zu beschränken ist das AT auf die Formeln: Ruhe, Schwere, Wärme und Atmung.
6. Die „Schweige-Intervalle" sind erst kurz zu halten und dann allmählich auf mehrere Minuten (bis zu 10) auszudehnen.
7. Erst wenn der Patient im Gruppenrahmen mit den Übungen vertraut ist, sollte er ermuntert werden, zu Hause kontinuierlich zu üben.
8. Die Abstände zwischen den einzelnen Sitzungen sollten nicht zu lange sein (mindestens 2-mal wöchentlich), die Dauer der einzelnen Sitzungen ca. 30 Minuten und die Kurszeit ca. 3 Monate. Kurze Wiederholungssitzungen sind später sinnvoll.

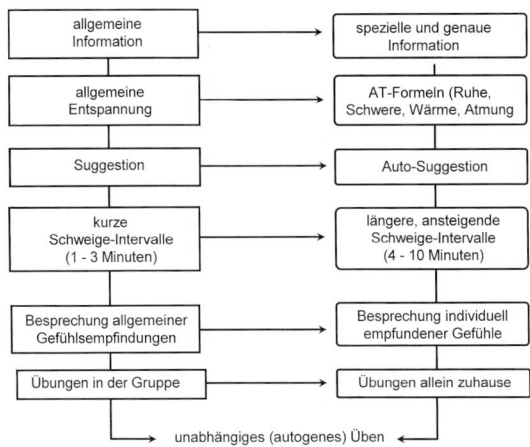

Abb. 21.2. Vorgehensweise bei der Vermittlung des AT bei Demenzkranken. (Nach Hirsch 1995)

21.5.2 Tiefenpsychologisch orientierte Verfahren

Einen erheblichen Beitrag zum Verstehen der scheinbar unverständlichen Innenwelt des Demenzkranken und dessen Gefühlsausbrüchen, Äußerungen sowie Handlungen, kann die Psychoanalyse geben. Viele Handlungen von Demenzkranken halten wir für „sinnlos". Kennen wir die Lebensgeschichte und verstehen etwas von Symbolen, so lassen sich viele „Irrungen" nachvollziehen. Scheinbar unverständliche Worte, Handlungen und Verhaltensweisen von Demenzkranken könnten sich nach psychodynamischer Sichtweise sehr wohl als „sinnvoll", aber für „Normale" nicht verstehbar herausstellen. Diesbezügliche Deutungen fördern den Behandlungsprozess. Manche Äußerungen von Demenzkranken können als Material interpretiert werden, welches freien Assoziationen vergleichbar ist. Weniger die Deutung ist hier sinnvoll als vielmehr den Kontakt zwischen Nicht-Subjekt und Subjekt zu ermöglichen und damit als eine Art „Prothese" zu wirken (Junkers 1994).

Tabelle 21.1. Regressionsfördernde und -hemmende Maßnahmen. (Nach Radebold 1994)

Regressionsfördernde Maßnahmen	Regressionshemmende Maßnahmen
Neutralisieren als „Fall"	Kennenlernen der bisherigen Umwelt
Passivierende Pflege („satt",„sauber", ruhig und andere)	Kennenlernen der Lebensgeschichte
Infantilisierende Umwelt	Kompetenzerhaltende bzw. fördernde Maßnahmen
Ausschließen bei Familiengesprächen	Angehörigengespräche
Psychopharmaka	Stabile Bezugspersonen
„Fürsorgliche Fixierung"	Vertraute Umwelt

Tiefenpsychologisch kann der dementielle Prozess mit dem Konzept der Regression beschrieben werden (Radebold 1994). Für Interventionen bei Angehörigen lassen sich regressionsfördernde und -hemmende Maßnahmen beschreiben, die Bestandteil von Beratung und Psychotherapie sein können (Tabelle 21.1).

Mögliche Behandlungsziele
Eine tiefenpsychologisch orientierte Psychotherapie kann einzeln oder in der Gruppe durchgeführt werden. Insbesondere am Anfang der Behandlung sollte eine Bezugsperson bei den Sitzungen teilnehmen, um Ängste, Projektionen etc. zu verringern. Die zeitliche Begrenzung der Behandlung sollte immer wieder thematisiert werden, um Autarkiebestrebungen zu fördern und realistische Zukunftsperspektiven zu bearbeiten. Themenschwerpunkte können sein:
- Bearbeitung der Trauer über zunehmende kognitive Verluste,
- Bearbeitung von realen und unbewussten Ängsten (aktiviert in der Beziehung Therapeut-Patient),
- Bezug der depressiven Symptome zur Lebensgeschichte und deren Bewältigung,

- Bearbeitung der Scham und Hilflosigkeit,
- Bearbeitung von bestehenden Konflikten, die eine Wiederholung früherer Traumata sind.

Der Bezug zwischen Gegenwart und früheren Konflikten fördert das Verstehen der derzeitigen Schwierigkeiten. Für den Therapeuten ist es wichtig, dass er Aspekte der Gegenübertragung immer wieder verbalisiert und gewährend Übertragungsmomente zulässt, um eine tragende und haltende Behandlungssituation herstellen zu können, aus der dann einzelne, im Vordergrund stehende Konflikte bearbeitet werden können.

21.5.3 Kognitiv-behavioristische Verfahren

Voraussetzung kognitiv-behavioristischer Interventionen ist eine patientenorientierte Therapieplanung, die besonders auch die Beobachtungen von Bezugspersonen miteinbezieht.

Die Verhaltenstherapie verfügt über bewältigungsorientierte Verfahren, die Demenzkranken eine Anpassung an verlorengegangene Fähigkeiten sowie eine Verringerung von nichtkognitiven Begleitsymptomen und Verhaltensproblemen ermöglichen soll.

Haupteinsatzpunkte der Verhaltenstherapie bei Demenzen sind (Ehrhardt u. Plattner 1999, Haupt 1993, Hirsch 1999, Junkers 1994):
- Modifikation von dysfunktionalen Kognitionen und Förderung von kognitiven Fähigkeiten (insbesondere bei beginnender Demenz),
- Orientierungstraining,
- Aufbau und Stabilisierung von Alltagsaktivitäten,
- Kontinenztraining,
- Förderung von Interessen und sozialen Fähigkeiten,
- Förderung vorhandener Kompetenzen und Fähigkeiten,
- Verringerung von depressiven Symptomen,
- Umstrukturierung von suizidalem Verhalten und Wertlosigkeitsgefühlen,

- Modifikation von „störenden" Verhaltensauffälligkeiten (bei mittleren bis schwereren Demenzen),
- gezielte Umweltstrukturierung.

Um Verhaltensweisen zu verändern, werden im Frühstadium der Erkrankung eher kognitive Techniken (z. B. Selbstinstruktion, Selbstkontrolle, kognitive Depressionsbehandlung, Rollenspiel, kognitive Umstrukturierung) und Selbstsicherheitstrainings, in späteren Stadien hauptsächlich operante Methoden und Modelllernen eingesetzt. Zur Modifikation einzelner Verhaltensweisen, wie z. B. selbständiges Essen, Ankleiden, Waschen, Toilettengang u. ä. können Methoden wie positive verbale oder materielle Verstärkung etc. eingesetzt werden (Tabelle 21.2).

Für Patienten mit AD im Frühstadium wurden in den letzten Jahren die folgenden beiden Verfahren entwickelt.

Verhaltenstherapeutisches Kompetenztraining (VKT)
(Ehrhardt u. Plattner 1999)

Dieses ist für Einzelbehandlung und Kleingruppen konzipiert und setzt sich aus 6 Therapiemodulen zusammen:
1. Therapieplanung und Verhaltensanalyse,
2. Psychoedukation,
3. Stressmanagement,
4. Aktivitätenaufbau,
5. Förderung sozialer Kompetenz,
6. Modifikation depressiogener Kognitionen.

Dieses hat zum Ziel, den Patienten bei der Bewältigung der Belastungen, die sich aus der Erkrankung selbst sowie aus der Stellung der Diagnose ergeben, zu unterstützen. Vorhandene Ressourcen sollen mobilisiert werden, um eine frühzeitige – den neuropsychologischen Defiziten nicht entsprechende – Deaktivierung zu vermeiden. Zudem sollen depressive Symptome verringert werden. Die diesbezüglichen Untersuchungsergebnisse sind erfolgsversprechend.

Tabelle 21.2. Verhaltensmodifikationen. (Nach Hirsch 1999)

Symptom	Auffälliges Verhalten	Reaktion der Umwelt	Interventionsmöglichkeiten
Zunehmende Vergesslichkeit	Verlegen und Suchen nach Gegenständen, Fremdbeschuldigungen, Verwechslungen, Fehlantworten, Fehlhandlungen	Ungeduld, Ärger, Fehlinterpretation	Gedächtnishilfen („Eselsbrücken"), Konzentrationsübungen, Interaktion, klare Umweltstrukturierung, Modellernen
Orientierungsstörungen	Verlaufen, Nichterkennen oder Verwechseln von Bezugspersonen, Tageszeit-Verkennung, Fehleinschätzung der Situation	Angst, Besorgnis, „fürsorgliches" Fixieren, Einsperren, Einweisung in die Psychiatrie	Räumliche und lokale Orientierungshilfen, Realitätsorientierungstraining, soziales Training, Training, bestimmte Orte, Zimmer, Bett etc. wiederzufinden, „Shaping", „Chaining"
Affektlabilität	Plötzliches Weinen, aggressives Verhalten (in Worten und Handlungen), Mißtrauen	Sedierende Medikamente, Erwiderung der Agressionen, Einsperren, Fixieren, Schuldgefühle	Beruhigendes Milieu, einfühlende Umgangsweisen, Ernstnehmen der Situation und nach Bewältigungsmöglichkeiten suchen, Entspannungstraining, beziehungsfördernde Maßnahmen
Verringerte Einsichts- und Kritikfähigkeit	Vertuschen von Fehlern, Erhebliche Überschätzung der eigenen Fähigkeiten, Verweigerung von Hilfsangeboten ohne Grund	Ärger, Wut, Streitgespräche, Beweisen wollen, Be sorgnis, Drohen oder Durchführung von Gewaltmaßnahmen	Emotional beruhigende Atmosphäre, Hinlenkung auf vorhandene Kompetenzen und deren Förderung (Modellernen, „Chaining", „Shaping", „Time-out-Verfahren")

Interpersonelle Psychotherapie in „late life"-Form (Bauer 1997)

Die grundlegenden Arbeitstechniken bestehen aus Exploration, Affektermunterung, Klärung, Kommunikationsanalyse und verhaltensmodifizierenden Techniken. Durch diese Behandlung soll ein „Prozess des Sich-selbst-Aufsuchens" in Gang gesetzt werden. Zudem wird untersucht, in welchen interpersonellen Situationen sich Unsicherheit und Nicht-Können des Patienten verstärken bzw. durch welche Bedingungen Leistungen des Patienten begünstigt werden. Erste Erfahrungen zu diesem Verfahren sind ermutigend.

Mediatorzentrierte Interaktionstherapie

Da ein Demenzkranker – je nach Schwerebild der Erkrankung – an beträchtlichen kognitiven Störungen leidet, sind Interventionen, die auf individuelle Lernvorgänge zugeschnitten sind, nur bedingt erfolgversprechend. Vielmehr kommt es darauf an, Umwelt und Mitwelt des Kranken so zu gestalten, dass sie auf die krankheitsbedingten Veränderungen individuell zugeschnitten sind. Hierauf bezieht sich die „mediatorzentrierte Interaktionstherapie" (Haupt 1993). Sie kann bei jedem Demenzkranken, gleich welcher Schwere der Erkrankung, eingesetzt werden, im Heim und in der häuslichen Umgebung. Das Prinzip dieser Therapie liegt darin, Emotionen des Kranken durch eine Verhaltensmodifikation der Bezugsperson zu reduzieren. Die Bezugsperson soll durch einen geeigneten – neu erlernten – Umgangsstil zu einer Verringerung der Verhaltensstörung beitragen. Diese verhaltenstherapeutische Intervention setzt nicht direkt am Kranken, sondern an dessen Bezugsperson an. Sie stellt eine Form von „Kontingenzmanagement in der natürlichen Umgebung" dar und zielt darauf ab, der Einschränkung der Kontinuität, der Kompetenz, der Kongruenz und der Kommunikation des Demenzkranken entgegen zu wirken. Überwiegend kommen die operanten Methoden zum Einsatz.

| ! | Generell gilt: Gegen einen dementiellen Prozess „anzutrainieren" hilft wenig und deprimiert Patienten, Angehörige und Pflegepersonen sowie Therapeuten (Gutzmann 1997). Konnten auch z. T. sehr eindrucksvolle Ergebnisse durch die Anwendung von ver-

haltenstherapeutischen Methoden erzielt werden, so treten häufig schon kurze Zeit nach Beendigung der Behandlung die früheren Verhaltensmuster wieder auf, wenn nicht zumindest intervallmäßig weiterbehandelt wird.

21.6 Möglichkeiten der Psychotherapie für Angehörige

Angehörige von Demenzkranken sehen sich häufig hilflos dem Geschehen ausgeliefert. Sie ziehen sich zurück und isolieren sich damit selbst. Durch die zunehmende Hilflosigkeit und Abhängigkeit des Demenzkranken fühlen sie sich für ihn immer mehr verantwortlich, werden überfürsorglich und trauen sich dann kaum noch, ihn allein zu lassen. Nachts können sie z. T. wegen der nächtlichen Unruhe des Kranken nicht mehr schlafen. Wut, Verzweiflung, Angst vor der Zukunft, Unverstandensein von der Umwelt, völlige Überforderung, Hilflosigkeit, Trauer und Verlust, mangelnde soziale Unterstützung und physische Erschöpfung können zu einem Circulus vitiosus führen, aus welchem sich ein Angehöriger meist selbst nicht befreien kann.

Gibt es auch viele Stützen für Angehörige, so reichen diese oft nicht aus. Hinzu kommt, dass einige von ihnen neben körperlichen Erkrankungen selbst auch unter psychischen Störungen (Psychosomatosen, Neurosen und anderen) leiden, deren Symptome sich durch ihre Situation verstärken und/oder vermehren. Eine Psychotherapie ist daher bei manchen Angehörigen indiziert. In dieser Behandlung geht es dann primär nicht um den dementen Angehörigen, sondern um ihn selbst. Treten hierbei Fragen nach besseren Umgangsmöglichkeiten mit dem Demenzkranken auf, so können sie zwar kurzzeitig Inhalt einer Behandlungsstunde sein, sollten aber nicht zu sehr thematisiert werden. Oft sind sie Verdrängung eigener Bedürfnisse. Ziel dieser Behandlung ist neben einer Verringerung der Symptomatik eine Förderung der Selbstsicherheit, der Ich-Funktionen, der Genussfähigkeit, der Trauerfähigkeit, des Kontaktvermögens, der Arbeitsfähigkeit und der Ausbalancierung von Nähe und Distanz zum Demenzkranken.

Indikationen für die Psychotherapie von Angehörigen

- Psychophysischer Erschöpfungszustand,
- nicht bewältigen können der Trauerarbeit,
- reaktiv-depressive Symptomatik,
- Wiederauftreten eigener früherer psychischer Störungen,
- Auftreten eigener nicht bewältiger Konflikte,
- psychosomatische Störungen,
- narzisstische Krise durch Identifikation und Verschmelzung mit dem Kranken,
- Angstzustände und Panikattacken, ausgelöst durch Überforderung in der Pflege.

Je nach psychischer Störung ist das entsprechende psychotherapeutische Verfahren auszuwählen. Mit dem Patienten ist zunächst zu klären, ob die Störungen eher durch ein klärungsorientiertes Vorgehen (z. B. tiefenpsychologisch orientierte Psychotherapie) oder ein problembewältigungsorientiertes (kognitiv-behavioristisches) am besten behandelt werden können. Wichtig dabei ist, die bisherige Beziehung zwischen dem Demenzkranken und seinem Angehörigen zu problematisieren, da hieraus wichtige Schlüsse für die Behandlung zu ziehen sind. Häufig bestehen – unabhängig vom Demenzkranken – psychische Störungen beim Angehörigen, mit denen er bisher allein mehr oder weniger gut zurecht gekommen ist. Diese brechen unter den Belastungen hervor, die durch das Leben mit einem Demenzkranken entstanden sind und für die keine Abwehrkräfte mehr vorhanden sind. Teil der Behandlung ist, Möglichkeiten der Entlastung zu erarbeiten, eigene Bedürfnisse verwirklichen zu erlernen und einer sozialen Isolation entgegenzuarbeiten (s. Übersicht).

21.7 Ausblick

Eine Behandlung findet immer in Beziehungen statt. Ist diese auch zwischen Demenzkranken und Therapeuten oft schwierig und

Psychotherapeutische Ziele für Angehörige zu einem adäquaten Umgang mit dem Demenzkranken. (Mod. nach Junkers 1994)

- Zugang zu dem scheinbar Unverständlichen der Äußerungen (verbal und nonverbal) des Kranken: Vermittlung des Regressionskonzeptes.
- Verstehen, dass affektives Erleben der Gegenwart Wurzeln in der Vergangenheit hat: Dieses öffnet den Zugang zum Hier und Jetzt.
- Übernahme von Hilfs-Ich-Funktionen: Orientierende und strukturierende Reize von außen fördern die innere Sicherheit des Demenzkranken und verringern sein inneres Chaos.
- Erfassung und Verstärkung von früher entwickelten Gewohnheiten und Ritualen in Form von Handlungsabläufen: Diese vertrauten Umgangsweisen fördern die Selbstwertgefühle des Kranken.
- Körperlicher Kontakt ist die früheste Ebene der Kommunikation. („Das Ich ist primär ein Körperliches" sagt Freud): Diese Ur-Kommunikation schafft Vertrauen und verringert Angst und Panik.

anders als „normale" – was ist „normal"? –, so ist Resignation das schlechteste Heilmittel. Wer Demenzkranke und deren Angehörige behandelt, erfährt, wie kompliziert, abstrakt und menschenfeindlich unsere Welt geworden ist. Notwendig ist, den Demenzkranken nicht als einen Menschen mit Defekten zu sehen, sondern als einen Menschen, der in einer uns unverständlichen Welt unverstanden lebt und auf unsere therapeutische Hilfe angewiesen ist.

Literatur

Bauer J (1997) Möglichkeiten einer psychotherapeutischen Behandlung bei Alzheimer-Patienten im Frühstadium der Erkrankung. Nervenarzt 68:421–424

Ehrhardt Th, Plattner A (1999) Verhaltenstherapie bei Morbus Alzheimer. Hogrefe, Göttingen

Gutzmann H (1997) Therapeutische Ansätze bei Demenzen. In: Wächtler C (Hrsg) Demenzen. Thieme, Stuttgart New York, S 40–59

Haupt M (1993) Therapeutische Strategien gegen Angst und Aggression bei Demenz. Verhaltensmod Verhaltensmed 14:325–339

Hirsch RD (Hrsg);(1994) Psychotherapie bei Demenzen. Steinkopff, Darmstadt

Hirsch RD (1995) Autogenes Training. In: Jovic NI, Uchtenhagen A (Hrsg) Psychotherapie und Altern. Fachverlag, Zürich, S 163–176

Hirsch RD (1999) Lernen ist immer möglich. Verhaltenstherapie mit Älteren. Reinhardt, München, 2. aktualisierte Aufl.

Junkers G (1994) Psychotherapie bei Demenz? In: Hirsch RD (Hrsg) Psychotherapie bei Demenzen. Steinkopff, Darmstadt, S 93–106

Radebold H (1994) Das Konzept der Regression: Ein Zugang zu spezifischen, bei dementiellen Prozessen zu beobachtenden Phänomenen. In: Hirsch RD (Hrsg) Psychotherapie bei Demenzen. Darmstadt, Steinkopff, S 63–70.

Stetter F, Stuhlmann W (1987) Autogenes Training bei gerontopsychiatrischen Patienten. Z Gerontol 20:236–241

Strotzka H (1978) Was ist Psychotherapie? In: Strotzka H (Hrsg) Psychotherapie: Grundlagen, Verfahren, Indikationen. Urban & Schwarzenberg, München, 2. Aufl., S 3-6

22 Geriatrische Stationen

N.R. Siegel

Zum Thema

Der niedergelassene Arzt, insbesondere der Allgemeinarzt, aber auch andere, hausärztlich tätige Fachrichtungen, der niedergelassene Neurologe und/oder Psychiater und die Ärzte in den Ambulanzen in den Kliniken sind in der Regel die erste Anlaufstelle für demente Patienten. Oft versteckt sich die eigentlich zur Behandlung führende Erkrankung, die Demenz, hinter der Präsentation organischer Erkrankungen. Da insbesondere ältere Menschen sehr häufig multimorbide sind, erlebt der Arzt häufig, dass – trotz identifizierter somatischer Erkrankung und adäquater Therapie – dauerhafte Erfolge und eine damit verbundene Stabilisierung der sozialen Kompetenz ausbleiben (Franke 1995).

Diese vermeintliche Diskrepanz ist eine hausgemacht medizinische, geht sie doch davon aus, dass nur die organbezogene Betrachtungsweise richtig und zielführend ist, folglich der Arzt die einzig mögliche Diskriminierungsstelle für medizinische Diagnosen ist. Es ist erforderlich, gerade für den dementen Patienten den Personenkreis zu erweitern, der kompetent ist, die Störung frühzeitig zu erkennen. Diejenigen, welche die Demenz am häufigsten zuerst bemerken, sind selbstverständlich die Angehörigen. Aber auch für andere Mitglieder des sozialen Umfeldes kann ungewohntes Verhalten erster Hinweis auf eine Demenz sein. Andere Berufsgruppen, wie etwa Krankengymnasten oder Arzthelferinnen, erkennen im Rahmen ihrer Tätigkeit oft als erste, dass ein Patient kognitive Störungen entwickelt.

22.1 Wer entdeckt demente Patienten?

Demente Patienten werden häufig von dem im Folgenden aufgeführten Personenkreis entdeckt:
- Angehörige,
- Nachbarn, Freunde, Bekannte,
- Hausangestellte,
- Hausarzt,
- Arzthelferinnen,
- Therapeuten (Physiotherapeuten, Ergotherapeuten),
- soziale Pflege- und Betreuungsdienste,
- Facharzt nach Ausschluss und Therapie fachgebundener Diagnosen.

Patienten, für die eine geriatrische Behandlung in Frage kommt, zeichnen sich dadurch aus, dass regelhaft eine Multimorbidität existiert aus somatischen, psychosozialen und psychiatrischen Diagnosen (Fischer et al. 1986). Zum anderen bestehen funktionelle Defizite, welche die Selbständigkeit in mehr oder weniger starkem Maße bedrohen. Altersphysiologische Veränderungen sind für sich bereits bedrohlich und verstärken die Folgen dieser Erkrankungen und Defizite. Geriatrische Einrichtungen sind darauf spezialisiert diese besonderen Gegebenheiten in die Behandlung einzubeziehen. Sie bieten die Voraussetzungen, sowohl die organspezifischen und psychiatrischen Erkrankungen zusammen mit den jeweiligen Fachärzten zu behandeln, als auch gleichzeitig alltagsrelevante funktionelle Defizite zu therapieren.

Insbesondere demente Patienten werden von einer stationären geriatrischen Behandlung profitieren, wenn neben der manifesten Demenz relevante Einschränkungen der Alltagsaktivitäten („activities of daily living", ADL) existieren und gleichzeitig Therapieerschwernisse durch die begleitende Multimorbidität vorhanden sind. Ebenfalls müssen hierbei altersgebundene physiologische Veränderungen (s. folgende Übersicht), wie das Nachlassen der Sehkraft, das Nachlassen der Hörkraft, die Verminderung der Nervenleitgeschwindigkeit, die Verminderung der Muskelmasse, die Abnahme der Elastizität von Sehnen und Bändern bis hin zur Abnahme des Durstantriebs, berücksichtigt werden (Füsgen 1995).

Altersphysiologische Veränderungen

- Abnahme der O_2-Aufnahme im Blut (bis zu 40%),
- reduzierte Knochenmarksaktivität (bis zu 25%),
- Abnahme der Vitalkapazität (bis zu 56%),
- Abnahme des Herzminutenvolumens (bis zu 35%),
- Abnahme der Nierendurchblutung (bis zu 50%),
- verlangsamte Nervenleitgeschwindigkeit (bis zu 90%),
- Veränderung der Schmerzwahrnehmung,
- Abnahme der Muskelmasse,
- Abnahme des Durstantriebs,
- Abnahme des Flüssigkeitsvolumens,
- Zunahme der Trockenmasse des Körpers,
- Verminderung elastischer Fasern,
- geistige und körperliche Verlangsamung.

Die 4 großen I's der Geriatrie
- Immobilität,
- Instabilität,
- Intellektueller Abbau,
- Inkompetenz.

Ältere Menschen sind grundsätzlich nicht bereits durch altersphysiologische Veränderungen in der Selbständigkeit ihrer Lebensführung bedroht. In Zusammenhang mit Erkrankungen kann sich aber eine solche Bedrohung manifestieren. Bei gleichzeitiger Veränderung des sozialen Umfeldes wird die Drohung zur akuten Gefahr. Eine besondere Rolle spielt hierbei auch der altersassoziierte Symptomenwandel, der häufig die Schwere des aktuellen Krankheitsbildes verschleiert. Dadurch werden gefährliche Situationen auch immer wieder nicht rechtzeitig wahrgenommen (Trögner u. Heinrich 1996).

! Altersphysiologische Veränderungen und Symptomenwandel im Alter verschleiern häufig bedrohliche Situationen und erfordern deshalb besondere diagnostische Sorgfalt.

Grundsätzlich sind beim dementen Patienten unterschiedliche Berufs- und Gesellschaftsgruppen gefordert. Die Frage allerdings, ob der Patient ambulant geführt werden kann oder in eine geriatrische Station bzw. eine psychiatrische Abteilung eingewiesen werden soll, ist letztlich nur vom behandelnden Arzt sicher zu beantworten. Hier spielt der Hausarzt im eigentlichen Sinne eine wesentliche Rolle als „Case-Manager". Diese heute häufig missbrauchte Funktionsbezeichnung trifft auf den Hausarzt deswegen in besonderer Weise zu, weil bei ihm nicht nur alle erhobenen Befunde und Informatio-

---

Merkmale, die für eine stationäre geriatrische Einweisung sprechen

- Relevante internistische Begleiterkrankungen,
- Multimorbidität,
- Kombination mit funktionellen Störungen,
- altersassoziierte Funktionsstörungen,
- ADL-relevante Einschränkungen,
- instabiles soziales Umfeld,
- keine Anzeichen für eine akute und primär psychiatrische Erkrankung,
- Skepsis vor „psychiatrischer" Behandlung v.a. in Frühstadien,
- keine Notwendigkeit geschlossener Unterbringung,
- keine Suizidgefahr.

Versteckte Hinweise für eine Demenz neben einer Gedächtnisstörung

- Allgemeiner körperlicher Abbau,
- neu aufgetretene Gangunsicherheit,
- neu aufgetretene Schwerhörigkeit,
- neu aufgetretene Inkontinenz,
- neu aufgetretene Sprachänderung (Fäkalsprache, ungewohnter Wortschatz),
- Verhaltensänderung, z. B. Aggressivität.

nen zusammenlaufen. Ihm ist in den allermeisten Fällen die persönliche Biografie seiner älteren Patienten bekannt. Er ist der einzige Mediziner, der ein umfangreiches geriatrisches Assessment durch vorbestehendes Wissen um die psychosozialen Umstände des Patienten zumindest teilweise ersetzen kann (Siegel 1996).

22.2 Wen überweist der Arzt?

Exkurs: Wer ist für eine geriatrische Behandlung geeignet?
Die Definition dieser Patientengruppe gelingt nicht problemlos und so soll an dieser Stelle eine Anlehnung an die Erkenntnisse von Marjorie Warren erfolgen. In ihrer in den 40er Jahren im Lancet publizierten Arbeit forderte sie einen medizinischen Schwerpunkt zur Versorgung der beiden folgenden Patientengruppen:
1. Der kleinen Gruppe, die längerfristiger Krankenversorgung bedarf, und
2. der größeren Patientengruppe mit multiplen aktiven medizinischen Problemen, die ohne adäquate Intervention Gefahr laufen, ihre soziale Kompetenz zu verlieren.

Ein solcher Schwerpunkt sollte besonders für Patienten tätig werden, die Gefahr laufen, von anderen Teildisziplinen vernachlässigt zu werden. Tatsächlich sind das meist die älteren Patienten, wobei das Alter nicht der Grund ihrer Vernachlässigung ist. Selbst für den älteren Patienten gibt es kein Risiko, in anderen Fachgebieten vernachlässigt zu werden, vorausgesetzt, er hat ein einziges, gut angehbares medizinisches Problem.

Demgegenüber erfordern multiple aktive medizinische Probleme Lösungsansätze, die sich an Denkweisen der Multidimensionalität geriatrischer Fragestellungen, Funktionalität des Patienten und ganzheitlichem Denken orientieren. Somit entzieht sich Geriatrie den üblichen Definitionsschemata und führt zusätzliche Dimensionen, wie z. B. Funktionsorientierung und Ganzheitlichkeit ein. Beides resultiert in Verständnis- und Akzeptanzschwierigkeiten bei den etablierten Fächern, die sich weitgehend organspezifisch abgrenzen.

Das geriatrische Assessment

In Ermangelung ausreichend vorhandener geriatrischer Strukturen, um diejenigen Patienten zu untersuchen und zu testen, über die der Hausarzt keine ausreichenden Informationen besitzt, sollte es zum Standard gehören, dass neben der klassischen ärztlichen Untersuchung und Anamnese möglichst bereits in der Praxis ein geriatrisches Basisassessment für Patienten mit solchen Fragestellungen durchgeführt wird (Abb. 22.1, Pientka 1995).

Zur Erkennung, ob ein Patient geriatrische Intervention benötigt, ist insbesondere das geriatrische Assessment nach Lachs geeignet (s. Tabelle 22.1). Ergänzt wird dieses Instrument durch den Barthel-Index als Maß für die Fähigkeiten des täglichen Lebens. Gewarnt sei an dieser Stelle aber vor einer bedingungslosen Testgläubigkeit. Auch die genannten Testverfahren haben Schwächen und gelten nicht immer. Ganz sicher jedoch werden kognitive Defizite genauer erfasst als ohne diese Testverfahren. Sollten die Untersuchungen in der Praxis nicht durchgeführt worden sein, so sollten sie doch spätestens in der Klinik erfolgen (Folstein et al. 1975, Lachs et al. 1990, Mahoney u. Barthel 1965, Shulman et al. 1986). (Die einzelnen Testverfahren sind im Anhang A beigefügt).

Zeigen sich in den Testverfahren Hinweise auf eine kognitive Einschränkung, die der stationären Behandlung bedarf, stellt sich die grundsätzliche Frage, ob der Patient alleine oder in Begleitung,

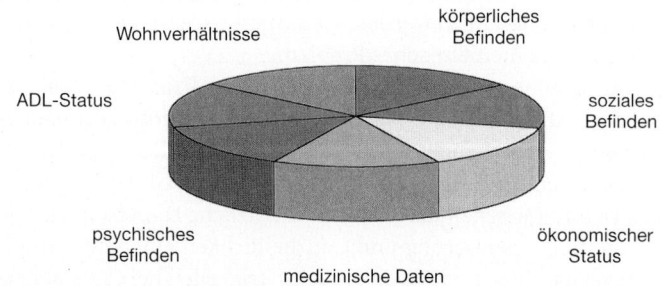

Abb. 22.1. Multidimensionales Assessment

Tabelle 22.1. Das geriatrische Assessment in der hausärztlichen Praxis

TEST	Durchführung	Benötigte Zeit
Geriatrisches Screening nach Lachs	Arzt	5–10 min
Barthel-Index	Helferin	10 min
MMSE	Helferin	10–15 min
Uhren-Test	Helferin	10 min
Syndrom-Kurz-Test	Helferin	10 min

beispielsweise der Angehörigen, aber auch enger Vertrauter, behandelt werden soll.

Liegen bei dem Patienten kognitive Störungen vor, die den Alltagsrahmen nur wenig belasten und ist der Patient weder suizid-, weglaufgefährdet noch fremdaggressiv, so wird in aller Regel die Einweisung des Patienten ohne Begleitung ausreichen.

> Geriatrische Einrichtungen sind in der Regel überfordert mit Patienten, die weglaufen, fremd- oder autoaggressiv sind, die stark agitiert oder laut sind.

Vor allem dann, wenn Patienten an ausgeprägten Ängsten leiden, sehr unruhig sind oder weglaufgefährdet sind, hat sich je nach Schweregrad der Symptomatik ein echtes *Rooming-In* mit dem Patienten bzw. auch ein Wohnen in der Nähe des Angehörigen bewährt, so dass die Therapie jederzeit unterstützt werden kann. Eng vertraute Menschen schaffen v.a. in der Anfangsphase der Rehabilitation allein durch ihre Anwesenheit ein „bekanntes" Umfeld. Ihr Dasein, ihre Stimme, ihr Geruch, die vertrauten Bewegungen sind Anker in einer unbekannten und verwirrenden Umgebung. Im Vorfeld ist bereits zu überlegen, dass eine abgebrochene (weil „erfolglose") Therapie für den Patienten per se bereits eine Verschlimmerung seines Leidens darstellt. Die Enttäuschung wird groß sein und Angst und Abwehr vor Neuem werden zunehmen. Deshalb sollte die Indikation zur Einbeziehung naher Bezugspersonen in die Therapie, ganz im Gegensatz zur häufigen Praxis, großzügiger gestellt werden. Insbesondere geriatrische Einrichtungen halten in aller Regel die Möglichkeit vor, solche gemeinsamen Unterbringungen auch praktisch und preiswert zu gestalten. Auf die Mithilfe der Krankenkassen kann in diesen Fällen allerdings nur gelegentlich gehofft werden. Aus der täglichen Praxis sind aber ausgeprägte regionale Unterschiede bekannt.

> [!] Ein stationäres Rooming-In stellt in vielen Fällen selbst bei fortgeschrittenen Demenzen die Rehabilitationsfähigkeit zumindest teilweise wieder her.

22.3 Wann muss ein Patient in stationäre geriatrische Rehabilitation?

Für die stationäre geriatrische Rehabilitation ist spätestens der Zeitpunkt zu wählen, an dem die Demenz alltagsrelevante Auswirkungen zeitigt, die entweder dem Patienten selbst oder seinem sozialen Umfeld auffallen und die verknüpft sind mit den bereits erwähnten, altersassoziierten oder alterspathologischen Einschränkungen. Aus geriatrischer Sicht steht dabei die Frage nach der Ursache der Demenz nicht an erster Stelle. Von der Beeinträchtigung im psychosozialen Leben wegen des Nichteinhaltens von Terminen, des Vergessens von Namen und ähnlicher von der Gesellschaft schlechter tolerierter Symptome, bis hin zu Stürzen aufgrund mangelnder kognitiver Kontrolle der Bewegungsprozesse sowie dem Verlust von alltagspraktischen Fähigkeiten, wie Kochen, Körperpflege usw., reichen die sinnvollen Indikationen. Insbesondere die ersten Ergebnisse aus den Beobachtungen der Medikamentenwirkung der Azetylcholinesterasehemmer und die Ergebnisse der Studien zu Bewegung, funktionellem Training und Kognition, fordern den möglichst frühen Beginn der Demenztherapie.

Die Hauptschwierigkeit liegt letztlich aber darin, wie denn dieser „möglichst frühe Zeitpunkt" erkannt werden kann. Selbst als

Hausarzt ist man in der Regel nicht in der Lage, ständig, gewissermaßen protektiv, hinter seinen Patienten herzulaufen. Es gibt aber auch andere Möglichkeiten, zu einem rationellen und dichten Informationsfluss zu gelangen (Sandholzer et al. 1999). Statistisch nehmen dementielle Entwicklungen oberhalb des 70. Lebensjahres so zu, dass sich eine Art lockeres Screening lohnt.

Praxis-Screening zur Früherkennung kognitiver Veränderungen

- Ältere Patienten (>70 Jahre) alle 1/4 Jahre einbestellen,
- Durchführung eines geriatrischen Screenings (Lachs et al. 1990) bei dieser Ordination,
- Uhrentest als Ergänzung (MMSE zur Wiederholung ungeeignet),
- beim Hausbesuch auf auffällige Veränderungen achten,
- funktionelle Veränderungen abfragen und beachten,
- auch körperliche Veränderungen auf die kognitive Leistung beziehen,
- es ist verdächtig, wenn der Patient sich der Untersuchung entzieht,
- Hinweise von Angehörigen und Bekannten sind wichtig.

22.4 Warum sollte eine stationäre Einweisung in eine geriatrische Einrichtung erfolgen?

Grundsätzlich gilt, dass geriatrische Therapie und besonders Demenztherapie im häuslichen Umfeld die größte Chance auf Erfolg hat. So muss immer zuerst geprüft werden, ob Diagnostik und Therapie zu Hause möglich sind. Eine Grundvoraussetzung stellt dafür die körperliche und seelische Belastbarkeit des Patienten dar. Eine stabile soziale Umgebung, ein aktiver Lebenspartner, eine geeignete Wohnung und nicht zuletzt ausgeglichene wirtschaftliche Verhältnisse sind zusätzlich von Vorteil. Selbstverständlich bedarf es des Vorhandenseins einer leistungsfähigen ambulanten geriatrischen Rehabilitationseinrichtung. Bereits das Fehlen einer dieser Voraussetzungen spricht für einen stationären Therapieversuch. Allerdings muss die stationäre Therapie vom Patienten zumindest toleriert werden, um erfolgreich zu sein.

Gründe für eine stationäre geriatrische Demenztherapie

- Fehlende körperliche Belastbarkeit des Patienten,
- fehlende seelische Belastbarkeit des Patienten,
- fehlende Mobilität,
- instabiles soziales Umfeld,
- Fehlen potentieller Helfer,
- ungeeignetes Wohnumfeld,
- keine geeignete ambulante Rehabilitationseinrichtung vorhanden,
- weite Wege zur ambulanten Therapie,
- schlechte wirtschaftliche Verhältnisse.

Viele verschiedene Berufsgruppen therapieren unter ärztlicher Moderation gemeinsam (Abb. 22.2). Die stationäre Behandlung hat hier einen strukturellen Vorteil gegenüber dem ambulanten Bereich. Dieser Vorteil wächst, wenn man bedenkt, welcher Aufwand an Ausschlussdiagnostik bei Verdacht auf eine AD nötig ist. Der zeitweise Wegfall belastender häuslicher Umstände entspannt den Patienten häufig. Die korrigierende Einflussnahme der Angehöri-

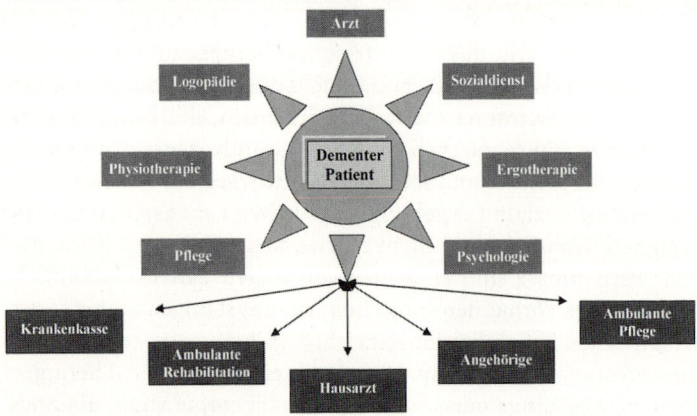

Abb. 22.2. Das therapeutische Team

gen, teils aus Scham, teils aus Unverstand, kann für die Diagnostik weitgehend ausgeschlossen werden. Die ordnende Wirkung einer strukturierten Therapie wirkt sich im stationären Bereich zudem besonders positiv aus.

Außer diesen grundsätzlichen Erwägungen spielen aber noch spezielle Aspekte der stationär geriatrischen Demenztherapie eine Rolle. Neben der medikamentösen Therapie ist die Kombination einer kognitiven Therapie mit gezielter Bewegungstherapie geeignet, den Verlauf der AD zu verlangsamen. In Verbindung mit der Möglichkeit, alltagsrelevante Fähigkeiten gewissermaßen unsanktioniert zu erproben und zu trainieren, ist diese Therapieform aus praktischen Gründen im stationären Bereich gut angesiedelt.

22.5 Wie kann die Einweisung in eine geriatrische Einrichtung geschehen?

Es gibt derzeit noch keine bundeseinheitlichen Richtlinien für die Zuweisung in geriatrische Einrichtungen. Die Einweisungsmöglichkeiten sind bekannt und entsprechen den Richtlinien in den Bundesländern. Die einzelnen Länder zuzuordnen ist nicht sinnvoll, da damit gerechnet werden kann, dass es im Rahmen laufender Verhandlungen bald zu Änderungen kommt.

In aller Regel sind die geriatrischen Einrichtungen darauf eingerichtet, sich um die Wünsche potentieller Zuweiser zu kümmern. Ein informeller Kontakt zu der für den Patienten nächstgelegenen, also wohnortnahen, geriatrischen Klinik lohnt sich allemal. Häufig wird von diesen Einrichtungen auch der Antragsprozess bei der zuständigen Krankenkasse übernommen.

- Dort, wo die Geriatrie als sog. Akutgeriatrie betrieben wird, ist die direkte Einweisung durch den niedergelassenen Arzt in geriatrische Stationen möglich.
- Dort, wo es geriatrische Schwerpunkte an den Kliniken gibt, kann die Einweisung in diesen Schwerpunkt bzw. in die geriatrische Fachabteilung des Krankenhauses erfolgen mit der Maß-

gabe, das Problem der vermuteten Demenz zu bearbeiten und ggf. an spezialisierte geriatrische Rehabilitationseinrichtungen weiterzugeben.
- Dort, wo die Geriatrie ausschließlich in der Rehabilitation angesiedelt ist, kann die Zuweisung zur geriatrisch stationären Behandlung grundsätzlich nur nach vorangegangenem Krankenhausaufenthalt in die Rehabilitationseinrichtung erfolgen. Eine Direkteinweisung aus der hausärztlichen Praxis oder der Notfallambulanz eines anderen Krankenhauses ist nicht möglich. Allerdings besteht grundsätzlich die Möglichkeit, einen Antrag auf stationäre geriatrische Rehabilitation auch aus der hausärztlichen Praxis heraus zu stellen. Allerdings zeigt sich immer wieder, dass sowohl das umständliche Verfahren mit seinen bekannt langen Bearbeitungszeiten wie auch die Rigidität der Kassen diese Möglichkeit einschränken.

22.6 Wozu soll die Einweisung erfolgen?

Der zuweisende Arzt sollte (dies gilt übrigens für alle Einweisungen in stationäre Einrichtungen) seine Wünsche oder die Wünsche des Patienten, wenn dieser sie nicht genau ausdrücken kann, formulieren und den behandelnden stationären Einrichtungen eine Zielvorgabe setzen. Die Arbeit der Klinik wird wesentlich erleichtert, wenn das gewünschte Behandlungsziel eingegrenzt ist. Aufgrund der oben beschriebenen Voraussetzungen leiden geriatrische Patienten an komplexen kognitiven und funktionellen Leistungsstörungen. Von der eigentlichen Therapie des Patienten, über die individuelle Angehörigenberatung, bis hin zum therapeutischen Hausbesuch und der Vernetzung der Kliniktätigkeit mit der Tätigkeit des Hausarztes müssen alle möglichen Bereiche der Zusammenarbeit zwischen Ambulanz und Klinik berücksichtigt werden.

> [!] Der zuweisende Arzt sollte bei Demenzkranken klare Zielvorstellungen für die stationäre geriatrische Behandlung formulieren.

Die vielbeschworene Rolle des Hausarztes als Case-Manager ist hier nicht nur Etikett.

Um die stationäre Behandlung des Patienten zielgerichtet und effektiv zu gestalten, sind die vorliegenden Befunde und Diagnosen unverzichtbar. Da der Betroffene in der Regel keine sicheren Informationen mehr weitergeben kann, spart eine zeitnahe Einbringung ambulant erhobener Befunde aufwendige und für den Patienten oft beunruhigende Doppeluntersuchungen. Die Zielsetzung der Einweisung eines Dementen, die Diagnostik und Therapie kognitiver und dadurch verursachter funktioneller Störungen, geht dann nicht in einem Wust unnötiger medizinischer Diagnostik unter.

Die Einweisungsziele sind um so wichtiger, als der Patient sie oft selbst nicht mehr beschreiben kann. Häufig bestehen relativ „einfache" Zielwünsche wie die Herstellung der Pflegefähigkeit eines Patienten oder das Erreichen eines sicheren Rollstuhltransfers. Die geriatrische Klinik wird sich an den Vorgaben derjenigen, die den Patienten seit Jahren kennen, gerne orientieren. Informationen über Vorlieben sind dabei nicht weniger wichtig als vom Patienten geäußerte Todeswünsche.

22.7 Wohin soll der Patient gehen?

Aus der Sicht des Geriaters ist es natürlich wenig sinnvoll, geriatrische Patienten in stationäre Einrichtungen zu verlegen, die sich mit den Problemen des geriatrischen Patienten nicht ausreichend beschäftigen. Selbstverständlich erkennt die Geriatrie die fachliche Kompetenz der organspezifisch orientierten Fachgebiete, wie beispielsweise der inneren Medizin oder der Neurologie, an. Häufig jedoch sind diese Abteilungen insbesondere bemüht, spezifische Organdefizite zu erfassen und isoliert zu behandeln. Ein geriatrischer Patient mit dem Verdacht auf eine Demenz oder einer manifesten Demenz wird in einer solchen Einrichtung häufig nicht den gleichzeitigen therapeutischen Ansatz finden, den er oft mehr braucht als organbezogene Diagnostik. Ganz im Gegenteil kann die bestgemeinte Organdiagnostik und organspezifische Therapie für demente Patienten eine rasche und schlimmstenfalls sogar irreversible Verschlimmerung ihres Leidens bedeuten.

Auf der anderen Seite ist zu fordern, dass die gewählte geriatrisch stationäre Einrichtung in der Lage ist, demenzverursachende Erkrankungen, nötigenfalls in Zusammenarbeit mit einem Spezialisten, adäquat zu behandeln. Als Beispiel seien hier kardiale, metabolische oder neurologische Erkrankungen genannt. Auch ist eine leistungsfähige chirurgische Einheit in geringer Entfernung von Vorteil, da Verletzungen bei dementen Patienten häufig vorkommen. Für das komplexe Krankheitsbild der Demenz des älteren Patienten scheinen deshalb solche Rehabilitations- oder Kureinrichtungen, die organspezifisch ausgerichtet sind, beispielsweise mit orthopädischem oder kardiologischem Schwerpunkt, per se weniger geeignet, adäquate diagnostische und therapeutische Ansätze zu bieten.

Stationäre geriatrische Therapie ist grundsätzlich geeignet, einem demenzkranken älteren Patienten zu helfen. Je früher eine spezifische medikamentöse, kognitive und funktionelle Therapie beginnt, um so größer ist die Chance, soziale Kompetenz zu erhalten. Oft wird bemängelt, dass eine solche Behandlung „zu teuer" sei. Die von interessierter Seite penetrant gestellte Frage, inwieweit durch eine stationäre geriatrische Behandlung Kosten eingespart werden können, ist andererseits nicht sicher zu beantworten. Sicher aber ist, dass geriatrische Behandlung die soziale Kompetenz auch kognitiv eingeschränkter Patienten stabilisieren und häufig auch verbessern kann (Olbrich 1987). Die damit verbundene Verbesserung der Lebensqualität ist den Einsatz spezieller stationärer Therapieverfahren wert.

Geriatrie behandelt Patienten v.a. unter somatischen, funktionsbezogenen Aspekten. Die Abstimmung der diagnostischen und therapeutischen Strategien mit gerontopsychiatrischen Einrichtungen ist häufig erforderlich.

Literatur

Fischer B, Weidenhammer W, Lehrl S (1986) Über den Zusammenhang zwischen körperlicher und geistiger Leistungsfähigkeit im Alter. Ger Preger Rehab 2,3:55–71

Folstein MF, Folstein SE, McMugh PR (1975) A practical method for grading the cognitive state of patients for the clinicians. J Psychiat Res 12:189–198

Franke H (1995) Multimorbidität und Polypathie in der Praxis. MMV Medizin Verlag, Vieweg

Füsgen I (Hrsg);(1995) Der ältere Patient. Problemorientierte Diagnostik und Therapie. Urban & Schwarzenberg, München

Lachs MS et al. (1990) A simple procedure for general screening of functional disabilitiy in elderly patients. Ann Intern Med 112:699–706

Mahoney FI, Barthel DW (1965) Functional evaluation. The Barthel Index. Maryland Med J 14:61–65

Olbrich E (1987) Kompetenz im Alter. Z Gerontol 20:319–330

Pientka L (1995) Geriatrische Funktionsbewertung. In: Füsgen I (Hrsg) Der ältere Patient. Problemorientierte Diagnostik und Therapie. Urban & Schwarzenberg, München, S 57–73

Sandholzer H, Breull A, Fischer GC (1999) Früherkennung und Frühbehandlung von kognitiven Funktionseinbußen: Eine Studie über eine geriatrische Vorsorgeuntersuchung im unausgelesenen Patientengut der Allgemeinpraxis. Z Gerontol Geriatr, Darmstadt

Shulman KL, Shedletsky R, Silver IL (1986) The challenge of time: clock drawing and cognitive function in the elderly. Int J Geriatr Psychiatr 1:135–140

Siegel NR (1996) Case-Management beim geriatrischen Patienten. Allgemeinarzt 9:950–957

Trögner J, Heinrich R (1996) Mit dem Alter wandeln sich die Symptome. Extracta geriatrica 5, 4

23 Gerontopsychiatrische Stationen

R. Kortus

Zum Thema

Die Einweisungs- und Aufnahmesituation in eine gerontopsychiatrische Station findet oft unter schwierigen Umständen statt. Im Krankenhaus überschattet sie dann evtl. den Kontakt zum Patienten und zu seinen Angehörigen und erschwert auch zunächst die weitere Behandlung.

Patient und Angehörige sind oft betroffen über die Aufnahme auf einer zumeist geschlossenen Station, wo sie mit anderen Verwirrten konfrontiert werden. Angst und Ratlosigkeit spielen eine große Rolle, wenn der Weg zur Behandlung gebahnt werden soll. Die immer noch vorhandene Einstellung „Die kriegen ja doch nichts mehr mit" ist grundfalsch und behindert das Verständnis der Patienten: Er ist ein alt gewordener Mensch mit seiner ganzen Lebenserfahrung, die v.a. durch zunehmende Gedächtnis- und Orientierungslosigkeit beeinträchtigt ist.

Eine erste Schwierigkeit besteht also bereits oft darin, dass die Zusammenarbeit mit dem Patienten schwierig ist, weil er den Einweisungsgrund und Einweisungsmodus nicht verstanden hat oder weil er nicht ausreichend aufgeklärt wurde. Beschwichtigende Hinweise, dass der Patient sich im Krankenhaus „nur mal vorstellen solle" oder dass er sicher in Kürze wieder entlassen werde, sind der Situation genauso wenig förderlich wie übereilte gewaltsame Einweisungsprozeduren mit Hilfe kräftigen

> Transportpersonals oder gar der Polizei. Die Schwierigkeiten bei der Einweisung erfordern oft Geduld und Übersicht des einweisenden Arztes sowie Klarheit und Bestimmtheit. Oft erweist sich aber auch der Zeitdruck in der Praxis als belastend, der allerdings beim alten Menschen grundsätzlich fehl am Platz ist.

Mit der Einweisung in eine gerontopsychiatrische Abteilung hat der niedergelassene Arzt seine Betreuung meist nur für das stationäre Intervall aufgegeben. Anschließend setzt er sich weiter mit dem Schicksal seines Patienten auseinander. Da wohl die wenigsten niedergelassenen Ärzte je eine gerontopsychiatrische Station von innen gesehen haben (nur 0,5% der niedergelassenen Ärzte haben nach der Approbation schon einmal in einer psychiatrischen Klinik gearbeitet!), erscheinen einige Hinweise zum Hintergrund der Arbeitsweise und zur Erlebniswelt solcher Abteilungen angebracht.

In den großen psychiatrischen Krankenhäusern besteht trotz der Psychiatrie-Personal-Verordnung zumeist ein mehr oder minder ausgeprägter Personalmangel für alle Berufsgruppen. Dies führt dazu, dass ärztlicherseits zwischen Aufnahmeformalitäten, Untersuchungen, Befundauswertungen und Absprache der Therapeuten untereinander meist nur wenig Zeit für Einzelgespräche und Angehörigengespräche bleibt. Unter den derzeitigen Rahmenbedingungen („Gesundheitsstrukturgesetz") stehen sämtliche Patienten- und Angehörigenkontakte, aber auch die Kontakte mit den niedergelassenen Kollegen, unter enormem Zeitdruck.

Die Stationen sind oft noch zu groß, 22 bis 28 Betten sind keine Seltenheit, und zumeist sind sie auch nicht kommunikativ und übersichtlich gebaut, so dass die persönliche Betreuung erschwert wird. Unzureichende Räumlichkeiten für verschiedene Therapien beeinträchtigen die Arbeitsmöglichkeiten und sorgen für relative Enge bei der Durchführung der Therapiesitzungen. Kurz: Die Arbeitsweise einer gerontopsychiatrischen Station gleicht leider oft nicht der gewohnten gut organisierten Arbeitsweise auf einer somatischen Station, sondern ist ungleich unübersichtlicher und komplizierter.

Daher ist zunächst gewissenhaft zu klären, ob und mit welcher Indikation eine stationäre Behandlung tatsächlich notwendig ist. Diese sollte dann allerdings so früh wie möglich erfolgen und der Weg in die Klinik sollte durch ausreichende Informationen des Patienten und der Angehörigen gut gebahnt werden.

Natürlich muss gesehen werden, dass der alte Patient, oft multimorbid, häufig erst im Krankenhaus die Möglichkeiten einer schnelleren Krankheitsabklärung erfährt und daher eine Einweisung unumgänglich sein kann. Dabei ist es durchaus korrekt, den Patienten und die Angehörigen darauf hinzuweisen, dass die Aufnahme in ein Krankenhaus immer eine große Belastung darstellt und der multimorbide Patient somit schnell zum „Hochrisikopatienten" wird. Familienangehörige haben sich dies meist nicht klargemacht, sind aber in der Regel dankbar für eine entsprechend sorgfältige Aufklärung.

23.1 Wohin erfolgt die Einweisung?

Das akute Krankheitsbild legt nahe, welche Kompetenz gefragt ist: Während ein multimorbider Patient mit schweren oder dekompensierten inneren Erkrankungen *und* einer Demenz oft in einer geriatrischen Abteilung am richtigen Platz ist, gehört ein Demenzkranker mit den oben genannten Störungen aber ohne erhebliche somatische Begleitkomplikationen in die gerontopsychiatrische Versorgung.

Diese findet man in den meisten psychiatrischen Krankenhäusern als selbständige Abteilungen, zumindest als spezialisierte Stationen, wo die Mitarbeiter vertraut sind mit der Differentialdiagnostik und verschiedenen Therapieverfahren für die Demenzbehandlung.

Auch an psychiatrischen Abteilungen am Allgemeinkrankenhaus können diese Patienten behandelt werden, wenn dort gerontopsychiatrische Kompetenz vorhanden ist. Dies kann man als niedergelassener Kollege erfahren im Rahmen der telefonischen Anmeldung; v.a. wird man aus der Zusammenarbeit mit der Abteilung seine Erfahrungen ziehen.

23.2 Durch wen erfolgt die Einweisung?

Meistens ist der Hausarzt der direkte Ansprechpartner für den Patienten und die Angehörigen. Aber auch der Nervenarzt/Psychiater oder der Notdienst kommt in die Situation, einen Demenzpatienten einweisen zu müssen. Darüber hinaus treten natürlich immer wieder im Allgemeinkrankenhaus Situationen auf, die die Verlegung eines dementen Patienten erforderlich machen.

Hilfreich ist immer der Kontakt von Arzt zu Arzt: Durch eine kurze telefonische Anmeldung lässt sich sowohl die aktuelle Problemlage darstellen als auch mit kurzen Hinweisen die weitere Vorgeschichte, soziale Situation, Begleiterkrankungen und notwendige Medikation erläutern. Außerdem wird besprochen, mit welcher Erwartung der Patient eingewiesen wird: Z. B. Diagnostik, Akutbehandlung von störenden Symptomen, Abwendung einer akuten Gefährdung usw.

! Einweisungsgründe wie „Abklärung", „Diagnosestellung", „OPS" reichen weder der Krankenkasse zur Kostenübernahme noch kann der Krankenhausarzt damit die stationäre Aufnahme begründen. Im Gegenteil muss daran erinnert werden, dass der Krankenhausarzt nochmals verpflichtet ist, die Indikation zur stationären Aufnahme zu überprüfen und ggf. eine andere Behandlungsform (ambulant, vorstationär, teilstationär) einzuleiten. Dies wird natürlich, soweit möglich, nur in Rücksprache mit dem einweisenden Arzt geschehen.

Die Aufnahme des Patienten wird erheblich erleichtert, wenn der einweisende Arzt wichtige Befunde in Kopie sowie eine Übersicht über die aktuelle Medikation mitgibt. Patient und Angehörige sind in der Aufnahmesituation oft viel zu aufgeregt, um hierüber komplette Angaben zu machen.

Insbesondere interessieren nervenärztliche Vorbefunde wie die Ergebnisse von einfachen Tests wie MMSE oder Syndrom-Kurztest (SKT), Computertomographie (CT), EEG und weiteren Spezialuntersuchungen.

23.3 Wer wird eingewiesen?

Wenn es auch klar sein sollte, dass eine Krankenhauseinweisung nur zur Behandlung des Patienten dient, so finden in der Alterspsychiatrie immer wieder Einweisungen zur Entlastung des Partners oder der Familie statt. Grundsätzlich ist dagegen nichts einzuwenden, wenn man sich klar ist, inwiefern mit einer Einweisung v.a. den Patienten geholfen werden kann.

Einweisungen auf Wunsch der Angehörigen, „weil es zu Hause nicht mehr geht", sind oft von Beginn an problematisch: Der Krankenhausarzt muss sogleich begründen können, warum die stationäre Aufnahme des Betroffenen notwendig ist. Hier kann der einweisende Kollege durch seinen Anruf schon darauf hinweisen, dass z. B. der Kranke bei erheblicher Unruhe nicht mehr ausreichend isst oder bei Störungen des Tag-Nacht-Rhythmus sich völlig verzehrt; somit ist der Versuch einer Behandlung zur Wiederherstellung der Tagesstrukturierung mit soziotherapeutischen und medikamentösen Maßnahmen durchaus gerechtfertigt.

Auch sollte den Angehörigen klar sein, dass eine stationäre Behandlung lediglich kurzzeitig mit einer bestimmten Zielsetzung erfolgt. Längerfristige Verwahrung im Krankenhaus, evtl. so lange, bis ein Heimplatz bereitsteht, ist in der Regel heutzutage nicht mehr möglich. Wenn die Angehörigen dann im Krankenhaus damit konfrontiert werden, ist die Not und Sorge bezüglich der weiteren Versorgung des Kranken groß; hier wird kurzfristig die Beratung durch den Sozialdienst helfen müssen.

Bereits bei der Einweisung sollte dem Kranken (und den Angehörigen) ein Einweisungsgrund mitgeteilt werden: Viele Kranke

Typische Einweisungsgründe

- Umkehrung des Tag-Nacht-Rhythmus mit nächtlicher Unruhe und Weglaufgefahr und Müdigkeit /Apathie am Tage,
- Verkennung von Angehörigen/Betreuern als Fremde und heftige Ablehnung der notwendigen Hilfen,
- meist optische Halluzinationen mit störenden fremden Menschen oder paranoide Wahninhalte (v.a. Bestehlungswahn, übersteigertes Misstrauen),
- Verschlechterung des Krankheitsbildes, möglicherweise durch unbekannte Begleiterkrankungen, Medikamentenunverträglichkeit oder Unfallfolgen („Bagatelltrauma": Subduralhämatom) bedingt,
- Unfähigkeit der Nahrungsmittel- und Flüssigkeitsaufnahme durch zunehmende Apraxie (vorher mit den Angehörigen besprechen, ob wirklich eine lebensverlängernde PEG-Sonde erwünscht wird!).

erleben selber, dass ihr Gedächtnis nicht mehr sicher ist; daher sind sie oft auch bereit, eine „Gedächtniskrankheit" sowie die daraus folgenden Unsicherheiten klären zu lassen. Auch das Erleben einer depressiven Verstimmung erweckt bei manchen Kranken die Bereitschaft, sich untersuchen und behandeln zu lassen. Schließlich können fürsorgliche Angehörige auch deutlich machen, dass sie selber große Sorge haben um den Gesundheitszustand des Patienten und daher an einer möglichst guten Untersuchung und Behandlung interessiert sind.

23.4 Wann soll die Einweisung erfolgen?

Eine stationäre Einweisung wird immer dann nötig, wenn ambulante oder teilstationäre Behandlungsmöglichkeiten nicht mehr ausreichen. Dies ist z. B. dann der Fall, wenn der Kranke aufgrund seines Unverständnisses die Versorgung heftig ablehnt, es zu „Aggressivität" kommt, wenn der Kranke sich in Unrast verzehrt, aber auch wenn er zurückgezogen und apathisch nicht mehr am vertrauten Alltagsleben teilnimmt. Hier wird sich immer die Frage stellen nach der differentialdiagnostischen Klärung der aktuellen Symptomatik sowie nach möglichen medikamentösen und soziotherapeutischen Behandlungsversuchen.

In diesem Zusammenhang soll auf ein wichtiges Problem in der Betreuung Demenzkranker hingewiesen werden: Aufgrund der wirkungsvolleren Behandlungsmöglichkeiten als noch vor einigen Jahren, zielt das Interesse darauf ab, eine Behandlung möglichst frühzeitig zu beginnen, um die Lebensqualität zu erhalten und Schwerpflegebedürftigkeit möglichst lange hinauszuschieben. Obwohl die Frühdiagnostik außerordentlich wichtig ist, besteht dabei nur in seltenen Fällen ein Einweisungsgrund zur stationären Behandlung. Die Frühdiagnostik kann in der Regel von niedergelassenen Nervenärzten ausreichend sicher durchgeführt werden. Im Bedarfsfall wäre hier noch alternativ die Zuweisung zur Institutsambulanz eines psychiatrischen Krankenhauses zu erwägen, schließlich auch die Möglichkeit einer umfangreichen Klärung unter tagesklinischer Behandlung. Lediglich das Vorliegen einer komplizierteren Multimorbidität macht eine stationäre Einweisung zur Frühdiagnostik problemlos.

23.5 Warum soll eine Einweisung erfolgen?

Wie schon oben dargestellt, verlangt eine stationäre Einweisung eine klare Indikation einschließlich realistischer Vorstellungen über das mögliche Ergebnis der Krankenhausbehandlung. So wird heute von allen in der Demenzversorgung Erfahrenen gefordert, dass ein Demenzkranker in einer stabilen, entängstigenden und nicht überlastenden Umgebung gepflegt werden soll. Eine Krankenhausaufnahme ist heute im Wesentlichen aus drei Gründen erforderlich:
1. Zur Differentialdiagnostik entsprechend komplizierter Krankheitsbilder mit Multimorbidität, die das Zusammengehen der diagnostischen Möglichkeiten eines Krankenhauses erfordern.

2. Zur Krisenintervention bei zugespitzten Verhaltensauffälligkeiten, die von den betreuenden Personen nicht mehr aufgefangen werden können.
3. Zur Krisenintervention mit Klärung der Weiterversorgung, wenn das bisherige Versorgungssystem zusammengebrochen ist, z. B. weil der pflegende Partner plötzlich erkrankt ist. Wenngleich in dieser Situation oft auch über den Hausarzt, die Sozialstation oder die Beratung der Krankenkasse/Pflegekasse kurzfristig Hilfe erfolgen wird, so kann trotzdem in entsprechenden Fällen die stationäre Aufnahme erforderlich sein, da der Gesundheitszustand des Demenzkranken durch Wegfall der Versorgung akut gefährdet ist.

Problematische Situationen bei der Einweisung
Eine besondere Problematik entsteht immer wieder durch die stationären Einweisungen am Freitag Nachmittag. So verständlich die Sorgen von Angehörigen sind, die bei einem sich zuspitzenden Krankheitsbild nicht wissen, ob sie auch das kommende Wochenende die Versorgung aufrechterhalten können, so muss doch auf die ausgesprochen belastende Situation für den Kranken hingewiesen werden, die durch die Aufnahme entsteht: Erstkontakt durch den Stationsarzt oder bereits den diensthabenden Arzt, am Samstag ärztliche Betreuung durch einen anderen Diensthabenden, ebenso am Sonntag ärztliche Versorgung durch einen anderen Arzt vom Dienst. Auch im Pflegedienst findet sich am Wochenende oft eine Personalausdünnung und die Mitarbeiter des sonstigen therapeutischen Dienstes arbeiten in der Regel auch nicht am Wochenende: Der Patient fällt von der Krisensituation, die zur Aufnahme führte, in eine ausgesprochene Versorgungslücke! Daher sind gerade diese Zeiten, weil besonders unfall- und komplikationsträchtig, im Krankenhaus besonders gefürchtet. Die „Misserfolge", die z. B. durch eine Oberschenkelhalsfraktur in den ersten Behandlungstagen entstehen, stellen für den Patienten eine außerordentliche Gefährdung dar, führen bei Angehörigen zu Vorwürfen gegen das Krankenhauspersonal und berauben die Patienten und Ärzte des möglichen Erfolges.

Hier wäre dringend zu wünschen, dass die Krankenhauseinweisungen möglichst früh und nicht als „Notfall" erfolgen, zu Zeiten, zu denen der niedergelassene Kollege evtl. in der Praxis schon nicht mehr erreichbar ist!

23.6 Wie erfolgt die Einweisung?

Im Regelfall wird der Patient durch seinen Hausarzt eingewiesen. Das Krankheitsbild ist in einem Stadium, das eine bestimmte „Auftragsvergabe" erfordert. Diese findet sich auf der Einweisung und macht deutlich, dass der niedergelassene Kollege sich über die Behandlungsmöglichkeiten Gedanken gemacht hat; nach Beendigung der stationären Behandlung möchte er ja den Kranken weiterbetreuen, so dass die Vorstellung, der Kranke solle „abgeschoben werden" gar nicht erst aufkommt.

Der telefonische Kontakt zwischen einweisendem und aufnehmendem Arzt bzw. eine Anmeldung mit Terminvergabe in der Gerontopsychiatrie hilft, spätere Unklarheiten und Missverständnisse zu vermeiden.

23.6.1 Juristische Rahmenbedingungen bei der Einweisung

Komplikationen psychischer Erkrankungen und die Einweisung in ein psychiatrisches Krankenhaus erfordern auch, die juristischen Rahmenbedingungen zu kennen.

> Die Unterbringung auf einer "geschlossenen Station" ist eine freiheitsentziehende Maßnahme, die entweder die Zustimmung des Patienten oder aber eine juristische Absicherung erfordert. Wenn diese Voraussetzungen nicht vorliegen, muss der Krankenhausarzt den Patienten evtl. wieder entlassen, falls keine akute Selbst- oder Fremdgefährdung vorliegt. Dies führt immer wieder zu Verärgerung beim einweisenden Kollegen, aber auch zu Ratlosigkeit bei den Angehörigen. Deshalb ist es wichtig, ggf. die notwendigen Schritte einzuleiten.

Ein Kranker, der auch zu Hause gut führbar ist und keine „Weglauftendenz" aufweist, lässt sich zumeist auch auf einer geschützten Station gut betreuen. Er wird in der Regel nicht dezidiert seine Entlassung verlangen, so dass mit ausreichender Kooperation bei der Behandlung sein Einverständnis vorausgesetzt werden darf.

Schwierig ist die Situation hingegen bei Kranken, die mit einer Krankenhausaufnahme nicht einverstanden sind, sei es, weil sie ratlos sind und „nach Hause" wollen, sei es, weil sie sich von Angehörigen im Stich gelassen fühlen oder gar befürchten, dass ihnen Schaden entstehen könnte. Zur Einweisung solcher Kranker sind zwei Wege möglich:
1. im Rahmen des Betreuungsrechtes,
2. im Rahmen der Unterbringungsgesetze (UBG) oder der Gesetze zur Behandlung psychisch Kranker (Psych.-KG), die in den einzelnen Bundesländern verschieden sind.

Betreuungsrecht

Das Betreuungsrecht (von 1992) ermöglicht, einem psychisch kranken Menschen einen Betreuer an die Seite zu stellen, der in bestimmten Bereichen die Interessen des Erkrankten zu wahren hat.

Typische Versorgungsbereiche sind
- Gesundheitsfürsorge,
- Vermögenssorge,
- Aufenthaltsbestimmungsrecht,
- Rentenangelegenheiten.

Wenn keine „Vorsorgevollmacht" besteht, mit der der Kranke schon zu gesunden Zeiten festgelegt hat, wer ihn in welchen Bereichen vertreten soll, und wenn auch keine weiteren Vollmachten bestehen, so ist die Anregung einer Betreuung (durch den Hausarzt oder durch Angehörige) immer dann zu empfehlen, wenn der Kranke seine Belange nicht mehr ausreichend sicher vertreten kann. Die Durchführung eines Betreuungsverfahrens dauert einschließlich Begutachtung meist 2–3 Monate, bis ein Betreuer (nach dem

Betreuungsrecht wo möglich ein Angehöriger) bestellt ist und dem Kranken zur Seite steht.

Im Akutfall hat das Gericht nach § 1846 BGB die Möglichkeit, eine sog. Eilbetreuung auszusprechen und die Durchführung des notwendigen Betreuungsbedarfes zu verfügen, bis das Verfahren abgeschlossen und ein Betreuer bestellt ist. Hierzu bedarf es jedoch in der Regel der Gutachtenserstellung durch einen Nervenarzt/Psychiater. Im ambulanten Bereich wird von dieser Möglichkeit selten Gebrauch gemacht, zumal auch seitens der verfahrensbeteiligten Richter hierzu nicht immer große Bereitschaft besteht. Ein solches Verfahren macht auch nur Sinn bei einer dringenden Behandlungsindikation ohne gleichzeitig bestehende Selbst- oder Fremdgefährdung.

Unterbringungsgesetz

Liegt allerdings eine akute Gefahr für den Patienten, seine Umgebung oder sein Vermögen vor, so ist auch eine Einweisung nach dem Unterbringungsgesetz (UBG) möglich. Eine solche Gefahr besteht z. B. im Weglaufen von zu Hause bei Unsicherheit im Verkehr, bei situativer Zuspitzung in Form „aggressiver" Durchbrüche mit Bedrohung von Angehörigen oder auch Suizidalität, im Unvermögen, Gefahrenquellen im Haushalt (elektrische Herdplatten, Bügeleisen, Gasversorgung) zu beaufsichtigen. Die Rechtsprechung verlangt allerdings, dass diese Gefahren akut und absehbar sind; damit wird gleichzeitig ausgeschlossen, dass die Unterbringung nach dem UBG erfolgt, wenn der Patient z. B. einmalig vor 6 Wochen eine Herdplatte hat brennen lassen!

Wenn eine Unterbringung wegen akuter Selbst- oder Fremdgefährdung notwendig ist, so muss auch ggf. die Polizei als Erfüllungsgehilfe hinzugezogen werden, die den Transport in das psychiatrische Krankenhaus begleitet und einen Einsatzbericht erstellt, aus dem die Gefahrenlage ersichtlich ist.

Auch wenn mit solchen Regularien die Einweisung in ein psychiatrisches Krankenhaus erschwert erscheinen mag, so muss daran erinnert werden, dass sie mit einer Freiheitsentziehung verbunden wäre; die Freiheit der Person steht aber nach dem Grundgesetz unter besonderem Schutz! So ist andererseits gewährleistet, dass die Psychiatrie nicht missbraucht wird, um schwierige Menschen loszuwerden, ein Umstand, der für das Selbstverständnis der Psychiatrie sehr wichtig ist. Zu oft ist die Psychiatrie missbraucht worden und auch heute noch gibt es in der Bevölkerung Vorstellungen, die die Psychiatrie zu einem absolut rechtlosen Raum erheben! Dem muss im Interesse der Kranken, aber auch der psychiatrisch Tätigen, durch die entsprechende Gesetzgebung und Ü'berwachung vorgebeugt werden.

Eine Bescheinigung des einweisenden Arztes, aus der die akute Selbst- oder Fremdgefährdung hervorgeht (möglichst mit stichwortartigen Beispielen) erleichtert dem Krankenhausarzt die Beantragung eines entsprechenden Gerichtsbeschlusses und ermöglicht somit die baldige Behandlung.

23.7 Wozu soll eine Einweisung erfolgen?

Wenn eine Einweisung notwendig ist, sollen die Gründe und die Erwartungen mit dem Kranken und den Angehörigen sachlich besprochen werden. Falsch ist es, den Patienten von solchen Gesprächen auszuschließen: Er fühlt sich entwertet, nicht ernst genommen,

---

Typische Einweisungsgründe bei akuter Selbstgefährdung

– Unkontrollierter Umgang mit Gas/Herd, elektrischem Strom, gefährlichen Werkzeugen,
– anhaltende Unfähigkeit, Nahrung und Flüssigkeit aufzunehmen,
– Desorientiertheit mit Gefahr des Verlaufens (besonders im Winter), Gefahren im Straßenverkehr werden nicht mehr erkannt.

Typische Einweisungsgründe bei akuter Fremdgefährdung

– Weglaufgefahr mit Unsicherheit im Straßenverkehr (bei einer Betreuung oder auch beim Heimaufenthalt sind auch Fürsorge- und Haftungsfragen betroffen),
– Situationsverkennung mit „Aggressivität" und Abwehrhaltung gegen die Umwelt,
– Achtlosigkeit mit Feuergefahr, z. B. mit Zigaretten oder Herdplatten (bei mehrmaligen Vorkommen).

hintergangen. Gegebenenfalls kann nach einem gemeinsamen erklärenden Gespräch noch ein kurzes Gespräch erfolgen, bei dem die Angehörigen die notwendigen Detailinformationen erhalten; aber auch dies sollte mit Wissen des Patienten geschehen. Das Hintergehen des Betroffenen führt oft dazu, dass er in misstrauischer Abwehrhaltung eine Krankenhausbehandlung verweigert und paranoide Ängste gegen Angehörige und Behandler entwickelt.

Es darf daran erinnert werden, dass es nicht nur wohlmeinende Angehörige gibt und so manche „Wahnbildung" mit Vernichtungswahn, Bestehlungswahn etc. des Kranken durchaus realistische Hintergründe hat!

Die Demenzproblematik ist bereits so verbreitet, dass ihr nur mit ernsthafter und kompetenter Fürsorge begegnet werden kann. Dies bedeutet auch, dass in der Zukunft die enge und vertrauensvolle Zusammenarbeit aller an der Behandlung Beteiligten noch wichtiger wird als schon jetzt. Im Austausch von Hausarzt und Nervenarzt, in der Einbeziehung von Ergotherapie, psychiatrischer Fachpflege und Sozialbetreuung durch den sozialen Dienst der Krankenkassen, des Krankenhauses oder der Kommune liegt eine wichtige Chance, um zukünftig die psychotherapeutischen, soziotherapeutischen und medikamentösen Behandlungsstrategien und Beratungsinterventionen noch besser abzustimmen. Damit können erwiesenermaßen das Leid der Kranken und die Not und Schuldgefühle der Angehörigen erheblich abgemildert werden.

Aus der klinischen Erfahrungen lässt sich feststellen, dass die mögliche Beruhigung einer Akutsymptomatik, die Entängstigung eines verzweifelten Dementen und die sachgerechte Beratung von Angehörigen von diesen oft so entlastend empfunden wird, dass sie nach der Behandlung eine „Besserung" feststellen.

Alle Menschen mit einer schweren chronisch-progredienten Erkrankung haben das Recht auf eine ausreichende Behandlung. Diese dürfen wir auch den dementen Patienten nicht vorenthalten, sondern müssen im Gegenteil bei dem großen und langfristigen Leid, das die Kranken und die Angehörigen zu ertragen haben, alles tun, um die Situation abzumildern.

> [!]
> - Patienten, Angehörige und Arzt erwarten von der Einweisung eine Besserung; diese kann nur in enger Zusammenarbeit aller Beteiligten eintreten.
> - Eine Einweisung zur Differentialdiagnostik und medizinischem Behandlungsversuch sollte frühzeitig erfolgen.
> - Telefonische Absprachen zwischen einweisendem und aufnehmendem Arzt helfen, die Indikation zur stationären Aufnahme zu klären und Unklarheiten zu vermeiden.
> - Die Einweisung eines dementen Patienten sollte möglichst nicht als „Notfall" zu ungünstigen Zeiten erfolgen.
> - Die Einweisung auf eine geschützte (geschlossene) Station stellt eine Freiheitsentziehung dar und muss rechtlich abgesichert sein. Rechtsgrundlage (Betreuung, UBG) rechtzeitig veranlassen!
> - Diagnostischer und therapeutischer Nihilismus sind nicht gerechtfertigt.

Literatur

Alzheimer Europe (Hrsg);(1999) Handbuch der Betreuung und Pflege von Alzheimer-Patienten. Thieme, Stuttgart
Wächtler C (Hrsg);(1997) Demenzen. Thieme, Stuttgart

24 Rehabilitationsprogramme und psychoedukative Ansätze für Demenzkranke und betreuende Angehörige

B. Baier, B. Romero

Zum Thema

Bei multiplen und fortschreitenden kognitiven Defiziten bieten sich Rehabilitationskonzepte an, die in einem interdisziplinären Ansatz somatische, psychiatrische, funktionelle und psychosoziale Aspekte der Erkrankung ausreichend berücksichtigen. Rehabilitationsprogramme mit dem Ziel, die Eigenständigkeit der Kranken länger zu erhalten, Pflege zu erleichtern und das Leid der Betroffenen soweit möglich zu vermeiden, lassen sich am besten in spezialisierten Einrichtungen durchführen. Dabei können sich ambulante Angebote gut mit stationären ergänzen. Die Bedeutung von zeitlich limitierten, intensiven Behandlungsprogrammen ist in der individuell geplanten Vorbereitung der Betreuer, meist der Angehörigen, auf die krankheitsgerechten Betreuungs- und Pflegeaufgaben zu sehen. Deshalb erscheint die Teilnahme von Betreuern an solchen Rehabilitationsprogrammen vorteilhaft. Neben den psychoedukativen Ansätzen ist auch für eine Entlastung der Betreuer Sorge zu tragen. Institutionelle Betreuung, die krankheitsgerecht konzipiert ist, setzt rehabilitative Ziele im alltäglichen Umgang mit den Kranken um.

24.1 Rehabilitationsziele bei Alzheimer-Krankheit und ähnlich verlaufenden Demenzen

Traditionell verfolgt Rehabilitation die folgenden Ziele:
- Besserung oder Erhaltung vorhandener Fähigkeiten,
- Verhinderung der Zunahme von Defiziten,
- Kompensation verlorener Fähigkeiten.

Bei vielen Demenzformen lässt sich derzeit weder eine Besserung noch ein Aufhalten der Progredienz dauerhaft erreichen. Die Zunahme der Defizite kann jedoch verzögert und belastende Begleitsymptome vermieden oder reduziert werden. (Noch) vorhandene Fähigkeiten können durch gezielte Rehabilitations- und Betreuungsstrategien länger erhalten bleiben, bereits verlorene lassen sich zum Teil kompensieren. Gerade wegen des besonders schweren Krankheitsbildes und der ungünstigen Prognose ist jede Erleichterung, die sich für die Kranken und die Betreuer bewirken lässt, als Erfolg zu verstehen. Es zählen nicht nur die Jahre, um die man den Krankheitsverlauf verzögern kann, sondern v.a. die Möglichkeit, auf jeweils angemessene Weise in verschiedenen Krankheitsstadien am Leben teilzunehmen. Gerade hierauf zielen Rehabilitationsprogramme für Demenzkranke.

> **!** Der Stellenwert der im Gesetz verankerten Strategie: „Rehabilitation vor Pflege" (§31 SDB XI) nimmt angesichts der demographischen Entwicklung an Bedeutung zu.

Systematische Studien belegen die Erwartung, dass geeignete psychosoziale Hilfestellungen für betroffene Familien eine Heimeinweisung verhindern oder verzögern kann (Mittelman et al. 1966). Dies entspricht den Wünschen vieler betroffener Familien und ermöglicht ein Einsparen der hohen Kosten einer Heimversorgung.

Potenzielle Einspareffekte durch Rehabilitationsprogramme haben für die Planung des Versorgungssystems eine große Bedeutung.

Bezugnehmend auf das WHO-Modell (Matthesius et al. 1995) und Rehabilitationsziele bei chronischen Erkrankungen (Gerdes u.

Jäckel 1996) lassen sich für fortschreitende dementielle Erkrankungen folgende Zielebenen identifizieren:
- Somatische Therapieziele, z. B. Stabilisierung des Blutdrucks,
- funktionale Therapieziele, z. B. Erhaltung der Eigenständigkeit,
- psychosoziale Therapieziele, z. B. Förderung kooperativen Verhaltens,
- edukative Therapieziele, z. B. Erlernen von Stressbewältigungsmethoden.

Die zunehmende Hilfsbedürftigkeit Demenzkranker macht es erforderlich, dass auf allen Ebenen der Rehabilitationsziele eine Beteiligung der Betreuenden berücksichtigt werden muss.

„Somatische" Ziele können nur unter der Mitwirkung der Betreuer geplant und umgesetzt werden (z. B. regelmäßige Medikamenteneinnahme). Der Unterschied zwischen der funktionellen und der psychosozialen Dimension ist unscharf, weil für die Aufrechterhaltung der funktionellen Leistungsfähigkeit der Kranken eine Hilfestellung der Betreuer entscheidend ist. Edukative Maßnahmen können sich fast nur an die Betreuer richten, die lernen, Kranke zu unterstützen und eigene Ressourcen zu sichern.

24.2 Aufgaben einer Rehabilitationseinrichtung für Demenzkranke

Bei den komplexen Krankheitssymptomen und -folgen bieten sich Behandlungsprogramme an, die alle relevanten Dimensionen in einem interdisziplinären Ansatz berücksichtigen.

Die intensiven, zeitlich limitierten, umfassenden Rehabilitationsprogramme können am besten in einer spezialisierten Einrichtung durchgeführt werden.

24.3 Indikationsstellung für Rehabilitation

Das Vorliegen eines dementiellen Syndroms stellt eine Indikation für die Teilnahme an einem zeitlich auf einige Wochen limitierten Rehabilitationsprogramm dar.

Aufgaben einer speziellen Rehabilitationseinrichtung für Demenzkranke

- Erstellung der Rehabilitationsdiagnose, die neben der nosologischen Zuordnung individuelle Ressourcen und Probleme des Kranken in medizinischen und (neuro)psychologischen Bereichen berücksichtigt,
- Erstellung der sozialen Diagnose (soziale Ressourcen),
- Identifizierung von Rehabilitationszielen und Schwerpunkten,
- Aufstellung und Ausführung eines individuellen Rehabilitations- und Behandlungsplans
- Unterstützung des tragenden sozialen Systems (meist Angehörige) durch psychoedukative Maßnahmen, oft auch durch medizinische Versorgung,
- Erfassung von Behandlungsergebnissen, auch katamnestisch,
- Überleitung in die weitere hausärztliche Behandlung, Betreuung in der Familie, Betreuungsgruppen etc. Die Überleitung muss gerade bei Demenzkranken so umfassend und praxisnah sein, dass Betreuer die erarbeiteten therapeutischen Empfehlungen im Alltag umsetzen können.

Nicht erfolgversprechend bzw. nicht durchführbar (Kontraindikationen) ist ein Rehabilitationsprogramm ohne Unterstützung und Mitwirkung der betreuenden Angehörigen (bei zu Hause wohnenden Kranken). Bei alleinstehenden Kranken muss ein Aufbau der sozialen Unterstützung im Vordergrund stehen.

Solange die Möglichkeit besteht, eine weitere Verschlechterung zu verzögern und besonders belastende Komplikationen zu vermeiden, liegt auch bei fortgeschrittenen Demenzstadien ein Rehabilitationspotential vor.

Mit zunehmenden Defiziten ändern sich die Schwerpunkte der Rehabilitationsprogramme folgendermaßen, dass sich z. B. Bemühungen zur Erhaltung der Teilnahme an alltäglichen Aktivitäten auf hygienische Verrichtungen oder auf das Essen reduzieren und zunehmend mehr Hilfestellungen gegeben werden müssen.

24.4 Ambulante oder stationäre Rehabilitation?

Die Vorschriften der gesetzlichen Krankenversicherung sehen eine gestufte Leistungsgewährung von Rehabilitationsmaßnahmen vor (§§ 40 und 41 SGBV). Kosten für eine stationäre Rehabilitationsmaßnahme nach §40 Abs. 2 SGBV können erst dann übernommen werden, wenn ambulante Rehabilitationsmaßnahmen am Wohnort, bzw. eine ambulante Rehabilitationskur am Kurort nicht ausreichen, nicht durchführbar sind oder erfolglos durchgeführt wurden.

Sowohl ambulante als auch stationäre Rehabilitationseinrichtungen für Demenzkranke haben ihre Begründung und ihren Platz im Versorgungsnetz.

Derzeit werden qualifizierte Rehabilitationsprogramme für Demenzkranke nur an wenigen Orten angeboten, wobei eine schnelle Zunahme der Möglichkeiten zu erwarten ist. Deswegen ist

---

Empfehlungen für eine stationäre Rehabilitation in einer Spezialeinrichtung für Demenzkranke

- Wenn keine qualifizierte wohnortnahe Rehabilitation möglich ist (dies ist derzeit noch an vielen Orten der Fall),
- wenn die am Ort vorhandenen Möglichkeiten nicht ausreichend umfassend sind (z. B. es werden nur psychosoziale Beratung, nur Ergotherapie oder nur Tagesbetreuung angeboten),
- bei schwerwiegenden Problemen, die erfahrungsgemäß einer intensiven Intervention bedürfen, z. B.:
  - ausgeprägte Verhaltensauffälligkeiten, wie sie oft bei Dysfunktionen der Frontallappen auftreten,
  - psychiatrische Begleitsymptome, die nicht leicht medikamentös zu kontrollieren sind,
  - Überforderung des Betreuers,
- bei besonders guten Erfolgsaussichten (Patient und Angehörige sind besonders motiviert und gut in der Lage therapeutische Empfehlungen im Alltag umzusetzen).

es empfehlenswert, sich über den aktuellen Entwicklungsstand bei der Alzheimer-Gesellschaft zu informieren.

Ein Ortswechsel und das Verlassen der vertrauten häuslichen Umgebung ist bekannter Weise für Demenzkranke mit Nachteilen verbunden. Nach bisherigen Erfahrungen gewöhnen sich jedoch die meisten Patienten innerhalb von wenigen Tagen sowohl an die neue Situation in der Klinik, als auch wieder an ihr Zuhause.

Die Belastung, die mit einer stationären Aufnahme verbunden ist, ist in der Regel als zumutbar einzuschätzen. Entscheidend für eine rasche Adaptation der Kranken ist die Begleitung durch die betreuenden Angehörigen und ein geeignetes therapeutisches Milieu.

Die entstehenden Belastungen sind gegen den Behandlungsgewinn einerseits und gegen die Belastungen bei einer vergleichbar intensiver ambulanten Rehabilitation anderseits abzuwägen. Für viele ältere, wenig mobile Ehepaare sind häufige ambulante Termine schwer wahrzunehmen.

24.5 Stationäre Rehabilitationsmöglichkeiten

Zeitlich beschränkte, für Demenzkranke entwickelte Rehabilitationsprogramme wurden bis jetzt selten und vorwiegend an den psychiatrischen Universitätskliniken und in spezialisierten Einrichtungen wie Alzheimer-Therapiezentren oder Memory-Kliniken angeboten.

Wichtig ist es, dass sich ein stationäres Rehabilitationsprogramm sowohl an betreuende Angehörige, als auch an Kranke mit Demenz unterschiedlicher Ätiologie und in verschiedenen Demenzstadien richtet. Es sollte eine qualifizierte Diagnose und medikamentöse Behandlung beinhalten, wie v.a. ein fachlich fundiertes Rehabilitationskonzept (vgl. unten das Konzept der Selbst-Erhaltungs-Therapie, der Milieutherapie und andere) bieten, das von einem interdisziplinären, in der Demenzproblematik spezialisierten Team durchgeführt wird. Das Ziel ist zukunftsorientiert zu sehen: Die betroffenen Familien werden auf das bevorstehende Leben mit der Demenz vorbereitet. Während des Aufenthalts, der erfahrungsgemäß auf etwa 4 Wochen zeitlich beschränkt sein sollte, kann ein individuelles Programm für die zukünftige Alltagsgestaltung, geeignete Beschäftigungen, Umgangsformen und Hilfen erarbeitet werden.

Es ist zu erwarten, dass der bestehende Bedarf zu einer raschen Erweiterung der stationären Rehabilitationsmöglichkeiten in spezialisierten Einrichtungen führen wird.

Die meisten Erfahrungen und Konzepte zu demenzkrankengerechter Lebensgestaltung wurden bis jetzt in den Pflegeheimen, Betreuungsgruppen und gerontopsychiatrischen Einrichtungen entwickelt und praktiziert. Der Schwerpunkt der Maßnahmen liegt dabei in geeigneter Pflege und Betreuung im Alltag und ist nicht zeitlich beschränkt. In ihren theoretischen Grundlagen beziehen sich die Betreuungsprogramme auf Konzepte wie Milieutherapie, Validation und Selbst-Erhaltungs-Therapie (s. unten).

Krankengerechte institutionelle Betreuung setzt rehabilitative Ziele in alltäglicher Umgebung mit den Kranken um.

24.6 Betreuungs- und Rehabilitationskonzepte

Rehabilitationsprogramme für Demenzkranke entwickeln sich in Verbindung mit Betreuungskonzepten. Einerseits schöpfen Rehabilitationskonzepte aus den Erfahrungen der traditionellen Betreuungsansätze, andererseits ergeben sich aus den Rehaprogrammen Hinweise zu geeigneten Betreuungsformen im Alltag. Im weiteren sollen die wichtigsten Konzepte kurz dargestellt werden (Ehrhardt et al. 1997).

24.6.1 Milieutherapie

Die Milieutherapie stellt neben dem Realitätsorientierungstraining ein besonders umfassendes Betreuungskonzept dar. Der Begriff „Milieu" bezieht sich sowohl auf die räumliche Umgebung als auch auf Umgangsformen und Aktivitäten.

Das geeignete räumliche Milieu sollte den Kranken sowohl barrierefreie Bewegung als auch Ruhepausen ermöglichen, die Räumlichkeiten sollten gut beleuchtet bzw. sonnig sein, die Inneneinrichtung eine vertraute wohnliche Atmosphäre betonen, um nur einige der Postulate zu nennen. Das zwischenmenschliche Milieu sollte Kranke durch Wertschätzung, Kritikvermeidung, Zuwendung (auch nichtsprachliche) und Bestätigung der subjektiven Sichtweisen unterstützen. Weiterhin werden anregende Aktivitäten wie Singen, Spielen, einfache Bastelarbeiten oder Spaziergänge im Rahmen des Konzeptes geplant.

> [!] Therapeutisch geplante Milieubedingungen haben einen nachweisbaren Einfluss auf den Verlauf der Demenz.

Es konnte z. B. belegt werden, dass kognitive Fähigkeiten und soziale Kompetenz besser in einer Wohngruppe für Demente als in einem konventionellen Heim erhalten bleiben (18 Monate Beobachtungszeitraum).

24.6.2 Realitätsorientierungstherapie

Das Realitätsorientierungstrainings (ROT)-Konzept hat einige Jahre lang das Personal von Pflegeheimen dazu veranlasst, dementen Bewohnern ständig sog. realitätsbezogene Informationen, v.a. zum Datum, zum Ort und zum Namen zu vermitteln, abzufragen und Antworten zu korrigieren. Das Konzept hat sich weiter entwickelt, so dass von dem korrigierenden Ansatz, der ohne Erfolgsaussicht Kranke belastet hatte, weitgehend Abstand genommen wurde. Die Bedeutung von Orientierungshilfen, wie vom ROT postuliert und entwickelt, sieht auch das Milieutherapie-Konzept vor („prothetisches" Wohnumfeld, Tagesstrukturierung).

Das weiterentwickelte ROT-Konzept verzichtet auf den korrigierenden Ansatz und stellt externe Orientierungshilfen in den Vordergrund.

24.6.3 Validation

Das Validations-Konzept (Feil 1992) basierte im Gegensatz zum ROT auf der Annahme, dass die subjektive Realität der Pflegeheimbewohner bestätigt und nicht in Frage gestellt oder korrigiert werden sollte. Diese therapeutische Annahme, zu der das Selbst-Erhaltungs-Konzept eine theoretisch-psychologische Begründung bietet (Romero u. Eder 1992), machen sich derzeit die meisten Betreuungs- und Rehabilitationsansätze zu eigen.

> Im Rahmen des Validationskonzepts wurden hilfreiche Kommunikationstechniken entwickelt, die eine Konfrontation mit kognitiven Defiziten und Eskalation von Konflikten vermeiden und den Kranken Wertschätzung und Zuwendung vermitteln.

Diese Kommunikationswege werden in vielen Validations-Kursen für Betreuende gelehrt und in institutionelle Betreuung oder Rehabilitation integriert. Andere Aspekte des Validations-Konzeptes lassen sich nicht fachlich nachvollziehen. Zu den Kritikpunkten gehört die Art, die Zielgruppe zu definieren („validiert" werden können nur Hochbetagte, medizinische Diagnosen und Terminologie werden als abwertend abgelehnt). Auch die These, dass „verwirrte" Menschen ungelöste Konflikte aufzuarbeiten versuchen und Hilfe dabei brauchen, die an tiefenpsychologische Interpretationsarbeit erinnert, lässt sich bei kritischer Betrachtung nicht aufrechterhalten.

24.6.4 Selbst-Erhaltungs-Therapie (SET)

Das Konzept der Selbst-Erhaltungs-Therapie (Romero 1997) bezieht Ansätze mit ein, die zur Erhaltung und Stabilisierung des Selbst der Kranken beitragen können. So werden Erfahrungen der Milieutherapie und Validation, wie auch zahlreiche Verfahren der Verhaltenstherapie, Kunsttherapie, Erinnerungstherapie u. a. in das Konzept aufgenommen, allerdings so ausgewählt und modifiziert, dass sie dem übergeordnetem Ziel der Selbst-Erhaltung entsprechen.

Das Selbst stellt ein zentrales kognitives Schema dar, das Informationen über die eigene Person und die eigene Umgebung aktiv aufnimmt, verarbeitet und aufrechterhält. Dies ermöglicht es, Entwicklungen von Situationen vorauszusagen, Entscheidungen zu fällen, Einstellungen und Haltungen einzunehmen und sich zu orientieren. Es vermittelt auch das Selbstwertgefühl und die Identität einer Person, beeinflusst ihre Stimmung und Verhalten. Erfahrungen, die das Selbst verletzen – z. B. Konflikte, Misserfolge, Erlebnisarmut – rufen besonders starke negative Gefühle hervor, wie Angst, Scham, Aggression oder Depression.

Die psychologische Selbst-Theorie begründet die Erwartung, dass ein stabil erhaltenes Selbst die Effizienz des Verhaltens fördert, der Entwicklung von auffälligem Verhalten entgegen wirkt und ein emotionales Gleichgewicht unterstützt.

Zur Stabilisierung des Selbst (Selbstwertes, Selbstsicherheit und Selbständigkeit der eigenen Person) können insbesondere die folgenden Erfahrungen beitragen:
- Bestätigende Rückmeldung der Anderen, v.a. der betreuenden Angehörigen,
- Erfahrung, sich an einer Aktivität ohne Misserfolg engagieren zu können,
- systematische Beschäftigung mit erhaltenen, aktuell bedeutenden Erinnerungen.

Konzepte wie die hier geschilderten integrieren die Ansätze herkömmlicher Rehabilitations- und Psychotherapiemethoden, bzw. lassen sich durch sie ergänzen.

24.7 Beitrag herkömmlicher Rehabilitationsmethoden zur Rehabilitation bei Dementen

Neuropsychologen, Kunsttherapeuten und andere Berufsgruppen wirken z. T. an Rehabilitationsprogrammen mit, die an Institutionen durchgeführt werden. Darüber hinaus können sie ambulant, z. B. im Anschluss an eine stationäre Rehabilitation, behandeln.

24.7.1 Neuropsychologische Rehabilitation

Rehabilitationsstrategien, die für Kranke mit relativ umschriebenen, nicht fortschreitenden Defiziten entwickelt wurden, erfordern eine Anpassung an Krankheitsbilder mit multiplen, fortschreitenden kognitiven Defiziten.

Insbesondere ist ein Training von einzelnen Funktionen, wie Gedächtnis oder Aufmerksamkeit, nicht erfolgversprechend. Bewährt haben sich dagegen externe Gedächtnishilfen, wenn sie individuell vorbereitet und angepasst werden. Hier ist an einfache Hinweise wie: „Schlüssel immer an der selben Stelle" zu denken, als auch an die besondere Bedeutung der Verfahren, die mit Hilfe von verschiedenen Medien (Photos, Notizen, Ton- und Videoaufnahmen, computerunterstützte Aufnahmen) persönliche Erinnerungen der Kranken festhalten und sie dann als Erinnerungshilfen einsetzen.

Auch zur Kompensation anderer dementieller Defizite, z. B. Apraxie oder Agnosie, liegen bereits erste Erfahrungen vor, die weitere Erfolge versprechen.

> Der Schwerpunkt neuropsychologischer Rehabilitation bei Demenz liegt v.a. bei der Entwicklung individueller externer Hilfen unter Einbeziehung der Betreuer. **!**

24.7.2 Logopädische Rehabilitation

Eine herkömmliche Sprachtherapie ist nur in Ausnahmefällen (z. B. bei relativ isolierten Sprachstörungen) indiziert.

Sprachtherapeuten können einen Beitrag zur Verbesserung der Kommunikationstechniken bei Demenzkranken leisten. Die entsprechenden Verfahren befinden sich noch weitgehend in der Entwicklung.

Hilfsmöglichkeiten bei dysarthrischen Sprechstörungen und bei Schluckstörungen müssen in individuellen Fällen überprüft werden.

24.7.3 Ergotherapie

Ergotherapeuten beteiligen sich intensiv an der Planung und Durchführung der Rehabilitation dementer Patienten (Schaade 1998).

> **!** Mit ergotherapeutischen Techniken können alltägliche Aktivitäten länger erhalten bzw. um neue Möglichkeiten erweitert werden. Bei der Planung der Aktivitäten ist auf die Berücksichtigung personaler Relevanz zu achten.

Auch bei der Pflege von schwer dementen Kranken können ergotherapeutische Erfahrungen z. B. zur Begleitung beim Gehen und bei der Lagerung sehr nützlich sein.

24.7.4 Physio- und Sporttherapie

Insbesondere für Kranke mit Mobilisationseinschränkungen ist Bewegung zur Prävention von Folgeschäden notwendig. Für alle Kranken ist ausreichende Bewegung wie z. B. Spaziergänge, Sport, Ballspiele oder Tanzen wichtig. Diese Aktivitäten fördern körperliche Fitness, bieten ein Ventil für Unruhezustände, vermitteln Erlebnisse (Natur, Gesellschaft) und Ausdrucksmöglichkeiten, erfrischen Erinnerungen. Auch Berührungen, Sinneswahrnehmungen und Massagen wirken der Erlebnisarmut entgegen, fördern soziale (nichtverbale) Kontakte, können helfen, Pflege konfliktärmer zu gestalten. Nach Bedarf werden in Einzelfällen bei Bewegungsstörungen Physiotherapeuten mit einbezogen.

Betreuende Angehörige können von einer Anleitung zur individuellen Planung der Bewegungs- und Berührungsaktivitäten bzw. Erlebnisse im Alltag profitieren.

24.7.5 Kunst- und Musiktherapie

Der Beitrag des freien Malens, Gestaltens oder Musizierens liegt in der Förderung des spontanen Ausdrucks ohne Leistungsdruck.

Die auftretenden emotionalen Reaktionen können psychotherapeutisch bearbeitet werden. Für viele Kranke kann das Malen oder das Singen und Spielen eines Musikinstrumentes zur wichtigsten selbstbestätigenden Erfahrung werden. Auch hier ist eine individuelle Planung notwendig, wobei sogar bei einer Demenz im mittelschweren und schweren Stadium einfache Ausdrucksmöglichkeiten vermittelt werden können (Marr 1995).

24.8 Rehabilitationsplanung

Bei der Wahl der für den jeweiligen Kranken geeigneten Therapieansätze sind Defizite und Ressourcen der Betroffenen zu berücksichtigen. Die geschilderten Rehabilitationsmethoden haben ihre Berechtigung sowohl bei leicht- als auch bei fortgeschrittenen Demenzen, weil sie über ein Spektrum an Möglichkeiten verfügen, die ein Anpassen an das Leistungsniveau der Kranken ermöglicht.

Was die Kunst- und Musiktherapie betrifft, so kann in einer Vorbereitungsphase festgestellt werden, ob der Kranke mehr von z. B. malerischem Gestalten, von Klavier spielen oder Improvisieren mit rhythmischen Instrumenten profitiert, wobei sich diese Aktivitäten natürlich auch ergänzen können. Singen, Musizieren, Musik hören oder Malen gehören häufig zu den alltäglichen Beschäftigungen der Kranken, was auf jeden Fall zu unterstützen ist. Eine professionelle Anleitung und kontinuierliche Begleitung durch Musik- bzw. Kunsttherapeuten erweitert bedeutend diese Möglichkeiten und ist bei vielen Kranken sehr empfehlenswert.

Eine professionelle Hilfe im physiotherapeutischen Bereich ist nur bei speziellen Indikationen zu planen. Die Empfehlung einer ausreichenden Bewegung, mit Anregungen zur Teilnahme z. B. an Tanz- bzw. Wandergruppen wird im Rahmen allgemeiner Beratung vermittelt. Paarmassagen für Kranke und Angehörige können zur

Konfliktvorbeugung bei der Körperpflege beitragen. Hierzu benötigen die betroffenen Paare eine Anleitung, um dann die Aktivitäten selbständig in den Alltag zu integrieren.

Auch eine logopädische Therapie im herkömmlichen Sinne ist, wie erwähnt, nur bei speziellen Indikationen zu planen. Eine allgemeine Bedeutung haben bei Demenz Hinweise zu geeigneten Kommunikationsformen, die den Angehörigen vermittelt werden können. Hilfreiche Angaben hierzu, wie z. B. „Überfordern Sie den Kranken nicht mit langen, komplexen Sätzen", sind u. a. in den Informationsbroschüren der Alzheimer-Gesellschaft zu finden.

Die Bedeutung der neuropsychologischen Therapieansätze ist in der Vermittlung von geeigneten externen Hilfen und kompensatorischen Techniken an die Angehörigen zu sehen. Dementsprechend ist eine zeitlich limitierte neuropsychologische Rehabilitation als empfehlenswert zu sehen, wobei dem neuropsychologischen Leistungsprofil der jeweiligen Kranken entsprechend geeignete Hilfen ausgearbeitet und an den Betreuer vermittelt werden können.

Ergotherapie kann ein zeitlich limitierter Bestandteil eines Rehabilitationsprogramms sein, indem fachlich fundierte Hinweise v.a. zur Erhaltung der Selbständigkeit im Alltag für einen Kranken erarbeitet und an die Betreuer vermittelt werden. Darüber hinaus kann ergotherapeutische Hilfe bei kontinuierlicher ambulanter oder stationärer Betreuung zur ressourcengerechten Gestaltung alltäglicher Aktivitäten miteinbezogen werden.

24.9 Unterstützung für betreuende Angehörige

Über 80% der Demenzkranken werden in der Familie, meist von einem nahestehenden Angehörigen betreut. Ohne die Bereitschaft der Angehörigen, die schwere Betreuungsaufgabe zu übernehmen, würde die Gesellschaft vor einem kaum lösbaren Versorgungsproblem stehen. Pflegende und betreuende Angehörige stellen die „letzte Bastion" zwischen dem hilfsbedürftigen Kranken und teueren institutionellen Pflegeeinrichtungen. Die potenziellen Kosten institutioneller Pflege Demenzkranker werden in den alternden Industriegesellschaften als das größte ökonomische Problem diskutiert. Gleichzeitig entspricht die Betreuung zu Hause in der Regel den Wünschen der betroffenen Familien, die eine Heimüberweisung vermeiden oder solange wie möglich verzögern möchten. Mit edukativen und psychosozialen Hilfsangeboten kann der Überforderung, die mit den Betreuungsaufgaben einher geht, entgegen gewirkt werden.

24.9.1 Besondere Belastung durch die Pflege und Betreuung dementer Angehöriger

In der Folge einer dementiellen Erkrankung nahestehender Personen sind die völlig unvorbereiteten Angehörigen mit neuen, ungewohnten Verhaltensweisen konfrontiert, die sie nicht verstehen und nicht zu beantworten wissen. So entstehen stark belastende häufige Missverständnisse und Konflikte, die bei einem besseren Verständnis der Krankheit und des Kranken weitgehend zu vermeiden wären. In zahlreichen Studien konnte eine Vielzahl von psychischen und sozialen Problemen identifiziert werden, die besonders zu einer hohen Belastung pflegender Angehöriger beitragen.

> Als gesichert gilt, dass Verhaltens- und Affektauffälligkeiten viel mehr als kognitive Defizite der Kranken die Pflegenden belasten. **!**

Dabei zeigte sich, dass „negative" Symptome, wie Antriebslosigkeit und Mangel an Kooperationsbereitschaft sich noch stärker belastend auswirken als Aggressionsausbrüche, Unruhezustände oder emotionale Labilität.

Durch die Progredienz der Erkrankung verändern sich die Aufgaben und Probleme fortwährend, die Pflege wird zu einem 24-Stunden-Job, wenn keine externe Hilfe angenommen oder geboten wird. Die Veränderungen im Krankheitsverlauf erfordern ständig von neuem eine soziale, pflegerische und oft auch wohnliche Anpassung. Auch das Familienleben wandelt sich. Im Ehegefüge tritt ein Rollenwechsel auf, der kranke Partner wird zunehmend abhängiger und hilfsbedürftiger, Eltern werden zu Kindern (Klessmann 1996).

Durch die Bindung an den Kranken tritt oft die Selbstaufgabe der eigenen Bedürfnisse und Interessen ein, Überschätzung der persönlichen Ressourcen ist häufig Folge der an sich gestellten Aufgabe.

Die Belastung wird dadurch verstärkt, dass viele betroffene Familien keine ausreichende Unterstützung von Verwandten und vom sozialen Umfeld bekommen. Vielmehr erleben sie oft eine zunehmende soziale Isolation, Familienmitglieder und Nachbarn meiden Kontakte, Betreuer ziehen sich aus gesellschaftlichen Situationen zurück, u. a., weil sie sich der sozial nicht akzeptierten Verhaltensweisen der Kranken schämen.

Soziale Isolation verstärkt die Betreuungslast pflegender Angehöriger.

Schließlich ist auch der finanzielle Aspekt der Problematik zu erwähnen. Wie europaweite Studien gezeigt haben, trägt die zusätzliche finanzielle Belastung, die sich durch die Pflege zu Hause ergibt, zu dem subjektiv empfundenen Leid der betreuenden Angehörigen bei.

Pflegende Angehörige fühlen sich auch durch krankheitsbedingte finanzielle Nachteile belastet.

Das Ausmaß der Belastung durch die Pflege und Betreuung ist im Allgemeinen hoch, wobei sich jüngere Betreuer (unter den betreuenden Ehepartnern) noch stärker belastet fühlen als ältere. Angehörige leiden häufig unter Depressionen, Ängsten und psychovegetativen Erschöpfungszuständen. Dazu trägt einerseits die Überforderung durch die Betreuungsaufgabe bei, wie andererseits auch die Trauer der Angehörigen, die mit dem langsamen Verlust des vertrauten Partners einher geht.

! Die pflegenden und versorgenden Angehörigen, insbesondere die jüngeren unter den betreuenden Ehepartnern, stellen eine Risikogruppe für physische und psychische Überforderungserscheinungen und Erkrankungen dar.

24.9.2 Ziele der Hilfsangebote für Angehörige

Pflegende und betreuende Angehörige bedürfen der Hilfe, um ihre Aufgaben als Betreuer kompetent zu erfüllen und gleichzeitig den eigenen psychischen und körperlichen Zustand zu stabilisieren.

Ziele der Hilfsangebote für Angehörige

- Erweiterung der Kompetenz der Angehörigen, Kranke zu begleiten und zu pflegen,
- Entlastung der Angehörigen und Verminderung einer Überforderung.

Bei dem fortschreitenden Verlauf dementieller Erkrankungen müssen zeitlich limitierte Rehabilitationsprogramme auf eine Vorbereitung der häuslichen Versorgung ausgerichtet sein.

Es ist wünschenswert, die versorgenden und pflegenden Betreuer, meist Angehörige, von Anfang an in den Rehabilitationsprozess zu integrieren.

Die im Rahmen eines Rehabilitationsprogramms erarbeiteten Empfehlungen, wie ein Kranker trotz seiner Defizite am gesellschaftlichen Leben teilnehmen kann, erfordern die Mitwirkung der Betreuer: Zur Erstellung, aber v.a. zur Umsetzung der Empfehlungen im Alltag. Ein Angehöriger, der das veränderte Verhalten der Kranken versteht, Konflikte vermeiden kann und weiß, wie das selbständige Tun des Betroffenen einzuleiten ist, kann damit auch für sich selbst Entlastung finden. Zur Entlastung der betreuenden Angehörigen sind darüber hinaus informelle und institutionelle Hilfen notwendig, die im Rahmen eines Rehabilitationsprogramms vermittelt werden können. Hilfsmöglichkeiten reichen vom Erlernen, Stress abzubauen, familiäre Unterstützung anzunehmen, Selbsthilfegruppen zu kontaktieren, finanzielle und rechtliche Angelegenheiten optimal zu regeln, Betreuungshilfen miteinzubeziehen bis zur Inanspruchnahme psychotherapeutischer oder medizinischer Behandlung.

24.9.3 Professionelle Hilfen für Angehörige

Als erste Adresse suchen die Angehörigen mit ihren Kranken in der Regel ihren Hausarzt auf und wünschen sich neben der diagnostischen Abklärung und medizinischen Versorgung auch eine Aufklärung über die Krankheitsfolgen, über geeignete Umgangsformen in Konfliktsituationen, Hilfe in psychischen Nöten, Beratung in sozialen, finanziellen und rechtlichen Angelegenheiten. Der Hausarzt kann, zusätzlich zum eigenen Beitrag, die Familien an geeignete Stellen verweisen, wo den Angehörigen weitere Hilfe geboten werden kann. So fungiert der Hausarzt sowohl als erster vertrauter Ansprechpartner, der die Familie auch weiterhin im Verlauf der Krankheit betreut als auch als wichtiges Bindeglied bei der Vermittlung ergänzender Hilfsmöglichkeiten.

Professionelle Hilfsangebote für Angehörige

- Hausärzte,
- Fachärzte für Psychiatrie bzw. für Neurologie,
- spezielle Einrichtungen, wie Alzheimer-Therapiezentren, Gedächtnissprechstunden,
- sozialpsychiatrische Dienste der Gesundheitsämter,
- professionell geleitete Angehörigengruppen, organisiert u. a. von der Alzheimer-Gesellschaft und Wohlfahrtsverbänden (Caritas, DRK, Diakonisches Werk etc.).

24.9.4 Selbsthilfe

Angehörige, unterstützt durch professionelle Helfer, haben sich in der Alzheimer-Gesellschaft organisiert, einem Verband, der nicht nur die Interessen der Betroffenen in den sozialpolitischen Gremien vertritt, sondern auch praktische Hilfen anbietet. In Deutschland besteht neben dem Dachverband, der Deutschen Alzheimer-Gesellschaft mit dem Sitz in Berlin, eine Reihe von lokalen und regionalen Alzheimer-Gesellschaften. Darüber hinaus sind zahlreiche überregionale und lokale Selbsthilfegruppen entstanden, die nicht in die Alzheimer-Gesellschaft integriert sind. So ist vielerorts eine gemeindenah organisierte Selbsthilfe vertreten, an die Angehörige auf jeden Fall verwiesen werden sollten.

Praktische Hilfsangebote der Alzheimer-Gesellschaft und anderen Selbsthilfeorganisationen

- Angehörigengruppen,
- telefonische Beratung,
- Auskunft über Behandlungs- und psychosoziale Unterstützungsmöglichkeiten,
- Betreungsgruppen für Kranke,
- Schulung und Vermittlung von Laienhelfern,
- Publikation von Informationsbroschüren,
- Herausgabe einer Zeitschrift: „Alzheimer Info",
- Vermittlung von kontinuierlich aktualisierten Informationen zur Behandlung, Wissensentwicklung, Hilfsangeboten etc. über Webseiten (s. Internetadressen im Anhang B)

Kontakt-Adressen

- Alzheimer Angehörigen Initiative e. V. http://alzheimerforum.de info@alzheimerforum.de
- Alzheimer Therapiezentrum (ATZ) Neurologische Klinik Bad Aibling Kolbermoorer Str. 72 83043 Bad Aibling
- Alzheimer-Trainings-Zentrum am Samariterstift Leonberg Seestr. 80 71229 Leonberg
- Tageszentrum für Alzheimer Kranke in Wetzlar Geiersberg 15 35578 Wetzlar

Literatur

Ehrhardt T, Kötter U et al. (1997) Psychologische Therapieansätze bei Demenz. Z Gerontopsychol-psychiatrie 2:85–98

Feil N (1992) Validation – Ein neuer Weg zum Verständnis alter Menschen. Altern & Kultur – Validation, Östereich

Gerdes N, Jäckel WH (1996) Ein Theoriemodell der Rehabilitation bei chronischen Erkrankungen. Hochrhein-Institut für Rehabilitationsforschung, Bad Säckingen

Klessmann E (1996) Wenn Eltern Kinder werden und doch die Eltern bleiben. Die Doppelbotschaft der Altersdemenz. Huber, Bern Göttingen Toronto Seattle

Marr D (1995) Kunsttherapie bei altersverwirrten Menschen. Beltz, PVU, Weinheim

Matthesius RG, Jochheim KA, Barolin GS, Heinz C (1995) ICIDH – International classification of impairments, disabilities and handicaps, Teil 2: Internationale Klassifikation der Schädigungen, Fähigkeitsstörungen und Beeinträchtigungen. Ein Handbuch zur Klassifikation der Folgeerscheinungen der Erkrankung. Ullstein Mosky, Berlin

Mittelman MS, Ferris SH, Shulmann E, Steinberg G, Levin B (1966) A family intervention to delay nursing home placement of patients with Alzheimer disease. A randomised controlled trial. JAMA 276:1725–1731

Romero B (1997) Selbst-Erhaltungs-Therapie (SET): Betreuungsprinzipien, psychotherapeutische Intervention und Bewahren des Selbstwissens bei Alzheimer-Kranken. In: Weis S, Weber G (Hrsg) Morbus Alzheimer, Neurobiologie, Diagnose und Therapie. Beltz, Weinheim, S 1209–1251

Romero B, Eder G (1992) Selbst-Erhaltungs-Therapie (SET): Konzept einer neuropsychologischen Therapie bei Alheimer Kranken. Z Gerontopsychol -psychiatrie 5:267–282

Schaade G (1998) Ergotherapie bei Demenzerkrankungen. Springer, Berlin Heidelberg

25 Alten- und Pflegeheime

J. Bruder

Zum Thema

Die Einweisung in eine Pflegeinstitution, zugleich der Beginn der letzten Lebensphase, zählt für den Demenzkranken und seinen – meist vorhandenen – pflegenden Angehörigen zu den größten seelischen Belastungen (Rothenhäusler u. Kurz 1997). Das hat mehrere wichtige Gründe: Die in der Regel vorangegangene erschöpfende Pflege war und ist oft durch sehr widerstreitende Gefühle gekennzeichnet. Dem Bedürfnis, möglichst allen Anforderungen der Versorgung bis zum Tod des Kranken gewachsen zu sein, stehen Wünsche nach seinem baldigen Tod oder der Beendigung der Pflege durch Heimversorgung gegenüber, in der Regel mit Schuldgefühlen verbunden. Wenn die Entscheidung zur Heimeinweisung dann zustande gekommen ist, führt das neben der Entlastungsperspektive oft zu verstärkten Schuldgefühlen, denn auf der symbolischen Ebene bedeutet die Beendigung der Versorgung durch ein Kind oder den Ehepartner wohl immer auch den Verstoss gegen uralte Gebote der Hilfsbereitschaft in den engsten aller menschlichen Beziehungen. Die bereits getroffene Entscheidung erzwingt jedoch die Kontrolle solcher Empfindungen. Diese Anstrengung kommt zu denen der Heimplatzsuche und der Vorbereitung der Übersiedlung hinzu. Während des Erkundens, wo die Konfrontation mit sehr unterschiedlichen Versorgungsqualitäten besteht, können Zweifel an der Entscheidung wiederbelebt werden und zusätzlich belasten. Zudem ist einzuräumen, dass kaum eine Institution die Vertrautheit und das persönlich-biografische Wissen haben oder erwerben kann, das in lebenslangen engen Beziehungen gewachsen ist.

Für den Kranken selbst mit seinen reduzierten Anpassungs- und Kontrollmöglichkeiten zählt der Übergang ins Heim subjektiv sicher zu den größten Belastungen überhaupt, wenn man von den sehr weit fortgeschrittenen Zuständen mit bereits massiv eingeschränkter Wahrnehmungsfähigkeit und Emotionalität absieht. Eine Vielzahl neuer Eindrücke muss verarbeitet werden, und unvermeidlich häufen sich zunächst die Erfahrungen, dabei zu scheitern, was zu Unsicherheit, Scham, Angst und Erregung führen kann. Zugleich ist allerdings zu sehen, dass von dem gemeinschaftlichen Leben im Heim anregende und belebende (zugleich also auch von belastenden Affekten ablenkende) Impulse ausgehen können.

25.1 Bedeutung der Einweisung für den Demenzkranken und seine Angehörigen

Sehr schwerwiegend ist im Zusammenhang mit einer Heimeinweisung, dass fortgeschritten Kranke nur in sehr begrenztem Umfang in den Entscheidungsprozess und die Planungen einbezogen werden können. Die Pflegenden sind überwiegend auf ihre Vermutungen darüber angewiesen, was der Kranke empfindet. Es liegt im Wesen dieser Schwierigkeit, dass häufig eher düstere Befürchtungen entstehen, der Kranke leide, weil er sich argumentativ nicht mehr zu wehren vermag.

Mit diesen schlaglichtartigen Hinweisen auf die Bedeutung der Institutionalisierung soll die Notwendigkeit unterstrichen werden, diesen Prozess so gut wie irgendmöglich vorzubereiten und ärztlich zu begleiten. Dabei ist zu bedenken, dass sich dieser Versorgungsbereich im lebhaften Umbruch befindet: Das Gewicht von Selbsthilfe- und multiprofessionellen Beratungsorganisationen nimmt (erfreulicherweise) ständig zu. Noch sind jedoch beiderseitige Anstrengungen erforderlich, damit sich sinnvolle Ergänzungsbeziehungen zum hausärztlichen System entwickeln. Besonders in den Alten- und Pflegeheimen finden vielfältige Entwicklungen statt, wie sich etwa in den mehrmals im Jahr stattfindenden Workshops der seit 1995 existierenden Deutschen Expertengruppe Dementenbetreuung zeigt. Diese Entwicklungen zu überschauen ist nicht einfach (Bruder 2000). Hintergrund ist die Tatsache, dass die Versorgung Demenzkranker, besonders der schwer und verhaltensgestörten, immer mehr zur Hauptaufgabe der stationären Altenhilfe wird, weil auch hochentwickelte, technikgestützte Hilfesysteme im ambulanten Bereich versagen, wenn der Kranke aufgrund seiner geistigen Schwäche nicht mehr selbst über ihre Inanspruchnahme entscheiden kann oder seine Angehörigen durch Problemverhalten überfordert. Heute haben über 60% der Bewohner von Altenpflegeheimen Störungen, die für ein Demenzsyndrom sprechen (Bickel 1996; Bundesministerium für Arbeit und Sozialordnung 1998)

25.2 Anlässe, Wege und Häufigkeit der Einweisung

25.2.1 Anlässe

Die bereits erwähnte Überforderung der Pflegenden lässt sich in eine Reihe von Einzelaspekten aufschlüsseln: Zunahme von Verhaltensauffälligkeiten (Unruhe, Weglauftendenzen, Aggressivität, starke Antriebsschwäche, Klammern, Schreien, Kotschmieren, starke und überraschende Schwankungen der Symptome) und – in geringerem Umfang – der kognitiven Defizite (besonders schubartige Verschlechterungen bei erhaltener Mobilität).

Überforderung entsteht aber auch dann, wenn keine Effekte der eigenen pflegerischen Anstrengungen mehr erkannt werden können, bei insgesamt negativ getönter Beziehung (Orrell u. Bebbington 1995) oder bei anhaltender körperlicher Schwächung der Pflegenden. Neben den sozialen Gründen (Verlust oder Wechsel der Betreuungsperson, neue Belastungen in anderen Lebensbereichen, Verlust der Unterstützung der Pflegeperson durch weitere Angehörige, nachlassende Verbindlichkeit von Normen, Überforderung nachbarschaftlicher Hilfe) gibt es psychologische (Auflösung der ambivalenten Einstellung zur Einweisung durch ihre Befürwortung bei somatischen Krankenhausbehandlungen oder akuten Verwirrtheitszuständen, Verletztheit durch demenzbedingt kränkendes Verhalten) oder strukturelle (überzeugende neue Versorgungseinrichtung, Wahrnehmung von – neuen – Selbsthilfe- oder Beratungsangeboten).

25.2.2 Wege und Häufigkeiten

Bei querschnittlicher Betrachtung werden immer noch etwa 75% aller Demenzkranken in Deutschland familiär versorgt. Im Längsschnitt zeigt sich jedoch, dass ein wachsender Anteil – gegenwärtig über 60% – im späteren Verlauf des Leidens doch stationär weiterversorgt wird (Bickel 1996). Der Anteil der aus der Häuslichkeit Aufgenommenen nimmt zu, aber oft über die Zwischenstation der somatischen Krankenhausbehandlung. Der früher häufige, oft als Wartezeit auf einen Pflegeheimplatz sehr ausgedehnte Aufenthalt in psychiatrischen Bezirks- und Landeskrankenhäusern ist seltener geworden; auch deshalb, weil die notwendige bildgebende Diagnostik heute ambulant erfolgen kann.

25.3 Auswahl eines geeigneten Heims

Anders als vor etwa 10 Jahren sind Angehörige auf der Suche nach einem Heim heute nicht mehr gezwungen, jeden einzigen frei werdenden Platz anzunehmen, der sich bietet. Die Einführung der Krankenkassenleistungspflicht für ambulante Krankenpflege 1988 und – noch stärker – die 1994 eingeführte Pflegeversicherung haben zum Ausbau der ambulanten Versorgung geführt und damit den stationären Bereich entlastet. Hinzu kam die Förderung von Wettbewerb (Abschaffung des Kostendeckungsprinzips durch das neue Gesetz). Heute gibt es keine stationäre Altenpflegeeinrichtung mehr, die sich noch unübersehbar langer Warteschlangen rühmen kann. Es müssen durchweg Anstrengungen unternommen werden, um eine gute Auslastung zu erreichen. Dieser Umstand, die wachsende Zahl der Demenzkranken und das wachere Bewusstsein für das Problem auch im politischen Raum haben immer mehr zur Suche nach verbesserten Formen des Umgangs mit den Krankheitssymptomen geführt. Aber der Weg ist lang, und es gibt derzeit etwa 9000 stationäre Altenpflegeeinrichtungen in Deutschland. Anders als im Krankenhausbereich kann man keinesfalls davon ausgehen, dass bestimmte elementare Qualitätsanforderungen überall erfüllt werden. Dies kann die Beurteilung auch für Ärzte schwierig machen.

Voraussetzung für die Beratung suchender Angehöriger durch den Arzt sind möglichst gute Kenntnisse der Einrichtungen im Einzugsgebiet seiner Praxis (s. unten). Das erfordert Aufgeschlossenheit und konstruktive Neugier bei bereits stattfindenden Patientenbesuchen im Heim und im Umgang mit den Mitarbeitern. Beides sollte sich aus geriatrischem und möglichst auch pflegerischem Wissen und Interesse speisen. Man kann als Arzt von (guten) Altenpflegekräften viel lernen.

Wichtig ist, die Angehörigen aktiv werden zu lassen. Indem sie Einrichtungen aufsuchen und erkunden, sich für Einzelheiten interessieren, Vergleiche anstellen und dabei möglicherweise immer sachverständiger werden, kann in ihnen das Gefühl von Kompetenz und Verantwortlichkeit für die Einweisung und damit auch für deren Berechtigung wachsen. Das erleichtert die spätere Organisation des Übergangs selbst und die Zeit danach. Selbstverständlich hängt dieser Prozess wesentlich von den Qualitätseindrücken ab, die bei den Besichtigungen entstehen, und natürlich kann es in dünnbesiedelten Regionen überhaupt keine Auswahl geben, so dass Gefühle von Abhängigkeit und Ohnmacht entstehen.

Insgesamt stehen die Such- und Orientierungsphase mit dem sich dabei ergebenden Beratungs- und emotionalen Unterstützungsbedarf durch den Hausarzt im Zentrum des Einweisungsprozesses. Mit seiner immanenten Endgültigkeit bedeutet er ja viel mehr, als das stark mit dem Krankenhaus assoziierte Wort „Einweisung" zunächst nahelegt. Vieles spricht für positive Effekte einer längeren und gründlicheren Auseinandersetzung mit der Heimauswahl. Sie darf allerdings nicht zum zirkulären Eingefangensein in Zweifel werden. Unter Umständen müssen sehr detaillierte Besichtigungspläne vereinbart werden. Die erwähnten professionellen Beratungsstellen für pflegende Angehörige und die Unterstützungsangebote der regionalen Alzheimer-Gesellschaften können durch Information und emotionale Entlastung wertvolle Hilfe leisten und Entlastung des Arztes bedeuten. Eine ausführliche Zusammenstellung aller Fragen der Heimplatzauswahl findet sich bei Pantlen (1999), jedoch ohne besonderen Bezug auf Demenzkranke.

Als Grundlage für die Beratungstätigkeit des Arztes werden im Folgenden die wichtigsten Qualitätsmerkmale gerafft dargestellt.

Vergleichsweise harte, d. h. gut überprüfbare Qualitätsmerkmale (bzw. günstige Bedingungen) von stationären Altenhilfeeinrichtungen

- *Allgemeine Daten*: Platzzahl nicht über 100–125 (mehr Plätze machen Kenntnis aller Bewohner/Mitarbeiter und damit auch die Entwicklung einheitlicher Sicht- und Umgangsweisen unmöglich; außerdem erhöhen sie das Risiko unüberschaubarer Inseln), Breite des Einzugsgebietes (als Zeichen guten Rufes), Vorhandensein von Tagespflege/Kurzzeitpflege/ambulantem Pflegedienst, Offenheit nach außen (Mahlzeiten, Aktivitäten), Möglichkeit des Probewohnens, Gästezimmer, Durchschnittsalter bei Aufnahme, durchschnittliche Verweildauer, Pflegestufenverteilung, Verbandszugehörigkeit mit Qualitäts-Selbstverpflichtung, Vorhandensein und Aktivität von Heimbeirat und Angehörigenbeirat.

- *Sonderbereiche für schwer und verhaltensgestörte Demenzkranke (15–30 Plätze)*: Erforderliche Gesamtgröße der Einrichtung zwischen 50–125 Betten (kleinere Heime können dies nur kooperativ leisten bisher selten), Einsicht in Sinn von Sonderbereichen für diese

Zielgruppe ist deutlicher Hinweis auf Verständnis der Problematik (bei integrierter Betreuung kommt es zu aggressiven Handlungen, überwiegend an den schwer Dementen).

– *Bauliche Ausstattung und Einrichtung:* 1-Bettzimmer als Standard mit einigen 2-Bettzimmern (Gemeinschaft auch Nachts für manche Demenzkranke günstig), ausreichende Helligkeit und Beleuchtung (500 Lux in Augenhöhe, mittlere Schattigkeit: zu schwache Kontraste erschweren Formwahrnehmung und Erkennen, zu starke können erschrecken und Angst auslösen), Wegeflächen zum Ausleben von Bewegungsdrang (Sich-Fortbewegen-Können gehört zu den wenigen verbliebenen, elementaren Befriedigungen), zentrale Lage von Sitzecken und Räumen für Gemeinschaft und Aktivitäten (zur Anregung möglichst gut einsehbar), Veranda/Garten, Vermeidung von bedrängender Enge ebenso wie von toten oder dunklen Ecken (Herausforderung zum Urinieren), Heraushebung von für die Kranken bedeutsamen Türen, Nivellierung der Unterschiede zur Umgebung von Türen, die nicht benutzt werden sollen (Demenz macht die Akzeptanz von Grenzen immer schwerer, auch die von persönlicher Zurückweisung), Vermeidung von Treppen und höhenversetzten Fluren (Sturzgefahr), Vermeidung von Spiegeln (Zuordnung gespiegelter Bilder nicht mehr möglich), Vorhandensein von Rollstühlen (Mobilitätserlebnis), Raumtemperaturen 21°-23°, Vermeidung völliger nächtlicher Stille (die ängstliche Unruhe erzeugen kann), zentrale Musikanlage, Sicherstellung neutraler oder sogar angenehmer, verwöhnender Gerüche (die Demenz ermöglicht nur noch wenige lustvolle Erfahrungen), (zum Trinken anregende) Verfügbarkeit von Getränken, insgesamt Gestaltung einer beruhigenden, farblich gut abgestimmten, warm wirkenden Umgebung mit häuslichem Charakter („Wohnzimmer") und ohne zu viele unterschiedliche und damit anstrengende Elemente (Prinzip der sich selbst erklärenden Umgebung ohne bedeutsame Entscheidungszwänge).

– *Organisatorische Merkmale der Betreuung:* Definierte, möglichst standardisiert beschriebene Zielgruppe (etwa mit dem Cohen-Mansfield-Agitation-Inventory, Cohen-Mansfield 1986), Stellenschlüssel besser als 1:1,8, ausreichende Zahl von Mitarbeitern pro Schicht, Führung der Station als offen (bei guter Betreuung ist nur für kleine Zahl von Kranken geschlossene Unterbringung erforderlich), möglichst geringe Zahl verschiedener Betreuungspersonen, d. h. Orientierung am Gruppenpflegeprinzip (oft schwer realisierbar), permanent aktivierende Grundhaltung (aus kleinen Handlungsimpulsen der Kranken möglichst langdauernde Handlungsketten machen), persönliche Gepflegtheit der Kranken (Haare, Rasur, Nägel, Kleidung, Gerüche) und Mitarbeiter, räumliche Gepflegtheit (kein Fäkaliengeruch, kein Geruch nach „alten Leuten", keine Tesafilm-Unkultur, kein abgegriffenes Bilder- oder Lesematerial, gepflegte Pflanzen, saubere Tischdecken), Essenskultur (möglichst mit Selbstbedienung: „aus dampfenden Schüsseln"), Einhaltung einer festen, aber im Einzelfall elastisch gehandhabten Tagesstruktur (als Orientierungshilfe), Tagesstrukturierung durch Aktivitätsangebote (Musik, Tanz, Malen, Gymnastik, Spiele, Haushaltsaktivitäten wie Bügeln – auch nur von Stoffresten –, Nähen, Stopfen, Stricken; auch scheinbar sinnlose, der Zeit des Kranken aber Gestalt gebende Handlungen können wertvoll sein; sie sind u. U. Ergebnis von phantasievollem, geduldigem Ausprobieren der Betreuer und damit zugleich auch wichtiges Qualitätsmerkmal), Vielfalt der im Aktivierungsbereich tätigen Berufsgruppen (Ausdruck von Offenheit und Phantasie), überwiegend durchgängiges Zusammensein der Betreuer mit den Kranken als Grundlage vieler hier benannter Merkmale, Einbeziehung von Angehörigen und ehrenamtlich Engagierten, Warnsystem für Weglaufgefährdete, offener, nicht vertuschender Umgang mit freiheitsbeschränkenden bzw. unterbringungsähnlichen Maßnahmen, guter Kontakt mit juristischen Betreuern, Vormundschaftsrichtern und MDK-Mitarbeitern, Qualität der Dokumentation, Pflegeplanung.

- *Ärztliche Versorgung:* Obwohl der stationäre Altenhilfebereich formal in die Zuständigkeit der Vertragsärzte fällt, gilt der folgende Grundsatz aus dem Krankenhaus auch hier: Je multimorbider, stärker psychisch krank und intensiver behandlungsbedürftig die Patienten einer Station sind, desto unverzichtbarer sind einheitliche therapeutische Vorgehensweisen, mit denen alle Mitarbeiter vertraut sind. Insbesondere Spezialstationen für verhaltensauffällige Demenzkranke werden deshalb am besten von nur einem oder zwei Ärzten versorgt, die so wie im Krankenhaus für alle Patienten zuständig sind (Bruder u. Wojnar 1998). Sie sollten geriatrisch und gerontopsychiatrisch aufgeschlossen oder sogar qualifiziert sein (die 2-jährige Weiterbildung „Klinische Geriatrie" kann inzwischen in allen deutschen Ärztekammerbereichen erworben werden).
- Gute Pflegeheime versuchen, einen Nervenarzt mit Hilfe besonderer Vereinbarungen enger in die Versorgung ihrer Bewohner einzubinden (feste Zeitkontingente, auch für Fallbesprechungen). Mancherorts existieren auch Absprachen mit Ambulanzen von psychiatrischen Bezirks- und Landeskrankenhäusern. Eine größere Zahl von Ärzten derselben Fachdisziplin in einem Heim durchschnittlicher Größe spricht tendenziell gegen dessen Qualität.
- *Einstellungen und Haltungen, Wissen (soweit als sog. harte Merkmale erfahrbar):* Anteil voll ausgebildeter Pflegekräfte 50% und mehr, Teilnahme an Fort- und Weiterbildungen, hausinterne Angebote, Mitarbeiter mit gerontopsychiatrischer Zusatzqualifikation,

Sonderqualifikationen, die in Berufsfeldern und Lebenszusammenhängen jenseits der Gesundheitsberufe erworben wurden (die Fähigkeit zur guten Betreuung Demenzkranker speist sich in erheblichem Umfang aus der Persönlichkeit), Möglichkeit von Fallbesprechungen mit externer Fachkraft, Einsatz von standardisierten Erhebungsinstrumenten zur Quantifizierung der Defizite, Kenntnisse von Biografie, Primärpersönlichkeit und bisheriger Lebenssituation der Kranken.
– Wichtig sind systematische Überlegungen, möglichst auch schriftlich niedergelegte Konzepte über den Umgang mit Demenzkranken, etwa orientiert an den Grundzügen der Milieutherapie (Klingenfeld u. Bruder 1997) oder der Selbst-Erhaltungs-Therapie (SET, Romero u. Eder 1992).

Vergleichsweise weiche, schwer überprüfbare Qualitätsmerkmale einer stationären Altenhilfeeinrichtung

– *Umgang mit den Demenzkranken*
  – Sprachlicher Umgang: Verständlichkeit (ausreichende Lautstärke, ruhige Stimmlage, konkrete Begriffe, kurze Sätze, Vermeidung von zu gedrängter Information), Innehalten zur Überprüfung des Verständnisses, Grundbemühung um Austausch, Bereitschaft zum Wiederholen bzw. zur Vergessensvorbeugung, Aufgreifen von sprachgestörten Äußerungen und Hilfen zum Ausdruck des Gemeinten.
  – Nichtsprachliche Aspekte des Umgangs mit den Demenzkranken: Erreichen der Kranken auf möglichst vielen sensorischen Ebenen gleichzeitig (bei Ansprache auch Berührung und Blickfixierung, also zugleich Schutz vor Ablenkung), Ermöglichung angenehmer Sinneserfahrungen, Ernstnehmen der subjektiven Bedeutungen und der damit verknüpften Empfindungen (z. B. Angst aus Missverständnissen), Bedacht im körperlichen Umgang (langsames Berühren und allmähliche Kraft- bzw. Druckverstärkung, wenn pflegerische Handlungen dies erfordern), Beachtung der Symbolik von Alltagshandlungen (z. B. keine frontale Annäherung mehrerer Pflegepersonen bei bekanntermaßen aggressionsbereiten Kranken, sondern zeitversetzt und von der Seite; Gespräch auf gleicher Kopfhöhe, also nicht von oben nach unten), Grundhaltung der Suche nach (erfüllbaren) Bedürfnissen der Kranken, Bereitschaft zum gemeinsamen Lachen, Strategien zur Überwindung von Widerstand gegen Einbeziehung in vom Kranken früher bereits als wohltuend erfahrene Aktivitäten (etwa durch Ablenkung, Umstimmung, freundliche Überrumpelung), Wahrung der Intimsphäre, Beachtung des „Sie" mit Bereitschaft zum – manchmal sehr erwünschten – vertrauensvollen „Du", Gestaltung einer lebendigen, warmen und fürsorglichen Atmosphäre.

Qualität des Umgangs der Heimmitarbeiter mit Angehörigen, die sich informieren

— Aus den Berichten platzsuchender Angehöriger ergeben sich auch für den Arzt viele Qualitätshinweise. Dazu zählen Ansprechbarkeit der Leitungskräfte und (spontan) von nachgeordneten Pflegekräften, Umfang der Information über die vielfältigen Aspekte der Arbeit (u. a. Pflegekonzepte, Beschwerdemanagement, Kontakte zu Vormundschaftsrichtern, Heimaufsicht), Differenziertheit des Verständnisses von Demenz (z. B. als allmählicher Verlust der Kontrolle nicht nur nach außen (Aufgabenbewältigung), sondern auch nach innen (Gefühlskontrolle); Bedeutung der lange erhalten bleibenden emotionalen Wahrnehmungsfähigkeit, Zugang zu allen Gemeinschaftsräumen, unbegleiteter Aufenthalt auf der Station einschließlich Möglichkeit des Gespräches mit Bewohnern, stilles Beobachten des Geschehens im Tagesraum und von Gruppenaktivitäten oder Mahlzeiten, Angebot eines abschließenden Gespräches zur Nachlese und Klärung von Fragen (auch mit dem Anghörigenbeirat). Sehr viel drückt sich schließlich darin aus, wie die Vertreter des Heimes einen Eindruck von dem Kranken zu gewinnen versuchen, um dessen Einweisung es geht.

25.4 Organisation des Übergangs

25.4.1 Juristische Betreuung und Pflegebedürftigkeitsbegutachtung

Bei allen schwerer Demenzkranken, die nicht mehr einwilligungsfähig sind, muss eine Betreuung vorhanden sein oder eingerichtet werden. Eine Vorsorgevollmacht mit Bekräftigung in den letzten 2 Jahren vor Verlust der Einwilligungsfähigkeit kann sie erübrigen. Dies ist nicht nur wegen der Aufenthaltsbestimmung, sondern auch im Hinblick auf medizinische Maßnahmen erforderlich.

Falls noch nicht erfolgt, sollten die Anerkennung einer Pflegestufe durch MDK-Begutachtung oder – bei Zustandverschlechterung – eine Höherstufung beantragt werden.

25.4.2 Maßnahmen zum wechselseitigen Vertrautmachen

Für den Kranken

Soweit nicht zu belastend und nicht abgewehrt, sollten die Kranken schon in die Besuche der in Frage kommenden Heime einbezogen werden. Dabei ergeben sich Anhaltspunkte für die Chancen guten Einlebens in die neue Umgebung, und zugleich kann aus dem Umgang der Mtarbeiter mit den Kranken auf die Betreuungsqualität geschlossen werden. Mehrere solcher Aufenthalte sind sinnvoll, weil damit ein erstes Bekannt- oder sogar Vertrautwerden eingeleitet werden kann, das dem Kranken gut tut und mögliche Ängste reduziert, aber auch Zweifel der Angehörigen auszuräumen vermag. Sie können dann die weitere Vorbereitung mit größerer innerer Sicherheit und daraus evtl. abgeleiteter fürsorglicher Bestimmtheit leisten. Zunehmend häufig werden heute auch längere Eingewöhnungsphasen vereinbart, etwa eine 3–6 Monate dauernde, in der Frequenz allmählich gesteigerte Teilnahme an bestimmten Gruppenaktivitäten. Dabei kann dann u. U. auch der grundlegende Vorteil von Heimen zum Tragen kommen, nämlich das in der Gemeinschaft an sich, also ohne Anstrengung von außen enthaltene Lebendigkeits-Potenzial. Gelegentlich entdecken Angehörige dabei sogar neue Fähigkeiten an ihren Kranken. Manchmal lassen sich mit den Kostenträgern (als kombiniert ambulant-stationäre Leistung) sogar weitergehende Regelungen vereinbaren: mehrtägige Aufenthalte pro Woche über eine Reihe von Monaten, ohne dass sie zwangsläufig zur endgültigen Aufnahme führen müssen – ein Test für alle Seiten. Damit wird die nicht selten bedrückende Endgültigkeit der Entscheidung tendenziell aufgehoben. Grundsätzlich ist festzuhalten, dass es noch organisatorische Spielräume für elastischer gestaltete, sanftere Übergänge ins Heim gibt.

Für das Heim

Im Rahmen der oben beschriebenen Besuche oder sogar Aufenthalte können die Angehörigen bereits viel an Informationen über ihre Kranken vermitteln und das Heim viel für die eventuelle Betreuung Wertvolles erfragen (s. unten). Wenn es dann zur Aufnahmeentscheidung gekommen ist, sollten die verantwortlichen Heimmitarbeiter mit Hilfe der Angehörigen ein möglichst differenziertes Bild vom Kranken gewinnen (Lebensweg, Primärpersönlichkeit, Defizite, Stärken und erhaltene Potenziale). Dieser Prozess birgt große Chancen für das künftige Wohlbefinden des Kranken im Heim und bedeutet deshalb eine erhebliche Verantwortung. Zugleich müssen die für gute Pflege erforderlichen ärztlichen Daten und Anweisungen rechtzeitig zur Verfügung gestellt werden bzw. erfolgen.

Heute wird es immer üblicher, dass vor der Aufnahme eines neuen Bewohners von verantwortlichen Heimmitarbeitern Hausbesuche gemacht werden. Aus ihrer Umgebung lässt sich sehr viel über die Kranken und ihr Wesen, aber auch über ihre Störungen und deren Niederschlag erfahren. Das wissen die Hausärzte am besten. Ihre Vertrautheit mit den Patienten entstand zum großen Teil in deren Häuslichkeit, und sie kann sich in dieser Phase besonders segensreich auf die Begleitung und Unterstützung der Kranken und ihrer Angehörigen auswirken.

Literatur

Bickel H (1996) Pflegebedürftigkeit im Alter. Ergebnisse einer populationsbezogenen retrospektiven Längsschnittstudie. Gesundheitswesen 58, Sonderheft 1:56–62

Bruder J (2000) Versorgungsstrukturen Demenzkranker. In: Nikolaus T (Hrsg) Klinische Geriatrie. Springer, Heidelberg, S 317–327

Bruder J, Wojnar J (1998) Betreuungs- und Behandlungskonzepte in Langzeiteinrichtungen für Demenzkranke. Hamburger Ärztebl 52:243–246

Bundesministerium für Arbeit und Sozialordnung (1998) Bericht über die Entwicklung der Pflegeversicherung. Bonn

Cohen-Mansfield J (1986) Agitated behavior in the elderly: Preliminary results in the cognitively deteriorated. J Am Geriatr Soc 34:722–727

Klingenfeld H, Bruder J (1997) Nichtmedikamentöse Behandlungs-und Betreuungsformen Demenzkranker. fidem aktuell 2, Zechnersche Buchdruckerei, Speyer

Orrell M, Bebbington P (1995) Social factors and psychiatric admission for senile dementia. Int J Geriatr Psychiat 10:313–323

Pantlen A (1999) Ratgeber zur Auswahl eines Heimplatzes für ältere Menschen und ihre Angehörigen. Urban & Fischer, München

Romero B, Eder G (1992) Selbst-Erhaltungs-Therapie (SET): Konzept einer neuropsychologischen Therapie bei Alzheimer-Kranken. Z Gerontopsychol -psychiatrie 5, 4:267–282

Rothenhäusler H-B, Kurz A (1997) Emotionale Auswirkungen einer Heimunterbringung Alzheimererkrankter auf deren Ehepartner. Z Gerontopsychol -psychiatrie 10, 1:55–59

Anhang A
Erhebungsbogen und Screeninginstrumente zur Demenzdiagnostik

Anhang A

A1 Geriatrisches Screening
[A1 bis A4 modifiziert nach Siegel]

Problem	Untersuchung	Pathologisches Resultat	
1. Sehen	Fingerzahl mit Brille in 2 m Entfernung erkennen Nahvisus oder Lesen einer Überschrift Frage: Hat sich Ihre Sehfähigkeit in letzter Zeit verschlechtert?	Kein korrektes Erkennen bzw. Lesen möglich oder die Frage mit JA beantwortet	☐
2. Hören	Flüstern der folgenden Zahlen in ca. 50 cm Entfernung nach Ausatmung in das angegebene Ohr, während das andere zugehalten wird: 6 1 9 – linkes Ohr 2 7 3 – rechtes Ohr	Mehr als eine Zahl wird falsch erkannt	☐
3. Arme	Bitten Sie den Patienten: 1. beide Hände hinter den Kopf zu legen und 2. einen Kugelschreiber von Tisch/ Bettdecke aufzuheben	Mindestens eine Aufgabe wird nicht gelöst	☐
4. Beine	Bitten Sie den Patienten: aufzustehen, einige Schritte zu gehen und sich wieder zu setzen	Patient ist nicht in der Lage, eine dieser Tätigkeiten selbständig auszuführen	☐
5. Blasenkontinenz	Frage: Konnten Sie in letzter Zeit den Urin versehentlich nicht halten?	Antwort des Patienten: JA	☐
6. Stuhlkontinenz	Frage: Konnten Sie in letzter Zeit den Stuhl versehentlich nicht halten?	Antwort des Patienten: JA	☐
7. Ernährung	Schätzen Sie das Patientengewicht		☐
8a. Kognitiver Status	Nennen Sie dem Patienten die folgenden Begriffe, und bitten Sie ihn, sie sich zu merken: Apfel – Pfennig – Tisch Bitten Sie den Patienten, die Begriffe zu wiederholen.		☐

Problem	Untersuchung	Pathologisches Resultat	
9. *Aktivität*	Fragen Sie den Patienten: Können Sie sich selbst anziehen? Können Sie mindestens eine Treppe steigen? Können Sie selbst einkaufen gehen?	Eine oder mehr Frage(n) mit NEIN beantwortet	☐
10. *Depression*	Fragen Sie den Patienten: Fühlen Sie sich oft traurig oder niedergeschlagen?	Bei Antwort JA oder ggf. Eindruck des Arztes	☐
8b. *Kognitiver Status*	Fragen Sie die Begriffe aus 8a ab: Apfel – Pfennig – Tisch	Einen oder mehrere Begriffe vergessen	☐
11. *Soziale Unterstützung*	Frage: Haben Sie Personen, auf die Sie sich verlassen und die Ihnen zu Hause regelmäßig helfen können?	Bei Antwort des Patienten: NEIN	☐
12. *Allgemeine Risikofaktoren*	Frage: Wann waren Sie zum letzten Mal im Krankenhaus?	vor weniger als 3 Monaten (ungeplant)	☐
13. *Allgemeine Risikofaktoren*	Sind Sie in den letzten 3 Monaten gestürzt?	Antwort: JA	☐
14. *Allgemeine Risikofaktoren*	Nehmen Sie regelmäßig mehr als 5 verschiedene Medikamente?	Antwort: JA	☐
15. *Allgemeine Risikofaktoren*	Leiden Sie häufig unter Schmerzen?	Antwort: JA	☐

Kommentar zum Interview:

Akuter Verwirrtheitszustand: _____ Aphasie: _____ Verweigerung: _____

Andere:

Bemerkungen:

A2 Barthel-Index (BI)

Name: _____ Geb. Datum: _____

	Punkte	Erst-befund	Zwischen-befund	End-befund
Essen				
• Unabhängig, isst selbständig, benutzt Geschirr und Besteck	10			
• Braucht etwas Hilfe, z. B. Fleisch oder Brot schneiden	5			
• Nicht selbständig, auch wenn o. g. Hilfe gewährt wird	0			
Bett / (Roll-) Stuhltransfer				
• Unabhängig in allen Phasen der Tätigkeit	15			
• Geringe Hilfen oder Beaufsichtigung erforderlich	10			
• Erhebliche Hilfe beim Transfer, Lagewechsel, Liegen/Sitz selbständig	5			
• Nicht selbständig, auch wenn o. g. Hilfe gewährt wird	0			
Waschen				
• Unabhängig beim Waschen von Gesicht, Händen; Kämmen, Zähnepflege	5			
• Nicht selbständig bei o. g. Tätigkeit	0			
Toilettenbenutzung				
• Unabhängig in allen Phasen der Tätigkeit (inkl. Reinigung)	10			
• Benötigt Hilfe, z. B. wegen unzureichendem Gleichgewicht oder Kleidung/Reinigung	5			
• Nicht selbständig, auch wenn o. g. Hilfe gewährt wird	0			
Baden				
• Unabhängig bei Voll- und Duschbad in allen Phasen der Tätigkeit	5			
• Nicht selbständig bei o. g. Tätigkeit	0			

	Punkte	Erst-befund	Zwischen-befund	End-befund
Gehen auf Flurebene bzw. Rollstuhlfahren				
• Unabhängig beim Gehen über 50 m, Hilfsmittel erlaubt, nicht aber Gehwagen	15			
• Geringe Hilfe oder Überwachung erforderlich, kann mit Hilfsmittel 50 m gehen	10			
• Nicht selbständig beim Gehen, kann aber Rollstuhl selbständig bedienen, auch um Ecken herum und an einen Tisch heranfahren, Strecke mindestens 50m	5			
• Nicht selbständig beim Gehen oder Rollstuhlfahren	0			
Treppensteigen				
• Unabhängig bei der Bewältigung einer Treppe (mehrere Stufen)	10			
• Benötigt Hilfe oder Überwachung beim Treppensteigen	5			
• Nicht selbständig, auch wenn o. g. Hilfe gewährt wird	0			
An- und Auskleiden				
• Unabhängig beim An- u. Auskleiden (ggf. auch Korsett)	10			
• Benötigt Hilfe, kann aber 50% der Tätigkeit selbst	5			
• Nicht selbständig, auch wenn o. g. Hilfe gewährt wird	0			
Stuhlkontrolle				
• Ständig kontinent	10			
• Gelegentlich inkontinent, maximal 1-mal/Woche	5			
• Häufiger/ständig inkontinent	0			
Urinkontrolle				
• Ständig kontinent, ggf. unabhängig bei Versorgung mit DK/Cystofix	10			
• Gelegentlich inkontinent, max. 1-mal/Tag, Hilfe bei externer Harnableitung	5			
• Häufiger / ständig inkontinent	0			

Summe:

A3 Mini-Mental-State-Test

max. Punkte	Parameter
5 5	**1. Orientierung:** Welches Jahr, Jahreszeit, Monat, Wochentag, Datum von heute? Wo sind wir? (Land, Bundesland, Ort, Praxis/Klinik, Arztname)
3	**2. Aufnahmefähigkeit** Nachsprechen: Drei Worte: Zitrone/Schlüssel/Ball (Ein Wort pro Sekunde)
5	**3. Aufmerksamkeit und Rechnen:** Von 100 jeweils 7 subtrahieren (93/86/79/72/65) Jede richtige Antwort: Ein Punkt; nach 5 Antworten aufhören
3	**4. Gedächtnis:** Frage nach den oben nachgesprochenen Worten (pro Wort ein Punkt)
1 1 1	**5. Sprache** Benennen: Was ist das? (Bleistift), Was ist das? (Uhr) Nachsprechen: „Wie Du mir, so ich Dir."
3	**6. Ausführen eines dreiteiligen Befehls:** „Nehmen Sie das Blatt in die rechte Hand, falten Sie es in der Mitte und legen Sie es auf den Boden." (Jeder Teil ein Punkt)
1	**7. Lesen und Ausführen (auf separatem Blatt vorbereiten):** „Schließen Sie Ihre Augen." (1 Punkt nur für beides)
1	**8. Schreiben: Einen x-beliebigen Satz schreiben lassen** (nicht diktieren/muss spontan geschrieben werden)
1	**9. Kopieren (konstruktive Praxis):** Sich überschneidende fünfeckige Figur nachzeichnen lassen (Extrablatt vorlegen)

A4 Uhren-Test

Der Uhren-Test

Anweisungen zur Durchführung:
1. Geben Sie dem Patienten ein Blatt Papier mit einem vorgezeichneten Kreis. Zeigen Sie ihm, wo oben und unten ist.
2. Geben Sie dem Patienten folgende Anweisung: Dies soll eine Uhr sein. Ich bitte Sie, in diese Uhr die fehlenden Ziffern zu schreiben. Zeichnen Sie danach die Uhrzeit 10 nach 11 ein
3. Machen Sie sich Notizen zur Ausführung der gestellten Aufgabe (Reihenfolge, Korrekturen etc.).
4. Bewerten Sie die angefertigte Zeichnung gemäß der untenstehenden Kriterien. Notieren Sie den Score zusammen mit Datum und Namen des Patienten auf dem Zeichenblatt.
5. Der validierte Cut-Off zur Unterscheidung zwischen Normalbefund einerseits und kognitiver Beeinträchtigung im Sinne einer evtl. vorliegenden Demenz andererseits liegt zwischen 2 und 3. Anders ausgedrückt: Ein Score von ≥ 3 Punkten ist als pathologisch anzusehen

Bewertung (1 = ohne Fehler, 6 = keine Uhr erkennbar)

Score	Beschreibung	Beispiele

1 „perfekt"
- Ziffer 1–12 richtig eingesetzt
- Zwei Zeiger, die die richtige Uhrzeit (11:10 Uhr) anzeigen

2 leichte visuell-räumliche Fehler
- Abstände zwischen Ziffern nicht gleichmäßig
- Ziffern außerhalb des Kreises
- Blatt wird gedreht, so dass Ziffern auf dem Kopf stehen
- Pat. verwendet Linien („Speichern") zur Orientierung

3 fehlerhafte Uhrzeit bei erhaltener visuell-räumlicher Darstellung der Uhr
- nur ein Zeiger
- „10 nach 11" (o.ä.) als Text hingeschrieben
- keine Uhrzeit eingezeichnet

4 mittelgradige visuell-räumliche Desorganisation, so dass ein korrektes Einzeichnen der Uhrzeit unmöglich wird
- unregelmäßige Zwischenräume
- Ziffern vergessen
- Perserveration: wiederholt den Kreis, Ziffern jenseits der 12
- Rechts-Links-Umkehr (Ziffern gegen den Uhrzeigersinn)
- Dysgraphie – keine lesbare Darstellung der Ziffern

5 schwergradige visuell-räumliche Desorganisation
- wie unter (4) beschreiben, aber stärker ausgeprägt

Score	Beschreibung	Beispiele
6	**keine Darstellung einer Uhr (cave: Ausschluss Depression/Delir!)** • kein wie auch immer gearteter Versuch, eine Uhr zu zeichnen • keine entfernte Ähnlichkeit mit einer Uhr • Pat. schreibt Wort oder Name	

A5 SIDAM für ICD-10

I. Leistungsteil

0. Orientierung, Rechnen, Abzeichnen

1. Welches *Jahr* haben wir? [?] [0] [1] → ●

2. Welche *Jahreszeit* haben wir? [?] [0] [1] → ●

3. Welches *Datum* haben wir? [?] [0] [1] → ●

4. Welcher *Wochentag* ist heute? [?] [0] [1] → ●

5. Welchen *Monat* haben wir? [?] [0] [1] → ●

6. Ich werde Ihnen jetzt *drei Dinge* nennen und möchte, daß Sie diese Begriffe wiederholen:

   APFEL – TISCH – PFENNIG (kodiere den ersten Versuch)

   a) Apfel [?] [0] [1] → ●
   b) Tisch [?] [0] [1] → ●
   c) Pfennig [?] [0] [1] → ●

   (Lasse so oft wiederholen, bis alle drei Dinge erinnert werden).

   Versuchen Sie, sich diese Begriffe zu merken, weil ich Sie in einigen Minuten nochmals danach fragen werde.

---

[0] = nicht zutreffend, falsch   [1] = zutreffend, richtig

[?] = nicht beurteilbar, unklar   ● = Mini-Mental-State (MMS)

7. Können Sie mir sagen, in welchem *Staat* wir uns befinden? ? 0 1 →

8. In welchem *Bundesland*? ? 0 1 →

9. In welcher *Stadt*? ? 0 1 →

10. In welchem *Stockwerk* befinden wir uns momentan? ? 0 1 →

11. Wie lautet der Name dieser *Klinik/Institution*? ? 0 1 →

12. Würden Sie jetzt bitte von 100 *sieben abziehen;* vom Rest ziehen Sie bitte nochmals sieben ab und ebenso vom Ergebnis, das Sie dann erhalten. Fahren Sie bitte fort, bis ich Sie bitte, aufzuhören.

Falls ein Rechenfehler gemacht wird und die darauffolgenden Ergebnisse konsequent verschoben sind (ein Siebener-Schritt), so wird nur *ein* Fehler kodiert.

a) 93 ? 0 1 →

b) 86 ? 0 1 →

c) 79 ? 0 1 →

d) 72 ? 0 1 →

e) 65 ? 0 1 →

13. Als nächstes werde ich Ihnen ein Wort *buchstabieren*. Sie sollen dasselbe Wort rückwärts buchstabieren.

Das Wort ist V-O-G-E-L.

Buchstabieren Sie nun bitte das Wort „Vogel" rückwärts, also mit dem letzten Buchstaben beginnend! (Falls notwendig, nochmals vorwärts buchstabieren.) ? 0 1 →

14. Schreiben Sie nun bitte irgendeinen *vollständigen Satz* auf dieses Blatt. Der Satz sollte zumindest ein Subjekt und ein Verb haben, und Sinn ergeben. ? 0 1 →

(Rechtschreib- und Grammatikfehler bleiben unberücksichtigt.)

15. Sie sehen hier eine *geometrische Figur*. Zeichnen Sie bitte diese Figur auf das Blatt, das ich Ihnen gebe.

(Blatt 1 zeigen und ein leeres Blatt reichen – Richtig, wenn die Schnittfläche der beiden fünfeckigen Figuren eine viereckige Figur ergibt.)

Bitte merken Sie sich die Figur. Ich werde Sie bitten, die Figur in ein paar Minuten nochmals zu zeichnen. [?] [0] [1] →

A. Gedächtnis

16. Kommen wir nun zu den *drei Begriffen* zurück, die sie sich merken sollten. Wir lauten diese drei Begriffe?

a) Apfel [?] [0] [1] →
b) Tisch [?] [0] [1] →
c) Pfennig [?] [0] [1] →

17. Ich werde Ihnen nun einen *Namen* und eine *Adresse* nennen, die Sie sich bitte merken sollen.

Ich werde Sie jetzt anschließend und dann noch einmal in wenigen Minuten nach dieser Adresse fragen.

MAX MÜLLER – DORFSTRASSE 10 – MÜNCHEN

Wiederholen Sie bitte die Adresse mit Namen.

(Die Adresse kann maximal fünfmal vom Interviewer wiederholt werden, bis sie korrekt wiedergegeben wird.)

Kodiere die Anzahl der notwendigen Vorgaben durch den Interviewer, bis der Befragte sie korrekt wiedergegeben hat.

1 – 2 – 3 – 4 – 5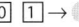

18. Welchen *Schulabschluß* haben Sie? [?] [0] [1] →

19. In welchem Jahr haben Sie die *Schule beendet*? [?] [0] [1] →

20. Wie heißt der *derzeitige Bundeskanzler*? [?] [0] [1] →

21. Wie hieß der *erste Bundeskanzler* nach dem 2. Weltkrieg? ? 0 1 →

22. Wann war der *1. Weltkrieg*? ? 0 1 →

23. Wann war der *2. Weltkrieg*? ? 0 1 →

24. Wo lebt der *Papst*? ? 0 1 →

25. Jetzt sage ich Ihnen einige Ziffern, und wenn ich fertig bin, sollen Sie mir die Ziffern *wiederholen*:

6 1 9 4 7 3

Wiedergabe: .... ? 0 1 →

26. Jetzt sage ich Ihnen wieder einige *Ziffern,* aber Sie sollen die Ziffern in *umgekehrter Reihenfolge* wiederholen.

Wenn ich z.B. sage „1 9 5", sollen Sie (Pause) „5 9 1" sagen:

3 2 7 9

Wiedergabe: .... ? 0 1 →

27. Erinnern Sie sich bitte an die *Zeichnung* (Blatt 1), die Sie vorher gemacht haben (machen sollten). Könnten Sie diese nochmals aus dem *Gedächtnis* zeichnen? ? 0 1 →

28. Können Sie sich an den *Namen* und die *Adresse* erinnern, die ich Ihnen genannt habe?

a) MAX ? 0 1 →

b) MÜLLER ? 0 1 →

c) DORFSTRASSE 10 ? 0 1 →

d) MÜNCHEN ? 0 1 →

B. Intellektuelle/kognitive Fähigkeiten und Persönlichkeit

B.1. Beeinträchtigung des abstrakten Denkens

29. Als nächstes werde ich Ihnen *zwei Begriffe* nennen.

Erklären Sie mir bitte den Unterschied zwischen den beiden Begriffen

a) FLUSS - SEE

Antwort: .... ? 0 1 →

b) LEITER – TREPPE

Antwort: .... ? 0 1 →

30. Kennen Sie das *Sprichwort:*
„Der Apfel fällt nicht weit vom Stamm?" – Können Sie mir
die übertragene Bedeutung dieses Sprichwortes erklären?

Antwort: .... ? 0 1 →

B.2. Beeinträchtigtes Urteilsvermögen

31. Ich werde Ihnen jetzt eine *Frage* stellen:

„Ein Maurer fiel vom Gerüst und brach sich beide Beine.
Um sofort ärztlich behandelt zu werden, lief er
ins nächste Krankenhaus."

– Finden Sie das richtig?

Antwort: .... ? 0 1 →

32. Was *passiert* auf diesem Bild?

(Luria-Figur Blatt 2 zeigen) ? 0 1 →

Antwort: ....

B.3. Andere Beeinträchtigungen höherer kortikaler Funktionen wie z.B. Aphasie, Apraxie, Agnosie

33. Und nun *zeichnen* Sie bitte diesen *Würfel* ab! (Blatt 3)   ? 0 1 →

34. Bitte *zeichnen* Sie als nächstes diese *Figur* ab! (Bild 4)   ? 0 1 →

35. (Interviewer: Zeige dem Patienten eine Armbanduhr!)

a) Was ist das?

Antwort:…………………………   ? 0 1 →

(Interviewer: Zeige dem Patienten einen Bleistift/Kugelschreiber!)

b) Was ist das?

Antwort:…………………………   ? 0 1 →

36. (Interviewer: Zeige dem Patienten das Blatt 5!)

Bitte *lesen* Sie, was auf dem Blatt steht, und *führen* Sie dies dann aus!

(Richtig, wenn Patient die Augen schließt)   ? 0 1 →

37. Nun möchte ich, daß Sie mir einen Satz *nachsprechen,* und zwar: „Ich kaufe mir einen verschließbaren Fernsehapparat."

(Nur ein Versuch ist erlaubt. Kodiere „1" nur bei richtig artikulierter Wiederholung)   ? 0 1 →

38. (Zeige dem Patienten das Blatt 6!)

Bitte *lesen* Sie, was auf dem Blatt steht, und *führen* Sie dies dann aus!

(Rechter Zeigefinger an das linke Ohr.)   ? 0 1 →

39. (Zeige dem Patienten Deine Fingerknöchel und frage:)

Wie nennt man das?

Antwort:……………   ? 0 1 →

40. (Lies folgende Anweisung vor und reiche dem Patienten ein leeres Blatt Papier; die nun folgende Anweisung darf nicht wiederholt werden, und es darf dem Patienten nicht geholfen werden)

„Ich gebe Ihnen jetzt ein *Blatt Papier*.

Bitte nehmen Sie dieses Blatt in die *rechte Hand,* falten Sie es mit beiden Händen *in der Mitte,* und legen Sie es in Ihren *Schoß*!"

a) nimmt Blatt in rechte Hand [?] [0] [1] →
b) faltet es in der Mitte [?] [0] [1] →
c) legt es in seinen Schoß [?] [0] [1] →

II. Klinische Beurteilung

B.4. Persönlichkeitsveränderung
(wenn möglich, fremdanamnestische Angaben berücksichtigen!)

41. Der Patient scheint *wesensverändert*

(z.B. er reagiert leicht zornig, entrüstet und aggressiv, und/oder weint oder lacht bei geringfügigem Anlaß im Sinne von Affektinkontinenz, er ist nicht mehr „er selbst", völlig anders geworden, frühere Persönlichkeitszüge können überspitzt/ karikiert sein). [?] [0] [1] →

42. Es besteht eine deutliche Beeinträchtigung des *Sozialverhaltens* als Folge einer Persönlichkeitsveränderung

(z.B. ist der Patient taktlos, enthemmt, vernachlässigt die Kleidung und Hygiene, fällt durch derbe und verletzende Sprache auf, generelle Mißachtung der konventionellen Regeln sozialen Verhaltens). [?] [0] [1] →

43. Der Patient erscheint im *Antrieb vermindert,* wirkt interesselos, apathisch, motivationsarm und wenig spontan. [?] [0] [1] →

Anhang B
Adressen

B1 Adressen von Memory-Kliniken und Alzheimer Zentren in Deutschland [geordnet nach Postleitzahlen]

Gedächtnissprechstunde, Psychiatrische Klinik und Poliklinik der Universität, Emilienstraße 14, 04107 Leipzig, Tel. 0341–9724–500

Gedächtnisambulanz, Klinik und Poliklinik für Psychiatrie und Psychotherapie der Universität, Julius-Kühn-Straße 7, 06097 Halle, Tel. 0345–557–3640

Gedächtnissprechstunde, Neurologische Poliklinik Charité, Luisenstraße 11–13, 10115 Berlin, Tel. 030–2802–3280

Gedächtnissprechstunde, Abteilung für Gerontopsychiatrie, Psychiatrische Klinik und Poliklinik, Freie Universität, Eschenallee 3, 14050 Berlin, Tel. 030–844-58–310

Gedächtnissprechstunde, Psychiatrische Klinik und Poliklinik der Universität, Martinistraße 52, 20246 Hamburg, Tel. 040–4717–3207

Gedächtnissprechstunde, Klinikum Nord-Ochsenzoll, Langenhorner Chaussee 560, 22419 Hamburg, Tel. 040–5271–2445

Memory Clinic der Medizinisch-Geriatrischen Klinik Albertinenhaus, Sellhopsweg 18–22, 22459 Hamburg, Tel. 040–5581–1850 oder 1852

Memory-Sprechstunde, H.-G.-Creutzfeldt Institut, Waitzstraße 6, 24105 Kiel, Tel. 0431–567–3510

Gedächtnissprechstunde, Klinik für Psychiatrie und Psychotherapie der Universität, Niemannsweg 147, 24105 Kiel, Tel. 0431–597–2587 oder –2681

Gedächtnissprechstunde, Psychiatrische Klinik, Georg-August-Universität, Robert-Koch-Straße 40, 37975 Göttingen, Tel. 0551–398–484 oder –485

Spezialsprechstunde für
psychiatrische Störungen im
Alter, Psychiatrische Klinik und
Poliklinik der Heinrich-Heine-
Universität,
Bergische Landstraße 2,
40629 Düsseldorf,
Tel. 0211-922-4201 oder -3490

Memory Clinic, Germaniastraße 3,
45357 Essen, Tel. 0201-6311-133

Gedächtnissprechstunde,
Max-Planck-Institut für
Neurologische Forschung,
Gleulerstraße 50,
50931 Köln, Tel. 0221-472-6313

Memory Clinic, Abteilung für
Gerontopsychiatrie,
Rheinische Landesklinik,
Kaiser-Karl-Ring 20, 53111 Bonn,
Tel. 0228-551-2567

Gedächtnissprechstunde,
Psychiatrische Universitätsklinik,
Heinrich-Hoffmann-Straße 10,
60528 Frankfurt am Main,
Tel. 069-6301-5996

Gedächtnissprechstunde,
Zentralinstitut für Seelische
Gesundheit, J5, 68159 Mannheim,
Tel. 0621-1703-127

Gedächtnisambulanz,
Psychiatrische Universitätsklinik, Sektion für Gerontopsychiatrie, Voßstraße 2,
69115 Heidelberg,
Tel. 06221-564-431 oder -471

Gedächtnissprechstunde, Klinik
für Psychiatrie und Psychotherapie der Universität,
Hauptstraße 5, 79104 Freiburg,
Tel. 0751-2706-550

Gedächtnissprechstunde,
Psychiatrische
Klinik der Ludwig-Maximilians-
Universität, Nußbaumstraße 7,
80336 München,
Tel. 089-5160-5824

Alzheimer Zentrum,
Psychiatrische Klinik der
Technischen Universität,
Möhlstraße 26, 81675 München,
Tel. 089-4140-4275

Alzheimer Therapiezentrum
(ATZ), Neurologische Klinik Bad
Aibling, Kolbermoorer Str. 72,
83043 Bad Aibling

B2 Fachabteilungen Gerontopsychiatrie

Sächsisches Krankenhaus für
 Psychiatrie und Neurologie
 Bereich Gerontopsychiatrie
 Herr Dr. Moschke
 Postfach 1165, 01477 Arnsdorf

Parkkrankenhaus Leipzig-Südost
 /Dösen
 Frau Dr. med. Kuhnert
 Chemnitzer Str. 50, 04289 Leipzig

SKH Hochweitzschen
 Frau Dipl.-Psych. Pentzien
 Abt. Gerontopsychiatrie
 04720 Westewitz über Döbeln

Fachkrankenhaus Bernburg
 Herr Dr. med. Feyler
 Olga-Benario-Str. 16-18
 06406 Bernburg/Saale

Sächsisches Krankenhaus
 für Psychiatrie u. Neurologie
 Herr OA Dr. med. Kitzbichler
 Gerontopsychiatrie
 Bahnhofstr., 08228 Rodewisch

Ev. Krkhs. Königin Elisabeth
 Herzberge
 Herr Dr. Loos
 Herzbergstr. 79, 10362 Berlin

Krankenhaus Hellersdorf
 ö.B. Wilhelm-Griesinger-
 Krankenhaus
 Abt. Gerontopsychiatrie
 PD Dr. med. Gutzmann
 Myslowitzer Str. 45
 12621 Berlin

Landesklinik Brandenburg
 Herr Dr. Wendt
 Gerontopsychiatrie
 Anton-Saefkow-Allee 2
 14772 Brandenburg

Landesklinik Lübben
 Herr Dr. Bittersmann
 Luckauer Str. 17, 15907 Lübben

Nervenklinik Schwerin
 Herr Dr. Seyffert
 Wismarsche Str. 393
 19055 Schwerin

Psychiatrische Klinik Häcklingen
 Frau Dr. Lindau-Langlois
 Am Wischfeld 16
 21335 Lüneburg

Niedersächsisches Landes-
 krankenhaus
 Herr Dr. Busche
 Am Wienebütteler Weg 1
 21339 Lüneburg

AHK Ochsenzoll
Herr Dr. Wächtler
Abt. Gerontopsychiatrie
Langenhorner Chaussee 560
22419 Hamburg

Fachklinik Heiligenhafen
Herr Dr. med. Dregler
Gerontopsychiatrische Abteilung
F.-Ebert-Str. 100
23774 Heiligenhafen

Nds. LKH Wehnen
Herr Dr. Bauch
Hermann-Ehlers-Str. 7
26160 Bad Zwischenahn

Zentralkrankenhaus Bremen-Ost
Herr Dr. Glaser
Psychiatrie I
Züricher Str. 40, 28325 Bremen

Herr Dr. Kikov
Leitender Arzt
Gerontopsychiatrie
Goslarsche Landstr. 60
31135 Hildesheim

NLKH Wunstorf
Herr Dr. Diekmann
Südstr. 25
31515 Wunstorf

WKPPPN Gütersloh
Herr Dr. Netz
Hermann-Simon-Str. 7
33334 Gütersloh

Gerontopsychiatrie
Frau Dr. Küppers
Gilead III A
Berthesdaweg 12
33617 Bielefeld

Ludwig-Noll-Krankenhaus
Herr Dr. Kipp
Dennhäuer Str. 156-164
34134 Kassel

PKH Merxhausen
Herr Dr. Struwe
34306 Emstal

Zentrum für soziale Psychiatrie
Marburg-Süd
Klinik für Psychiatrie u.
Psychotherapie
Herr Dr. med. von Bassewitz
Cappeler Str. 98
35039 Marburg/Lahn

Zentrum für Soziale Psychiatrie
Haina
Klinik für Psychiatrie und
Psychotherapie
Herr Dr. Borisch
35114 Haina (Kloster)

Kreiskrankenhaus Bad Salzungen
Frau Dr. von Hammerstein
Klinik Marienthal
Altensteiner Str. 131
36448 Schweina

Psychiatrische Universitätsklinik
Frau PD Dr. Stoppe
Von-Siebold-Str. 5
37075 Göttingen

NLKH Göttingen
Herr Dr. Koller
Rosdorfer Weg 70
37081 Göttingen

Rhein. Landes- u. Hochschulklinik
Frau Dr. Kretschmar
Bergische Landstraße 2
40629 Düsseldorf

Rheinische Kliniken Langenfeld
Herr Dr. med. Belitz
Abt. Gerontopsychiatrie
Kölner Str. 82, 40764 Langenfeld

Stiftung Tannenhof
Ev. Nervenklinik Remscheid
Herr Dr. med. Brinkmann
Remscheider Str. 76
42899 Remscheid

Westf. Zentrum f. Psychiatrie
Psychotherapie u. Psychosomatik
Frau Dlugosch
Abt. Gerontopsychiatrie
Marsbruchstr. 179
44287 Dortmund

Rheinische Kliniken Hessen
Herr Dr. Paulus
Klinik f. Psychiatrie u. Psychotherapie
Virchowstr. 174
45147 Essen

Rheinische Klinik
Waldbergklinik
Abt. f. Gerontopsychiatrie
Herr Dr. Scheffel
Schmelenheide 1
47551 Bedburg-Hau

Westfälische Klinik für
Psychiatrie und
Psychotherapie Münster
Herr Dr. Wolter-Henseler
Friedrich-Wilhelm-Weber-Str. 30
48147 Münster

Nieders. Landeskrankenhaus
Osnabrück
Herr Dr. Thuberg
Knollstr. 31, 49088 Osnabrück

Herrn Prof. Andreas Crome
Parkallee 10, 49516 Lengerich

Landesverband Rheinland
Herr Dr. Leidinger
Dez. 8, Rheinlandhaus
Mindener Str. 2, 50663 Köln

Rheinische Landesklinik
Herr Dr. Stuhlmann
Abt. Gerontopsychiatrie
Wilhelm-Griesinger-Str. 23
51109 Köln

Kreiskrankenhaus Gummersbach/Marienheide
Frau Chefärztin Dr. med. Baumgarte
Wilhelm-Breckow-Allee 20
51643 Gummersbach

Rheinische Landesklinik Bonn
Herr Dr. Dr. Hirsch
Abt. Gerontopsychiatrie
Kaiser-Karl-Ring 20
53111 Bonn

Landesnervenklinik
Herr Dr. Gather
Dautenheimer Landstr. 66
55232 Alzey

WKPP Warstein
Herr Dr. Seeger
Franz-Hegemannstr. 23
59581 Warstein

PKH Waldkrankenhaus Köppern
Herr Dr. Drach
61381 Friedrichsdorf/Taunus

Philippshospital
Klinik für Psychiatrie u. Psychotherapie
Herr Med. Dir. Steinmetz
Ltr. Gerontopsychiatrie
Postfach 13 62, 64550 Riedstadt

Psychiatrisches Krankenhaus
Herr Dr. Johannsen
Ludwigstr. 54
64646 Heppenheim

Kliniken Sonnenberg
Herr Chefarzt Kortus
Gerontopsychiatrie
Sonnenbergstraße
66119 Saarbrücken

Herr Dr. Lißmann
Heidelberger Str. 1 A
69168 Wiesloch

Zentrum für Psychiatrie
Emmendingen
Dr. Heckelmann
70312 Emmendingen

Geriatrisches Zentrum
am Universitätsklinikum Tübingen
Herr Dr. med. Wormstall
Oslander Str. 22
72076 Tübingen

Pfalzklinik Landeck-Klingenmünster
Herr Dr. Wiegmann
Weinstr. 100
76889 Klingenmünster

Zentrum f. Psychiatrie Reichenau
Herr Kischkat
Ltr. Gerontopsychiatrie
Feuersteinstr. 55
78479 Reichenau

BKH Gabersee
Frau Dr. Matousek
Postfach 20, 83512 Gabersee

BKH Landshut
Frau Dr. Wermuth
Prof.-Buchner-Str. 22
84034 Landshut

BKH Taufkirchen
Herr Prof. Dr. Dose
Postfach 80
84413 Taufkirchen (Vils)

Klinikum Ingolstadt
Herr Dr. med. von Drach
Psychiatrische Klinik
Krumenauer Str. 25
85049 Ingolstadt

BKH Haar
Herr Dr. Dietl
Fachbereich Gerontopsychiatrie I
Postfach 1111, 85529 Haar

BKH Augsburg
Frau Dr. Hiedl
Gerontopsych. Ambulanz
Dr.-Mack-Str. 1, 86156 Augsburg

BKH Kempten
Herr Dr. Fischer
Gerontopsych. Zentrum
Freudental 1
87435 Kempten/Allgäu

BKH Kaufbeuren
  Herr Dr. Nißle
  Kemnater Str. 16
  87600 Kaufbeuren

ZfP „Die Weissenau"
  Herr Dr. Tenter
  Weißenau/Ravensburg
  88214 Ravensburg-Weissenau

ZfP Bad Schussenried
  Herr Dr. Frey
  Abt. Gerontopsychiatrie
  Postfach 125
  88427 Bad Schussenried

ZfP „Münsterklinik"
  Frau Dr. Fronk
  88529 Zwiefalten

BKH Erlangen
  Herr PD Dr. Steinwachs
  Am Europakanal 71
  91056 Erlangen

Frankenalb-Klinik Engelthal
  Herr OA Dr. med. Knoll
  Reschenbergstr. 20
  91238 Engelthal

BKH Ansbach
  Frau Dipl.-Psych. Perisic
  Feuchtwanger Str. 38
  91522 Ansbach

NKH Bayreuth
  Herr Dr. Schüler
  Nordring 2, 95445 Bayreuth

B3 Adressen von Alzheimer-Gesellschaften in Deutschland, Österreich und der Schweiz

Deutsche Alzheimer
 Gesellschaft e.V.,
 Kantstraße 152, 10623 Berlin,
 Tel. 030–31 50 57 33,
 Fax 030–31 50 57 35,
 E-mail: deutsche. alzheimer.
 ges@t-online. de

Alzheimer Gesellschaft
 Dresden e.V.,
 Bürgerwiese 6, 01109 Dresden,
 Tel. 0351–4962178

Alzheimer Gesellschaft
 Leipzig e.V.,
 Emilienstr. 14, 04103 Leipzig,
 Tel. 0341–9724-304

Alzheimer-Angehörigen-Initiative
 e.V., Brunnenstr. 5, 10119 Berlin,
 Tel. 030–44338741

Alzheimer Gesellschaft Berlin e.V.
 c/o SEKIS. R. 2012,
 Albrecht-Achilles-Str. 65,
 10709 Berlin, Tel. 030–891 60 96

Alzheimer Gesellschaft
 Brandenburg e.V.,
 Tornowstr. 48, 14473 Potsdam,
 Tel. 0331–28497-24

Alzheimer Gesellschaft Hamburg
 e.V., Martinistraße 29,
 20251 Hamburg,
 Tel. 040–47 25 38

Alzheimer Gesellschaft Lüneburg
 e.V., c/o Niedersächsisches
 Landeskrankenhaus,
 Am Wienebüttelerweg 1,
 21339 Lüneburg,
 Tel. 04131–60–1416

Alzheimer Gesellschaft
 Kreis Pinneberg e.V.,
 Rudolf-Breitscheid-Str. 40b,
 22880 Wedel, Tel. 04103–15355

Alzheimer Gesellschaft Stormarn
 e.V., c/o Peter Rantzau-Haus,
 Woldenhorn 3,
 22926 Ahrensburg,
 Tel. 04102–211515

Alzheimer Gesellschaft
 Lübeck e.V., Altenfeld 16,
 23560 Lübeck, Tel. 04508–79176

Alzheimer Gesellschaft Schleswig
 Holstein e.V.,
 Starnbergerstr. 67, 24146 Kiel,
 Tel. 0431–789 367

Alzheimer Gesellschaft
 Oldenburg-Ammerland e.V.,
 Postfach 1425, 26644 Westerstede,
 Tel. 04488–4240

Alzheimer Gesellschaft
 Hannover e.V., Försterstieg 1 A,
 30916 Isernhagen,
 Tel. 0511–7261505

Alzheimer-Angehörigen-Selbst-
hilfegruppe e. V.,
Feldstr. 69, 32120 Hiddenhausen,
Tel. 05221–66779

Alzheimer Gesellschaft
Bielefeld e. V.,
Rappoldstr. 24, 33611 Bielefeld,
Tel. 0521–84347

Alzheimer Gesellschaft
Mittelhessen e. V.,
Geiersberg 15, 35578 Wetzlar,
Tel. 06441–43 742

Alzheimer Gesellschaft
Braunschweig, Gerstäckerstr. 27,
38102 Braunschweig,
Tel. 0531–79 77 69

Alzheimer Gesellschaft
Sachsen-Anhalt e. V.,
Sudenburger Wuhne 4,
39112 Magdeburg,
Tel. 0391–6097597

Alzheimer Gesellschaft
Düsseldorf-Mettmann e. V.,
Psychiatrische Klinik,
Bergische-Landstr. 2,
40629 Düsseldorf,
Tel. 0211–922 42 01

Alzheimer Gesellschaft
Kreis Neuss e. V.,
Einsteinstrasse 108, 41464 Neuss,
Tel. 02131–84541

Alzheimer Gesellschaft
Dortmund e. V.,
Kattenkuhle 49,
44269 Dortmund,
Tel. 0231–724 66 22

Alzheimer Gesellschaft
Bochum e. V., Universitätsstr. 77,
44789 Bochum,
Tel. 0234–33 777 2

Alzheimer Selbsthilfegruppe
Essen e. V.,
Pferdemarkt 5, 45127 Essen,
Tel. 0201– 20 76 76

Alzheimer Gesellschaft
Münster e. V., c/o Institut f.
Pathologie am Clemenshospital,
PF 4008, 48022 Münster,
Tel. 0251–780397

Alzheimer Gesellschaft Köln e. V.,
c/o Caritasverband Köln,
Bartholomäus-Schink-Str. 6,
50825 Köln, Tel. 0221–5570274

Alzheimer Gesellschaft Region
Trier e. V., Konstantinstr. 54,
54329 Konz, Tel. 06501–5476

Alzheimer Gesellschaft
Siegen e. V., Birkenweg 18,
57234 Wilnsdorf,
Tel. 0271–39 05 21

Alzheimer Gesellschaft Frankfurt/
M. e. V., Klinik für Psychiatrie
und Psychotherapie I,
Heinrich Hoffmann-Str. 10,
60528 Frankfurt,
Tel. 069-6301–7094

Alzheimer Gesellschaft Offenbach
e. V., c/o Tagespflegeheim,
Stephan Detig, Goerdeler Str. 5,
63071 Offenbach,
Tel. 069–8787 65 06

Alzheimer Gesellschaft
 Wiesbaden e. V.,
 Am Alten Weinberg 32,
 65207 Wiesbaden,
 Tel. 06122–76016

Alzheimer Gesellschaft Pfalz e. V.
 (Pirmasens), Klosterstr. 9,
 66953 Pirmasens,
 Tel. 0621–56 98 60

Alzheimer Gesellschaft Pfalz e. V.
 (Ludwigshafen),
 Mundenheimer Straße 239,
 67061 Ludwigshafen,
 Tel. 0621–569860

Alzheimer Gesellschaft
 Heidelberg, Postfach 12 53,
 69221 Dossenheim,
 Tel. 06221–86 24 01

Alzheimer Gesellschaft
 Baden-Württemberg e. V.,
 Büchsenstr. 34–36, 70174
 Stuttgart, Tel. 0711–2264920

Alzheimer-Initiative
 Baden-Baden/Rastatt,
 DRK-Kreisverband,
 Schweigenrother Str. 8,
 76532 Baden-Baden,
 Tel. 07221–91 89 29

Alzheimer Gesellschaft Freiburg e.
 V, Scheffelstr. 7, 79102 Freiburg,
 Tel. 0761–70 00 61

Alzheimer Gesellschaft
 München e. V.,
 Richard-Strauss-Str. 34,
 81677 München,
 Tel. 089–47 51 85

Alzheimer Gesellschaft
 Mittelfranken e. V.,
 c/o Angehörigenberatung e. V.,
 Adam-Klein-Str. 6,
 90429 Nürnberg,
 Tel. 0911–266126

Alzheimer Gesellschaft
 Landesverband Bayern e. V.,
 Pillenreutherstr. 41,
 90459 Nürnberg,
 Tel. 0911–43 69 49

Alzheimer Gesellschaft
 Würzburg Unterfranken e. V.,
 Psychiatrische
 Universitätsklinik,
 Füchsleinstr. 15,
 97080 Würzburg, Tel. 0931–203–1

Über die aufgeführten Gesellschaften hinaus gibt es eine größere Zahl von örtlichen Selbsthilfeinitiativen, deren Adressen über die regionalen Gesellschaften zu erfahren sind.

Österreich

Österreichische Alzheimer
 Gesellschaft, Neurologisches
 Krankenhaus Rosenhügel,
 Riedelgasse 5, 1130 Wien

Österreichische Alzheimer-Liga,
 Psychiatrisches Krankenhaus,
 Baumgartner Höhe 1, 1140 Wien

Schweiz

Schweizerische Alzheimer-
 vereinigung, Rue des Pecheurs 8,
 1400 Yverdon-les-Bains,
 Tel. 024–426 20 00,
 Fax. 024–426 21 67

Schweizer regionale
 Alzheimervereinigungen
 können dort erfragt werden.

B4 Rehabilitationseinrichtungen

Alzheimer Therapiezentrum
 (ATZ), Neurologische Klinik
 Bad Aibling
 Kolbermoorer Str. 72
 83043 Bad Aibling

Alzheimer-Trainings-Zentrum
 am Samariterstift Leonberg
 Seestr. 80
 71229 Leonberg

Tageszentrum für Alzheimer
 Kranke in Wetzlar
 Geiersberg 15
 35578 Wetzlar

B5 Internet-Informationsadressen

Alzheimer Angehörigen Initiative
 e. V.
 http://alzheimerforum. de
 info@alzheimerforum. de

Internet Informationsadressen:
 http://alzheimerforum. de
 http://www. alzheimer-online. de
 http://deutsche-alzheimer. de

Sachverzeichnis

Arteria
- A. basilaris 68
- A. carotis 268
- A. carotis interna 69
- A. cerebri anterior 67
- A.-cerebri-posterior-Infarkte 67

AACD (*siehe* „ageing-associated cognitive decline")
Aachener-Aphasie-Test (AAT) 75, 284, 285
AAMI (*siehe* „age associated memory impairment")
AAT (*siehe* Aachener-Aphasie-Test)
Abhängigkeit 253
Absinthismus 170
AcoA-Syndrom 146
„activities of daily living" (ADL) 31, 356
AD (*siehe Alzheimer*-Demenz)
ADAS (*siehe Alzheimer* Disease Assessment Scale)
ADL (*siehe* „activities of daily living")
affektive Labilität 66
affektiv-emotionale
- Ebene 14
- Verhaltenskontrolle 15
Affektlabilität 106
Affektsteigerung 16
Affektverflachung 16, 287
„age associated memory impairment" (AAMI) 26, 30, 37
„ageing-associated cognitive decline" (AACD) 26, 30
Aggressivität 48, 236, 238, 245, 249, 253, 336, 358, 377, 394, 407

Agitiertheit 249
Agnosie 144, 225, 395
Agrammatismus 225
AIDS (*siehe auch* HIV) 142
AIDS-Demenz 143, 185
AIDS-Enzephalopathie 112, 143, 262
Akathisie 210, 211
Akinese 66
akinetischer Mutismus 86, 106, 113
Akineton 211
aktivierende Pflege 331
aktivierte Protein-C-Resistenz 67
Aktivitätenaufbau (*siehe auch* Alltagsaktivitäten) 243, 348
akustisches Gedächtnis 8
akute
- Dystonien 210, 211
- vorübergehende psychotische Störung 205
Albträume 153
„alien hand" / „alien limb" 97, 126
Alkohol 185, 257
Alkoholabhängigkeit 45, 169–189, 272
Alkoholabusus 280
Alkohol-Demenz 172, 173, 186, 187
Alkoholentzugsdelir 166
Allergie 265
Allgemeiner Sozialdienst (ASD) 321
Alltagsaktivitäten (*siehe auch* Aktivitätenaufbau) 300, 347, 356
Alltagsbewältigung 4

Alltagstraining 243
alpha1-Adrenorezeptoren 213
alpha2-Makroglobulin 52, 261
Alprazolam 104
ALS-Demenz-Komplex 271
Alten- und Pflegeheime 405–416
Altenheime 335
Altenhilfeeinrichtungen, Qualitätsmerkmale 410–413
Altenpfleger 334
Alter 5, 43, 50
altersbedingter kognitiver Abbau 29
altersphysiologische Veränderungen 357
Altersvergesslichkeit 25
– gutartige (*siehe auch* „benign senescent forgetfulness") 26, 30
Altgedächtnis 10
– autobiographisches 19
– episodisches 19
– semantisches 19
Altgedächtnisstörung 19
„*Alzheimer* Disease Assessment Scale" (ADAS) 47
Alzheimer-Demenz (AD) 6, 43–60, 77, 223, 262, 280, 293
– alleinstehende Patienten 296, 297
– apparative Diagnostik 259–262
– biochemische Marker 261, 262
– cholinerge Defizithypothese 58
– Demenzstadium
– – leichtes 46
– – schweres 48
– Epidemiologie 50, 51
– Früherkennung (Frühdiagnose) 45, 282–284
– Frühsymptomatik 29
– funktionelle Neuroanatomie 57
– Genetik 51–53
– genetische Marker 260, 261

– junge Patienten 294–296
– Neurobiologie 53–57
– neuropathologische Aspekte 56
– Pharmakotherapie 58–60
– Risikofaktoren 45, 50
– Tagesstätten 296
– Vorstadium 46
Alzheimer-Gesellschaft(en) 233, 292, 296, 305, 319, 333, 390, 398, 403, 410
Alzheimer-Plaques
  (*siehe* Plaques)
Alzheimer-Zentren
  (*siehe* Memory-Kliniken)
ambulante
– Hilfen 305, 308
– Krankenpflege 408
– Pflegedienste 331, 332, 410
Amisulprid 209, 213, 214
Amitriptylin 193
Ammoniak 165, 177
Amnesie 88, 106
– epileptische 140
– fokale regrograde (FRA) 146
– funktionelle 147
– iktale 140
– permanente 141
– posttraumatische (PTA) 138
– progrediente 141
– psychogene 147
– retrograde 18, 19, 138
– stabile 143–147
– transitorische 137–141
– – Elektrokonvulsions-Amnesie 454454140
– – epileptische (TEA) 140
– – globale (TGA) 139, 140
Amnestiker, dienzephale 145
amnestische Syndrome 135–148, 280
– apparative Diagnostik 271, 272
Amphetamin 184
Amtsgericht 329

Amusie 126
Amygdala 15, 16, 17, 86, 96
Amyloidablagerung 71
Amyloidangiopathie 72, 81
Amyloidplaques (*siehe* Plaques)
Amyloidvorläuferprotein (APP) 52, 53, 260, 261
amyotrophe Lateralsklerose 96, 112, 121
Analgesie, hysterische 195
Analgetika 173
Ancrod 81
Angehörige (*siehe auch* Pflegende) 233, 388, 399
– Hilfsangebote für 401, 402
– Psychotherapie für 351, 352
– Überforderung durch Pflege 352
Angehörigenbeirat 410
Angehörigenberatung 292, 304, 305
Angehorigengruppen 403
„angel dust" 184
Angiographie 267
Angst 105, 243, 251, 252, 346, 394
anoxische Hirnschäden 187
Anpassungsstörungen 148
anterograde Gedächtnisdefizite 17
Anticholinergica 100, 175, 177, 211, 244
Antidementiva (*siehe auch* Azetylcholinesterasehemmer u. Nootropika) 39, 59, 207, 252, 302
Antidepressiva, atypische 252
anti-DNS-Antikörper 73
Antiepileptika 59
antinukleäre Antikörper 73
Antioxidantien 180, 247
Antirheumatika, nichtsteroidale 248
Antithrombin-Mangel 67

antizytoplasmatische Antikörper 73
Antriebsminderung 16, 86, 407
Antriebssteigerung 16, 193
apallisches Syndrom 113
Apathie 86, 94, 122, 155, 177, 193, 225, 376
Aphasie 34, 105
– primäre progrediente 124
– progrediente unflüssige 120, 124
Apolipoprotein E (ApoE) 53, 74, 260
– Polymorphismus 52
Apolipoprotein-E4 (ApoE4) 51, 263
APP (*siehe* Amyloid-Präkursorprotein)
apparative Diagnostik 257–272
Appetitlosigkeit 245
Apraxie 35, 88, 97, 126, 376, 395
– okulomotorische 121
Aprosodie 126
ARAS (*siehe* aufsteigendes retikuläres aktivierendes System)
Arbeit, geringfügige 325
Arbeiterwohlfahrt 333
Arbeitsgedächtnis 9, 13, 141, 143
Area subcallosa 16
Argatroban 79
argyrophile Einschlüsse 131
Aricept 245
Artemisia absinthium 169
Arteriitis cranialis *Bing Horton* 73
Arteriolen 69
Arteriosklerose 68, 80
Artikulationsstörungen 69
ärztliche(s)
– Behandlungsmaßnahmen, Zustimmung 310
– Attest 318

ASD (*siehe* Allgemeiner Sozialdienst)
Aspontaneität 288
Assoziationsareale 55
astrozytäre(s)
– Glia 131
– S100-Protein 114
Astrozyten 53
Astrozytome 77
„atactic hemiparesis" 69
Ataxie 74, 95, 98, 104, 106, 110, 177, 180, 182, 300
– magnetische 101
– optische 121
Atemdepression 166
Atmosphäre, fürsorgliche 413
Aufenthaltsbestimmung 308
Aufenthaltsbestimmungsrecht 311, 380
Aufgabenkreise 308
Aufklärung 232
Aufmerksamkeit 3, 276, 395
Aufmerksamkeitsstörungen 66, 148, 151, 178
Aufsichtspflicht 313
– Verletzung 312
aufsteigendes retikuläres aktivierendes System (ARAS) 57
Augeninnendruck 213
Augenmuskellähmung 96, 189
Aura 71
Aussprachefehler 125
Auto fahren 315, 316
autobiografische(r,s)
– Altgedächtnis 19
– Identitätsbezug 147
Autogenes Training 343–345
Autoimmunerkrankungen 142
Autonomie 232
autosomal-dominante Mutationen 52
axialer Rigor 97

Azetylcholin 57, 164
Azetylcholinesterase 50, 58
Azetylcholinesterasehemmer 57, 58, 59, 79, 246, 248
Azetylcholinrezeptordichte 50
Azetylsalizylsäure 80

Babinski-Zeichen 66
Bagatelltrauma 376
Balint-Syndrom 121
Bankgeheimnis 324
Bankgeschäfte 327
Barbiturate 175, 176
Barthel-Index 360, 361
basales Vorderhirn 13, 15, 16
Basalganglien 20
Basalganglienerkrankungen 83–101
Basalganglienverkalkung 86
Basilariskopfthrombose 68
Basistherapie 242–244
basolaterale limbische Schleife 16
Beck-Depressions-Inventar 285, 286
Behandlungsindikation, dringende 381
Behandlungspflege 331
behindertengerechte Umbaumaßnahmen 319
Behinderungsgrad 326
Belastungssituation 195
Beleuchtung 411
„belle indifference" 194
„benign senescent forgetfulness" (BSF) 26, 30
Benperidol 208
Benzinschnüffeln (*siehe auch* Schnüffeln) 182
Benzodiazepine 45, 171, 173, 175, 207, 211, 253
Beratung, rationelle 231–240

Beratungsziele 234
Berentung 305, 325
Beschwerdemanagement 414
Bestehlungswahn 376, 383
Betablocker 211, 253
beta-Amyloid 33, 53, 261
Betreuer 308, 309, 380
betreutes Wohnen 335
Betreuung 305
Betreuungsgruppen 333, 403
Betreuungspersonen 411
Betreuungsrecht 380
Betreuungsverfügung 327, 329
Beurkundung 329
Bewegungsstörungen 84, 86, 89–91
- hyperkinetische 106
- hypokinetische 101, 102–106
Bewusstseinsstörungen 3, 153
Bezugspflege 331
bilaterale thalamische Infarkte 16
Bildgebung 263
- funktionelle 267, 268
- Kosten 264
Binswanger-Erkrankung (*siehe* Morbus *Binswanger*)
Biperiden 211
Blaseninkontinenz (*siehe auch* Inkontinenz) 70
Blasenkatheter 310
Blepharospasmus 96
Blickkrämpfe 211
Blickparese (*siehe auch* progressive supranukleäre Blickparese)
- vertikale 94
Blindheit 182
- kortikale 74
Blutdruck 243
Blutdruckeinstellung 80
Blut-Hirn-Schrankenstörung 265
Bolustod 126

Borderline-Persönlichkeitsstörung 205
Borrelia-burgdorferi 101
Boxerdemenz 55
Braak Stadium 56
Bradykinese 94, 95
Bradyphrenie 92, 104, 193
Bromide 175, 177
Bromismus 177
BSF (*siehe* „benign senescent forgetfulness")
Buspiron 250, 253
Butylcholinesterase 58

CADASIL (*siehe* Cerebrale autosomal-dominante Arteriopathie mit subkortikalen Infarkten und Leukenzephalopathie)
CAG-Kopien / CAG repeat 103, 263
CAMDEX 33, 34
Cannabis 170, 181
Carbamazepin 207, 250, 253
Caritas 333
L-Carnitin 79
„Case-Manager" 358
Caudatum 84
Caudatumatrophie 86
Cavum septi pellucidi 101
CBGD (*siehe* kortikobasalganglionäre Degeneration)
CERAD (*siehe* Consortium to Establish a Registry for Alzheimer's Disease)
Cerebrale autosomal-dominante Arteriopathie mit subkortikalen Infarkten und Leukenzephalopathie (CADASIL) 70–72, 81
Chamorros 95

„chasing the dragon" 180
Cholesterin-Synthesehemmer 80
Cholinantagonisten 164
Cholinazetyltransferase 58
cholinerge
- Defizite 174
- Denervation 57
- Neurotransmission 162
Cholinergica 213
Cholinesterasehemmer (*siehe* Azetylcholinesterasehemmer)
Chorea *Huntington* 45, 83–101, 103–106, 112, 263, 271, 280, 295
choreoathetotische Bewegungen 184
Chromosom
- 1 260
- 4 263
- 4p16.3 103
- 12p 104
- 13p14-3 105
- 14 260
- 17 95, 262
- 19 51, 71
- 20 113
- 21 260
chronisch(e)
- subdurales Hämatom 129, 189
- hepatische Enzephalopathie 189
- Intoxikationen 257
- Schizophrenie (*siehe auch* Schizophrenie) 197–216
„chunks" 9
cingulärer Schaltkreis, anteriorer 86
Cinnarizin 245
CJD (*siehe Creutzfeldt-Jakob*-Erkrankung)
„Clinical Dementia Rating Scale" (CDR) 34
Clomethiazol 166, 250, 253
Clonazepam 114

Clopidogrel 80
Clozapin 209, 212, 213, 251
Co-Dergocrin 247
Cognex 245
„cognitively impaired not demented" (CIND) 26
Cohen-Mansfield-Agitation-Inventory 411
Compliance 210
Computertomographie 49
- kraniale 264
Consortium to Establish a Registry for Alzheimer´s Disease (CERAD) 35
Corpora mamillaria 272
Corpus callosum 189
„crack dancing" 184
Creutzfeldt-Jakob-ähnliche Syndrome 177
Creutzfeldt-Jakob-Erkrankung 90, 100, 109–115, 225, 262, 271, 295
- apparative Diagnostik 262
- Diagnosekritierien 110
- schnelle Progredienz 110
Cryptokokkose 98
CT (*siehe* Computertomogramm)
Cushing-Syndrom 257
CVLT 285
Cyanidvergiftungen 100
Cycas circinalis 95
Cyclophosphamid 73, 81
Cystatin C 261
Cytoskelett 261

Darmbiopsie 99
Dauerquiz 238
Dauerstress der Pflege 235
DDPAC (*siehe* Disinhibition-Demenz-Parkinsonismus-Amyotrophie-Komplex)
De-Afferenzierung 57

De-Efferenzierung 57
Defäkation 244
Degeneration, frontotemporale 301
deklarative Gedächtnisleistungen 11
Dekubitalgeschwüre 48
Delikte 122
Delir (*siehe* Verwirrtheitszustände)
delirauslösende Medikamente 163
Delirrisiko 244
„dementia lacking distinct histology" 87
Dementia
- praecox 201
- pugilistica 101
„Dementia Rating Scale" (DRS) 75
Demenz 3
- fronto-temporale 87
- Früherkennung 298, 299
- gemischte 65
Demenz vom *Alzheimer*-Typ (*siehe Alzheimer*-Demenz)
Demenzambulanz 293
Demenzstadium
- leichtes 46
- schweres 48
Demenzsyndrom 3, 46
- der Depression 191, 257
- Schweregrad 4
Demenzursache, seltene 301
Demyelinisierungsherde 71
Denervation, cholinerge 57
Dentato-rubro-pallido-*Luysiane*-Atrophie (DRPLA) 91, 104
Depression 25, 46, 50, 112, 127, 177, 246, 280, 284, 285, 394
- latente 148
Depressionsbehandlung, kognitive 348

Depressionssyndrome der Demenzen 192
depressiv(e) 32
- gefärbte Grundstimmung 66
- Pseudodemenz (*siehe* Demenzsyndrom der Depression)
- Verstimmung 226, 249
Dermatitis 188
Desorientierung 48, 155
Dextransulfat 114
Diabetes 70, 81
Diabeteseinstellung 80
Diagnostik
- apparative 257–272
- rationelle 221–229
Diakonie 333
Diarrhö 98, 188
Diät 75, 80
dienzephale Amnestiker 145
Dienzephales System, mediales 13, 16
Differentialdiagnosen 299
Dihydergot 213
Diphenhydramin 175, 177
Disinhibition-Demenz-Parkinsonismus-Amyotrophie-Komplex (DDPAC) 95
Diskonnektion 16, 17
dissoziative Störungen 148
Distraktoren 283
Diydroergotoxin 39
DNA, mitochondriale 98
Donepezil 40, 59, 245, 246
L-DOPA 88
- Resistenz 96, 99
Dopaminmangel 91
Dopaminrezeptoren 84
- mesolimbische 209
Dopplersonographie 268, 270
dorsaler Vaguskern 91, 96
dorsolateraler präfrontaler Schaltkreis 85

Drager-Syndrom 94
Dranginkontinenz (*siehe auch* Inkontinenz) 66
Drogen 257
– illegale 178
Drogenabhängigkeit 45, 169–189, 272
drogenassoziierte Syndrome 185
DRPLA (*siehe* Dentato-rubro-pallido-*Luysiane*-Atrophie)
DRS (*siehe* „Dementia Rating Scale")
DSM-IV 26–29, 293
Durchgangssyndrom 151
Durchschlafstörung 193
Durstantrieb, Abnahme 357
„dysarthria clumsy hand"-Syndrom 69
Dysarthrie 89, 94, 96, 99, 155, 180, 189, 300
Dysautonomie 94
Dysexekutivsyndrom 14
Dyskinesien 112
– oromandibuläre 105
– tardive 210, 212
Dysphagie 94
Dystonie 95, 105
– akute 210, 211

echoisches Gedächtnis (*siehe* akustisches Gedächtnis)
Ecstasy 170, 183
EEG (*siehe* Elektroenzephalogramm)
Effortil 213
ehrenamtliche Helfer 331
Eilbetreuung 381
Einsatzbericht 382
Einschlafstörung 193
Einweisung 365–367, 373–384, 407
Einweisungsgründe 376
– bei akuter Fremdgefährdung 382
– bei akuter Selbstgefährdung 382
Einwilligungsfähigkeit 310, 414
Einwilligungsvorbehalt 307, 310
Eisenablagerung 94, 266
Elektroenzephalogramm (EEG) 49, 50, 130, 268, 271
Elektrokonvulsions-Amnesie, transitorische 140
Elektrokrampftherapie 140
Elektrolytbilanz, negative 48
Elektromyographie (EMG) 271
Embolie 67, 68
Emboliequelle 67
Embolierisiko 48
EMG (*siehe* Elektromyographie)
emotionale Labilität 146
Emotionsstabilisierung 341
Encephabol 245
Encpephalitis lethargica 99
Endocarditis lenta 66
Energieverlust 193
Enkephalin 84
Enkodierung 8
Enthemmung 86, 94, 225
Enthemmungszeichen, frontale 123
Enthirnungsstarre 180
Entlastung 232
entorhinaler Kortex 16, 17
Entspannungstraining 343
Enzephalitiden 112, 147
Enzephalitis 146
Enzephalopathie
– hepatische 187, 189
– metabolische 271
– toxische 182
Epidemiologie 5
Epilepsie (epileptische Anfälle) 48, 74, 119, 271, 272
epileptische Amnesie 140

episodisches
- Altgedächtnis 19
- Gedächtnis 11
EPMS 93
Erbrechen 78, 252
Ergotherapie 81, 383, 396, 398
Erhaltung vorhandener Fähigkeiten 237
Erregung 155
Erregungszustände 251
Erschöpfungszustand 352, 400
Erwerbsunfähigkeit 325
Erwerbsunfähigkeitsrente 325
Erythrozyten, stechapfelförmige 105
Essen auf Rädern 333
Essverhalten, abnormales 112
Euphorie 86
explizites Gedächtnis 11
extrapyramidal-motorische Störungen 250

Fahrverhalten 47
Fäkalsprache 358
Faktor-V-Leiden 67
„false memory syndrome" 148
familiäre Parkinsonismus-Demenz 96
Familiarität 228
Fasciculus uncinatus 19
Faszikulationen 112
Fazialisparese 66
Feedbacksysteme 57
Fieber, unklares 98
finanzielle
- Ansprüche 316
- Fragen 307
Fixierung 310
„Flaschenhalsstrukturen" 19
Flügelschlagtremor 105
fluide Intelligenz 32
Flupentixol 208

Fluphenazin 208
Flüssigkeitshaushalt 165
Flüssigkeitszufuhr 244
fMRT (*siehe* funktionelle Magnetresonanztomographie)
fokale retrograde Amnesie (FRA) 146
Folsäure 80, 257
Folsäuremangel 188
Fördern durch Fordern 238
Formaldehyd 181
Formatio reticularis 175
Fornix 12
FRA (*siehe* fokale retrograde Amnesie)
„freezing" 99
Freibetrag bei Lohn- und Einkommensteuer 327
freie
- Radikale 247
- Willensbestimmung 311
freiheitsentziehende Maßnahmen 310, 380, 382
Fremdanamnese 294
Fremdgefährdung 155, 361, 380, 381
Fremdratings 277
fremdschädigendes Verhalten 155
Fresssucht 126
frontale(s)
- Enthemmungszeichen 123
- Raumforderung 129
- Releasephänomen 98
Frontalhirnsyndrom 66
Frontallappen, dorsolateraler 123
Frontallappendemenz 123
Frontallappen-Test 128
fronto-subkortikale
- Demenz 83
- Schaltkreise 84
frontotemporale

- Degeneration (FTD) 112, 120, 122, 123, 263, 271, 280, 301
- Demenz 87, 286
- Interaktion 18
- Lobärdegeneration 117, 118, 120

Früherkennung 279, 298, 299, 363
Früherwachen, morgendliches 193
FTD (*siehe* frontotemporale Degeneration)
fugue 147
funktionelle
- Amnesien 147
- Defizite 356
- Magnetresonanztomographie (fMRT) 268

Fürsorge für ärztliche Heilbehandlung 308
fürsorgliche Atmosphäre 413

GABA-A-Rezeptoren 175
GABAerge
- Inhibition 176
- Interneuronen 57
- Projektionsneurone 104

GABA/Substanz-P-Neurone 84
Galantamin 40, 59, 245, 246
gamma-Aminobuttersäure (*siehe* GABA)
Gamma-Kamera 267
Gammastrahler 267
Gangstörungen 66, 70, 78
Gangunsicherheit 358
Ganser-Syndrom 195
gastrointestinale Beschwerden (Störungen) 98, 245, 246, 252
Gedächtnis 7, 276, 395
- akustisches 8
- Altgedächtnis 10
- Amnesie (*siehe dort*)
- Arbeitsgedächtnis 9
- „chunks" 9
- deklarative Gedächtnisleistungen 11
- echoisches (*siehe* akustisches)
- Enkodierung 8
- episodisches 11
- explizites 11
- funktionelle Neuroanatomie 12–16
- Gedächtnisleistungen, deklarative 11
- ikonisches 8
- implizites 20
- Konditionierung 12
- Kurzzeitgedächtnis (KZG) 8
- Langzeitgedächtnis (LZG) 10
- Lernen, motorisches 12
- motorisches Lernen 12
- nichtdeklaratives 11
- „priming" 11
- prospektives 10
- „rehearsal" 9
- semantisches 11
- Ultrakurzzeitgedächtnis 8
- „working memory" (*siehe* Arbeitsgedächtnis)

Gedächtnisdefizite
- anterograde 17
- materialspezifische 144

Gedächtnisleistungen, deklarative 11
Gedächtnissprechstunde 293
Gedächtnisstörungen 178
Gedächtnisstützen 46
Gedächtnistraining 254
Gefahrenquellen 312, 381
Gefäßamyloidose 54
Gefäßanomalien 267, 270
Geldleistungen 318
gemischte Demenz 65, 74, 75
geriatrische(s)
- Assessment 360–362
- Stationen 355–368

Geriatrisches Screening nach *Lachs* 361
geringfügige Arbeit 325
gerontopsychiatrische
– Krankenhausabteilungen 336
– Stationen 371–384
– Wohngruppen 336
– Zentren 334
Gerüche, verwöhnende 411
Geschäftsfähigkeit 307, 313
Geschäftsunfähigkeit 314
geschlossene Station 380
Gesetze zur Behandlung psychisch Kranker (Psych.-KG) 380
gesetzlicher Betreuer (*siehe auch* Betreuer), Haftung 313
Gesundheitsfürsorge 380
Gewichtsverlust 193
Gewichtveränderungen 112
„ghost tangles" 55
Ginkgo biloba 29, 60, 79, 245, 247, 248
Glaukom 213
Gliom 100
Gliose 131
Globus pallidus 86
– externus 84, 85
– internus 84, 85
Glukokortikoide, neurodestruktive 148
Glutamatantagonisten 247
Glutamatmodulatoren 60
Golgi-Apparat 54
Gonadotropin-Releasing-Hormon 132
Grenzzonenischämien 69
Grundpflege 331
Gruppenpflegeprinzip 411
gutartige Altersvergesslichkeit (*siehe auch* „benign senescent forgetfulness") 26, 30
Gymnastik 334

Gyrus
– angularis Infarkte 67
– cinguli anterior 86
– fusiformis 144

Hachinski-Ischämie-Score (HIS) 75
Haftpflichtversicherung 313
Haftungsverpflichtung für Angehörige 312
Hallervorden-Spatz-Krankheit 106
Halluzinationen 71, 100, 155, 170, 177, 223, 300, 376
Haloperidol 166, 208, 213, 250, 251
Hämatome, subdurale 77, 189
Hamburg-*Wechsler*-Intelligenztest für Erwachsene (HAWIE-R) 284, 287
Hämorrhagien 182
Handlungskontrolle 276
Harninkontinenz (*siehe auch* Inkontinenz) 235
Harnverhalten 213
Hashimoto-Enzephalitis 262
Hausbesuche 416
Haushaltsaktivitäten 237
Haushaltshilfe 322, 333
häusliche Pflege 320–322, 331
hauswirtschaftliche Versorgung 332
Hautbiopsie 71
Hautreaktionen 245
HAWIE-R (*siehe* Hamburg-*Wechsler*-Intelligenztest für Erwachsene)
Heim 392
– stationäre Pflege 320
Heimaufsicht 414
Heimbeirat 410
Heimfinanzierung 323
Heimpflege, Sozialhilfe 323

Heimunterbringung 305
Heimvertrag 308
Hemianopsie 74
Hemiballismus 69
Hemiparese 66
hepatische Enzephalopathie 91, 187
Hepatitisserologie 173
hepatolentikuläre Degeneration 91, 105
Hepatotoxizität 245, 246
hepatozerebrale Degeneration 100
Heroin 171, 178, 180
Herpes-simplex-Enzephalitis 146
Herpes zoster 73
Herzminutenvolumen, Abnahme 357
Herzwandaneurysma 66
Heubnersche Endarteriitis 73
Hilfebedarf 318
Hilflosigkeit 347
Hilfs-Ich-Funktion 353
Hinzuverdienst 325
hippokampale Indizierung 18
Hippokampus 12, 16, 17, 57, 86, 187, 271
Hippokampusatrophie 49
Hirnabszesse 181
Hirnatrophie 186
Hirnbiopsie 73
Hirnblutung 183
Hirnerkrankung, vaskuläre 45, 50
Hirninfarkt 49, 178, 183, 225
Hirnödem 182
Hirnschäden, anoxische 187
Hirnschädigung, temporale 144
Hirntrauma 49, 50, 77
Histaminrezeptoren 212, 214
histrionisch bedingte kognitive Defizite 194

HIV 130, 143, 259
HIV-Infektion 98, 185
Hoffnungslosigkeit 193
Homocystein 70, 80
Huntington Krankheit (*siehe* Chorea *Huntington*)
Huntington-Gen 263
Hydergin 79, 245
5-Hydroxytryptamin (5-HT) 183
Hydrozephalus
– kommunizierender 187
– obstruktiver 101
hyperaktives Delir (*siehe* Verwirrtheitszustand)
Hyperaktivität 122
Hypercholesterinämie 50, 80
Hyperhomocysteinämie 80, 81
hyperkinetische Bewegungsstörungen 106
Hypermetamorphosis 126
Hyperoralität 126, 301
Hyperparathyreoidismus 257
Hyperphagie 90
Hyperreflexie 104
Hypersexualität 126
hypertensive
– Enzephalopathie 78
– Krise 71
Hyperthyreose 265
Hypertonie 70
Hyperviskosität 71
Hypnotika 173
hypoaktives Delir (*siehe* Verwirrtheitszustand)
Hypoglykämie 174
hypokinetische Bewegungsstörungen 71, 101–106
Hypomagnesiämie 112
Hypomimie 193
Hypoparathyreoidismus 257
Hypophysenhormone 111
Hypotension 251
– orthostatische 213

Hypothyreose 50, 130, 257
Hypotonie 245
Hypoxie 100
hypoxische Hirnschäden 112
hysterische
- Analgesie 195
- Pseudodemenz 194

ICD-10 26, 27, 64, 293
Identität 394
ikonisches Gedächtnis 8
iktale Amnesie 140
illegale Drogen 178
illusionäre Verkennung 155
ILSE 37
Immobiliengeschäfte 328
Immundefekte 143
implizites Gedächtnis 20
Infektion 45
Influenza-A-Virus 99
Informationsverarbeitungsgeschwindigkeit 287
Inkohärenz 14
Inkontinenz 48, 66, 70, 78, 235,
  244, 358
Insomnie 251
instabiles soziales Umfeld
  364
Intelligenz 276
- fluide 32
Interessenverarmung 66
Interleukin 6 261
Interpersonelle Psychotherapie
  350
Intoxikationen, chronische
  257
intrazerebrale Blutungen 184
Intrusionen 283, 286
ischämischer Hirninfarkt
  (*siehe* Hirninfarkt)
isolierte Angiitis des ZNS 73

Kaliumruhepotential 57
Kalzifikation der Basalganglien
  97
Kalziumantagonisten 79, 247
Kapillaren 69
kardiogene Embolien 80
Kardiolipin-IgG-Antikörper-
  syndrom 67
Karotisstenosen 80
Karzinom 156
Kava-Pyrone 250
Kayser-Fleischer-Ring 105
Kernspintomographie (*siehe*
  Magnetresonanztomographie)
Klammern 407
Klappenfehler 80
Kleinhirn (*siehe* Zerebellum)
Kleinhirndegeneration 186
Klüver-Bucy-Syndrom 126
Knochenmarksaktivität, Reduzie-
  rung 357
kognitiv-behaviorale Verfahren
  303, 343, 347, 348
kognitive(s)
- Kompetenz 242
- Störungen, Verläufe 224
- Training 292, 303
- Umstrukturierung 348
Kokain 170, 183, 185
Kollagenose 81
Koma 188
kommunizierender Hydrozepha-
  lus 187
Komplementkomponenten 73
Konditionierung 12
kongophile Angiopathie 54
Kontinenztraining 243, 347
Kontingenzmanagement 350
Kontrakturen 48
Konversionsstörung 194
Konzentration 3, 237
Konzentrationsstörung 32, 151
Kopfschmerzen 78, 245, 252

Körperpflege 317
Körperverletzung 310
Korsakow-Syndrom (Psychose) 145, 146
Kortex
- entorhinaler 16, 17
- orbitofrontaler 86
- perirhinaler 17
- präfrontaler 13
kortikal cholinerges Defizit 119
kortikale Blindheit 74
kortikobasale Degeneration (CBGD) 88, 89, 97, 121, 126, 127, 271
kortiko-hippokampale Rückkoppelung 18
Kortikosteroide 73
kortiko-striato-thalamo-kortikale Schaltkreise 83
Kortisol-Spiegel 164
Kortison 114
Kotschmieren 407
Kraftfahrzeugsteuer-Befreiung 327
Krampfanfälle (*siehe* Epilepsie)
Krampfpotentiale 271
Krampfschwelle 272
kraniale Computertomographie 49, 264
kränkendes Verhalten 408
Krankengeld 325
Krankengymnastik 81
Krankenkasse 318
Krankenpflege, ambulante 408
krankhafte Störung der Geistestätigkeit (juristisch) 311
Krankheitsbewältigung 232
Krankheitsverständnis 232
kreatives Gestalten 334
Krisenintervention 378
Krisensituationen, Vermeidung 237
Kunsttherapie 394, 397

Kupfer 105
Kurzzeitgedächtnis (KZG) 8, 33, 34, 46
Kurzzeitpflege 319, 331, 336, 410

laborchemisches Basisprogramm 260
Lachen, pathologisches 66
Lachgas 182
Laienhelfer 403
Laktatspiegel 74
lakunäre Syndrome 69
Langzeitgedächtnis (LZG) 10, 16, 18, 34
„late life forgetfulness" (LLF) 26, 37
latente Depression 148
lateraler orbitofrontaler Schaltkreis 86
LDL-Cholesterin 80
Lebenserwartung 49
Lebensplanung 232
Lebensqualität 241
lebensverlängernde Maßnahmen 330
Lebererkrankungen, chronische 156
Leberschäden 186
Leberversagen 112
Lecithin 79
Leichte Kognitive Beeinträchtigung (LKB) 23–41
- apparative Diagnostik 263, 269
- Pharmakotherapie 38, 39
- Soziotherapie 41
- Überlebenszeit 38
- Verhaltenstherapie 40
- Verlaufsstudien 35
Leistungen des Sozialamts 322
Lernen, motorisches 12, 142
Lethargie-Abulie-Syndrom 145

Leukoaraiose (*siehe* Marklager-veränderungen)
Leukodystrophien 70
Leuprorelin 132
Levomepromazin 208
Lewy-Körper 96
Lewy-Körper-Demenz (Krankheit) 83–101, 194, 223
– apparative Diagnostik 263
lexikalisches Priming 142
Lichtregie 237, 243
Liegegeschwüre 157
limbisches System 12, 16, 57, 175
„limited dementia" 29
Lithium 100, 175, 177, 207, 253
LKB (*siehe* Leichte Kognitive Beeinträchtigung)
Lobäratrophie (siehe *Pick*-Komplex)
Locus coeruleus 91, 96
logopädische Rehabilitation 395
Logotherapie 81
„lower body parkinsonism" 89, 99
Lues 73, 130, 259
Lund-Manchester-Kriterien 120
Lupus erythematodes 73
Lyme-Borreliose 73, 101, 130
Lymphadenopathie 98
Lymphom 100
LZG (*siehe* Langzeitgedächtnis)

Magenbeschwerden 245
Magensonde 310
magnetische Ataxie 101
Magnetresonanztomogramm (MRT) 49, 265, 267
Mamillarkörper 12
mamillothalamischer Trakt 12
Manganintoxikation 100
Manie 127, 128, 177
MAO-A (Monoaminoxidase-Typ-A) 183
Marchiafava-Bignami-Syndrom (Enzephalopathie) 173, 187, 188
Marcumar 80
Marihuana 181
Marklager 71
Marklagerarterien 69
Marklagerveränderungen 49, 54, 70, 74
MCV (*siehe* mittleres korpuskuläres Erythrozytenvolumen)
MdK (*siehe* Medizinischer Dienst der Krankenkassen)
MDMA (*siehe* 3,4-Methylendioxymethamphetamine)
mediatorzentrierte Interaktionstherapie 350
Medikamentenabhängigkeit 45, 169–189
Medikamentenabusus 280
medikamentös induzierter Parkinsonismus 210
Mediotemporallappen 49
Medizinischer Dienst der Krankenkassen (MdK) 318
– Begutachtung 414
MELAS (*siehe* mitochondriale Enzephalopathien)
Memantine 79, 245, 247
Memory-Kliniken 291–305
– psychotherapeutische Strategien 303
– Therapie 302–304
– Überweisungsindikationen 294
Meningeom 77, 100, 129
meningoenzephalitische Erkrankungen 146
mesolimbische(s)
– Dopaminrezeptoren 181, 209
– System 181, 183, 208

metabolische Enzephalopathie 271
Metastasen 100
3,4-Methylendioxymethamphetamine (MDMA) 183
Methylprednisolon 81
MHT (*siehe* Multisystem hereditäre Tauopathien)
MID (*siehe* Multi-Infarkt-Demenz)
Migräne 71, 140
Mikroangiopathie 65, 81
Mikroglia 53
Mikrotubuli 132
Mikrovakuolenbildung 131
Miktion 244
Miktionsstörungen 66
„mild cognitive impairment" 32
„mild dementia" 32
Milieutherapie 255, 303, 391, 413
Minderbegabung 3, 194, 222
Mindestgewicht 239
Mindestversicherungszeit 325
„minimal dementia" 29, 34, 35
„Mini-Mental-State-Examination" (MMSE) 36, 47, 75, 223, 279, 284, 286, 361
Mirtazapin 252
Missense-Mutationen 52
Misstrauen 376
mitochondriale
– DNA 98
– Enzephalopathien (MELAS) 74, 81
Mitochondrien 74
Mitralstenose 66
mittleres korpuskuläres Erythrozytenvolumen (MCV) 173
„mixed dementia" 65, 78
MMSE (*siehe* „Mini-Mental-State-Examination")

mnestisches Blockade Syndrom 148
Mobilitätserlebnis 411
Moclobemid 250, 252
Mongolismus 51
Monoaminoxidase-Typ-A (MAO-A) 183
Morbus
– M. *Binswanger* 63, 70–72, 81, 100
– M. *Creutzfeldt-Jakob* (*siehe* Creutzfeldt-Jakob-Erkrankung)
– M. *Down* 53
– M. *Huntington* (*siehe* Chorea *Huntington*)
– M. *Lytico-Bodig* 95
– M. *Parkinson* (MP; *siehe* Parkinson Erkrankung)
– M. *Pick* (siehe *Pick* Komplex)
– M. *Whipple* 98
– M. *Wilson* 91, 105
morgendliches Früherwachen 193
Mortalität 49
Mosaik-Test 284, 285, 287
Motivationsverlust 193
Motoneuron-Erkrankungen 95–98, 119
motorische(s)
– Lernen 12, 142
– Unruhe 211
MRT (*siehe* Magnetresonanztomogramm)
MS (*siehe* multiple Sklerose)
Multi-Infarkt-Demenz (MID) 65–69, 225
Multimorbidität 174, 356
multiple Persönlichkeit 147
Multiple Sklerose (MS) 70, 112, 142
multiple Systematrophien 94

Multisystem hereditäre
  Tauopathien (MHT) 95
Mundtrockenheit 251
Musik 239
Musiktherapie 397
Muskelatrophie 48, 357
Muskelbiopsie 74
Muskelschwäche 182
Mutationen, autosomal-
  dominante 52
Mutismus, akinetischer 86
Mutterkornalkaloide 247
Mydriatika 244
Myokardinfarkt 49
Myoklonus (Myoklonie) 48, 98,
  99, 100, 106, 110, 112, 300
Myoklonus-Epilepsie 91, 104

Nachbarschaftshilfe 331, 332
Nahrungszufuhr 239
narzisstische Krise 352
Nebenniereninsuffizienz 257
Neglect 67, 121
Neokortex 20, 57
Nervenleitgeschwindigkeit,
  verlangsamte 357
Nervenzellenverlust 43
Neugedächtnis 46
Neuroakanthocytose 86, 91
Neuroanatomie, funktionelle
  12–16
Neuroborreliose 70, 259
neurodestruktive
  Glukokortikoide 148
„neurofibrillary tangles" (NFT)
  94
Neurofibrillen 43, 56, 228, 261
Neuroleptika 59, 175, 178, 207, 210
- atypische 209, 211, 213, 251
- Depot-Neuroleptika 210
- Dosierung 209
- Nebenwirkungen

- - anticholinerge 213
- - Blutbildveränderungen 214
- - extrapyramidalmotorische
    210
- - Gewichtszunahme 214
- - kardiovaskuläre 214
- niedrigpotente 251
- Überempfindlichkeit 93
neurologische Symptomatik 226
Neuronenfunktion 55
neuronenspezifische Enolase 114,
  263
Neuronenverlust 43, 44
neuropsychologische
- Defizite 225
- Rehabilitation 395
- Untersuchung 275–289
NFT („neurofibrillary tangles")
  94
Niacin 188
Nicergolin 39, 79, 245
nichtdeklaratives Gedächtnis 11,
  20
nichtkognitive Störungen
  (Symptome) 47, 246, 249, 302
nichtsteroidale Antirheumatika
  248
Nierendurchblutung, Abnahme
  357
Nikotinsäure 188
Nikotinsäuremangel-
  Enzephalopathie 188
Nimodipin 79, 245, 247
Nimotop 245
NINCDS-ADRDA-Kriterien 293
NINCDS-AIREN-Kriterien 63,
  293
N-Methyl-D-Aspartat (NMDA)-
  Rezeptor 185, 187, 247
Nootropika 39, 81, 246
Normaldruckhydrocephalus
  (NPH) 45, 49, 70, 77, 78, 89, 90,
  101, 129, 223, 261

Nortriptylin 100, 252
Notar 328
Notch-3 Gen 71
Notfall 379
Notfallbehandlung 330
NPH (*siehe* Normaldruck-hydrozephalus)
Nucleus
- Nucl. accumbens 86
- Nucl. amygdalae 57
- Nucl. basalis 92
- Nucl. basalis *Meynert* 57
- Nucl. caudatus 68, 86, 91
- Nucl. dentatus 98, 104
- Nucl. lentiformis 105
- Nucl. reticularis thalami 57
- Nucl. ruber 96, 104
- Nucl. subthalamicus 84, 104
Nürnberger-Alters-Inventar (NAI) 284, 287

Oberflächendysgraphie 125
Oberflächendyslexie 125
Oberschenkelhalsfraktur 379
Obstipation 251
obstruktiver Hydrozephalus 101
okulogyre Krise 96, 99
okulomastikatorische Myorrhythmien 98
okulomotorische Apraxie 121
Olanzapin 209, 212–214, 251
olivopontozerebelläre Atrophie (OPCA) 94
operantes Lernen 254
Ophthalmoplegie 74
Optikus-Neuropathie 182
optische Ataxie 121
orbitofrontaler Kortex 86
Orientierung 34
Orientierungstraining 347
oromandibuläre Dyskinesien 105
orthostatische Hypotension 213

Östrogene 248
Östrogenmangel 50
Oxalat-Urolithiasis 245
Oxazepam 250

PA (*siehe* progrediente unflüssige Aphasie)
Pachymeningiosis hämorrhagica interna 189
„paired helical filaments" (PHF) 55
palliative Strategien 239
pallidopontonigrale Degeneration 97
Pallidum 104
Panarteriitis nodosa 73
Panenzephalitis, subakut sklerosierende 112
parahippokampaler Gyrus 17
paraneoplastisches Syndrom 73
Paranoia 205
paranoide Vorstellungen, Wahninhalte 236, 376
Paraphrasien 47
Parathormon 100
Parietallappenatrophie 97
Paritätischer Wohlfahrtsverband 333
Parkinson-Demenz 95, 112
Parkinson-Demenz-ALS-Komplex von Guam 95
Parkinsonismus, L-DOPA-resistenter 96
Parkinson-Krankheit 45, 51, 57, 84, 87, 89, 91–93, 178, 193, 211, 271, 280, 295
parkinsonoider Rigor 48
„*Parkinson*-Plus" 83–101, 121
Parkinson-Syndrom (Parkinsonoid) 88, 119, 121, 211
Paroxetin 250

pathologisches
- Lachen 66
- Weinen 66
Patientenverfügung 327, 330
Patientenvollmacht 305
PCP (*siehe* Phencyclidine)
„peace pill" 184
PEG-Sonde 376
Penetranz 52
D-Penicillamin 106
Pentoxifyllin 71, 79
Perazin 208
periodische Sharp-wave Komplexe 110
perirhinaler Kortex 17
permanente Amnesien 141
Perseverationen 66
Persönlichkeitsstörungen 205
Persönlichkeitsveränderung 15, 122, 225
Pessimismus 193
PET (*siehe* Positronenemissionstomographie)
Pflege 234
- aktivierende 331
- ambulante 408
- Behandlungspflege 331
- Bezugspflege 331
- Dauerstress 235
- Grundpflege 331
- Gruppenpflegeprinzip 411
- häusliche 320–322, 331
- Heimpflege 323
- Körperpflege 317
- Kurzzeitpflege 319, 331, 336, 410
- Rund-um-die-Uhr-Pflege 333
- stationäre 320
- Tagespflege 322, 334, 410
- Verhinderungspflege 319
Pflegebedürftigkeitsbegutachtung 414
Pflegedienste 331, 332
- ambulante 410
- private 333
Pflegeheime 173, 174, 331, 335, 405–416
Pflegehilfsmittel 319
Pflegekasse 318
Pflegekompetenz 241
Pflegekonzepte 414
Pflegemotivation 255
Pflegende (*siehe auch* Angehörige), Überforderung 407
Pflegeplanung 412
Pflegestufen 317
Pflegeverein 333
Pflegeversicherung 305, 317, 409
Pflichtverletzung, schuldhafte 313
Phencyclidine (PCP) 184
- Rezeptor 185
PHF („paired helical filaments") 55
Physio- und Sporttherapie 396
Physostigmin 166
Pick-Komplex 49, 87, 90, 117–132, 225, 228, 271
- apparative Diagnostik 262
- diagnostische Kriterien 121
Pick-Körper 118, 119, 131
Pipamperon 166, 208, 250
Piracetam 40, 60, 79, 245, 247, 248
Planung 276
Plaque-Dichte 56
Plaques 43, 44, 50, 53, 54, 88, 96, 228
- senile 261
Plasmaviskosität 81
Pneumonie 49, 157
Polizei 381
Polyarthralgien 98
Polymorphismus 52, 260
Polyneuropathie 91
Polypharmazie 174
Polytoxikomanie 178
Pons 189

Positronenemissionstomographie (PET) 49, 77, 267, 295
Positronenstrahler 267
posteriore kortikale Atrophie 121, 127
posttraumatische Amnesien (PTA) 138
präfrontaler Kortex 13, 14
präsenile/senile Demenz (*siehe* Alzheimer-Demenz)
Präsenilin 52, 53, 260
Praxis-Screening 363
Presbyophrenie 24
primär(e)
- degenerative Demenz (*siehe* Alzheimer-Demenz)
- progrediente Aphasie 119, 124
Primärprävention 241
Primärprophylaxe 79
„priming" 11
Primitivreflexe 123, 128, 188
Prionkrankheiten 109–115
- Einteilung 111
- hereditäre 113
Prion-Protein-Gen, Mutationen 113
private Pflegedienste 333
PRNP 113
produktiv-psychotische Zustandsbilder 249
progrediente
- Amnesien 141
- unflüssige Aphasie (PA) 120, 124
progressive
- Myoklonusepilepsie 112
- spongiforme Leukoenzephalopathie 180
- supranukleäre Blickparese / Parese (PSP) 88, 89, 93, 95, 96, 97, 119, 121, 271
prolongierte Stressexposition 147

Propentofyllin 71
Prosopagnosie 144
prospektives Gedächtnis 10
Prostatahyperplasie 213
Proteaseresistenz 114
Protein-C-Mangel 67
Protein-S-Mangel 67
prothetische Umgebung 243
pseudobulbäres Syndrom 66
Pseudobulbärparalyse 70, 94
Pseudodemenz 191, 272, 299
- depressive (*siehe* Demenzsyndrom der Depression)
Pseudoparkinsonismus 99
PSP (*siehe* progressive supranukleäre Parese)
psychische
- Belastung 140
- Vorerkrankungen 227
Psychoanalyse 345
psychoedukative Ansätze 348, 385–403
psychogene Amnesien 147
psychometrische Profilanalyse 279
Psychomotorik 276
psychomotorische
- Unruhe 155, 236, 246, 249
- Verlangsamung 193
Psychopharmakaintoxikationen 112
Psychopharmakotherapie des kognitiven Kernsyndroms 244–249
psychosomatische Symptome 148
Psychosomatosen 351
psychosoziale
- Betreuung 332
- Prädiktoren 232
Psychotherapie 339–353
- Ziele 341
Puerilismen 194

„pure motor stroke" 69
Putamen 84, 91
Pyramidenbahnzeichen 66
Pyritinol 40, 245, 247
Pyrolysat 180

QT-Zeitverlängerung 214
„questionable dementia" 32
Quetiapin 209, 212, 213

„ragged red fibers" 74
rationelle
- Beratung 231–240
- Diagnostik 221–229
- Therapie 241–254
Reaktionsmuster 237
Realitätsorientierung 255
Realitätsorientierungstraining (ROT) 243, 303, 392
Recency-Effekt 286
rechtliche Fragen 307
Rechtschreibfehler 125
Regio transentorhinalis 55
Regression 194, 331
regressionsfördernde Maßnahmen 346
regressionshemmende Maßnahmen 346
Rehabilitation 305
- Einrichtungen 388
- neuropsychologische 395
- Planung 397
- Programme 385–403
- stationäre 390, 391
- Ziele 386
„rehearsal" 9
REM-Schlafveränderungen 92
Rentenangelegenheiten 380
Rentenantrag 325
Rentenversicherung 316, 324
Rentenversicherungsträger 325

retikulo-endotheliales System (RES) 114
Retinitis 74
retrograde Amnesien 19, 138
Rett-Syndrom 105
rheumatische Klappenerkrankung 66
Rhythmusumkehr 153
Ribotsches Gesetz 19, 138, 142
Rigor 92, 95
- axialer 97
- parkinsonoider 48
Rindfleischverzehr 115
Risikofaktor 6
Risperidon 209, 212–214, 250, 251
Rivastigmin 40, 59, 245, 246
Rollenspiel 348
Rollstühle 411
Rooming-In 361
ROT (*siehe* Realitätsorientierungstherapie)
Routinediagnostik 206
Routineuntersuchungen unter Neuroleptika 208
Rufen 238
Ruhelosigkeit 48
Rund-um-die-Uhr-Pflege 333

Sachleistungen 318
SAE (*siehe* subkortikale arteriosklerotische Enzephalopathie)
Sauerstoffaufnahme im Blut, Abnahme 357
SCA 1-12 95
Schadensersatzansprüche 313
Schadensersatzverpflichtung 311
Scham 347, 394
Schenkungen 324
Schilddrüse 243
Schilddrüsenfunktion 254
Schilddrüsenwerte 165
Schizophrenie 127, 128

- Diagnosekritierien nach ICD-10 198
- Differentialdiagnose 199, 203–205
- Negativsymptome 201
- nichtmedikamentöse Therapie 215
- Positivsymptome 201
- Prodromalerscheinungen 201
- Residualsymptomatik 112, 201
- Rückfallprophylaxe 214, 215
- Vulnerabilitäts-Stress-Modell 200

Schlafstörungen 105, 112, 193, 249, 252, 280
Schlaf-Wach-Rhythmus 243
Schlaganfälle 64, 184
Schluckstörungen 396
schlussfolgerndes Denken 276
Schmerzlinderung 238
Schmerzwahrnehmung 357
Schnüffeln 181, 182
Schonvermögen 321, 323
Schreckreaktion 112, 140
Schreien 48, 239, 407
Schulbildung 51
Schuldfähigkeit 312
Schuldgefühle 234
schuldhafte Pflichtverletzung 313
Schweinefleischverzehr 115
Schwerbehindertenausweis 305, 326
Schwerhörigkeit 358
Schwindel 245
Schwitzen 172
Scrapie 113
Screening-Verfahren 276
SD (*siehe* semantische Demenz)
Sedativa 173
Sedierung 253
Sehstörungen 74
Sekretase 53, 54
sekundärer Parkinsonismus 98

Sekundärprävention 241
Selbstbestimmungsrecht 232
Selbstbild 341
Selbst-Erhaltungs-Therapie (SET) 303, 390, 391, 393, 394, 413
Selbstgefährdung, akute 380, 381
Selbsthilfegruppen 233, 402, 403
Selbstinstruktion 348
Selbstkontrolle 348
Selbstratings 277
selbstschädigendes Verhalten 155
Selbstsicherheit 341
Selbstsicherheitstraining 348
Selbstwerteinbuße 236
Selbstwertgefühl 394
selektive Serotonin-Wiederaufnahmehemmer (SSRI) 132, 250, 252
semantische(s)
- Altgedächtnis 19
- Demenz (SD) 120, 124, 125
- Gedächtnis 11
„senile Drusen" (*siehe* Plaques)
sensorische Behinderung 203
Sepsis 49
Septumkerne / Septumregion 12, 16
Sermion 245
serotonerges System 183
Serotoninrezeptoren 209
Serotoninsyndrom 252
Sertralin 132
SET (*siehe* Selbst-Erhaltungs-Therapie)
Sexualleben 122
Shunt 79
Sialinose 112
SIDAM (*siehe* Strukturiertes Interview zur Diagnose der *Alzheimer* und Multiinfarktdemenz)

Simulation 194
simulierte kognitive Störungen 195
Simultanagnosie 121
Single-Photon-Emissions-Computertomographie (SPECT) 49, 77, 267
Sinustachykardien 214
„small molecule probes" 50
somatische
– Erkrankungen 227
– Marker 15
somatoviszerale Muster 15
Somnolenz 99
Sonographie 268
Sozialamt 321
soziale(r)
– Isolierung 234
– Kompetenz 348
– Rückzug 122
Sozialhilfe 316, 322
– für häusliche Pflege 320–322
sozialpädagogische Hilfen 307–337
Sozialstation 331, 333
Soziotherapie 40
Spastik 95
spastische Pseudosklerose-Encephalo-Myelopathie 109
Spätdyskinesien 212
Spätschizophrenie (*siehe auch* Schizophrenie) 197–216
SPECT (*siehe* Single-Photon-Emissions-Computertomographie)
Spiegel, Vermeidung von 411
spongiforme Degeneration 131, 180
Sprache 276
Sprachtherapie 395
SSPE (*siehe* subakut sklerosierende Panenzephalitis)

SSRI (*siehe* selektive Serotonin-Wiederaufnahmehemmer)
stabile Amnesien 143–147
Station, geschlossene 380
stationäre
– Aufnahme, Indikation 375
– geriatrische Demenztherapie 364
– Pflege im Heim 320
Status
– epilepticus 183
– lacunaris 69
– spongiosus 131, 132
stechapfelförmige Erythrozyten 105
Steele-Richardson-Olszewski-Syndrom (*siehe* progressive supranukleäre Parese)
Sterben 238
stereotype motorische Abläufe 48
Steroide 81
Stickoxydul 182
Stöhnen 238
strafrechtliche Beurteilung 312
strategische Läsionen 20
Stressmanagement 348
striato-nigrale Degeneration 94
Striatum 86
Strukturiertes Interview zur Diagnose der *Alzheimer* und Multiinfarktdemenz (SIDAM) 27, 29–31, 33, 34, 36, 75
Stuhlinkontinenz 235
Stürze 93, 157, 213
Sturzgefahr 211, 411
subakut(e)
– sklerosierende Panenzephalitis (SSPE) 55, 112
– spongiforme Enzephalopathie 90
Subduralhämatom (SDH) 49, 77, 173, 376
– chronisches 100

subjektive Realität 393
subkortikale arteriosklerotische Enzephalopathie (SAE; *siehe auch* Morbus *Binswanger*) 89, 99
Substantia nigra 85, 86, 91, 96
Substantia nigra pars reticulata 84
Substanzabusus 272
Substanzentzüge 161
Substanzintoxikation 161
Suizid 202
Suizidalität 128, 381
Suizidgefährdung 361
Suizidversuch 211
Sulpirid 104
„sundowning" 48
supranukleäre Blickparese 95
Symptommuster 225
Synapsenfunktion 55
Syndrom der fremden Hand 97, 126
Syndromdiagnose 3–6, 221–223
Syndrom-Kurz-Test (SKT) 361
Synkopen 213
Syphilis 98, 185
Systematrophien 295

Tacrin 245, 246
Tageskliniken 334
Tagespflege 334, 410
Tagespflegeeinrichtungen 322
Tagesrhythmus 237
Tagesstätten 305, 334
Tagesstrukturierung 243, 375, 392, 412
Tag-Nacht-Rhythmus 375
– Umkehrung 376
Taktlosigkeit 122
tardive Dyskinesien 210, 212
Tau-Gen 122, 130

Tauopathien 132
– Multisystem hereditäre (MHT) 95
Tau-Protein 33, 55, 114, 261–262
TCD (*siehe* transkranielle Dopplersonographie)
TEA (*siehe* transitorische epileptische Amnesien)
TECA (*siehe* transitorische Elektrokonvulsions-Amnesie)
teilstationäre Einrichtungen 334
temporale Hirnschädigung 144
Temporalhornaufweitung 49
Temporallappensystem, mediales 13, 16
Testament 307, 313
– Anfechtung 315
Testierfähigkeit 313, 315
Tests 276
Tetraparese 189
TGA (*siehe* transitorische globale Amnesie)
Thalami 271
thalamische
– „Demenz" 68
– Schrittmacherneurone 57
Thalamus 16, 84–86
– anteriorer 12
Thalamusinfarkte 68
THC 181
Therapie, rationelle 241–254
Thesafilm-Unkultur 411
Thiamin 165, 188, 189, 257
Thiaminmangel 145, 188, 257
Thrombin-Inhibitor 79
Thrombose 69
Thromboseprophylaxe 165
Thromboserisiko 48
Thrombozytenaggregation 71
Thrombozytenaggregationshemmer 80, 81
Thujon 170
Tics 112, 184

tiefenpsychologisch orientierte
    Verfahren 343
„Tigeraugenzeichen" 106
Todesursachen 49
Toluol 182
Tonusanomalien 66
Tonussteigerung 66
„Tower of London" (Test) 128
toxische Enzephalopathie 182
Toxoplasmose 98
TPHA 73
Tranquilizer 173
transitorische
– Amnesien 137–141
– Elektrokonvulsions-Amnesie
    (TECA) 140
– epileptische Amnesien (TEA)
    140
– globale Amnesie (TGA) 139,
    140
Transketolase-Aktivität 188
transkranielle
    Dopplersonographie (TCD)
    268, 270
Trauer 346, 400
Trauerarbeit 352
Trauma 101
traumatische Hirnschädigung
    144
Trazodon 250, 252
Tremor 95, 112, 252
Treponema-pallidum-
    Hämagglutinationstest 173
Trichlorethan 182
Trihexyphenidyl 177
Trisomie 21 53
Trizyklika 250
trizyklische Antidepressiva 193
Trophermyma whippelii 98
Tryptophanstoffwechsel 188
Tuberkulose 73, 98
Tumor 45, 49, 144, 270
„Turm von Hanoi" (Test) 287

Übelkeit 78
Überforderung 232
Überfürsorglichkeit 233
Überreizung 238
UBG (*siehe* Unterbringungs-
    gesetz)
Ubiquitin 53
Ubiquitin-Körper-Demenz 92
Ubiquitin-positive Einschlüsse
    132
Uhren-Test 361
Ultrakurzzeitgedächtnis 8, 46
Umgebung 237
Umgebungsstrukturierung 255
Umherwandern 48
Unruhe 122, 243, 252, 253, 376, 407
Unruhezustände 245, 251
Unterbringungsgesetz (UBG)
    380, 381
Unterhaltspflicht 323
unterhaltspflichtige Verwandte
    321
Unzurechnungsfähigkeit 311
Urämie 112
Urge-Symtomatik 66

Vaguskern, dorsaler 91
Validation 303, 391, 393
Valproat 250
Valproinsäure 175, 176, 253
vaskuläre Demenzen 45, 50,
    63–81, 192
– A.-cerebri-posterior-Infarkte
    67
– Amyloidangiopathie 73
– Cerebrale autosomal-dominan-
    te Arteriopathie mit
    subkortikalen Infarkten und
    Leukenzephalopathie 71
– Diagnostik 75–77
– Differentialdiagnostik 78, 79
– Epidemiologie 64, 65

- Gemischte Demenz 74
- Grenzzonenischämien 69
- Gyrus-angularis-Infarkte 67
- Mitochondriale Enzephalopathien 74
- Morbus *Binswanger* 70
- Multi-Infarkt-Demenz 65–69
- Multiple lakunäre Infarkte 69, 70
- Prophylaxe 80, 81
- subkortikale vaskuläre Demenz 66
- Thalamusinfarkte 68
- Therapie 79–81
- Unterformen 65, 67
- zerebrale Vaskulitiden 73

Vaskulitiden 70, 73
vegetative Dysregulation 144
Venlafaxin 252
ventrale tegmentale Area von *Tsai* 91
Ventrikel 205
Verfolgungswahn 202
Vergessen 32
Verhaltensauffälligkeiten 235, 301
Verhaltensbeobachtung 277
Verhaltensmodifikation 349
Verhaltenstherapeutisches Kompetenztraining (VKT) 348
Verhaltenstherapie 40, 254, 347
Verkennungen 236
Verlangsamung 32, 66, 70, 87, 193
Vermögenssorge 380
Vermögensverwaltung 308, 310, 314
Vernachlässigung 359
Vernichtungswahn 383
Versichertenältester 325
vertikale supranukleäre Blickparese 94, 96, 97
Verwandte, unterhaltspflichtige 321

Verwirrtheitszustände (VZ) / Delirien 99, 106, 151–166, 213, 223, 252, 408
- apparative Diagnostik 271
- Ätiologie 162
- diagnostische Kriterien 157, 158
- Differentialdiagnose 158, 159
- fluktuierende 301
- hyperaktive 156
- hypoaktive 156
- postoperative 160
- Prodromalsymptome 153
- Risikofaktoren 160–162, 164
- Therapie 165, 166

Visuokonstruktion 276
Visus-Störungen 110
Vitalkapazität, Abnahme 357
Vitamin
- A 247
- B12 165, 188, 257
- C 39, 245, 247
- E 39, 245, 247

Vitaminmangel 173, 257
Vitaminsubstitution 80
VKT (*siehe* Verhaltenstherapeutisches Kompetenztraining)
Vollmachten 308, 311, 327
Vorausverfügungen 327
Vorbefunde 375
Vorderhornsystem, basales 13
Vorhofflimmern 66, 80
Vorhofmyxom 66
Vormundschaftsgericht 307, 329
Vorsorgevollmacht 327, 328, 414
VZ (*siehe* Verwirrtheitszustände)

Wahn 71, 105, 249
Wahnbildung 383
Wahninhalte, paranoide 376
Wahnsymptome 246
Wahrnehmung 276
Wahrnehmungsstörungen 155

Wandertrieb 122
Wegenersche Granulomatose 73
Weglaufgefahr 361, 376
Weglauftendenzen 336, 380, 407
Weinen, pathologisches 66
Wermut 169
Wernicke-Korsakow-Syndrom 135, 173, 187, 188, 271
Wiedererkennung 283
Wilhelmsen-Lynch-Krankheit 96
„Wisconsin-Card-Sorting-Test" (WCST) 85, 128
„Wissenssystem" 19
Wohlfahrtsverbände 332
Wohngruppe für Demente 392
Wohnungsangelegenheiten 308
Wohnungsanpassung 305, 327
„working memory" (*siehe* Arbeitsgedächtnis)
Wortfindungsstörungen 47, 225
Wortverständnisstörung 225

Zahlen-Verbindungstest 284, 287
Zahnprothesen 212
Zeitgitterstörung 145
zentral adrenerge Aktivität 164
zentrale pontine Myelinolyse 189
Zerebellum 20
zerebrale
– Angiographien 140
– Lipofuszinose Kufs 112
– Vaskulitiden 81
Zerfahrenheit 14
Ziprasidon 209, 214
zirkadiane Rhythmik, gestörte 48
Zittern 172
zivilrechtliche Haftung 312
Zoster-Antikörper 73
Zungenschlundkrämpfe 211
Zwang 100, 105
zwanghafte Rituale 301
Zwangsernährung 310
Zwangsverhalten 86
Zytokine 54
Zytomegalievirus 98